中国科学院教材建设专家委员会规划教材

全国高等医药院校规划教材

供护理学类专业使用

案例版™

基础护理学

主　　编　卢建文　石红丽

副主编　唐红英　张秀霞　卢运红　陈雪霞

编　　者　（按姓氏拼音排序）

陈雪霞（内蒙古医科大学）　　　　刘晓慧（宁夏医科大学）

程晓林（沈阳医学院）　　　　　　卢建文（大连医科大学）

杜　玲（辽宁何氏医学院）　　　　卢运红（广西医科大学）

高欢玲（山西医科大学汾　　　　　乔昌秀（滨州医学院）
　　　　阳学院）　　　　　　　　石红丽（徐州医科大学）

黄　妍（湖北中医药高等　　　　　唐红英（陆军军医大学）
　　　　专科学校）　　　　　　　涂　英（广州医科大学）

黄小帅（大连医科大学）　　　　　魏麟懿（鞍山师范学院）

黄洋子（徐州医科大学）　　　　　于洪宇（锦州医科大学）

李晓环（大连医科大学）　　　　　张秀霞（湖北医药学院）

林　婷（福建医科大学）　　　　　朱　迎（徐州医科大学）

刘　洋（厦门大学）

科学出版社

北　京

郑 重 声 明

为顺应教育部教学改革潮流和改进现有的教学模式，适应目前高等医学院校的教育现状，提高医学教育质量，培养具有创新精神和创新能力的医学人才，科学出版社在充分调研的基础上，引进国外先进的教学模式，独创案例与教学内容相结合的编写形式，组织编写了国内首套引领医学教育发展趋势的案例版教材。案例教学在医学教育中，是培养高素质、创新型和实用型医学人才的有效途径。

案例版教材版权所有，其内容和引用案例的编写模式受法律保护，一切抄袭、模仿和盗版等侵权行为及不正当竞争行为，将被追究法律责任。

图书在版编目（CIP）数据

基础护理学 / 卢建文，石红丽主编. —北京：科学出版社，2019.5
中国科学院教材建设专家委员会规划教材·全国高等医药院校规划教材
ISBN 978-7-03-057201-1

Ⅰ. ①基…　Ⅱ. ①卢…　②石…　Ⅲ. ①护理学–医学院校–教材
Ⅳ. ①R47

中国版本图书馆 CIP 数据核字（2018）第 084235 号

责任编辑：王　颖 / 责任校对：郭瑞芝
责任印制：赵　博 / 封面设计：陈　敬

科学出版社 出版
北京东黄城根北街 16 号
邮政编码：100717
http://www.sciencep.com
石家庄继文印刷有限公司 印刷
科学出版社发行　各地新华书店经销
*
2019 年 5 月第 一 版　开本：787×1092　1/16
2019 年 5 月第一次印刷　印张：24
字数：710 000
定价：85.00 元
（如有印装质量问题，我社负责调换）

前　　言

随着教育科技的快速发展以及高等教育改革的深入，高等护理教育必须顺应当前历史的步伐，不断改进现有的护理教学模式，转变护理教育理念，逐步提升学生自主学习能力、创新能力等，提高护理教学质量，以更好地满足社会及临床对高等护理人才的需求。

科学出版社出版了案例版临床医学系列教材之后，首次组织案例版护理学系列教材的编写，案例版《基础护理学》教材编写则是其重要任务之一。它既保留了目前本科教学大纲（满足护士执业资格考试、本科生毕业考试及硕士研究生入学考试的需求）规定的全部理论知识内容（包括更新的知识及技术方法），同时又严格遵循了科学出版社对案例书写的要求。本教材适用于护理本科生、护理临床工作者及护理教育者。

本教材在强调基础护理学的"三基"内容基础上，紧紧围绕本学科的知识点，结合学生的状况、对学生今后学习及工作指导意义、实际临床工作需要等进行案例的编写。通过案例版《基础护理学》创新性的编写，期望能达到学习知识的实用性、先进性的目的。本教材编写的特点如下：

1. 案例特色　教材中每个章节均有1~2个案例、1个以上临床资料及案例分析三个环节。

（1）第一个环节：案例导入。设置在每章（节）的起始。该案例是根据每章（节）的某些重要知识内容编写，并设置3个以内的问题，引导教学，培养学习兴趣。

（2）第二个环节：临床资料。设置在每章（节）的重点或难点知识内容之后。该临床资料是导入案例病人的病情及治疗情况的进一步演变，包括病情发生发展情况、相关护理措施、检验结果等。该环节只提供临床信息，不提出问题，以激发学生自主联想、发散性思维进行思考，根据已学过的重点或难点知识提出自己的问题，并鼓励自主查找相关资料，综合相关知识点，培养学生的自主学习能力。

（3）第三个环节：案例分析。一般设置在每章（节）最后，是对案例导入问题的回答。该部分仅就思路和要点进行综合分析，启发学生进一步结合该章（节）的重要知识内容，把握知识的全面性，进行综合思考和更深入更完善的分析，培养学生临床思维能力。

本教材的案例多数来源于临床工作实践，力求加强理论与实践的联系和结合，用案例引导教学，丰富教学内容，提高学习效率。使学生感到学有所用，为学生实习、走上岗位打基础；同时，也为教师提供了新的教学思路及教学手段。

2. 护理操作格式及图片特点　结合目前国家级及省级护理技能大赛标准规范及目前临床护理技能考核要求，将操作前的评估及解释、准备工作（病人、护士、物品及环境）均写入操作格式中，以示各项护理操作的连续性；同时，突出"病人能理解、病人愿意合作"等环节，强化以人为本的整体护理理念，更贴近目前临床的实际要求。

另外，全书拍摄的图片均来自临床或实验室实际用物，并将图片插入至表格中，以期对学生的学习有更大的帮助，也是本教材不同于其他教材之处。图片一般均设置在重要操作知识点后，使知识点更集中、更直观、更清晰，更利于学生的学习和理解。

3. 配套教材及网络增值服务　本教材提供了配套的笔记与复习考试指南及网络增值服务（PPT

和知识拓展，扫描封底二维码可获取相应资源）等，其中，本次制作的 PPT 包含案例导入、案例思考、案例分析三个环节，尤其利于教师教学使用。

使用本教材组织教学时，可丰富教学内容，提高学习效率。既可以按传统模式讲授，案例作为补充，供学生和教师阅读使用；也可以案例为先导引导教学，以临床资料贯穿重点及难点知识，激发学生积极探索知识的兴趣，活跃学生的思维，提高学生综合能力。进而，为培养高素质、创新型和实用型高级护理人才奠定基础。

参与本教材编写的 21 位编者均为各高校从事多年基础护理学教学研究的骨干教师。在编写中，全体编委本着严肃认真、精益求精的科学态度，认真编写。同时，也得到了相关单位领导、同事的大力支持，为此，我们感谢所有编者的勤奋付出及对编者无私帮助的单位领导和朋友们的支持。诚然，我们也得到了科学出版社相关领导、编辑的鼎力相助。在此，我们由衷表示感谢。

限于编者能力及水平，教材中如有错误和疏漏之处，恳请所有使用本教材的学生、临床工作人员与教师及时给予批评指正，以期今后更好为护理教育及临床护理服务。

卢建文

2018 年 2 月

目 录

第一章　绪　　论

【目标要求】

识记：能陈述基础护理学与护理学的关系；能说出基础护理学的地位及其重要意义。

理解：能说明基础护理学的学习内容及学习目标。

运用：能遵循学习原则，运用多种学习方法按要求认真学习基础护理学。

一、概　　述

护理学的形成及发展与人类的生存繁衍、文明进步息息相关。因而，护理学随着社会的演变、科学技术的进步、人民生活水平的提高，以及对健康需求的增加而不断发展进步。19世纪之前，被古希腊誉为"医学之父"的希波克拉底（Hippocrates）早已意识到基础护理技术对病人治疗和康复的意义，如指导病人洗漱口腔、指导精神病病人欣赏音乐、对心肾疾病病人的饮食调节等治疗手段。同样，我国传统医学中的重要原则"三分治疗，七分养护"也体现了对基础护理的重视，如中医在治疗疾病同时强调改善病人的休养环境和心态、加强营养调理、注重机体锻炼等内外兼修的整体理念。杰出的唐代医药学家孙思邈创造的用葱叶去尖，插入尿道，引出尿液的导尿术；明、清时期采用蒸汽消毒法处理传染病病人的衣物、采用燃烧艾叶或喷洒黄酒消毒空气和环境等消毒技术，以防治瘟病的传播等。可见，基础护理学技术自古至今被认为是非常重要的治疗、预防疾病的方法及手段。

随着生物医学技术的不断进步，细菌学、消毒法、麻醉术等为建立近代护理学奠定了理论基础，提供了实践发展的条件和空间。我国近代护理学是随西医的传入而开始的。护理学是一门在自然科学、社会科学理论指导下的综合性应用学科，是研究有关预防保健与基本防治过程中的护理理论与技术的科学。19世纪中期以来，近代护理学奠基人弗洛伦斯·南丁格尔（Florence Nightingale）在克里米亚战争中救护伤病员时，成功地应用了清洁、消毒等方法改善医院病房环境、增加伤病员的营养膳食等，还设法建立阅览室和娱乐室等使全体伤病员获得精神慰藉等基础护理手段，这种精心护理使伤员病死率从42%降至2.2%。足以证明，基础护理学在疾病治疗和疾病康复中的重要地位。南丁格尔的著作《护理札记》中主要阐述的内容包括通风、噪声、饮食、光线、床及床褥、个人卫生、精细护理及对病人的观察等，为基础护理学的环境、清洁护理、病情观察等理论奠定了基础，她的著作对今天的护理实践仍具有指导意义。护理先辈们通过上百年不懈的努力探索，从简单的清洁卫生护理发展为今天的现代护理学。现代护理学的变化和发展经历了三个重要阶段：以疾病为中心的护理、以病人为中心的整体护理、以人的健康为中心的护理。通过不断的实践和理论研究，护理学逐渐形成其特有的理论和实践体系，成为医学科学中一门独立的学科。因而，随着现代护理学的发展，基础护理学不断充实完善其理论及实践的知识体系，成为护理学中很重要的一门基础学科。

二、基础护理学的地位及其重要意义

（一）基础护理学的地位

长期以来，我国的护理学一直作为临床医学一级学科下的二级学科发展。然而，随着社会的发展及护理实践内容的不断扩大，护理学科内涵也不断扩展。2011年2月中华人民共和国国务院学位委员会鉴于国内外护理学的发展需要，特别是国内本科护理学教育现状，将"护理学"评定为国家一级学科，而基础护理学为护理学下设的二级学科之一。

护理学包括理论与实践两大范畴，基础护理学是护理学实践范畴中重要的组成部分之一。基础护理学是护理学中培养护理学生实践能力最基本、最重要的主干课程之一。基础护理学是护理学生学习临床专业课程（内科护理学、外科护理学、妇科护理学、儿科护理学等）的前期课程，为临床各专科护理提供了必要的基础知识和基本技能，对护理人才的培养起着举足轻重的作用。

（二）学习基础护理学的重要意义

我国医药卫生护理事业的基本任务是保护人民健康、防治重大疾病、控制人口增长、提高人口健康素质，解决经济、社会发展和人民生活中迫切需要的卫生保健问题。护士必须将基础护理学的理论、技能知识运用于护理实践中，以整体护理观评估、分析及满足个体和群体生理、心理、社会、精神、文化及发展等方面的需要，帮助人民减轻痛苦、维持健康、恢复健康及促进健康。同时，护士应将护理服务扩展到社区和社会，为健康人群提供可靠的保健。

2010年中华人民共和国卫生部办公厅在全国范围内开展"优质护理服务示范工程"活动，活动主题是"夯实基础护理，提供满意服务"。其目标是达到病人、社会、护士、政府满意。优质护理服务的内涵主要包括：要满足病人基本生活的需要，要保证病人的安全，要保持病人躯体的舒适，协助平衡病人的心理，取得病人家庭和社会的协调和支持，用优质护理的质量来提升病人与社会的满意度。通过优质护理服务，提升临床护士的基础护理技能和水平，让病人感受到护理的专业服务，提升护士的职业认同感，促进护理专业的发展。

由此可见，在社区、医院及社会中学习并运用基础护理学的基本理论和基本技能，能够改善护理服务，提高护理质量，保障医疗安全，为人民群众提供安全、优质、满意的护理服务，对人民群众达到最佳健康状态有其重要的意义。

三、基础护理学的学习内容及学习目的

（一）基础护理学的学习内容

基础护理学是临床护理工作中最常用、最普遍的基本理论和技术操作，是护理人员必须掌握的基础知识，也是发展专科护理的基础和提高护理质量的重要保证。也就是说，基础护理学是对各专科和各系统疾病的病人及健康人群进行的具有共性的生活护理和技术护理服务。基础护理学的教学内容由基本护理理论、基本知识及基本技能组成，包括对病人的生活护理（如清洁护理、饮食护理、休息与睡眠、排泄护理等）、院中护理（环境、入院及出院护理、分级护理、医院感染预防与控制、生命体征测量、病情观察、意识障碍判断、护理文件书写等）、治疗性护理（压疮护理、冷热疗法、导尿术、各种注射法、静脉输液、标本采集、吸氧、吸痰等）、病人及护士安全护理、临终病人护理及健康教育等。护理技术操作是以护理程序为理论框架，也是护士从事护理工作的基本依据。在基础护理学的课程学习中，护理学生将学习从事护理工作所必备的最基本的知识。

（二）基础护理学的学习目的

基础护理学教学宗旨在于帮助学生充分掌握并灵活运用基础理论与技术，以便为全面开展优质护理服务打下坚实的理论和实践基础。学习基础护理学应达到以下目的。

1. 培养良好的职业道德和职业情感 护士是人们心目中的白衣天使，肩负着救死扶伤、促进人类健康的神圣使命。这就要求护士拥有崇高的道德素质和无私的奉献精神。树立严谨求实的工作作风和对病人高度负责的工作态度。能够严格遵守护理人员的伦理道德行为规范，尊重、关心和体谅病人，维护病人的权益，做好病人的代言人。护理人员必须具备良好的人道主义精神和人文情怀，才能使服务对象获得身体、心理及社会的舒适并促进其疾病的康复。

2. 能够熟练掌握各项基础护理技术 认真学习基本理论、基本知识及基本技能。熟练掌握各项基础护理技术操作规范及注意事项，运用护理程序准确实施各项护理技术，避免因技术不当给病人造成任何差错和痛苦。同时，根据不同病人、不同病情等学会建立临床评判性思维方式，将所学知识技能融会贯

通，运用到不同情境中，培养敏锐的观察力和判断力，不断提高为病人发现问题、解决问题的能力。

3. 能够满足病人生理、心理、社会需求 坚持以人为本，以人的健康为中心的现代护理理念，根据所学的基础护理知识，运用娴熟的基础护理技术，提供最基础的优质服务，如清洁需要、营养需要、体位护理、疼痛护理等满足病人的生理需要，提高病人生活质量，促进康复；同时，随着我国社会经济的快速增长和发展，人们的生活节奏加快，生活不良嗜好、工作竞争激烈、信仰缺失等多种压力，使人们的身心经常处于疲劳和应激状态，精神空虚等，使高血压、精神疾病、神经疾病等发病率日益攀升。因此，护士在提供单纯技术性的护理时，应以人的整体护理为原则，既要满足病人的生理需求，也应重视病人的心理、社会需求，如实施操作时要体察病人的心理感受，征得病人同意等，在病人疼痛或悲伤、恐惧时，鼓励家人理解病人，给予心理支持，增加病人战胜疾病的信心，以利于疾病的治疗和康复。

此外，在运用基础护理知识和技能时，能够具备服务意识、不断提升技术水平及护理质量，充分认识护士自身价值并树立正确的价值观，为病人提供最佳护理技术服务。

四、学习方法及要求

基础护理学是一门实践性很强的课程。在学习中，学生不仅注重课堂的理论学习，更应注重基础护理技术能力的培养。在实验室学习或临床见习教学中，教师应运用多种教学方法如案例法、以问题为本、情景模拟法、反思法等，结合当前临床需要及实际护理用物更新等情况，启发学生不断探索每项基础护理技术规范，既培训学生的动手能力，又培养学生分析问题、解决问题的综合能力。

要求学生在学习基础护理学时，应遵循以下原则：

1. 树立良好职业思想 学习基础护理学知识是为满足人民健康服务最基本的需要，须有正确的护理思想指导。应在全心全意为病人服务的崇高思想指导下，以护士的真心、爱心、耐心、责任心对待所护理的每一位病人，才能体现基础护理知识和技术的真正社会价值。

2. 坚持理论联系实际 一方面要扎实掌握基本理论知识；另一方面应积极参加实验室及临床实践学习，多观察、反复训练各项基础护理技术操作，不断提升护理技术操作能力。同时，鼓励结合真实案例或临床实际情况，通过模拟病人或情景模拟，不断训练学生的临床评判性思维，培养护理学生独立思考能力，将临床经验与理论知识、操作技能紧密结合，提高护理学生发现问题、分析问题及解决问题的能力，不断拓展学生的知识，最终提高临床综合能力。

3. 应用现代护理理论指导学习基础护理学 现代护理理论包括四个基本概念：人、环境、健康及护理。人是生理、心理、社会、精神、文化等多方面因素构成的统一体。而生物-心理-社会医学模式，丰富了护理的内涵，拓宽了护士的职能。护士不仅要帮助和护理病人，还需提供健康教育和指导服务。因此，护士在提供舒适的医疗护理环境同时，更要为病人提供温馨的心理环境，以助于与病人建立良好的护患关系，充分调动病人的积极性，使护士与病人共同参与到治疗及护理过程，使其达到最佳健康状态。

总而言之，随着现代医学科学的进步，医学模式与护理理念的转变，各种新理论、新技术、新设备不断应用于临床工作中。随着现代护理工作领域的扩大，基础护理学的职能也在不断更新和拓宽。护士需具有良好的综合素质，不断拓展进取，勇于探索，与时俱进，努力使自己成为具有临床护理能力的合格护士。

思 考 题

1. 基础护理学课程在护理学中的地位和意义是什么？
2. 基础护理学的主要学习内容及学习目的有哪些？
3. 护理学生在学习基础课程时，应遵循哪些原则？

（卢建文）

第二章 环　　境

【目标要求】

识记：能列举环境中影响健康的因素；能说出医院环境的分类；能陈述良好的医院环境所具备的特点；能陈述医院环境调控的有关要素。

理解：能解释环境的概念；能举例说明调节与控制医院环境以满足病人需要和保证病人安全的护理措施。

运用：会分析医院环境的科学性和合理性，为病人创造一个舒适和安全的环境。

案例 2-1　导入

病人，男性，28 岁。因"左下肢外伤 1 周，全身肌肉阵发性痉挛 2 小时"急诊入院。诊断为破伤风。

问题：

1. 符合该病人病情要求的病室物理环境是什么？
2. 病人住院期间是否可以探视？为什么？

人类生存和发展离不开环境，并与环境相互依存、相互作用。随着环境污染逐渐遍及全球，生态环境严重破坏，人类的健康已受到威胁，因此，有关人类与环境相互依存的关系越来越受到人们的重视。作为护士，必须掌握环境和健康的知识，了解环境与健康和疾病的关系，才能完成护理的基本任务——预防疾病、减轻痛苦、恢复健康、促进健康，在工作中更好地承担起保护人民健康的责任。

第一节　环境与健康

环境是人类生存发展的物质基础，人类生命始终处于一定的自然环境和社会环境中。人类为了生存发展，提高生活质量、维护和促进健康，需要充分开发利用环境中的各种资源，但是也会由于自然因素和人类社会行为的作用，使环境受到破坏，使人体健康受到影响。当这种破坏和影响在一定限度内时，环境和人体所具有的调节功能可使失衡的状态恢复原有的面貌；如果超过环境和机体所能承受的限度，可能造成生态失衡及机体生理功能破坏。因此，人类应该通过提高自己的环境意识，认清环境与健康的关系，规范自己的社会行为，建立保护环境的法规和标准，避免环境退化和失衡，这是正确处理人类与环境关系的重要准则。

一、概　　述

（一）环境的概念

环境（environment）是指围绕着人类的空间及其中可以直接、间接影响人类生活和发展的各种自然因素、社会因素的总和。所有的生命系统都有一个内环境和围绕在其周围的外环境。机体的内环境与外环境之间不断地进行着物质、能量、信息的交换。人类的一切活动离不开环境，并与环境相互作用、相互依存。任何人都无法脱离环境而生存和发展。同时，环境是动态的和持续变化的, 人必须不断地调整机体内环境, 以适应外环境的变化, 人又可通过自身力量来改变环境, 以利于生存。

（二）环境的分类

环境包括内环境和外环境, 两者相互依存、相互作用, 不能截然分开。

1. 内环境　包括生理环境和心理环境。

（1）生理环境: 人体内有许多不同的系统, 如呼吸系统、循环系统、消化系统、泌尿系统、神经系统、内分泌系统等。各系统之间持续不断地相互作用, 并与外环境进行物质、能量和信息交换以维持机体生理平衡状态, 适应外环境的改变。

（2）心理环境: 心理环境指人脑中对人的一切活动发生影响的环境事实, 即对人的心理事件发生实际影响的环境。心理环境对人的健康有很大的影响。急性或慢性应激事件会使人的心理环境发生改变, 这种不良的心理环境可导致机体器官产生一系列的病理生理变化, 出现食欲不振、活动减少、酗酒、机体抵抗力下降等状况。

2. 外环境　包括自然环境和社会环境。

（1）自然环境: 是环绕生物周围的各种自然因素的总和, 如大气、水、土壤、岩石矿物、太阳辐射等, 这些是生物赖以生存的物质基础。通常把这些因素划分为大气圈、水圈、生物圈、土壤圈、岩石圈等五个自然圈。生物是自然的产物, 而生物的活动又影响着自然环境。

（2）社会环境: 指人类生存及活动范围内的社会物质、精神条件的总和。广义的社会环境包括整个社会经济文化体系。狭义的社会环境仅指人类生活的直接环境。社会环境对我们的职业生涯乃至人生发展都有重大影响。社会环境对人的形成和发展进化起着重要作用, 同时, 人类活动给予社会环境以深刻的影响, 而人类本身在适应改造社会环境的过程中也在不断变化。

二、环境对健康的影响

环境是人类生存发展的物质基础。人与环境密不可分, 环境创造了人类, 人类依存于环境, 受其影响, 不断与之相适应; 人类又通过自身的生产活动不断改造环境, 使人与自然更加和谐。生活环境对人类的生存和健康意义重大, 适宜的生活环境, 可以促进人类的健康。反之, 如果对人类生产和生活活动中产生的各种有害物质处理不当, 使环境受到破坏, 不仅损害人类健康, 甚至还会导致人类健康近期和远期的危害, 威胁子孙后代。严重的环境污染能造成生态系统的危机, 导致人类的灾难。流行病学研究证明, 人类的疾病 70%～90% 与环境有关。人类想健康长寿, 就必须建立和保持同外在环境的和谐关系。

（一）自然环境对健康的影响

良好的自然环境是人类生存和发展的物质基础。如充足的阳光、空气、水、适宜的气候等。人类要改善环境, 必须以保护良好的自然环境为前提, 否则势必对人类的健康造成影响。

1. 自然地形、地质对健康的影响　地形、地质不同, 地壳物质成分不同, 各种化学元素含量的多少会对人类健康产生不同程度的影响。如环境中缺碘会导致地方性甲状腺肿; 环境中氟过量会导致氟骨症; 地方性砷中毒、克山病等都与当地的地质物质成分的含量有关。现代人体的化学成分是人类长期在自然环境中通过吸收、交换元素并不断进化、遗传、变异的结果。环境的任何异常变化, 都会不同程度地影响到人体的正常生理功能。

2. 气候对健康的影响　气候变化对于人体健康的影响主要是通过各种气象因素作用于人体而产生的, 异常的气候现象, 如台风、干旱、洪水、沙尘暴, 主要表现为光、热、水、气等气象要素通过人体感受器官对机体产生影响。当这些感受器官接受了来自大气环境的刺激后, 会引起体内的一系列反应, 如持续的高温环境可导致中暑, 并有导致肾脏、循环系统疾病及脑卒中的危险; 极冷的环境有增加呼吸道疾病和发生冻伤的可能。如今地球的生存环境变得日益恶化, 气候变化与健康的关系引起了世界各国的高度重视，人们逐渐意识到，全球气候变化已经在不同程度上直接或间接地对人类的健康甚至生存产生了重要影响。

3. 自然环境污染对健康的影响 人类活动所引起的环境质量下降对人类及其他生物的正常生存和发展产生不良影响。当各种物理、化学和生物因素进入大气、水、土壤环境中，如果其数量、浓度和持续时间超过了环境的自净力，就会影响人体健康，造成经济损失。自然环境污染的产生是一个从量变到质变的过程，目前自然环境污染产生的原因主要是资源的浪费和不合理的使用，使有用的资源变为废物进入环境而造成危害。

（1）空气污染：空气污染通常是指由于人类活动或自然过程引起某些物质进入大气中，呈现出足够的浓度，达到足够的时间，并因此危害了人类的舒适、健康和环境的现象。各种自然变化往往会引起大气成分的变化。例如，火山爆发时有大量的粉尘和二氧化碳等气体喷射到大气中，造成火山喷发地区烟雾弥漫，毒气熏人；雷电等自然原因引起的森林大面积火灾也会增加二氧化碳和烟粒的含量等。一般来说，这是一种局部的短时间的自然变化。随着现代工业和交通运输的发展，向大气中持续排放的物质数量越来越多，种类越来越复杂，引起大气成分发生急剧的变化。近年来，雾霾已引起人们的高度重视。雾霾是特定气候条件与人类活动相互作用的结果。高密度人口的经济及社会活动必然会排放大量细颗粒物（PM2.5），一旦排放超过大气循环能力和承载度，细颗粒物浓度将持续积聚，此时如果受静稳天气等影响，极易出现大范围的雾霾。

人需要呼吸空气以维持生命。一个成年人每天呼吸大约 2 万多次，吸入空气达 $15 \sim 20 m^3$。因此，被污染了的空气对人体健康有直接的影响。大气污染物对人体的危害是多方面的：①呼吸系统：刺激肺部使其出现炎症；肺功能下降，肺部排除污染物的能力降低；导致鼻炎、慢性咽炎、慢性支气管炎、支气管哮喘、肺气肿、矽肺、石棉肺等疾病恶化。②心血管系统：可引起血液成分的改变，血液黏度增加，血液凝集及血栓形成；可引起动脉收缩，血压升高。③免疫系统：降低免疫功能，增加对细菌、病毒等感染的易感性，使机体对传染病的抵抗力下降，诱发感染性疾病。④神经系统：导致高级神经系统紊乱和器官功能失调，表现为头痛、头晕、嗜睡和狂躁等。⑤癌症的发生：颗粒物所吸附的多环芳烃类化合物是对机体健康危害（致癌、致畸、致突变）最大的环境物质，其中苯并芘能诱发皮肤癌、肺癌和胃癌。此外，大气颗粒物还可造成胎儿增重缓慢，影响儿童的生长发育。

近年来，室内空气污染也逐渐被重视。人们每天平均大约有 80%以上的时间在室内度过。随着生产和生活方式的现代化，更多的工作和文娱体育活动都可在室内进行，人们的室内活动时间增多。因此，室内空气质量对人体健康的关系就显得更加密切和重要。虽然，室内污染物的浓度往往较低，但由于接触时间很长，故其累积接触量很高。尤其是老、幼、病、残等体弱人群，机体抵抗力较低，户外活动机会更少，因此，室内空气质量的好坏与他们的健康关系尤为重要。

室内空气污染的来源主要有：①化学污染：主要来源于室内使用的装饰或装修材料，如人造板材、各种油漆、涂料、黏合剂及家具等，其主要污染物是甲醛、苯、二甲苯等有机物和氨、一氧化碳、二氧化碳等无机物。②物理污染：主要来源于建筑物本身、花岗岩石材、部分洁具及家用电器等，其主要污染物是放射性物质和电磁辐射。③生物污染：主要是由居室中潮湿霉变的墙壁、地毯等产生的，主要污染物为细菌和病菌。

室内空气污染与高血压、高胆固醇血症及肥胖症等共同列为人类健康的十大威胁。室内环境污染已经引起 35.7%的呼吸道疾病，22%的慢性肺病和 15%的气管炎、支气管炎和肺癌。

（2）水污染：水污染是由有害化学物质造成水的使用价值降低或丧失，污染环境的水。污水中的酸、碱、氧化剂、铜、镉、汞、砷等化合物、苯、二氯乙烷、乙二醇等有机毒物，会毒死水生生物，影响饮用水源。

日趋加剧的水污染，已对人类的生存安全构成重大威胁，成为人类健康、经济和社会可持续发展的重大障碍。水体污染影响工业生产、增大设备腐蚀、影响产品质量，甚至使生产不能进行下去。水污染影响人们的生活，破坏生态，直接危害人的健康。水污染后，通过饮水或食物链，污染物进入人体，可导致各种急性或慢性中毒。砷、铬、铵类、苯并芘等，还可诱发癌症；被寄生虫、病毒或其他致病菌污染的水，会引起多种传染病和寄生虫病。重金属污染的水，对人的健康均有危害。被镉污染的水、食物，人饮食后，会造成肾、骨骼病变，甚至死亡；铅中毒引起贫血、神经错乱；六价铬有很大毒性，可引发皮肤溃疡，还有致癌作用；饮用含砷的水，会发生急性或慢性中毒。砷使许多酶受到抑制或失去活性，造成机体代谢障碍，皮肤角质化，引发皮肤癌。有机磷农药会造成神经中毒，有机氯农药会在脂肪中蓄积，对人和动物的内分泌、免疫功能、生殖功能均造成危害。稠环芳烃多数具有致癌作用。氰化物也是剧毒物质，进入血液后，与细胞色素氧化酶结合，使呼吸中断，造成呼吸衰竭窒息死亡。

（3）土壤污染：人为活动产生的污染物进入土壤并积累到一定程度，引起土壤质量恶化，进而造成农作物中某些指标超过国家标准的现象，称为土壤污染。具有生理毒性的物质或过量的植物营养元素进入土壤而导致土壤性质恶化和植物生理功能失调。土壤处于陆地生态系统中的无机界和生物界的中心，不仅在本系统内进行着能量和物质的循环，而且与水域、大气和生物之间也不断进行物质交换，一旦发生污染，三者之间就会有污染物质的相互传递。作物从土壤中吸收和积累的污染物常通过食物链传递而影响人体健康。

土壤污染造成的危害不易及时发现，具有一旦污染就难以清除的特点。①重金属污染的危害：由于工业废水未经过任何处理进行灌溉，使土壤中积累有害重金属的量及种类越来越多，造成严重污染，进而土壤中的重金属通过农作物进入人体而对人体健康产生危害，出现头痛、头晕、失眠、多梦、记忆力减退、四肢无力、周围神经炎、脱发、中毒等症状，有的甚至会导致畸形。②农药污染的危害：在农业生产中大量反复多次施用农药，首先使土壤受到污染。使用农药时，不论采用什么方式，黏附在农作物上的药量一般只占 30%左右，其余大部分落于土壤。如使用农药拌种、浸种和除草等，直接将农药施入土壤，或是雨水携带农药和洗涤植株体表的农药均进入土壤。土壤中农药的残留浓度一般是很低的，但通过食物链和生物浓缩可使生物体内浓度提高至几千倍，甚至几万倍。农药污染后，主要通过饮食进入人体，产生各种危害，其中包括急性中毒、慢性中毒、致突变、致癌和致畸作用。

（4）噪声污染：当噪声对人及周围环境造成不良影响时，就形成噪声污染。噪声污染对人、动物、仪器仪表及建筑物均构成危害，其危害程度主要取决于噪声的频率、强度及暴露时间。噪声危害主要包括：①听力损伤：人们在进入强噪声环境时，暴露一段时间，会感到双耳难受，甚至会出现头痛等感觉。离开噪声环境到安静的场所休息一段时间，听力就会逐渐恢复正常。这种现象称为暂时性听阈偏移，又称听觉疲劳。但是，如果人们长期在强噪声环境下工作，听觉疲劳不能得到及时恢复，且内耳器官会发生器质性病变，即形成永久性听阈偏移，又称噪声性耳聋。若人突然暴露于极其强烈的噪声环境中，听觉器官会发生急剧外伤，引起鼓膜破裂出血，迷路出血，螺旋器从基底膜急性剥离，可能使人耳完全失去听力，即出现爆震性耳聋。②诱发多种疾病：因为噪声通过听觉器官作用于大脑中枢神经系统，以致影响到全身各个器官，故噪声除对人的听力造成损伤外，还会给人体其他系统带来危害。由于噪声的作用，会产生头痛、耳鸣、失眠、全身疲乏无力及记忆力减退等神经衰弱症状，还会导致消化系统功能紊乱，并对内分泌系统、免疫力及胎儿的正常发育等方面产生一定影响。③对生活工作的干扰：噪声对人的睡眠影响极大，导致多梦、易惊醒、睡眠质量下降等。噪声会干扰人的谈话、工作和学习。噪声会分散人的注意力，导致反应迟钝，容易疲劳，工作效率下降，差错率上升。噪声还会掩蔽安全信号，如报警信号和车辆行驶信号等，造成事故。

（5）辐射污染：辐射可来源于宇宙射线、矿床中的射线、电磁辐射、医用射线源及工业中的辐射等，常见的辐射危害有三种。①核辐射危害：如钴-60、γ 射线、X 射线等。随着核能和核技术在工农业生产、医疗卫生、科学研究和国防中的大量应用，受照射的人员越来越多，辐射的危害已不容忽视。长期受辐射照射，会使人体产生不适，严重的可造成人体器官和系统的损伤，导致各种疾病的发生，如白血病、再生障碍性贫血、各种肿瘤、眼底病变、生殖系统疾病、早衰等。②宇宙辐射危害：宇宙辐射强度随海拔高度及纬度增高而增加。长期遭受宇宙辐射照射，一些反映辐射损伤的指标（如体内淋巴细胞微核率）发生变化，表明健康已受到影响。③电磁辐射危害：电磁污染已被公认为排在大气污染、水污染、噪声污染之后的第四大公害。电磁辐射既包括电器设备如电视台、变电站、电磁波发射塔等运行时产生的高强度电磁波，也包括计算机、电视机、手机、微波炉等家用电器使用时产生的电磁辐射。这些电磁辐射充斥空间，无色无味无形，可以穿透包括人体在内的多种物质。人体如果长期暴露在超过安全的辐射剂量下，细胞就会被大面积杀伤或杀死。

（6）光污染：光污染主要包括白亮污染、人工白昼污染和彩光污染。光污染正在威胁着人们的健康。在日常生活中，常见的光污染多为由镜面建筑反光所导致的行人和司机的眩晕感，以及夜晚不合理灯光给人体造成的不适感。光污染的主要危害：①损害眼睛：荧光灯的频繁闪烁会迫使瞳孔频繁缩放，造成眼部疲劳。如果长时间受强光刺激，会导致视网膜水肿、模糊，严重的会破坏视网膜上的感光细胞，甚至使视力受到影响。建筑物的玻璃幕墙就像一面巨大的镜子，反射光进入高速行驶的汽车内，造成人突发性暂时失明和视力错觉，易导致交通事故的发生。②诱发癌症：光污染越严重的地方，妇女罹患乳腺癌的概率大大增加。原因可能是非自然光抑制了人体的免疫系统，影响激素的产生，内分泌平衡遭破坏而导致癌变。

（二）社会环境对健康的影响

1. 社会经济　社会经济的发展有利于提高人们的卫生水平，提高人们生活水平和健康水平。人群健康水平的提高必将对社会经济发展起到推动作用，主要表现在人群健康水平提高，人口平均寿命延长，人们从事劳动年限增加，从而创造更多的社会财富，促进社会经济的发展。但是，社会经济繁荣使人类生活经常处于舒适、方便的同时，也引发"现代文明病"或称"生活方式病"，使人经常处于"亚健康状态"，这些现象也应引起足够的重视。

社会经济水平低下影响人们的收入和开支、营养状况、居住条件、接受科学知识和受教育的机会，以及风俗习惯、宗教信仰、职业和婚姻状况等，形成特定的社会不良环境，在此条件下，人们的机体、器官功能状态及社会行为方面容易失去平衡，继而引起疾病的发生。

2. 社会阶层　社会阶层是指由财富、权力和威望不同造成的社会地位、生活方式等方面不同的基本层次。对社会阶层划分的指标有经济地位、个人文化水平、价值观念、生活条件等。

随着我国经济水平的整体提高，社会更趋于多样化，不同社会群体之间的经济和生活方式的差别逐渐扩大。如经济水平较低的地区，传染病、营养性疾病仍是威胁人们健康的主要因素。建立多层次的医疗服务体系，对于目前我国多阶层的现状短期内不能解决的状况有很重要的意义。保证较低阶层的医疗系统有足够的医疗水平，这才能让多层次的医疗服务体系真正发挥作用，才能切实解决低收入者看病难的问题。

3. 社会关系　人生活在社会中，要和社会上的人发生各种各样的联系，产生各种各样的关系。过去认为对这种社会关系的研究是社会科学的任务，现在医学科学却越来越关注这种社会关系对人的健康的影响。良好的社会关系不仅是健康的标准，也是影响健康的主要因素。社会关系广泛的人能获得更多的友谊，而友谊对人的健康非常有帮助。它可以降低人们的恐惧感和孤独感，减少体内一些激素的过量产生而影响免疫系统的功能。

4. 文化因素　文化是指一个国家或民族的历史、地理、风土人情、传统习俗、生活方式、文学艺术、行为规范、思维方式、价值观念等。世界卫生组织在第六次报告中指出：一旦人们的生活水平达到或超过基本的需求，有条件决定文化资源的使用方式，文化因素对健康的作用就越来越重要了。

5. 卫生服务体系　卫生服务体系的主要作用是向个人和社区提供范围广泛的健康促进、预防疾病、医疗护理和康复服务，保护和改善人群的健康。由于社会发展和经济制度的不同，卫生资源的拥有、分配和利用存在着一定的差异。卫生服务体系的建设是以健康需求和解决人民群众主要健康问题为导向，以调整布局结构、提升能级为主线，适度有序发展，强化薄弱环节，科学合理确定各级各类医疗卫生机构的数量、规模及布局。优化医疗卫生资源配置，构建与国民经济和社会发展水平相适应、与居民健康需求相匹配、体系完整、分工明确、功能互补、密切协作的整合型医疗卫生服务体系。

三、护理与环境的关系

环境对健康具有重要的影响，护士只有了解环境与疾病和健康的关系，才能完成护理的基本任务：促进健康、预防疾病、恢复健康、减轻痛苦。1975 年国际护士会的政策声明中总结了护理专业与环境的关系，认为护理人员的职责如下。

（1）帮助发现环境对人类的不良影响及有利影响。

（2）护士在与个人、家庭和社会集体接触的日常工作中，应告知他们关于有危害的化学制品、有放射线的废物污染问题、最近的健康威胁情况，并指导其预防和减轻痛苦。

（3）对环境因素所造成对健康的威胁，采取预防措施，同时也教育个人、家庭和社会集体对环境资源如何进行保护。

（4）与卫生当局共同协作，提出住宅的污染对健康的威胁。

（5）帮助社区处理环境卫生问题。

（6）参加研究和提供措施，以早期预防各种有害于环境的因素，研究如何改善生活和工作条件。

第二节　医　院　环　境

医院是指以向人们提供医疗护理服务为主要目的的医疗机构。其服务对象不仅包括病人，也包括处于特定生理状态的健康人（如孕妇、产妇、新生儿）及健康的人。医院环境对病人应具有积极的影响，并具有治疗作用，可以满足病人的需要。护士的职责之一是为人群提供一个安全、舒适的治疗性环境，以促进全民健康。

一、医院环境的分类及特点

（一）医院环境的分类

医院环境是医务人员为特定人群提供医疗服务的场所，分为物理环境和社会环境。社会环境又分为医疗服务环境和医院管理环境。

1. 物理环境　物理环境指医院的建筑、室内外的布局、装修、色彩、绿化等的物质环境。医院的物理环境是影响病人身心舒适的重要因素。环境性质决定病人的心理状态，它关系着治疗效果及疾病的转归。

2. 社会环境　医院是社会的一个特殊的组成部分。病人住进医院，对接触的人、陈设、规则、声音及气味等感到陌生和不习惯，从而产生某些不良的心理反应。护士应和病人建立良好的护患关系，创建和谐的氛围，帮助病人解除不良心理反应，尽快适应医院的社会环境。

（1）医疗服务环境：指以医疗护理技术、人际关系、精神面貌及服务态度等为主的人文社会环境，医疗服务环境的好坏可促进或制约医院的发展。

（2）医院管理环境：包括医院的规章制度、监督机制及人际关系等。医院管理环境应以人为本，体现医院文化，旨在提高工作效率，满足病人需求。

（二）医院环境的特点

医院环境是医院从事医疗保健所处的一切外部条件。随着现代医学新模式的确立，医疗服务从供给型向经营型转变，大大扩展了医学空间的深度和广度，医院的功能将从单纯医疗疾病的场所演变为具有诊疗、预防、康复等多种功能的健康服务中心的转变，人们对医院环境的要求将越来越高。在市场经济规律的作用下，病人自主择医成为必然，那些就医环境处处体现"以病人为中心"的医院必会成为首选。可见，医院环境已经成为现代化医院最直观，最不可缺少的条件。良好的医院环境应具备以下特点。

1. 安全性 医院环境是健康照顾的环境，应首先满足病人安全的需要。一方面，医院的建筑设计、基本设施、布局应符合有关标准，安全设施齐备完好，治疗护理过程中避免病人发生损伤。同时建立院内感染监控系统，健全有关制度并严格执行，避免发生院内感染。另一方面，医院中的工作人员具备良好的医德医风，耐心热情地对待病人，重视心理护理，满足病人的需要，增加其心理安全感。

2. 舒适性 医院的物理环境包括空间、设备、温度、湿度、空气、光线、音量等应符合标准，以满足病人的需要，从而增加其舒适感。与此同时，医护人员人际关系和睦，重视病人的心理支持，为病人营造一个良好的人际关系氛围，让病人感到舒适。医护人员遵守有关的工作制度，尽量减少噪声的产生，给病人提供一个安静的休养空间，利于病人的康复。

3. 整洁性 病室的陈设整齐，规格统一，物品摆放合理，环境的设置能为病人提供方便；保持病人的皮肤、头发、口腔清洁，及时清除排泄物、呕吐物，定期更换被服、衣裤；工作人员应仪表端庄、服装整洁大方；治疗后用物及时撤去，采取各种预防措施，保护病人和工作人员免受感染。

4. 服务性 医院环境的服务对象是病人，医院环境的优劣直接影响病人诊疗效果的优劣，令人心情舒畅的就医环境有利于病人产生稳定、愉快的情绪。因此，在医院内，除了医院的医疗技术水平外，病人对于医院的服务关注度也在逐渐提升，即从单纯的治愈疾病、寻求技术性医疗服务为主，逐渐转变为注重就医感受、环境和流程等人文服务内容。以人为本、尊重生命、提高生命质量的现代医学模式呼唤充满人文关怀的医疗环境。通过全面掌握病人需求，建立与医疗技术协同的服务途径，为病人提供全面综合的优质服务，实现医疗服务的人文关怀与照顾，达到医院的"全人"服务目标。

案例 2-1 临床资料

针对病人上述情况，遵医嘱让病人入院后住单间，隔离病室。

二、医院环境的调控

随着社会的进步与发展，越来越多的医院管理者意识到卫生服务环境的优劣是衡量医疗质量及病人满意与否的重要决定因素，它直接关系到医疗机构在市场竞争中的优势。医院环境不仅是医院形象的具体展现，而且对医院的各项工作具有积极的推动作用。医疗环境的安排、布置、工作程序都需要以服务的对象为中心，考虑病人的舒适与方便，尽量减轻其痛苦。因此，创造及维护一个舒适的物理和社会环境对病人的康复是很重要的。

（一）医院物理环境的调控

医院物理环境影响着病人的身心舒适和治疗效果。因此，护理人员应努力为病人创造一个安静、整洁、温湿度适宜、通风和光线良好、美观而安全的住院环境。

1. 温度 适宜的温度有利于病人的休息、治疗及护理工作的进行。在适宜的室温中，病人感到轻松、舒适、安宁，减少消耗，利于散热，降低肾脏负担。一般病室适宜的温度为 18～22℃，手术室、产房及新生儿、老年人病室温度应略高，以 22～24℃为宜。室温过高，不利于体热的散发，干扰消化及呼吸功能，使人烦躁，影响体力恢复；室温过低，使人畏缩，缺乏活力，在治疗和护理时，病人容易受凉。

病室应备有室温计，随时观察室温并给予调节，可根据季节和条件采用不同的措施，如夏天可用风扇使室内空气流通，或使用空调设备调节；冬天可采用火炉取暖，或使用暖气设备保持室温。

2. 湿度　湿度为空气中含水分的程度。病室湿度一般指相对湿度，即在单位体积的空气中，一定温度的条件下，所含水蒸气的量与其达到饱和时含量的百分比。病室湿度以 50%～60% 为宜。湿度过高或过低都会给病人带来不适感。湿度过高，蒸发作用减弱，可抑制出汗，病人感到潮湿、气闷，尿液排出量增加，加重肾脏负担；湿度过低，空气干燥，人体蒸发大量水分，引起口干舌燥、咽痛、烦渴等表现，对呼吸道疾患或气管切开病人尤其不利。

病室应配有湿度计，以便观察和调节湿度。室内湿度过高时，可通风换气或使用空气去湿器；室内湿度过低时，夏季可在地面洒水，冬季可在火炉上安放水壶或使用空气加湿器。

3. 通风　通风换气不仅可以调节室内温度和湿度，而且可以增加空气中的含氧量，降低二氧化碳浓度和微生物的密度，使病人感到舒适，有利于病人康复。因此病室应定时通风换气，或安装空气调节器，有条件者可设立层流室。一般每次通风时间为 30 分钟左右，开窗时应注意不使对流风直吹病人，以免着凉，冬季时应注意保暖。

4. 噪声　病室内应避免噪声，保持安静。安静的病室环境可使病人减轻焦虑，得到充分的休息和睡眠，促进其早日康复。凡是不悦耳、不想听的声音，或足以引起人们心理上或生理上不愉快的声音都称为噪声。噪声强度在 50～60dB 即可产生相当的干扰；长时间处于 90dB 以上的环境中，可致血压升高、血管收缩、肌肉紧张，焦虑、易怒、失眠等症状；当噪声强度达到 120dB 以上时，可造成高频率的听力损害，甚至永久性失聪。根据 WHO 规定的噪声标准，白天病区的噪声强度是 35～40dB，以保持病区环境安静，具体的措施有：

（1）病区的桌椅脚应钉上橡胶垫，推车、治疗车的轮轴、门窗合页应定期注油润滑。

（2）医护人员应做到"四轻"：①走路轻，走路时脚步要轻巧，应穿软底鞋。②说话轻，说话声音不可过大，但也不可耳语，因为耳语会使病人产生怀疑、误会与恐惧。③操作轻，操作时动作要轻稳，处理物品与器械时避免相互碰撞，尽量避免制造不必要的噪声。④关门轻，门窗轻开轻关，避免发出噪声。

（3）加强对病人及家属的宣传工作，共同保持病室安静。

知识拓展

表 2-1　我国保证健康安宁的环境噪声试用标准（dB）

场合、场所	理想值	极限值
睡眠	35	50
交谈、思考	50	75
听力保护	75	90
特别安静区（医院、疗养院）	35	45
一般住宅	45	50
工业区	50	55～60

5. 光线　病室采光有自然光源和人工光源两种。日光是维持人类健康的要素之一，自然的光照可使病人感到舒适愉快，对康复有利。适量的日光照射可使照射部位温度升高、血管扩张、血流增快，改善皮肤和组织的营养状况，使人食欲增加。另外，日光中的紫外线有强大的杀菌作用，并可促进机体内生成维生素 D，因此，应经常开启病室门窗，使日光直接射入，或协助病人到户外接受阳光照射，以增进病人身心舒适感，但应注意避免阳光直接照射病人的眼睛，引起目眩。人工光

源常用于满足夜间照明及平时特殊检查的需要。护理人员应根据不同需要对光线进行调节。楼梯间、治疗室、抢救室、监护室内的灯光要明亮；普通病室除一般吊灯外，还应有床头灯、壁灯或地灯，床头灯最好是光线可调节型，其开关应放置在病人易接触的地方；夜间使用壁灯或地灯，不使灯光刺眼，以免影响病人睡眠。

6. 空间 作为集生活、治疗与康复多重功能于一体的病房是医院建筑的重要组成部分，应从病人的心理与生理特点入手，注重个人领域空间、公共交流空间的限定，进行良好的视线设计及声、光、色的环境设计，使病房中各类功能相互协调，创造以病人为本的舒适宜人的病房空间。因此，在医院条件许可的情况下，尽可能满足病人的需要，让他们对其周围环境拥有一定的控制力。每个病区设置30~40张病床为宜，每间病室设置单床或2~4张病床，并配有卫生间。为方便操作和护理，以及为了保证病人有适当的空间，病床之间的距离不得少于1米。每张病床设有围帘，保护病人的隐私。

7. 装饰 以往医院采用白色装饰为主，易使病人产生单调、冷漠的感觉，同时，白色反光强，易刺激眼睛产生疲劳。现代医院院内环境注重优雅、舒适的人性化氛围，淡化医院的气氛，营造美丽、温馨、和谐的生态容貌。医院的装饰可根据病室的不同需求来选择适当的颜色。如儿科病房的床单和护士服可采用粉色等暖色调，以减少儿童恐惧感，增加温馨亲切的感觉；手术室可选用绿色或蓝色，给人以一种安静、舒适、信任的感觉。绿色植物及鲜花可使人赏心悦目，并增添生机。可在病室内外及走廊上摆设鲜花和绿色盆景植物，在病室周围建设花坛、草坪，种植树木等，优化住院环境，供病人散步、休息和观赏，过敏性疾病病室除外。病室内适当摆设一些花卉盆景，可增添生机，特别是在蓓蕾满枝时，可给人以生命的启迪，提高病人与疾病斗争的信心和勇气。

（二）医院社会环境的调控

病区是一个特殊的社会组织，既是病人休养、生活、治疗的场所，又是特定的交往与沟通的社会区域。为了保证病人能获得安全、舒适的治疗性环境，得到适当的健康照顾，必须为病人创造一个良好的医院社会环境。

1. 人际关系

（1）建立良好的医患关系：医患关系是一种特殊的人际关系，医务人员与病人之间是服务者与被服务者、帮助者与被帮助者之间的关系。病人来到医院这样一个陌生的环境，作为服务者与帮助者的医务人员处于主导地位，首先要让他们感受到是受欢迎与被关心的，医务人员要维护他们的自尊，并根据病人的具体情况，给予恰当的身心护理，有助于增强病人战胜疾病的信心。在与病人接触时，无论病人的年龄、性别、信仰、文化背景、过去的经历，都应一视同仁。医务人员端庄的仪表、得体的言谈、和蔼的态度、娴熟的技术、丰富的专业知识、良好的医德医风都会给病人带来心理上的安慰，从而产生安全感和信赖感。在与病人接触的过程中始终以乐观、开朗、饱满的情绪去感染病人，引起病人良好的心理反应。医务人员应从多方面给予病人关心照顾，做到急病人所急，想病人所想，使之感到时刻受到医务人员的关注。

（2）建立良好的群体关系：同一病室的病人构成了一个特殊的群体，护士是这个群体的协调者，有责任引导病人相互关心、帮助、鼓励，共同遵守医院各项规章制度，积极配合治疗和护理。良好的群体关系，可使病友间呈现愉快、和谐的气氛，有利于身心健康。

（3）协调与病人家属的关系：家属是病人重要的支持系统，家属的关心和支持，可增强病人战胜疾病的信心和勇气，解除病人的后顾之忧。因此，医务人员应加强与病人家属的沟通，相互配合，共同做好病人的身心护理。医务人员也应注意调整病人与家属之间的关系，应该认识病人的亲属，与他们进行交流，欢迎他们来探视；鼓励病人与自己所喜欢的人接触，视病人需要为其安排。近年来，家庭化病房的建立，为病人与亲属及好友的接触提供了更多的方便，收到了良好的效果。

2. 医院规章制度 医院必须以健全的规章制度来保证医疗、护理工作的正常进行，保证病人有良好的休息和睡眠条件，预防和控制感染的发生，使病人尽快恢复健康。医院规章制度既是对病人行为的指导，又在一定程度上对病人是一种约束，如许多事必须听从于医务人员，限制了病人自己的意愿，因而产生了压抑感；不能广泛对外交流，信息闭塞，思念亲人而产生孤寂、焦虑感；不能下床活动，又无家属陪伴，生活不便而加重心理负担等。因此，医务人员应根据病人的不同情况和适应能力，主动热情地给予帮助和指导。向病人和家属耐心解释医院的规章制度和执行规章制度的必要性，以取得病人的主动配合，使其自觉地遵守医院的规章制度。

（1）维护病人自主权：医疗服务是以病人为中心的，并力求达到病人期待的理想效果，尊重病人自主权是医疗实践的基础。病人入院后需要遵守医院的规章制度，服从医务人员的安排。医务人员应在维护医院规章制度和保障医疗活动顺利进行的前提下，让病人参与个人居住空间的营造，尽可能为病人提供舒适的个人居住环境，进行医疗活动时，征得病人同意，维护病人的自主权。

（2）满足病人需求：有亲朋好友的探视访问、亲属的陪护鼓舞，可缓解病人的孤独感、被遗弃感和无助感，满足其安全感、归属感和尊重的需求。此外，家属还能向医护人员提供有关病人需求方面的信息，有助于病人在住院期间更好地接受更有效的治疗和护理。因此，应尊重探视和陪护人员，但如果探视者的行为影响了病人的治疗和护理，则应劝阻和限制，维护病人的权益。

（3）提供信息与健康教育：在病人住院期间，护士根据病人的病情、治疗、检查、用药反应、护理特点和健康问题的需求，分期制订符合个体的教育计划，并利用生活护理、观察病情、护理操作、术前准备、巡视病房等各种时机，适时对病人进行观念更新、知识灌输和行为指导。护士与病人及时交流信息，为病人解决各种问题，对病人病情变化，药物反应，治疗上的问题等及时向医生报告，及时处理，促进病人的康复。

（4）尊重病人的隐私：医务人员应规范服务行为，保护病人隐私，深切理解病人就医心理，通过规范服务取得病人的信任、增强安全感。在检查治疗和处置中要耐心、细致。对病人进行有关检查治疗时，涉及隐私保护的，如换药、灌肠、导尿等，用屏风遮挡，操作前请无关人员先离开房间，在操作时最好拉上床边护帘，避免不必要的暴露。医护人员由于职业的原因获知的病历和病人隐私不得泄露和不当使用。

（5）鼓励病人自我照顾：由于病人住院治疗和护理是短暂的，而出院后的治疗和护理是长期的，因此，病人出院后的自理、家庭和社会的帮助，对巩固疗效、防止复发、促进康复均具有重要意义。在病人病情许可的情况下，鼓励病人自我照顾，增强其恢复疾病的信心和自护能力，促进病人恢复健康。

案例 2-1　分析

1. 该病人 28 岁，为年轻破伤风病人，符合该病人病情要求的病室物理环境：室温 18～22℃，湿度 50%～60%，门、椅脚钉橡皮垫，开门、关门动作轻稳，保持病室环境安静，房间光线宜弱而柔和，避免外界光线和声音刺激引起病人的抽搐。破伤风系由破伤风梭菌的感染所致，治疗的时候需要进行隔离，目的是预防交叉感染。因此病人入院后住单间，隔离病室。

2. 破伤风病人主要为运动神经系统脱抑制的表现，包括肌强直和肌痉挛。这些症状可因轻微的刺激，如光、声等诱发，所以应避免外界光线和声音刺激引起病人的痉挛和抽搐，因此病人住院期间谢绝探视。

思　考　题

1. 病人，男性，72 岁。主诉"反复胸闷、心悸 25 年，加重 1 天"，门诊以"风湿性心脏瓣膜病、心力衰竭"收住院。入院时体格检查：体温 37.5℃，脉搏 106 次/分，呼吸 25 次/分，血压 120/70mmHg。意识清楚、气促、恶心、少尿伴头晕。请问：护士应为该病人准备什么样的病室环境更符合治疗护理的要求？

2. 病人，女性，26 岁。因患胆囊炎、胆石症入院待手术。病人性格内向、胆小、多疑。请问：病区护士应如何帮助她尽快适应病区这一特定的社会环境？

（刘晓慧）

第三章 病人的入院护理与出院护理

【目标要求】

识记：能正确列举病人床单位所包含的固定设备；能正确说出病人入院护理和出院护理的目的；能正确列举病人的入院程序；能列举临床常用卧位的适用范围及临床意义；能正确陈述舒适卧位的基本要求；能陈述分级护理的分级标准及护理要点；能正确描述保护具、辅助器的适用范围和操作中的注意事项；能正确陈述影响病人安全的因素和常见的不安全因素。

理解：能正确解释入院护理、分级护理的概念；能解释卧位的分类方法及变换卧位法的目的和操作中的注意事项。能举例说明杠杆原理在护理工作中的应用；能举例说明护理操作时如何保持平衡和稳定。

运用：能根据病人的情况运用不同的铺床法为病人准备安全、整洁、舒适的床单位；能根据治疗和病人的实际情况为病人安置正确舒适的卧位；能正确使用轮椅、平车搬运病人；能针对医院常见的不安全因素采取针对性的防范措施；能根据病人的病情和需要正确选择应用各种保护具、辅助器以保证病人安全；能正确运用人体力学原理，做到关爱病人、操作节力，确保病人的安全和舒适。

> **案例 3-1 导入**
>
> 病人，男性，44 岁。因"呕血半小时"入院，病人呕吐物为鲜红色，内有凝血块，量约为 400ml，伴头晕、乏力、心悸，无晕厥，无意识障碍，为进一步治疗收住消化科。
>
> **问题：**
>
> 1. 护送该病人时护士应注意哪些问题？
> 2. 在病人入病区后护士应为病人采取哪种卧位？
> 3. 病人入院后护士应对病人实施什么级别的护理？

病人在门诊或急诊就医，经医生诊查、确定需要住院治疗后，持医生签发的住院证到住院处办理入院手续。护士应掌握入院护理的一般程序，按照整体护理的要求，对病人进行评估，并结合病人的需求给予针对性的护理措施，尽可能地保证病人的舒适与安全，促使病人尽快康复。

第一节 病人的入院护理

入院护理（admission nursing）是指病人经门诊或急诊医生诊查后，因病情需要住院做进一步观察、检查和治疗时，经诊查医生建议并签发住院证后，由护士为病人提供的一系列护理工作。

入院护理目的：协助病人了解和熟悉医院环境，使病人尽快适应医院环境，减少或消除紧张、焦虑等不良情绪；满足病人各种合理需求，以调动病人配合治疗、护理的积极性；做好健康教育，满足病人对疾病知识的需求。

一、入院程序

入院程序是指门诊或急诊病人根据医生签发的住院证，自办理入院手续至进入病区的过程。

（一）办理入院手续

医生经过诊治确定病人需要住院后，签发住院证，由病人或家属至住院处办理入院手续。住院处办理完病人入院手续后，立即通知相关病区的护士做好接纳新病人的准备工作。对需急诊手术的病人，可以先手术，之后补办入院手续。

（二）实施卫生处置

护士根据入院病人的病情及身体状况，协助病人在卫生处置室或病区进行适当的卫生处置，如沐浴、更衣、修剪指（趾）甲等。若病人有头虱或体虱，应先灭虱，再沐浴、更衣。传染病病人或疑似传染病病人应送隔离室处置。急、危、重症病人可酌情免浴。

（三）护送病人进入病区

住院处护士或相关人员携病历送病人入病区。根据病人病情，可选择步行，或用轮椅、平车等方式运送。在护送时，应为病人安置合适的卧位，注意病人的舒适和保暖，防止病人发生坠伤，不可中断必要的治疗，如输液、给氧等。护送病人入病室后，与病区值班护士详细交接病人的病情、卫生情况、所采取或需要继续的治疗与护理措施及病人的个人物品等。

二、床单位的准备

（一）病人床单位的构成

病人床单位（patient's unit）是医疗机构提供给病人使用的家具和设备。每个病人的床单位固定构成包括床、床垫、床褥、枕芯、棉胎或毛毯、大单、被套、枕套、橡胶单和中单（需要时），此外还包括中心氧气装置和中心负压吸引装置、床旁桌、床旁椅、折叠式陪护椅、储物柜、呼叫装置、照明灯等设施。

1. 病床（hospital beds）　是病室的主要设备，病床必须舒适、安全、实用、耐用。

（1）常用病床

1）ABS两摇三折护理床：床头、床尾可摇起，以调节病人体位。床脚装有小轮和刹车，便于移动和制动（图3-1）。

2）骨科牵引床：适用于颈椎、腰椎病病人使用，牵引时可设手动、自动牵引及自动间歇补偿牵引等功能，病人可自行操作。

3）电动控制多功能床：通过控制按钮可随意调节床板高度、倾斜及旋转角度，操作便利，使病人更换体位更加简单易行。

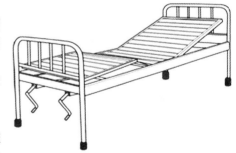

图 3-1　ABS 两摇三折护理床

4）其他：诊疗床、婴儿床、红外线辐射台、多功能抢救床等。

（2）病床及被服的规格要求：医院的病床及被服按统一的规格制作，以保持病室环境整洁、便于诊疗护理工作。普通病床一般为高0.5米、长2米、宽0.9米；床垫长、宽与床的规格相当，厚10cm；床褥长、宽与床垫的规格相同，铺于床垫上；枕芯长0.6米、宽0.4米；棉胎长2.3米、宽1.6米；大单长2.5米、宽1.8米；被套长2.5米、宽1.7米；枕套长0.65米、宽0.45米；橡胶单长0.85米、宽0.65米；中单长1.7米、宽0.85米。各种被服面料多为棉布制品。

2. 中心氧气装置（center for oxygen device）、**中心负压吸引装置**（the center of pressure suction device）（图3-2）　使用中心供氧系统，将气源集中于一处，不仅稳定、方便使用，还降低了氧气使用的风险，安全可靠。负压吸引器可24小时连续不断地供各病房使用，并且克服了电动吸引需带机搬动，不能多人共用、消毒不方便等缺点。

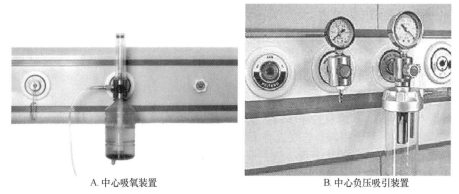

A. 中心吸氧装置   B. 中心负压吸引装置

图 3-2 病房中心装置

3. 床旁桌、床旁椅、折叠式陪护椅、储物柜

（1）床旁桌（bedside table）：高度约 75cm，宽 50cm，分上、中、下三层，置于病人头侧，用于摆放病人日常所需生活用品等。

（2）床旁椅（bedside chair）：病人床单位至少有一把床旁椅，供病人、病人家属、探视者及医务人员使用。

（3）折叠式陪护椅（accompanying chair）：供病人家属休息所用，也称陪护床，一般晚间陪护使用。

（4）储物柜（store content ark）：医院现多采用壁柜，既节省空间、美观，又可满足病人储物的需求。

4. 呼叫装置、照明灯

（1）呼叫装置（calling device）：可对讲，便于病人随时找到医生和护士。

（2）照明灯（lighting）：病人床头照明设施，可方便医生和护士夜间执行治疗和护理操作。

（二）铺床法

1. 备用床（closed bed）

【目的】

保持病室整洁，准备接收新病人。

各种被服单的折叠方法：

（1）大单的折叠法：正面朝内，纵向对折两次，边开口在上，再横折两次（图 3-3）。

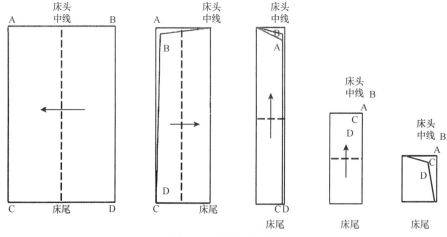

图 3-3 大单的折叠法

（2）被套的折叠法（图 3-4）。

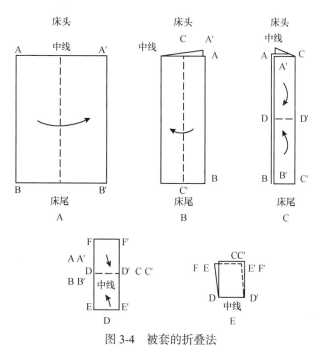

图 3-4　被套的折叠法

（3）棉胎或毛毯的"S"形折叠法（图 3-5）。

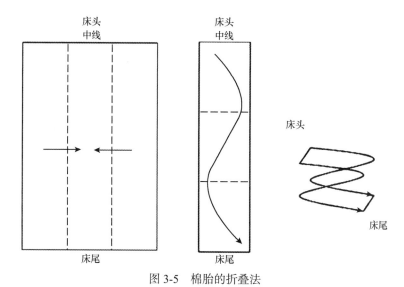

图 3-5　棉胎的折叠法

（4）床褥的折叠法：将床褥从床尾"S"形三折于床头，再竖折一次。

【操作步骤】

以被套法为例：

步骤	相关知识说明
1. 评估及解释	
（1）病人的病情及需要	
（2）床及床垫是否安全、完好，床上用物是否折叠正确、是否符合季节需要	➡ 评估是否适于实施操作技术

续表

步骤	相关知识说明
（3）病室内病人治疗、进餐情况	
2. 准备	
（1）护士：衣帽整洁，洗手，戴口罩	
（2）用物：床褥、大单、被套、棉胎、枕套、枕芯由上至下放于治疗车上	
（3）环境：病室内无病人进行治疗或进餐，清洁、通风等	
3. 携用物至床旁　将铺床用物按操作顺序放于治疗车上，推至病人床尾	
4. 移开床旁桌、椅　移开床旁桌，距床 20cm 左右；移开床旁椅至不影响操作处	
5. 检查床垫　再次检查床垫，根据需要翻转、清扫床垫	➡ 避免床垫局部经常受压而塌陷，造成病人不适
6. 铺床褥　将床褥齐床头放于床垫上，依次打开，平铺于床垫上	➡ 床褥中线与床垫中线平齐
7. 铺大单	
（1）将大单与床头中线对齐，按折叠顺序依次展开	
（2）铺近侧床头：一手将近侧床垫托起，另一手伸过床头中线，将大单平整塞于床垫下	➡ 床褥罩法是直接将床褥罩套在床褥与床垫上，更便捷操作
（3）折斜角：距床头 30cm 处，向上提起大单边缘，使其与床边垂直，以床缘为界，将上半三角覆盖于床上，下半三角平整地塞入床垫下，再将上半三角翻下塞于床垫下	➡ 要求平整、紧扎、中线对齐，无皱褶 ➡ 注意铺单顺序及节力原则，护士可双下肢左右分开
（4）铺近侧床尾：同铺床头	
（5）铺中部：将中部的大单拉平塞于床垫下	
（6）铺对侧：绕至对侧，同法铺单	
8. 套被套	
（1）铺被套：将折叠好的被套，开口端朝床尾，上缘与床头平齐，于床左侧依次打开被套，将被套尾部开口端上层打开至 1/3 处	➡ 被套中线与床中线平齐
（2）铺棉胎：将"S"形折叠的棉胎居中放于被套内，尾端与被套开口端平齐；拉棉胎至床头，充实对侧棉胎角于被套顶角处，展开对侧棉胎；同法展开近侧棉胎；至床尾将棉胎展平，系好系带	➡ 便于棉胎放入
（3）折叠被筒：盖被上端与床头平齐，先床头后床尾将近侧盖被齐床缘向内折叠；同法绕至对侧同法折叠被筒；将盖被尾端齐床尾向内折叠	➡ 棉胎上缘与被套紧贴，被角充实 ➡ 四角充实，开口背门
9. 套枕套　将枕套套于枕芯外，放于床头（图 3-6）	
10. 移回床旁桌、椅	➡ 保持病室整洁
11. 洗手、脱口罩	

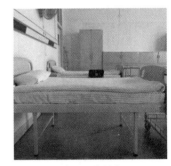

图 3-6　备用床

【注意事项】
（1）符合铺床的实用、耐用、舒适、安全的原则。
（2）床单、盖被中线与床中线对齐，四角平整、紧扎。
（3）被头充实，盖被平整、两边内折与床缘平齐。
（4）注意省时、节力。
（5）保持病室环境整洁美观。

2. 暂空床（unoccupied bed）

【目的】

（1）供新住院病人或暂时离床病人使用。

（2）保持病室整洁、美观。

【操作步骤】

步骤	相关知识说明
1. 同备用床步骤 1~8 2. 在右侧床头，将盖被尾端齐床尾向内折叠，然后扇形三折于床尾，并与床尾平齐（图 3-7） 3. 同备用床步骤 9~11	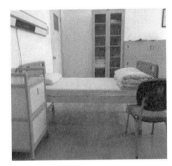 图 3-7　暂空床

【注意事项】

（1）符合铺床的实用、耐用、舒适、安全的原则。

（2）用物准备符合病人病情需要。

（3）病人上、下床方便。

（4）病室及病人床单位环境整洁、美观。

3. 麻醉床（anesthetic bed）

【目的】

（1）便于接收和护理麻醉手术后的病人。

（2）使病人安全、舒适，预防并发症。

（3）避免床上用物被血液或呕吐物等污染，便于更换。

【操作步骤】

步骤	相关知识说明
1. 评估及解释 （1）病人的诊断、病情、手术和麻醉方式、术后需要的抢救或治疗物品等 （2）床上用物是否折叠正确、是否符合季节需要 （3）病室内病人治疗、进餐情况	➡ 评估是否适于实施操作技术
2. 准备 （1）护士：衣帽整洁，洗手，戴口罩 （2）用物：床褥、大单、被套、棉胎、枕套、枕芯、橡胶单及中单、麻醉护理盘、输液架。必要时备吸痰装置和给氧装置	➡ 麻醉护理盘包含：治疗巾内备开口器、舌钳、通气导管、牙垫、治疗碗、氧气导管、吸痰导管、棉签、压舌板、镊子、纱布或纸巾；治疗巾外备手电筒、心电监护仪（血压计、听诊器）、治疗巾、弯盘、胶布、护理记录单、笔

续表

步骤	相关知识说明
（3）环境：病室内无病人治疗或进餐，清洁、通风等	
3. 携用物至床旁　将铺床用物按操作顺序放于治疗车上，推至病人床尾	
4. 同备用床 4～7 铺近侧大单	
5. 铺橡胶单及中单	➡ 防止分泌物、呕吐物或伤口渗液污染病床
（1）于床中部（距床头 45～55cm）或床尾部铺一橡胶单和中单，余下部分塞于床垫下；于床头铺另一橡胶单和中单（上缘平床头，下缘压在中部橡胶单和中单上），余下部分塞于床垫下	➡ 根据病人的麻醉方式和手术部位铺橡胶单和中单；腹部手术铺在床中部；下肢手术铺在床尾；非全麻手术不需铺床头橡胶单和中单
（2）转至床对侧，铺好大单、橡胶单和中单	
6. 套被套同备用床	➡ 棉胎上缘与被套紧贴，被角充实
7. 折叠被筒　盖被上端与床头平齐，将背门侧盖被齐床缘向内折叠；将近门侧盖被向内折，然后将盖被纵向三折叠于背门一侧（图 3-8）	➡ 便于病人术后被移至床上

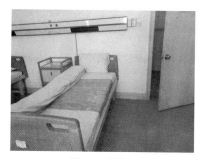

图 3-8　麻醉床

步骤	相关知识说明
8. 套枕套　将枕套套于枕芯外，横立于床头	➡ 防止病人躁动撞伤头部
9. 移回床旁桌、椅	
10. 放置麻醉护理盘　将麻醉护理盘放置于床旁桌上，其他物品按需要妥当放置	➡ 病人全身麻醉或椎管内麻醉未清醒时去枕平卧，防止并发症
11. 洗手、脱口罩	

【注意事项】

（1）同备用床。

（2）保证护理病人的用物齐全，使病人能及时得到抢救和护理。

4. 卧床病人更换床单法（change an occupied bed）

【目的】

（1）保持病室整洁、美观。

（2）使病人清洁舒适。

（3）预防压疮等并发症的发生。

【操作步骤】

步骤	相关知识说明
1. 评估及解释	
（1）询问病人病情、意识状态、自理能力、活动能力、背部皮肤状况、治疗情况	
（2）向病人及家属解释更换床单的目的、方法、注意事项及配合要点，病人能够理解	
（3）征询病人合作意向，病人愿意合作	➡ 体现对病人的关爱和尊重

步骤	相关知识说明
2. 准备	➡ 将用物叠放整齐按使用顺序放于护理车上
（1）护士：衣帽整洁，洗手，戴口罩	
（2）用物：大单、中单、被套、枕套。床刷及床刷套（略湿润），需要时准备清洁衣裤	
（3）环境：周围无病人进餐或治疗等。酌情关闭门窗，按季节调节室内温度。必要时屏风遮挡	
3. 携用物至床旁，再次核对	➡ 护理车放于床尾
4. 放平床头和膝下支架	
5. 移开床旁桌椅　移开床旁桌离床 20cm，床旁椅移于床旁桌旁	➡ 注意卧位安全，防止坠床
6. 移病人至对侧　松开床尾盖被，枕头移向对侧，协助病人背向护士侧卧	
7. 松近侧污单　从床头至床尾松开近侧各层床单	➡ 清扫原则：从床头至床尾；从床中线至床外缘
8. 清扫近侧橡胶单和床褥	
（1）中单污染面向上翻卷塞于病人身下	
（2）扫净橡胶单上的渣屑，再将橡胶单搭于病人身上	
（3）将大单污染面向上卷入病人身下	
（4）扫净床褥上的渣屑	
9. 铺近侧清洁的大单、橡胶单和中单	➡ 大单中线与床中线对齐
（1）同备用床步骤 7（1）铺大单	
（2）将近侧大单展开，对侧一半大单向下翻转塞于病人身下，扫净床褥	
（3）同备用床步骤 7（2）～（5）	➡ 中单清洁面向下翻卷
（4）铺平橡胶单，铺清洁中单于橡胶单上，对侧中单向下翻转塞于病人身下，展开近侧橡胶单、中单并拉紧一并塞于床垫下	
10. 移病人至近侧　协助病人平卧，移枕于近侧，并协助病人面向护士侧卧于铺好大单上	➡ 注意观察病人，并询问病人有无不适 ➡ 注意保护病人安全
11. 松对侧污单　护士转至对侧，从床头至床尾松开近侧各层床单	
12. 清扫对侧橡胶单和床褥	➡ 清扫原则：从床头至床尾；从床中线至床外缘
（1）向上翻卷取出污中单，放于护理车污衣袋内	
（2）扫净橡胶单，搭于病人身上取下	
（3）将大单自床头向上卷至床尾处，取出污大单，放于护理车污衣袋内	
（4）清扫床褥	
13. 铺对侧清洁大单、橡胶单和中单	
（1）同备用床步骤 7（1）～（5）铺好对侧大单	
（2）放平橡胶单，铺清洁中单于橡胶单上，将对侧橡胶单和中单边缘塞于床垫下	
14. 摆体位　协助病人平卧，移枕于病人头下	
15. 套被套	
（1）同备用床步骤 8（1）将被套平铺于盖被上	➡ 避免棉胎接触病人皮肤
（2）自污被套内将棉胎取出，装入清洁被套内	➡ 盖被头端充实
（3）撤出污被套	➡ 清醒病人可配合抓住被头两角，配合操作
（4）将棉胎展平，系好被套尾端开口处系带	
（5）折被筒，将盖被头端齐床尾向内折叠	➡ 嘱病人屈膝配合，使病人躺卧舒适
16. 更换枕套	
17. 铺床后处理	➡ 床单位整洁、美观、规范

续表

步骤	相关知识说明
（1）还原床旁桌椅，根据病情摇起床头和膝下支架	➡ 空气流通，保持室内空气新鲜
（2）整理床单位，帮助病人取舒适的卧位，打开窗户	➡ 撤下的污物放于指定位置，由专门部门负责发
（3）洗手	送、清洗、消毒

【注意事项】

（1）扫床时应湿性清扫，避免扬尘。床刷套一人一用。

（2）移动病人时应使病人安全、舒适。

（3）撤下的污物不可以着地，避免交叉感染。

三、入病房后的初步护理

病区护士接到住院处通知后，立即根据病人的病情需要准备床单位。将备用床改为暂空床；急、危重症病人应安置在抢救室或危重病室，大单上酌情加铺橡胶单和中单；急诊手术病人的床单位改为麻醉床。急、危重症及急诊手术病人还需准备急救用物。

（一）一般病人入病区后的初步护理

1. 迎接新病人 护士应以热情、亲切、友好的态度将新病人接至指定床位，辅助病人上床休息并妥善安置，协助其正确佩戴腕带标识。

2. 介绍与指导 护士应用职业、规范的语言主动向病人作自我介绍，说明护士的工作职责及将为病人提供的服务，以增强病人的安全感及对护士的信任感；同时应向病人及家属介绍病区环境、有关规章制度、病区设施的使用方法；指导常规标本的留取方法、时间及注意事项等。

3. 通知医生 及时通知负责医生诊查病人，必要时协助医生为病人进行体检或治疗。

4. 入院评估 测量病人的生命体征及体重，需要时测量身高，并将测量结果记录于体温单上。根据病人护理评估单收集病人健康资料，并对病人健康状况进行评估，了解其目前身体状况、心理需求及问题等。填写入院护理评估单，拟定初步的护理计划。

5. 准备膳食 根据饮食医嘱，通知营养室为病人准备膳食。

6. 填写住院病历和有关护理表格 用蓝色钢笔逐页填写住院病历眉栏及有关表格，用红色钢笔在体温单40～42℃的相应时间栏内纵行填写入院时间（见第十八章体温单）；填写入院登记本、诊断卡（一览表卡）、床头（尾）卡等。

7. 其他 根据医嘱及病情执行各项治疗，采取必要的护理措施。

（二）急、危重症病人入病区后的初步护理

1. 通知医生 接到住院处电话通知后，护士应立即通知有关医生做好抢救准备。

2. 准备急救药物和设备 立即准备氧气、吸引器、输液器具、急救车等。

3. 配合救治 将病人妥善安置在危重病室或抢救室备好的床单位上，并为其佩戴腕带标识，密切观察病人病情变化，积极配合医生进行救治，并做好护理记录。

4. 入院评估 对于意识不清，婴幼儿或不能正确叙述病情和需求等病人（如语言障碍、听力障碍），需暂留陪送人员，以便询问病人病史等有关情况。

四、分级护理

分级护理（grading nursing）是指根据病人病情轻、重、缓、急及自理能力的不同，给予不同级别的护理。护理级别分为四个等级，即特级护理、一级护理、二级护理及三级护理。各级护理级

别的适用对象及相应的护理要点见表 3-1。

表 3-1 各级护理级别的适用对象及护理要点

护理级别	适用对象	护理要点
特级护理	病情危重，随时可能发生病情变化需要进行抢救的病人；重症监护病人；各种复杂或者大手术后的病人；使用呼吸机辅助呼吸，并需要严密监护病情的病人；实施连续性肾脏替代治疗（CRRT），并需要严密监护生命体征的病人；其他有生命危险，需要严密监护生命体征的病人	严密观察病人病情变化，监测生命体征；根据医嘱，正确实施治疗、给药措施；根据医嘱，准确测量出入量；根据病人病情，正确实施基础护理和专科护理，如口腔护理、压疮护理、气道护理及管路护理等，实施安全措施；保持病人的舒适和功能体位；实施床旁交接班
一级护理	病情趋向稳定的重症病人；手术后或者治疗期间需要严格卧床的病人；生活完全不能自理且病情不稳定的病人；生活部分自理，病情随时可能发生变化的病人	每小时巡视病人，观察病人病情变化；根据病人病情，测量生命体征；根据医嘱，正确实施治疗、给药措施；根据病人病情，正确实施基础护理和专科护理，如口腔护理、压疮护理、气道护理及管路护理等，实施安全措施；提供护理相关的健康指导
二级护理	病情稳定，仍需卧床的病人；生活部分自理的病人	每2小时巡视病人，观察病人病情变化；根据病人病情，测量生命体征；根据医嘱，正确实施治疗、给药措施；提供护理相关的健康指导
三级护理	生活完全自理且病情稳定的病人；生活完全自理且处于康复期的病人	每3小时巡视病人，观察病人病情变化；根据病人病情，测量生命体征；根据医嘱，正确实施治疗、给药措施；提供护理相关的健康指导

在临床护理工作中，通常在一览表上的诊断卡和病人床头（尾）卡上，采用不同颜色的标志来标识病人的护理级别：红色标志为特级和一级护理，黄色标志为二级护理，绿色标志为三级护理。便于更直观地了解病人的护理级别，及时观察病人病情变化，做好护理常规。

案例 3-1 临床资料

病人于今日 20 点起再发呕血 3 次，血便 3 次，总量约为 1000ml。心电监测：血压 69/35mmHg，心率 120 次/分。给予抗休克治疗，输血，深静脉置管开通静脉通路，请 ICU、普外科、介入科、麻醉科会诊。

第二节 病人的运送

凡不能自行移动的病人在入院、准备接受检查、治疗、手术、转运或出院时，均需护士根据病人病情选用不同的运送工具运送病人，如轮椅、平车或担架等。在运送病人过程中，护士应将人体力学原理正确地运用于操作中，以避免发生损伤，减轻双方疲劳及病人痛苦，保证病人的安全与舒适。

一、轮椅运送

【目的】

（1）护送不能行走但能坐起的病人入院、出院、检查、治疗或户外活动。

（2）帮助病人下床活动，促进其血液循环和体力恢复。

【操作步骤】

步骤	相关知识说明
1. 评估及解释	
（1）询问病人的病情、意识状态、体重、躯体运动	➡ 评估是否适于实施操作技术
（2）向病人说明目的、过程及方法，病人能理解	➡ 体现对病人的关爱和尊重
（3）征询病人合作意向，病人愿意合作	
2. 准备	
（1）护士：衣帽整洁，洗手，戴口罩	
（2）用物：轮椅，根据季节准备外衣或毛毯及别针，需要时备软枕	
（3）环境：无障碍物，环境宽敞，便于操作	
3. 检查与核对　检查轮椅，推轮椅至病人床尾，核对病人姓名、床号等	➡ 检查轮椅的车轮、椅座、椅背、脚踏板、车闸等各部件性能，保证安全
4. 放置轮椅　使椅面朝向床头，椅背与床尾平齐，制动车闸，翻起脚踏板	➡ 缩短距离，便于病人坐入轮椅；防止轮椅滑动
5. 病人上轮椅前的准备　撤掉盖被，扶病人坐起；嘱其以手撑在床面上，双足垂于床缘，维持坐姿；协助病人穿衣裤、鞋袜	➡ 询问、观察病人有无眩晕和不适，寒冷季节注意为病人保暖
6. 协助病人上轮椅	➡ 注意观察病人的病情变化；若用毛毯，则将上端围在病人颈部，用别针固定，再用毛毯围好病人上身，将下肢和双脚包裹，避免病人受凉（图3-10）
（1）将病人双手置于护士肩上，护士双手环抱病人腰部，协助病人下床、转身，嘱病人用手扶住轮椅把手，坐于轮椅中（图3-9）	

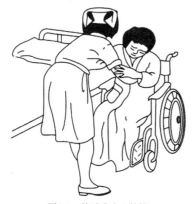

图3-9　协助病人坐轮椅

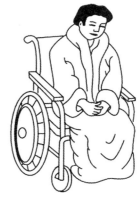

图3-10　为病人包盖保暖

步骤	相关知识说明
（2）翻下脚踏板，协助病人将双脚置于脚踏板上；整理床单位，铺为暂空床	
7. 推送病人　观察病人，确定无不适后，松开车闸，推病人至指定地点	➡ 推行中注意观察病人的病情变化；下坡时，嘱病人抓紧扶手，保证病人安全；过门槛时，翘起前轮，避免过大震动
	➡ 防止病人摔倒；观察病人病情
8. 协助病人下轮椅	
（1）将轮椅推至床尾，使椅背与床尾平齐，病人面向床头；制动车闸，翻起脚踏板	
（2）协助病人站起、转身、坐于床缘，脱去鞋子、外衣或毛毯；协助病人取舒适卧位，盖好盖被，整理床单位	➡ 注意保护病人
9. 推轮椅至原处放置	

【注意事项】

（1）定期检查轮椅性能，确保使用安全。

（2）寒冷季节注意为病人保暖，以免其受凉。

（3）告知病人在运送过程中，如感不适立刻向护士说明，保证病人安全、舒适，防止发生意外。

二、平车运送

【目的】

运送不能起床的病人入院、出院、检查、治疗、手术或转运。

【操作步骤】

步骤	相关知识说明
1. 评估及解释	
（1）病人的病情、意识状态、体重、躯体活动能力	
（2）向病人说明目的、过程及方法，病人能理解	
（3）征询病人合作意向，病人愿意合作	➡ 体现对病人的关爱和尊重
2. 准备	
（1）护士：衣帽整洁，洗手，戴口罩	
（2）用物：平车（车上铺大单及枕头）、盖被	➡ 如为骨折病人，应备木板垫于平车上；如为颈椎、腰椎骨折病人或病情较重的病人，应备帆布兜或布中单
（3）环境：无障碍物，环境宽敞	
3. 检查与核对　检查平车，推平车至病人床旁，核对病人姓名、床号	➡ 检查平车的车轮、车面、车闸等各部件性能，保证安全
4. 安置导管　妥善固定好病人身上的导管	➡ 避免导管脱落、受压或液体逆流
5. 搬运病人	➡ 根据病人病情、体重选择搬运方式
挪动法	➡ 适用于病情较轻，能适当配合的病人
（1）移开床旁桌、椅，松开盖被；平车与床平行且紧靠床边，大轮靠近床头，制动车闸	➡ 平车贴近床缘便于搬运 ➡ 固定平车，防止平车滑动
（2）嘱病人移至床边，协助病人将上身、臀部、下肢依次向平车挪动；协助病人躺好，用盖被包裹（图3-11）	➡ 病人离开平车回床时，应协助病人先移动下半身，再移动上半身；包裹整齐，使病人保暖、舒适

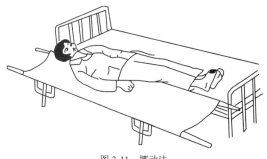

图 3-11　挪动法

步骤	相关知识说明
一人搬运法	➡ 适用于上肢可活动，体重较轻的病人
（1）平车大轮端靠近床尾，与床尾成钝角，制动车闸；松开盖被，协助病人穿好衣服	
（2）搬运者一臂自病人腋下伸至对侧肩外部，另一臂伸入病人臀下；嘱病人双臂交叉环抱于搬运者颈后，搬运者抱起病人稳步移向平车，将病人放于平车中央，盖好盖被（图3-12）	➡ 缩短搬运距离，节力 ➡ 搬运者双腿前后分开，可扩大支撑面，并屈膝屈髋，以降低重心，便于转身

续表

步骤	相关知识说明

二人搬运法

（1）同一人搬运法步骤（1）

（2）搬运者甲、乙二人站在病人同侧床边，将病人上肢交叉于胸前

（3）搬运者甲一臂伸至病人头、颈、肩下，另一臂伸至病人腰下；搬运者乙一臂伸至病人臀下，另一臂伸至病人膝下；二人同时抬起病人移至近侧床缘，再同时抬起病人使其身体向搬运者倾斜，稳步移向平车，将病人放于平车中央，盖好盖被（图 3-13）

➡ 适用于不能活动、体重较重的病人

➡ 身高较高者在病人头侧，使病人头部处于高位，以减轻病人不适；抬起病人时，应尽量使病人靠近搬运者以节力

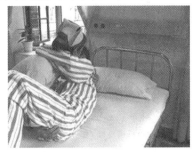

图 3-12 一人搬运法

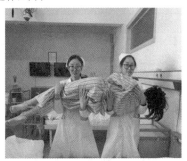

图 3-13 二人搬运法

三人搬运法

（1）同一人搬运法步骤（1）

（2）搬运者甲、乙、丙三人站在病人同侧床边，将病人上肢交叉于胸前

（3）搬运者甲双臂分别托住病人头、颈、肩及胸；搬运者乙双臂分别托住病人背、腰及臀；搬运者丙双手分别托住病人膝及双脚；三人同时抬起病人移至近侧床缘，再同时抬起病人使其身体向搬运者倾斜，稳步移向平车，将病人放于平车中央，盖好盖被（图 3-14）

➡ 适用于不能活动、体重较重的病人

➡ 搬运者按身高排列，高者在病人头部，使病人头部处于高位，以减轻病人不适；三人同时抬起病人，应保持平稳移动，减少意外伤害

四人搬运法

（1）同挪动法步骤（1）

（2）搬运者甲、乙分别站于床头和床尾；搬运者丙、丁分别站于病床和平车的一侧；将帆布兜或布中单放于病人的腰、臀下

（3）搬运者甲托住病人的头、颈、肩；搬运者乙托住病人的双脚；搬运者丙、丁分别抓住帆布兜或布中单四角，四人同时抬起病人移向平车，将病人放于平车中央，盖好盖被（图 3-15）

➡ 适用于颈腰椎骨折或病情较重的病人

➡ 搬运骨折病人，平车上应放置木板，并固定好骨折部位

➡ 帆布兜或布中单承受病人的体重

➡ 搬运者动作应协调一致，搬运者甲应注意观察病人的病情变化；对颈椎损伤的病人，搬运时保持其头部处于中立位；颅脑损伤、颌面部外伤及昏迷病人，应将头偏向一侧

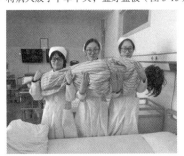

图 3-14 三人搬运法

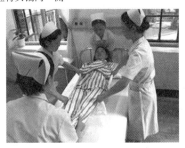

图 3-15 四人搬运法

6. 铺暂空床 整理床单位，铺为暂空床

7. 运送病人 观察病人，确定无不适后，松开车闸，推病人至指定地点

➡ 推行中注意观察病人的病情变化；平车小轮在前，速度不可过快；上、下坡时，病人头部应位于高处，并嘱病人抓紧扶手，保证病人安全；进、出门时，避免碰撞房门；保持输液管、引流管通畅

【注意事项】

（1）定期检查平车性能，确保使用安全。

（2）保证病人的持续性治疗不受影响，寒冷季节注意为病人保暖。

（3）搬运时注意动作轻稳、协调一致，注意观察病人，避免造成损伤。

（4）告知病人在搬运及运送过程中，如感不适立刻向护士说明，保证病人安全、舒适，防止发生意外。

第三节　病人的卧位

卧位（lying position）是指病人休息和适应医疗护理需要时所采取的卧床姿势。正确的卧位不仅可以促进病人的舒适，而且对治疗疾病、减轻症状、预防并发症及进行各种检查等均能起到重要的作用。护士在临床护理工作中应熟悉各种卧位的要求及安置方法，协助或指导病人采取正确、舒适和安全的卧位。

一、卧位的分类

根据卧位的自主性，通常将卧位分为主动卧位、被动卧位和被迫卧位。

1. 主动卧位（active lying position）　主动卧位是指病人活动自如，能根据自己的意愿和习惯采取最舒适、最随意的卧位。常见于轻症病人、术前及恢复期病人。

2. 被动卧位（passive lying position）　被动卧位是指病人自身无变换卧位的能力，卧于他人安置的卧位。常见于昏迷、瘫痪、极度衰弱的病人。

3. 被迫卧位（compelled lying position）　被迫卧位是指病人意识清晰，也有变换卧位的能力，但由于疾病的影响或治疗、检查的需要，被迫采取的卧位。如肺源性心脏病病人、支气管哮喘发作的病人由于呼吸极度困难而被迫采取端坐位。

根据卧位时身体的姿势，又可将卧位分为仰卧位、侧卧位、半坐卧位等。

二、舒适卧位的基本要求

为促进病人安全、舒适，应协助病人采取舒适卧位。舒适卧位（comfortable lying position）是指病人卧床时，感到轻松自在，身体各部位均处于合适的位置。护士必须了解舒适卧位安置的基本要求，协助或指导病人取正确、安全和舒适的卧位，并能按照病人的实际需要使用合适的支持物或保护性设施。

1. 卧床姿势　应符合人体力学的要求，尽量扩大支撑面，体重平均分布于身体的各个负重部位，关节维持于正常的功能位置，体内脏器在体腔内拥有最大的空间。

2. 卧位变换　应经常变换卧位，至少每 2 小时变换一次，并做好受压部位的皮肤护理，预防压疮的发生。

3. 身体活动　在无禁忌证的情况下，根据病情有计划地协助病人活动身体各部位，指导或帮助病人做关节活动范围练习。

4. 保护隐私　病人卧床或护士对其进行各项护理操作时，均应注意保护病人的隐私，根据需要适当地遮盖病人身体，促进其身心舒适。

三、常用卧位

（一）仰卧位

仰卧位（supine lying position）又称平卧位。根据病情、治疗或检查的需要又可分为以下三种类型。

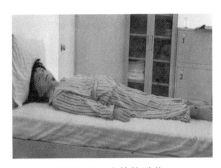

图 3-16　去枕仰卧位

1. 去枕仰卧位

（1）姿势：病人去枕仰卧，头偏向一侧，两臂放于身体两侧，两腿伸直，自然平放，将枕头横立于床头（图 3-16 ）。

（2）适用范围

1）昏迷或全身麻醉未清醒的病人。可防止呕吐物误入气管而引起窒息或肺部并发症。

2）椎管内麻醉或脊髓腔穿刺后的病人。可预防颅内压降低而引起的头痛。因穿刺后脑脊液可从穿刺孔渗出至脊髓腔外，造成颅内压降低，牵张颅内静脉窦和脑膜等组织而引起头痛。

2. 中凹卧位（休克卧位）

（1）姿势：抬高病人头胸部 10°～20°，抬高下肢 20°～30°（图 3-17）。

（2）适用范围：休克病人。抬高头胸部，使膈肌下降，利于通气，从而改善缺氧症状；抬高下肢利于静脉血回流，增加心输出量，可以缓解休克症状。

3. 屈膝仰卧位

（1）姿势：病人仰卧，头下垫枕，两臂放于身体两侧，两膝屈起并稍向外分开（图 3-18 ）。

（2）适用范围：胸腹部检查或行导尿术、会阴冲洗等。可使腹部肌肉放松，便于检查或暴露操作部位，操作时注意保暖及保护病人的隐私。

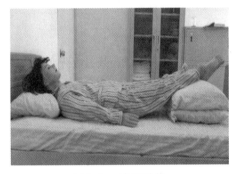

图 3-17　中凹卧位

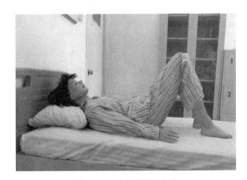

图 3-18　屈膝仰卧位

（二）侧卧位

1. 侧卧位（side-lying position）**姿势**　病人侧卧，两臂屈肘，一手放在胸前，一手放在枕旁，上腿弯曲，下腿稍伸直，必要时在两膝之间、胸腹部、后背部放置软枕，以增加稳定性，使病人感到安全舒适（图 3-19 ）。

2. 适用范围

（1）灌肠、肛门检查，配合胃镜、肠镜检查等。

（2）预防压疮。侧卧位与仰卧位交替，避免局部组织长期受压。

（3）臀部肌内注射。注射时，病人上腿伸直、下腿弯曲，可使注射部位肌肉放松。

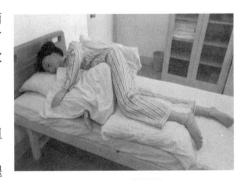

图 3-19　侧卧位

（三）半坐卧位

1. 半坐卧位（fowler position）**姿势**

（1）摇床法：病人仰卧，先摇起床头支架 30°～50°，使其上半身抬高，再摇起膝下支架，以防病人下滑。必要时，可在床尾置一软枕，垫于病人足底，防止足底触及床尾栏杆，促进其舒适度（图 3-20）。放平时，先摇平膝下支架，再摇平床头支架。

（2）靠背架法：无摇床时，可将病人上半身抬高，在床头垫褥下放一靠背架，协助病人向后倚靠，病人下肢屈膝，用大单包裹软枕垫于膝下，大单两端固定于床缘，防止病人下滑，床尾足底垫软枕（图 3-21）。放平时，先撤膝下垫枕，再放平床头。

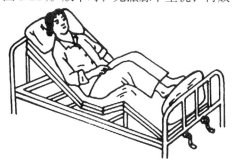
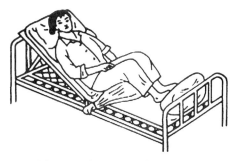

图 3-20　半坐卧位（摇床法）　　　　　图 3-21　半坐卧位（靠背架法）

2. 适用范围

（1）某些面部及颈部手术后的病人。可减少局部出血。

（2）心肺疾病引起呼吸困难的病人。可使膈肌下降，胸腔容量扩大，减轻腹腔脏器对心肺的压力，利于气体交换，改善呼吸困难的症状；由于重力作用，部分血液可滞留于下肢和盆腔，回心血量减少，利于减轻肺淤血和心脏负担。

（3）腹腔、盆腔手术后或有炎症的病人。可使腹腔渗出液流入盆腔，防止感染向上蔓延引起膈下脓肿，促使感染局限；因盆腔腹膜抗感染性较强，吸收性较弱，故可减少毒素吸收，减轻中毒反应；同时，可松弛腹肌，减轻腹部切口缝合处的张力，缓解疼痛，利于切口愈合，促进病人的舒适。

（4）疾病恢复期体质虚弱的病人。向站立位的过渡，使病人逐渐适应卧位的改变，促进病人的恢复。

（四）端坐位

1. 端坐位（sitting position）**姿势**　扶病人坐起，身体稍前倾，床上放一跨床小桌，桌上放软枕，使病人可伏桌休息，将床头抬高 70°～80°，背部放置软枕，使病人也可以向后倚靠，膝下支架抬高 15°～20°（图 3-22）。必要时加床挡，以保证病人安全。

2. 适用范围　左心衰竭、心包积液、支气管哮喘发作的病人。病人由于呼吸极度困难，被迫日夜端坐。

（五）俯卧位

1. 俯卧位（prone position）**姿势**　病人俯卧，头偏向一侧，两臂屈肘放于头两侧，两腿伸直，胸下、髋部及踝部各放一软枕（图 3-23）。

2. 适用范围

（1）腰、背部检查或配合胰、胆管造影检查时。

（2）脊椎手术后或腰、背、臀部有伤口，不能平卧或侧卧的病人。

（3）胃肠胀气所致腹痛的病人。采取此卧位可使腹腔容积扩大，缓解腹痛。

（六）头高足低位

1. 头高足低位（dorsal elevated position）**姿势**　病人仰卧，床头用支托物垫高 15～30cm 或根据病情而定，床尾横立一软垫，以防足部触及床尾栏杆（图 3-24）。若为电动床，可调节整个床面向床尾倾斜。

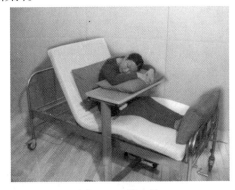
图 3-22 端坐位

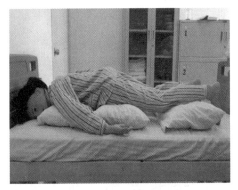
图 3-23 俯卧位

2. 适用范围

（1）颈椎骨折病人做颅骨牵引时，利用人体重力作为反牵引力。

（2）减轻颅内压，预防脑水肿。

（3）颅脑手术后的病人。

（七）头低足高位

1. 头低足高位（trendelenburg position）**姿势** 病人仰卧，枕头横立于床头，以防碰伤头部，床尾用支托物垫高 15～30cm（图 3-25）。此卧位易使病人感到不适，不宜长时间使用，颅内高压病人禁用。

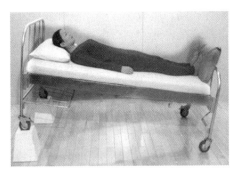
图 3-24 头高足低位

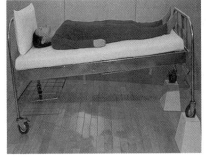
图 3-25 头低足高位

2. 适用范围

（1）肺部分泌物引流，使痰液易于咳出。

（2）十二指肠引流术，利于胆汁引流。

（3）妊娠时胎膜早破，防止脐带脱垂。

（4）跟骨或胫骨结节牵引时，利用人体重力作为反牵引力。

（八）膝胸卧位

1. 膝胸卧位（knee-chest position）**姿势** 病人跪卧，两小腿平放于床上，稍分开；大腿和床面垂直，胸部贴于床面；腹部悬空，臀部抬起，头转向一侧，两臂屈肘，放于头两侧（图 3-26）。

2. 适用范围

（1）肛门、直肠、乙状结肠镜检查或治疗。

（2）矫正胎位不正或子宫后倾。孕妇矫正胎位时，应注意保暖，每次不超过 15 分钟。

（3）促进产后子宫复原。

（九）截石位

1. 截石位（lithotomy position）**姿势**　病人仰卧于检查台上，两腿分开放于支腿架上，支腿架上放软枕，臀部齐台边，两手放在身体两侧或胸前（图 3-27）。采用此卧位时，应注意为病人遮挡和保暖。

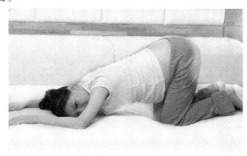

图 3-26　膝胸卧位　　　　　　　　　图 3-27　截石位

2. 适用范围
（1）会阴、肛门部位的检查、治疗或手术，如膀胱镜检查、妇产科检查、阴道灌洗等。
（2）产妇分娩。

四、变换卧位的方法

由于疾病或治疗的原因，病人长期卧床易出现精神萎靡、消化不良、便秘、肌肉萎缩等症状；因局部组织持续受压，血液循环障碍，易发生压疮；因呼吸道分泌物不易咳出，易发生坠积性肺炎。护士应定时为病人变换卧位，以促进病人安全、舒适，预防并发症的发生。

（一）协助病人移向床头

【目的】
协助滑向床尾而不能自行移动的病人移向床头，恢复安全而舒适的卧位。
【操作步骤】

步骤	相关知识说明
1. 评估及解释	
（1）询问病人的病情、年龄、体重、治疗情况；身体活动、下移的情况 ➡	评估病人是否适于实施操作技术
（2）向病人说明目的、过程及方法，病人能理解	
（3）征询病人合作意向，病人愿意合作 ➡	体现对病人的关爱和尊重
2. 准备	
（1）护士：衣帽整洁，洗手，戴口罩。视病人情况决定护士人数	
（2）用物：根据病情准备好枕头等物品	
（3）环境：整洁、安静，温度适宜，光线充足	
3. 核对　核对床号、姓名 ➡	确认、评估病人，使其建立安全感
4. 固定与安置　固定床脚轮，妥当安置各种导管及输液装置，必要时 ➡	避免导管脱落，避免撞伤病人
将盖被折叠至床尾或一侧；视病人病情放平床头支架或靠背架，枕	
头横立于床头	
5. 移动病人 ➡	根据病人病情、体重选择移动方式
一人协助病人移向床头法 ➡	适用于体重较轻且生活能部分自理的病人

续表

步骤	相关知识说明
（1）协助病人仰卧屈膝，双手上举握住床头栏杆，也可搭在护士肩部或抓住床缘	
（2）护士靠近床侧，两腿适当分开，一手托住病人肩部，另一手托住臀部；托起病人的同时，嘱病人两脚蹬床面，挺身上移	➡ 减少病人与床之间的摩擦力，避免组织损伤
二人协助病人移向床头法	➡ 适用于重症或体重较重的病人
（1）病人仰卧屈膝	
（2）两名护士分别站于床两侧，交叉托住病人颈肩部和臀部，或一人托住颈、肩部和腰部，另一人托住臀部及腘窝；同时抬起病人移向床头	➡ 不可拖拉，以免擦伤病人皮肤；病人的头部应予以托持
6. 整理记录　放回枕头，协助病人取舒适卧位，整理床单位；洗手，记录	

【注意事项】

（1）护士应注意节力原则，如尽量让病人靠近护士，使重力线通过支撑面来保持平衡，缩短重力臂而省力。

（2）移动病人时动作应轻稳，协调一致，不可拖拽，以免擦伤病人皮肤。

（二）协助病人翻身侧卧

【目的】

（1）协助不能起床的病人更换卧位，促进病人安全、舒适。

（2）满足检查、治疗和护理的需要，如背部皮肤护理、整理床单位或更换床单等。

（3）预防并发症，如压疮、坠积性肺炎等。

【操作步骤】

（1）翻身侧卧法

步骤	相关知识说明
1. 评估及解释	
（1）病人的病情、年龄、体重、治疗情况	➡ 评估病人是否适于实施操作技术
（2）向病人说明目的、过程及方法，病人能理解	
（3）征询病人合作意向，病人愿意合作	➡ 体现对病人的关爱和尊重
2. 准备	
（1）护士：衣帽整洁，洗手，戴口罩。视病人情况决定护士人数	
（2）用物：根据病情准备好枕头、床挡等物品	
（3）环境：整洁、安静，温度适宜，光线充足，必要时进行遮挡	
3. 核对　核对床号、姓名	➡ 确认、评估病人，使其建立安全感
4. 固定与安置　固定床脚轮，妥当安置各种导管及输液装置，必要时将盖被折叠至床尾或一侧；协助病人仰卧，两手放于腹部，两腿屈膝	➡ 避免翻身时引起导管脱落、扭曲或受压
5. 翻身	
一人协助病人翻身侧卧法	➡ 适用于体重较轻的病人
（1）先将双下肢移近护士侧，再将病人肩部、臀部移向床缘，协助或嘱病人屈膝	➡ 不可拖拉，以免擦伤病人皮肤
（2）护士一手托肩，一手扶膝，轻轻将病人转向对侧，使其背对护士	
二人协助病人翻身侧卧法	➡ 适用于重症或体重较重的病人
（1）两名护士站于床同侧，一人托住病人颈肩部和腰部，另一人托住臀部和腘窝；同时抬起病人移向近侧	➡ 两人动作应协调平稳；扩大支撑面，确保病人卧位安全、稳定
（2）两人分别托扶病人的肩、腰部和臀、膝部，轻轻将病人转向对侧	➡ 必要时使用床挡，使病人安全舒适

续表

步骤	相关知识说明
6. 整理、记录	
（1）按侧卧位的要求，在病人背部、胸前及两膝之间放置软枕	
（2）检查并安置病人肢体各关节处于功能位置；观察背部皮肤并进行护理	
（3）整理床单位；洗手，记录	

（2）轴线翻身法

步骤	相关知识说明
1. 同协助病人翻身侧卧法1～4	
2. 翻身	
二人协助病人轴线翻身法	➡ 适用于脊椎受损或脊椎手术后的病人
（1）两名护士站于床同侧，将大单置于病人身下，分别抓紧靠近病人肩、腰部、髋部、大腿等处大单，将病人拉至近侧并放置床挡	➡ 翻转时勿让病人身体屈曲，以免脊椎错位
（2）护士绕至对侧，将病人近侧手臂置于头侧，远侧手臂置于胸前，两膝间放一软枕	
（3）两名护士双手分别抓紧病人肩、腰部、髋部、大腿等处的远侧大单，一名护士发口令，两人动作一致地将病人整个身体以圆滚轴式翻转至侧卧	
三人协助病人轴线翻身法	➡ 适用于颈椎损伤的病人
（1）由三名护士完成，一名护士固定病人头部，纵轴向上略加牵引，使头、颈部随躯干一起慢慢移动；第二名护士双手分别置于病人肩、背部；第三名护士双手分别置于病人腰、臀部，使病人头、颈、腰、髋保持在同一水平线上，移至近侧	
（2）翻转至侧卧位，翻转角度不超过60°	➡ 保持病人脊椎平直
3. 整理、记录	
（1）按侧卧位的要求，在病人背部、胸前及两膝之间放置软枕	
（2）检查并安置病人肢体各关节处于功能位置，观察背部皮肤并进行护理	➡ 使病人安全舒适
（3）整理床单位；洗手，记录	

【注意事项】

（1）护士应注意节力原则，尽量让病人靠近护士。

（2）移动病人时动作应轻稳，协调一致，不可拖拉，以免擦伤病人皮肤。使用轴线翻身法时，要维持躯干正常的生理弯曲，以防加重脊椎骨折、脊髓损伤等。

（3）翻身时应注意为病人保暖并防止坠床，若病人身上有各种导管或输液装置时，应安置妥当。

（4）根据病人病情及皮肤受压情况，确定翻身间隔时间。发现皮肤发红或破损时应及时处理，酌情增加翻身次数，记录翻身卡，做好交接班。

（5）为特殊病人翻身时，应注意：

1）为手术病人翻身前，先检查敷料伤口，若敷料脱落或被分泌物浸湿，应先更换并固定妥当，翻身后注意伤口不可受压。

2）为颈椎或颅骨牵引者翻身时，不可放松牵引，使头、颈、躯干保持在同一水平位，翻身后注意牵引方向、位置及牵引力是否正确。

3）为颅脑术后病人翻身时，应协助病人取健侧卧位或平卧位，以防头部转动过剧引起脑疝，导致病人突然死亡。

4）为石膏固定病人翻身后，应注意患处位置及局部肢体的血液循环情况，防止受压。

案例 3-1 分析

1. 病人因"呕血"入院，并伴有头晕、乏力、心悸，为防止发生病人跌倒等意外，在护送病人入病区时可选择平车或轮椅等方式运送。在平车护送时应为病人安置去枕仰卧位，头偏向一侧（防止呕吐误吸），注意病人的舒适和保暖，平车两侧拉起护栏，防止病人发生坠伤，途中不可中断必要的治疗，如输液、给氧等。护送病人入病室后，与病区值班护士详细交接病人的病情、卫生情况、所采取或需要继续的治疗与护理措施及病人的个人物品等。

2. 将病人妥善安置在危重病室或抢救室备好的床单位上，取去枕仰卧位，将头偏向一侧。

3. 病人住院后再次出现呕血、血便且总量 1000ml，血压低、心率快，因此需要严密观察病人病情变化，监测生命体征；根据医嘱正确实施治疗、给药措施；根据医嘱准确测量出入量；根据病人病情，应给予一级护理。

（黄洋子）

第四节　病人的安全与措施

案例 3-2 导入

病人，男性，80 岁，因"意识障碍 4 小时"入院，入院时病人处于昏睡状态，可以唤醒，但醒时答非所问。既往肝硬化病史 15 年，曾因上消化道出血、肝性脑病多次住院治疗。入院后遵医嘱予以支链氨基酸、门冬氨酸鸟氨酸、还原型谷胱甘肽等药物进行保肝、降氨等治疗，经过治疗和护理，病人逐渐恢复正常意识。

问题：

1. 入院时应对病人采取何种安全护理措施？
2. 采取此种措施需注意哪些问题？
3. 如何为病人正确选择辅助器？

世界卫生组织（WHO）在 2009 年将病人的安全定义为"病人安全是指将卫生保健相关的不必要伤害减少到可接受的最低程度的风险控制过程"。在马斯洛的需要层次论中，安全需要仅次于生理需要，位于需要的第二层次，可见，安全是人们最基本的需要。病人安全是医院管理的重要内容，不注重病人安全，可能会对病人造成无法挽回的后果，甚至危及病人的生命。因此，在医院环境中，病人的安全尤为重要，护理人员应熟悉医院环境中的影响病人安全的因素及防范措施，为病人营造一个安全的治疗和休息环境，以满足其安全需要。

一、影响病人安全的因素

（一）医务人员因素

1. 医务人员的素质　医务人员的素质包括个人的思想政治素质、职业道德素质、业务素质、心理素质、身体素质等，医务人员是病人诊治和护理的直接实施者，因此，医务人员综合素质的高低会直接影响到病人的安全。如果护士的责任心不强、业务素质较差、身心素质较差等，会给病人带来很大的安全隐患。

2. 医务人员的数量　医务人员的数量主要是指护理人力资源配备是否充足及合理。护理人力资源的配备是影响病人安全的重要因素。研究显示，护士为病人提供的直接护理时数与病人的住院日、并发症的发生率呈负相关，可见护理人力资源配置是否充足与病人的安全密切相关。

（二）医院管理因素

1. 病人安全文化 美国医学研究院指出，建立安全文化是保证病人安全的主要措施之一。病人安全文化概念由 Singer 等学者首先提出，认为病人安全文化是指"医疗机构为实现病人安全而形成的共同的态度、信念、价值观及其行为方式"。病人安全文化的要素主要包括：对病人安全重要性的认识，对病人安全预防措施的信息，坦诚互信的广泛沟通，团队协作精神，信息畅通，学习型组织及机构，医院领导者的参与，对差错不可避免的认识，主动查找医疗安全隐患，非惩罚性的不良事件报告分析制度。医院建立积极的病人安全文化可以降低不良事件的发生率，改善病人结局。

2. 医院的基础设施 病区的基础设施是影响病人安全的因素之一。例如，地面没有采用防滑地板导致病人跌倒；无床挡或床挡性能不良致病人坠床；洗手间无紧急呼叫器导致病人出现危险时不能及时呼救等。

3. 医药卫生产品管理 医院必须严格执行医药卫生产品的相关管理制度，保证医药卫生产品的质量安全。例如，呼吸机、监护仪等性能不良影响病人的安全治疗；检查设备质量不达标影响病人的诊断；物品消毒灭菌不符合要求造成交叉感染等，均会影响病人的安全。

（三）病人因素

1. 病人的认知 病人对安全的认知、态度和行为是影响病人安全的重要因素，当病人缺乏对安全的正确认知时，会导致其对不安全因素的防范措施不重视，继而影响病人的安全。

2. 感觉功能 感觉功能是帮助人们识别和判断周围危险因素的重要条件，任何感觉功能的减弱或丧失，均会影响人体对周围现存或潜在的危险因素的辨别而导致不安全事件的发生。

3. 年龄 年龄是影响个体对周围环境的感知和理解能力的重要因素，进而影响个人的自我保护能力。例如，新生儿和婴幼儿需要依赖他人的保护；儿童好奇心强，喜欢探索新事物，对周围的危险因素缺乏认知，容易发生意外伤害事件；老年人由于机体各项功能的退化，也容易出现各种不安全事件。

4. 病人目前的健康状况 健康状况不佳时容易出现不安全事件。例如，患病导致病人身体虚弱、行动受限或平衡失调等使跌倒的危险性增加；意识模糊、躁动的病人容易出现坠床；抵抗力低下的病人容易出现感染；焦虑、紧张等不良情绪使病人对周围危险因素的警觉性下降也会导致不安全事件的发生。

（四）诊疗方面因素

目前，各种诊疗和治疗方法、药物等为促进病人的康复提供了重要的帮助。但是一些特殊的诊疗方法，在协助诊断和治疗疾病的同时，也可能给病人带来安全隐患，如各种侵入性检查和治疗、外科手术等，可能对病人造成潜在的感染，各种放射性检查和治疗可能造成病人皮肤的损伤；某些药物的副作用、给药不当引起的毒性反应等也会给病人带来一定的危害。

二、常见的不安全因素及防范措施

（一）物理性损伤及防范

物理性损伤包括机械性、温度性、压力性及放射性损伤等。

1. 机械性损伤 常见的有跌倒、坠床、撞伤等，其中跌倒和坠床也是医院最常见的机械性损伤。其防范措施主要包括：

（1）病区地面采用防滑地板，同时应保持整洁、干燥，活动区域无水渍或各种液体（洗手液等），移开暂时不需要的器械，减少障碍物。

（2）年老体弱、行动不便或病人卧床较长时间后，第一次下床活动时，需要给予协助，可用辅助器具或扶助行走，以维持病人身体的平衡稳定。

（3）病室的走廊、浴室、厕所应设置扶手，浴室和厕所还应设置呼叫系统，以利于病人必要时呼唤援助，必要时使用防滑垫。

（4）躁动不安、神志不清、年老虚弱或偏瘫病人，以及婴幼儿易发生坠床意外，应根据病人情况适当加以保护，如使用床挡或其他保护具加以保护。

（5）因疾病而致肢体无力的病人，应将病人常用物品放在方便拿取处，避免病人在移动、拿取物品时跌倒。精神障碍者，应将锐器（剪刀等）妥善安置，避免发生危险。

（6）在对各种导管和器械进行操作时，要注意严格遵守操作规程，动作轻柔，避免损伤病人的皮肤黏膜；妥善固定各种导管和引流管，避免扭曲、受压、脱出，保持引流通畅。

2. 温度性损伤 主要包括热水袋、热水瓶所致的烫伤；冰袋、制冷袋等所致的冻伤；医用电器如烤灯、高频电刀等所致的灼伤；易燃易爆品如氧气、乙醚及其他液化气体所致的烧伤等。其防范措施主要包括：

（1）护士对病人进行冷、热疗时，应严格按照操作规程进行，注意倾听病人的主诉，及时巡视和观察病人局部皮肤的变化，如有不适及时处理。

（2）加强防火教育，制订安全使用易燃物品的条例，严格管理易燃易爆品，制订防火应急措施，定期开展防火演练，保证医护人员能熟练掌握各种灭火器的使用方法。

（3）指导病人及家属在无烟区禁止吸烟，尤其在易燃易爆物品如氧气周围禁止吸烟、使用明火等。

（4）为防止电损伤的意外，医院内的电路及各种电器设备应定期进行检查维修。对病人自带的电器设备，如电脑、电剃刀等，使用前应进行安全检查，并对病人进行安全用电的宣教。

3. 压力性损伤 常见的主要有长期受压导致的压疮；因高压氧舱治疗不当所致的气压伤；因石膏和夹板固定过紧形成的局部压疮等。其防范措施见第五章第五节压疮的预防和护理。

4. 放射性损伤 主要由放射性诊断或治疗引发，常见有放射性皮炎、皮肤溃疡坏死，严重者可致死亡。其防范措施主要包括：

（1）保持接受放射部位皮肤的清洁干燥，且防止皮肤破损，应避免一切物理性刺激（用力擦拭、挠抓、摩擦、暴晒及紫外线照射等）和化学性刺激（外用刺激性药物、肥皂擦洗）等。如放射治疗前可在放射区域涂抹芦荟液，预防放射性皮肤损伤；对于头颈部放疗病人可嚼含冰苦瓜片预防放射性口腔黏膜反应。

（2）正确掌握放射性治疗的剂量和时间。

（3）尽量减少病人不必要的身体暴露，保证照射区域标记的准确。

（二）化学性损伤及防范

化学性损伤主要指药物给病人带来的伤害。一方面，各种药物的在治疗的同时，也可产生非预期或过度强烈的不良反应，从而对病人造成一定程度的损伤；另一方面，由于药物使用不当（如剂量过大、次数过多、输注方式选择不当）或错用等也会给病人带来危害。因此，护理人员应严格执行药物管理制度，掌握常用药物的药理知识，注意药物配伍禁忌，在执行药疗时，严格执行"三查七对"制度，确保用药正确，用药后及时观察病人用药后的反应；对于一些特殊药物如化疗药选择中心静脉输注，避免从外周浅静脉进行输注；同时还应向病人及家属讲解有关安全用药的知识。

（三）生物性损伤及防范

生物性损伤包括微生物及昆虫对人体的伤害。病原微生物容易引起各种医院感染，如呼吸道感染、切口感染、肠道感染等，将直接威胁病人的安全。护士应严格执行消毒隔离制度，严格遵守无菌技术操作原则，加强和完善各项护理措施。昆虫伤害主要见于一些卫生条件不佳的医院或病区，如蚊、蝇、虱、蚤、蟑螂等对人体的伤害。昆虫叮咬不仅严重影响病人的休息，还可致过敏性伤害，甚至传播疾病。护士应采取有力措施消灭各类昆虫并加强防范。

（四）心理性损伤及防范

心理性损伤是指各种原因导致病人神经系统受到损害或精神受到打击,从而出现情绪不佳等心理损伤。影响病人心理损伤的因素包括:病人对疾病的认识和态度、病人与周围人群的情感交流、医务人员对病人的行为和态度等。其防范措施如下:

（1）护士应重视病人的心理护理,注意自身的行为举止,避免传递不良信息,造成病人对疾病治疗和康复等方面的误解而引起情绪波动,加重病情。

（2）护士应不断提高自身的专业技能,以高质量的护理行为取得病人的信任,提高其治疗信心。

（3）护士应主动关心病人,耐心倾听病人的主诉,经常与病人沟通,和病人建立良好的关系,并帮助病人与周围人群建立和睦的人际关系。

（4）加强对病人进行疾病相关知识的健康教育,充分调动病人主动参与治疗和护理的积极性。

知识拓展

中国医院协会病人安全目标（2017版）

在2016年11月18日召开的2016中国医院大会上,中国医院协会常务副会长兼秘书长薛晓林发布了《中国医院协会病人安全目标（2017版）》。2017版是在历年病人安全目标的基础上,结合当前我国医院质量与安全管理工作实际,使之简明化、标识化,更具操作性。

目标一：正确识别病人身份。

目标二：强化手术安全核查。

目标三：确保用药安全。

目标四：减少医院相关性感染。

目标五：落实临床“危急值”管理制度。

目标六：加强医务人员有效沟通。

目标七：防范与减少意外伤害。

目标八：鼓励病人参与病人安全。

目标九：主动报告病人安全事件。

目标十：加强医学装备及信息系统安全管理。

三、安全护理措施

（一）保护具的应用

保护具（protective device）是用来限制病人身体或机体某部位的活动,以达到维护病人安全与治疗效果的各种器具。

【适用范围】

（1）小儿病人:尤其是未满6岁的儿童,因认知及自我保护能力尚未发育完善,易发生坠床、抓伤、撞伤等意外或不配合治疗等行为。

（2）坠床发生概率高者:如年老体弱者、麻醉后未清醒者、意识不清、躁动不安、痉挛或失明者。

（3）实施某些眼科特殊手术者:如白内障摘除术后病人。

（4）精神病病人:如躁狂症、自我伤害者。

（5）易发生压疮者:如极度消瘦、体质虚弱者及长期卧床者。

（6）皮肤瘙痒者:包括全身或局部瘙痒难忍者。

【操作步骤】

步骤	相关知识说明
1. 评估及解释	
（1）询问病人的年龄、病情、意识状态、生命体征及肢体活动度、局部皮肤有无摩擦破损及血液循环障碍等	➡ 根据病人的情况选择合适的保护具
（2）向病人及家属解释保护具使用的目的、方法、注意事项及配合要点，病人能理解	
（3）征询病人合作意向，病人愿意合作	➡ 体现对病人的关爱和尊重
2. 准备	
（1）护士：衣帽整洁，修剪指甲，洗手，戴口罩	
（2）用物：床挡、棉垫、支被架、各种约束带，如宽绷带、肩部约束带、膝部约束带、尼龙搭扣约束带	
（3）环境：安静整洁，室温适宜，必要时移开床旁桌、椅	
3. 核对　携用物至床旁，再次核对病人	➡ 严格查对制度，确认病人，避免差错
4. 保护具的使用	

保护具的使用中——

床挡的使用

➡ 适用于有坠床可能的病人

（1）多功能床挡（图 3-28）：使用时拉起两侧床栏，不用时降下或卸下

➡ 必要时可将床挡板垫于病人背部，做胸外心脏按压

（2）半自动床挡（图 3-29）：可按需手动升降

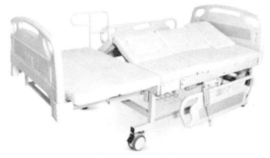

图 3-28　多功能床挡

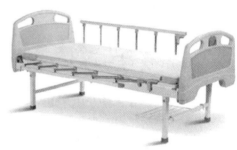

图 3-29　半自动床挡

约束带的使用

（1）手部约束带或宽绷带：先用棉垫包裹于腕或脚踝，再用手部约束带（图 3-30）或宽绷带打成双套结（图 3-31），套在棉垫外缘拉紧，松紧以不影响血液循环为宜，然后将带子系于床缘

➡ 常用于固定手腕和踝部

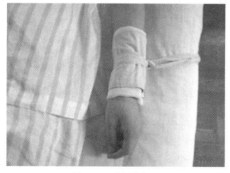

图 3-30　手部约束法

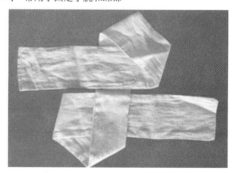

图 3-31　双套结

（2）肩部约束带：先在腋窝衬棉垫，然后将袖筒套于病人肩部，将两条较宽的长带系于床头，两袖筒上的细带在胸前打结固定（图 3-32）。必要时将枕横立于床头，也可用大单斜折成长条做肩部约束

➡ 常用于固定肩部，限制病人坐起

➡ 肩部约束带（图 3-33）用宽布制成，宽 8cm，长 120cm，一端制成袖筒

续表

步骤	相关知识说明

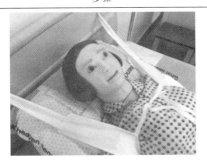

图 3-32 肩部约束带约束法

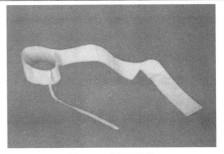

图 3-33 肩部约束带

（3）膝部约束带：先在腘窝衬棉垫，然后将约束带横放于病人两膝上，宽带下的双头带各固定一侧膝关节，最后将宽带两端系于床缘（图 3-34），也可用大单做膝部固定

➡ 常用于固定膝部，限制病人下肢活动

➡ 膝部约束带（图 3-35）用宽布制成，宽 10cm，长 250cm，宽带中部相距 15cm 处分别钉两条双头带

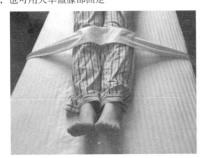

图 3-34 膝部约束带约束法

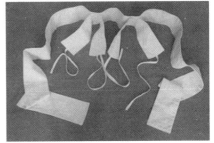

图 3-35 膝部约束带

（4）尼龙搭扣约束带：将约束带放于被约束关节上，对合约束带上的尼龙搭扣，松紧适宜，最后将带子系于床缘（图 3-36）

➡ 常用于固定手腕、上臂、膝部、踝部

➡ 尼龙搭扣约束带（图 3-37）由棉垫和尼龙搭扣制成

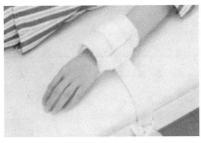

图 3-36 尼龙搭扣约束带固定法

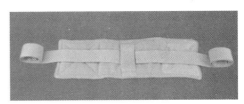

图 3-37 尼龙搭扣约束带

支被架的使用

将支被架罩于防止受伤的部位，盖好盖被（图 3-38）

➡ 适用于肢体瘫痪或极度衰弱的病人

➡ 防止盖被压迫肢体导致不适或足下垂等并发症，也可用于灼伤病人采用暴露疗法时保暖

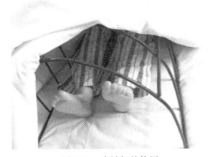

图 3-38 支被架的使用

续表

步骤	相关知识说明
5. 整理　整理床单位，协助病人取舒适卧位	
6. 洗手，记录	➡ 记录病人使用保护具的原因、时间、每次观察的结果、相应的护理措施、解除约束的时间

【注意事项】

（1）严格掌握约束带的使用指征，如非必须使用，则尽可能不用。使用前须向病人及其家属告知，尊重其知情同意权力，解释使用保护具的目的、配合要点及注意事项，以取得理解、支持和配合。

（2）使用保护具要确保病人的安全，只宜短期使用。

（3）使用保护具时，应保持肢体及各关节处于功能位，协助病人经常更换体位，以保证病人的安全和舒适。

（4）使用约束带时，带下必须放置衬垫，松紧适宜，无皮肤破损等。观察约束部位的血液循环，必要时行局部按摩，以促进血液循环。

（5）确保病人能随时与医务人员取得联系，如呼叫器的位置适宜或有陪护人员监测等，保障病人的安全。

> **案例 3-2　临床资料 1**
> 治疗期间，病人时有意识模糊、躁动不安等表现。

（二）辅助器的应用

辅助器是为病人提供保持身体平衡与身体支持物的器材，是维护病人安全的护理措施之一。

【目的】

辅助身体残障或因疾病、高龄而行动不便者进行活动，以保障病人的安全。

【操作步骤】

步骤	相关知识说明
1. 评估及解释	
（1）询问病人的年龄、病情及对辅助器材使用方法的了解状况、身体残障的部位及程度	➡ 评估病人的年龄、病情及身体残障的程度，选择合适的辅助器
（2）向病人及家属解释辅助器使用的目的、方法、注意事项及配合要点，病人能理解	
（3）征询病人合作意向，病人愿意合作	➡ 体现对病人的关爱和尊重
2. 准备	
（1）护士：衣帽整洁，修剪指甲，洗手，戴口罩	
（2）用物：拐杖、手杖、助行器	
（3）环境：安静整洁，室温适宜，光线充足	
3. 核对　用物携至床旁，核对床号、姓名	➡ 严格查对制度，确认病人，避免差错
4. 辅助器的使用	
拐杖	➡ 适用于短期或长期残障者离床活动时
（1）选择拐杖：拐杖最重要的是长度合适、安全稳妥	
（2）病人姿势：双肩放松，身体挺直站立，腋窝与拐杖顶垫间相距 2～3cm，拐杖底端侧离足跟 15～20cm，握紧把手时手肘可以弯曲（图 3-39）	➡ 拐杖的长度包括腋垫和杖底橡胶垫。合适的拐杖长度为：使用者身高减去 40cm，此外，拐杖底面应较宽并有较深的凹槽且具有弹性

续表

步骤	相关知识说明

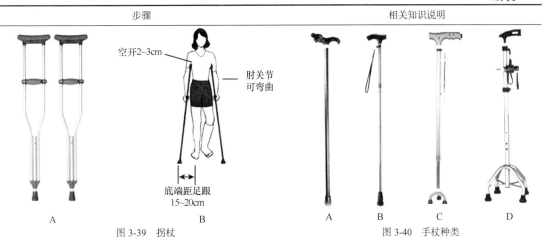

图 3-39　拐杖　　　　　　　　图 3-40　手杖种类

（3）协助行走

两点式：同时出右拐和左脚，然后出左拐和右脚

三点式：两拐杖和患肢同时伸出，然后再伸出健肢

四点式：先出右拐杖，然后左脚跟上，接着出左拐杖，右脚再跟上

跳跃式：先将两侧拐杖向前，然后将身体跳至两拐杖中间处

➡ 此法为三点着地，为最安全步法

➡ 此法行进较快，常为永久性残疾者使用

➡ 适用于不能完全负重的残障者或老年人

手杖

（1）长度选择

（2）款式选择（图 3-40）

（3）协助行走：请病人用健侧手臂用力握住，辅助行走

➡ 选择原则：肘部负重时能稍微弯曲，手柄适于抓握，弯曲部与髋部同高，手握手柄时感觉舒适

➡ 木制手杖长短固定、不能调整；金属手杖可依身高来调整。手杖底端为单脚、三脚或四脚型（图 3-40），三脚和四脚型的手杖比单脚型的支持力和支撑面积要大得多，因而更稳定，常用于步态极为不稳或地面不平时。手杖底端配置有弹力、宽面、有凹槽的橡胶底垫

助行器

（1）助行器选择：助行器有步行式助行器和轮式助行器（图 3-41）

➡ 适用于上肢健康、下肢功能较差的病人。步行式助行器适用于下肢功能轻度损害者；轮式助行器适用于上下肢功能均较差的病人

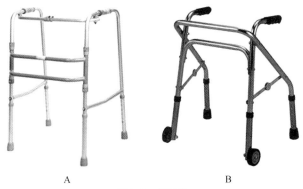

图 3-41　助行器

（2）协助行走：步行式助行器使用时需双手提起两侧扶手，同时向前将其放于地面，然后双腿迈步跟上；轮式助行器使用时直接推行即可移动，用力下压可刹车

5. 整理　整理床单位，保持病室环境整洁

6. 洗手，记录

【注意事项】

（1）使用者应意识清楚，身体状态良好而稳定。

（2）使用者手臂、肩部或背部无伤痛，活动不受限制，否则可影响手臂的支撑力。

（3）正确选用辅助器。不合适的辅助器与错误的使用姿势可导致腋下受压造成神经损伤、腋下和手掌挫伤及跌倒，还可引起背部肌肉劳损、酸痛。

（4）使用辅助器时，病人应着合脚、防滑的鞋子，衣服宽松且合身。

（5）选择较大的练习场地，避免拥挤和注意力分散，同时保持地面干燥，无移动的障碍物。

（6）调整拐杖或手杖后，应拧紧所有螺母，将橡胶底垫靠牢拐杖和手杖底端。经常检查辅助器底端，确定橡皮底垫的凹槽能产生足够的吸力与摩擦力，而且紧栓于辅助器的底端。

案例 3-2　临床资料 2

病人意识恢复正常后，指导其逐步下床活动，病人自诉双上肢有力，但双下肢无力，行动不稳。

第五节　病人的出院护理

病人经过住院期间的治疗、护理，病情好转、痊愈后经医生同意出院或因病情需要需转院（科）或死亡，或因经济、个人、家庭等因素放弃治疗自动离院时，护士均应对出院病人进行一系列出院护理工作。

出院护理（discharge nursing）的目的包括：评估病人身心需要，对病人进行出院指导，协助其尽快适应原工作和生活，并能遵照医嘱继续按时接受治疗或定期复诊；指导病人办理出院手续；清洁、消毒及整理床单位。

一、出院前的护理程序

1. 通知病人及家属　当医生根据病人情况，开具"出院"医嘱后，护士根据医生开具的出院医嘱，将出院日期告知病人及家属，并协助病人做好出院准备。病人自动离院时，应在出院医嘱上注明"自动出院"，并要求病人或家属签名。

2. 进行出院指导　护士根据对病人身心现状的评估结果，进行适时、恰当的出院指导，告知病人出院后在休息、饮食、用药、功能锻炼和定期复查等方面的要求及注意事项。必要时可为病人及家属提供有关书面资料，便于病人及家属掌握有关的护理知识和技能。同时注意观察病人出院前的心理和情绪变化，进行针对性的鼓励和支持，避免病人因离院而产生焦虑或恐惧心理。

3. 征求意见　征求病人及家属对医院各项工作的意见及建议，以便不断提高医疗护理质量。

二、出院后的护理程序

在病人出院当日，护士应根据出院医嘱停止相关治疗并处理各种医疗、护理文件，协助病人或家属办理出院相关手续。

（一）医疗护理文件的处理

（1）执行出院医嘱

1）在体温单 40~42℃相应的出院日期和时间栏内，用红钢笔纵行填写出院时间。

2）停止一切医嘱，注销该病人所有治疗、护理执行单，如服药单、治疗单、注射单、饮食单等。

3）撤去"病人一览表"上的诊断卡及床头（尾）卡。

4）填写出院病人登记本。

（2）填写病人出院护理记录单。

（3）将病案按照出院病历顺序排列，交病案室保存。

（二）病人的护理

（1）通知病人及家属到出院处办理出院手续，结算住院费用。

（2）病人出院后需继续服药时，按医嘱处方到药房领取药物后交给病人或家属带回，同时指导服药的方法及注意事项。

（3）协助病人清理用物。收回病人住院期间所借用物并进行消毒处理，归还病人寄存的物品，按需协助病人整理好用物。

（4）协助病人出院。病人及家属办理好出院手续后，帮助病人除去腕带，护士根据病人病情，选择步行护送或轮椅、平车运送病人出院。

（三）病室及床单位的处理

病人离开病室后，护士应及时整理床单位。注意勿在病人未离开病室时撤去被服，以避免给病人带来心理上的不适感。

（1）撤去病床上的污被服，根据出院病人的疾病种类决定清洗、消毒方法。

（2）床垫、床褥、棉胎、枕芯等用紫外线灯照射或使用臭氧机消毒，也可置于日光下暴晒 6 小时。

（3）用消毒液擦拭床旁桌、床旁椅及床。

（4）非一次性的痰杯、脸盆，需用消毒液浸泡。

（5）传染性疾病的病人离院后，需按传染病终末消毒法予以处理。

（6）病室开窗通风；铺好备用床，准备迎接新病人。

第六节 人体力学的应用

一、常用的力学原理

（一）杠杆原理

杠杆是利用直杆或曲杆在外力作用下绕杆上一固定点转动的简单机械（图3-42）。杠杆的受力点为动力点，固定点为支点，克服阻力的点为阻力点。为达到目的而使杠杆转动的力为动力，阻碍杠杆转动的力为阻力。从支点到动力作用线的距离称为力臂，从支点到阻力作用线的距离称为阻力臂，力和力臂的乘积称为力矩。根据杠杆原理，当动力臂大于阻力臂时可以省力；动力臂小于阻力臂时费力。人的运动一般是符合杠杆原理的，骨骼好比杠杆，关节是运动的支点，骨骼肌是运动的动力。根据杠杆上的力点、支点和阻力点的位置不同可将杠杆分为：

1. 平衡杠杆 支点在阻力点和动力点之间的杠杆称为平衡杠杆。头部进行低头和仰头动作即符合平衡杠杆的特点，头部通过作用于寰枕关节的力完成仰头和低头动作。其中，寰椎为支点，支点前后各有一组肌群产生作用力（F1、F2），当前部肌群产生的力与头部重力（L）的力矩之和与后部肌群产生的力的力矩相等时，头部趋于平衡（图3-43）。

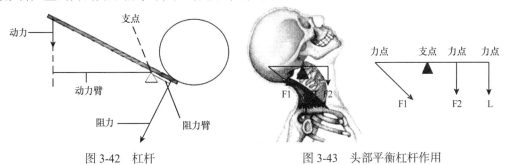

图 3-42 杠杆   图 3-43 头部平衡杠杆作用

2. 省力杠杆　阻力点在动力点和支点之间的杠杆称为省力杠杆。这类杠杆的特点是动力臂始终比阻力臂长，所以在力矩一定的情况下省力。例如，人用脚尖走路时，脚尖是支点，脚跟后的肌肉产生的力是作用力（F），体重（L）落在两者之间的距骨上，由于动力臂较长，用较小的力就可以支撑体重（图3-44）。

3. 速度杠杆　动力点在支点和阻力点之间的杠杆称为速度杠杆，是人体运动中最常用的杠杆原理。这类杠杆的特点是阻力臂始终比动力臂长，所以在力矩一定的情况下费力。例如，用手臂举起重物时肘关节的运动，肘关节是支点，手臂前肌群的力（F1）作用于支点和重物（L）之间，由于动力臂比阻力臂短，需要使用较大的力。手臂后肌群的力（F2）和手中重物的力矩使手臂伸直，前肌群的力使手臂向上弯曲（图3-45）。

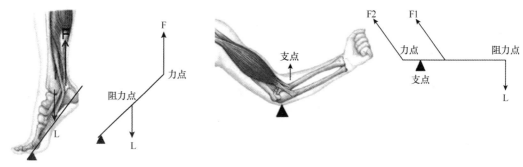

图 3-44　足部省力杠杆作用　　　　　　图 3-45　手臂速度杠杆作用

（二）平衡和稳定

人或物体的平衡与稳定，与其重力、支撑面的大小、重心的高低及重力线和支撑面边缘之间的距离有关。

1. 重力与稳定性成正比　物体的重量越大，稳定性越高。例如，推倒一重物所用的力比推倒轻物所用的力大。

2. 重心高度与稳定性成反比　重心是人或物体的重量的中心。人体的中心随着人体姿势的变化而发生变化。例如，人体直立两臂下垂时中心位于骨盆处；把手举过头顶时，重心升高；身体下蹲时，重心降低。人或物体的重心越低，稳定性越高。

3. 支撑面的大小与稳定性成正比　支撑面是人或物体与地面接触的点，用连接线围成的面积。支撑面越大，人或物体越稳定。例如，人体平卧位比侧卧位更稳定；人体分开两脚站立比并足站立稳定性高。

4. 重力线、支撑面与稳定的关系　重力线是指通过重心垂直于地面的线。重力线只有通过支撑面时才能保持稳定。例如，当人从椅子上站起来时，若两脚一前一后使支撑面扩大，使重力线落在支撑面内，这样就可以平稳地站立；否则，身体需要使用腰部的力量才能保持平衡和稳定。

二、人体力学在护理工作中的应用

1. 利用杠杆作用　护士在进行操作时，尽量使物体或人靠近自己。例如，在搬运病人时，先将病人移到近侧再进行搬运；两臂托举物体时，使两肘紧靠身体两侧，这样可以缩短阻力臂而省力（图3-46）。

2. 扩大支撑面　护士在站立或进行操作时，应根据实际需要采取两脚前后或左右分开站立，从而扩大支撑面，提高稳定性。为病人变换体位时，尽量扩大支撑面，以利于体位的稳定和舒适。

3. 降低重心　护士在拿取位置较低的物体或进行低平面操作时，双下肢应前后或左右分开屈膝站立，在增加支撑面同时可以降低重心，保持身体的稳定性。例如，护士在搬运病人时，若病床低于护士的重心，护士双下肢可左右分开屈膝站立，扩大支撑面，降低重心，从而保持身体的稳定性。

4. 减少重力线的偏移　护士在提取物体时，应尽量使物体靠近身体；搬运或移动病人时，应将病人移到护士近侧再进行操作，使重力线落在支撑面内，以利于身体的平衡和稳定。

5. 使用大肌群　护士在进行操作时，能使用整只手的避免使用手指进行操作；能用手臂的力量，则避免使用手腕的力量；能使用躯干和下肢的力量，则避免使用上肢的力量。

6. 操作平稳、有节律　重物一旦移动，由于惯性的原因，容易继续保持运动的方向，所以护士在移动重物时，宜提前计划好移动的位置和方向，应以直线方向平稳、有节律地移动重物。

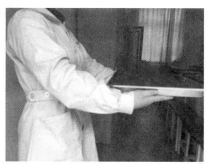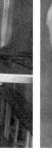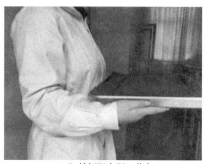

A. 阻力距较长，操作费力　　　　　　　　　　B. 缩短阻力距，节力

图 3-46　利用杠杆作用

案例 3-2　分析

1. 病人因肝性脑病出现昏睡状态，时有意识模糊、烦躁不安等表现，易出现撞伤、坠床等意外事件，且易拔出静脉输液等治疗通路，应予以约束带约束四肢，采用床挡保护病人，防止病人出现撞伤、坠床、拔出静脉管路等意外事件，保证病人的安全和治疗的有效性。

2. 使用床挡时，告知病人及家属使用的方法，不可随意放下床挡；采用尼龙搭扣约束带约束病人的腕部和踝部，在使用约束带前须告知病人家属，征得同意，做好解释工作，取得病人家属的支持和配合。四肢使用约束带时，带下必须放置衬垫，松紧适宜，并应保持肢体及各关节处于功能位，观察约束部位的血液循环，应短期使用，约束期间协助病人经常更换体位，病人情况好转后及早解除，护士应详细记录。

3. 病人年龄较大，双上肢功能尚可，但双下肢功能较差，应为病人选择步行式助行器。

思　考　题

1. 病人，女性，60 岁。因"夜间突发阵发性呼吸困难 1 小时"入院，咳粉红色泡沫样痰，无法平躺，双下肢水肿，诊断为：急性左心衰竭。请问：

（1）应该为病人提供什么级别的护理？为什么？

（2）病人应采取什么样的卧位？为什么？

2. 病人，女性，58 岁。因"脑出血"收住院，入院后遵医嘱予以气管插管，留置胃管，静脉补液和抗感染等治疗，病人昏迷期间出现躁动不安等表现。请问：

（1）为防止病人自行拔管，应采用何种保护具？

（2）使用该种保护具时应注意什么？

（朱　迎）

第四章 医院感染的预防与控制

【目标要求】

识记： 能说出医院感染的分类、形成原因及条件；能列举各种物理消毒灭菌法、化学消毒剂的适用对象、使用方法及注意事项；能陈述医院选择消毒灭菌方法的原则；能陈述无菌技术操作原则、隔离原则。

理解： 能解释医院感染、内源性感染、外源性感染、清洁、消毒、灭菌、手卫生、无菌技术、无菌物品、非无菌物品、无菌区、非无菌区、隔离、标准预防、呼吸道卫生等概念；能举例说明医院物品的危险性、隔离区域内的三区划分。

运用： 能采取医院感染的预防措施控制医院感染的发生；能选择合适的消毒灭菌方法进行医院日常的消毒灭菌工作；根据需要完成手卫生；能遵循无菌技术原则，根据临床情境完成无菌技术操作；根据需要对病人使用恰当的隔离用物、隔离措施，完成隔离技术操作。

案例 4-1 导入

病人，女性，60 岁。以"左眼老年性白内障"收入院，充分术前准备后进行手术，手术顺利。术后第 3 天发现手术伤口有脓性分泌物，病人主诉局部疼痛肿胀。给予抗感染治疗，分泌物送培养。细菌培养及药敏试验结果：铜绿假单胞菌感染，药敏试验显示此株铜绿假单胞菌除对诺氟沙星敏感外，其他均为耐药。

问题：

1. 该病人是否为院内感染？其感染发生的原因是什么？
2. 该病人住院环境和物品表面应如何处理？
3. 该病人应采用哪种隔离？具体隔离措施有哪些？

自从世界上有了第一所医院，医院感染就伴随而生，但是人们一直没有认识到它的存在。直到 1847 年奥地利产科医生塞麦韦维斯发现医生用氯水洗手后，产妇感染率大大降低，人们才逐渐认识到不规范的诊疗操作也会给病人带来感染和灾难。随着现代医学的发展，医院感染已成为各级医疗机构面临的突出公共卫生事件，威胁着病人和医务人员的健康，造成医疗资源的浪费，给个人、家庭、社会带来沉重的负担。因此，医院感染的发生率被列为评价医疗护理质量和管理水平的重要指标之一。世界卫生组织提出有效控制医院感染的关键措施是：清洁、消毒、灭菌、无菌技术、隔离、合理使用抗菌药物和消毒灭菌效果监测。

第一节 医院感染

一、概　述

（一）医院感染的概念

医院感染（nosocomial infection，hospital infection，hospital acquired infection）又称为医院内感染、医院获得性感染，是指住院病人在医院内获得的感染，包括在住院期间发生的感染和在医院内获得出院后发生的感染；但不包括入院前已开始或入院时已存在的感染。医院工作人员在医院内获得的感染也属于医院感染。

1. 下列情况属于医院感染

（1）无明确潜伏期的感染，若入院 48 小时后发生为医院感染；有明确潜伏期的感染，自入院时起超过平均潜伏期后发生为医院感染。

（2）本次感染直接与上次住院有关。

（3）在原有感染基础上出现其他部位新的感染（除外脓毒血症迁徙灶），或在原感染已知病原体基础上又分离出新的病原体（排除污染和原来的混合感染）的感染。

（4）新生儿在分娩过程中和产后获得的感染。

（5）由于诊疗措施激活的潜在性感染，如疱疹病毒、结核杆菌等的感染。

（6）医务人员在医院工作期间获得的感染。

2. 下列情况不属于医院感染

（1）皮肤黏膜开放性伤口只有细菌定植而无炎症表现。

（2）由于创伤或非生物性因子刺激而产生的炎症表现。

（3）新生儿经胎盘获得（出生后 48 小时内发病）的感染，如单纯疱疹、弓形体病、水痘等。

（4）病人原有的慢性感染在医院内急性发作。

（二）医院感染的分类

根据病原体来源分类，医院感染分为内源性感染和外源性感染。

1. 内源性感染（endogenous infection）　内源性感染是病原体来源于病人自身的正常菌群或条件致病菌，又称自身感染（autogenous infection）。寄居在病人体内的正常菌群或条件致病菌通常是不致病的，只有当病人的免疫功能受损、健康状况不佳或抵抗力下降时才会发生感染。内源性感染是难以预防的。

2. 外源性感染（exogenous infection）　外源性感染又称交叉感染（cross infection），病原体非来源于病人自身，是通过医院内其他人或环境以直接或间接的形式传播给病人而引起的感染。外源性感染可以通过加强消毒、灭菌、隔离等措施得到预防和控制。

（三）医院感染的病原体特点

1. 细菌感染最常见　导致医院感染的病原体包括细菌、病毒、真菌、支原体、衣原体、原虫等，其中以细菌感染最常见。

2. 条件致病菌为主流　各种传染病的病原体均可引起外源性医院感染，如伤寒、乙型肝炎、传染性非典型肺炎（SARS）等。但传染病的病原体不是医院感染病原体的主流，医院感染的病原体 90%为条件致病菌，引起外源性或内源性感染。如军团菌通过空调机、水塔、淋浴喷头产生的气溶胶引起呼吸道感染；凝固酶阴性葡萄球菌对塑料和光滑表面产生较强的黏附力，成为人工植入物感染的常见菌株；抗菌药物的不合理使用，使医院日益增多的耐药菌株中的耐甲氧西林金黄色葡萄球菌已占医院金黄色葡萄球菌的 40%～60%，还有耐青霉素肺炎链球菌等。

3. 病原体随时间变迁　医院感染病原体可随时间而变迁，应用抗菌药物可以发生真菌二重感染；随着病人免疫功能的进一步下降，病原谱会扩大，如 T 细胞亚群中的 $CD4^+$细胞$<200/mm^3$ 易发生肺孢子虫感染。

（四）医院感染发生的部位

全身各系统、各器官、各组织都可能发生医院感染。

（五）医院感染发生的条件

感染在医院内传播必须具备三个环节，即感染源、传播途径和易感人群，缺一不可，即医院感染发生的条件是要有完整的感染链。

1. 感染源（source of infection）　是病原体自然生存、繁殖并排出的宿主或场所。医院感染的感染源主要有：

（1）病人自身：是内源性感染的感染源。①寄居在病人身体某部位（皮肤、泌尿生殖道、呼吸道及口腔黏膜等）的正常菌群；②来自外部环境并定植在这些部位的正常菌群；③身体其他部位感染的病原微生物。这些微生物在一定条件下，当个体的抵抗力下降时，或由于某些原因发生菌群主动或被动易位时，引起病人自身感染或传播感染。

（2）已感染的病人：是外源性感染的感染源，是最重要的医院感染的感染源。感染病人不断排出大量病原微生物，且排出的病原微生物致病力强，常具有耐药性，容易在另一易感宿主体内定植。

（3）病原携带者：指感染病原体无临床症状但能排出病原体的人，是医院感染的另一重要感染源，具有非常重要的临床意义，一方面病原微生物不断生长繁殖并经常排出体外，另一方面携带者本身因无自觉症状而常常被忽视。病原携带者分为：潜伏期病原携带者（如麻疹、白喉、痢疾、霍乱等）、恢复期病原携带者（如伤寒、霍乱、白喉、乙型肝炎等）、健康病原携带者（如乙脑、流行性脑脊髓膜炎、乙型肝炎等）。

（4）环境贮源：医院中人员密集，有各种感染疾病的病人随时可能将病原体排入医院环境中。医院的空气、水源、设备、器械、药品、食品及垃圾等容易受各种病原微生物的污染而成为感染源，如铜绿假单胞菌、沙门菌等兼有腐生特性的革兰阴性杆菌能在潮湿的环境或液体中存活并繁殖达数月以上。

（5）动物感染源：人类也可能会感染具有动物储存宿主的疾病。各种动物可能感染或携带病原微生物而成为动物感染源，其中以鼠类的意义最大。鼠类在医院的密度高，不仅是沙门菌的重要宿主，而且是鼠疫、流行性出血热等传染病的感染源。

2. 传播途径（mode of transmission） 是指病原体从感染源传播到易感者的途径。主要的传播途径有：

（1）接触传播（contact transmission）：是病原体通过手、媒介物直接或间接接触导致的传播。是医院感染中最常见、最重要的传播方式之一。

1）直接接触传播：感染源不需要媒介直接将病原微生物传播给易感宿主，如母婴间的风疹病毒、巨细胞病毒、艾滋病病毒等传播感染；医务人员与病人之间、病人相互之间可通过手的直接接触而感染病原体。

2）间接接触传播：感染源排出的病原微生物通过媒介传递给易感宿主。①医务人员的手：是最常见的传播媒介；②医疗设备、病室内物品：如呼吸机相关性肺炎、导管相关血流感染、输血导致的丙型肝炎；③医院水源、食物：医院水源或食物被病原微生物污染，通过消化道传播，如伤寒、痢疾等，可导致医院感染暴发流行；④生物媒介：是指包括蚊子、跳蚤、虱虫等生物媒介物通过机械方式或协助病原体增殖变化而传播疾病的方式。如蚊子通过叮咬传播的病原体包括疟原虫、乙型脑炎病毒、登革热病毒、血丝虫等。

（2）飞沫传播（droplet transmission）：是带有病原微生物的飞沫核（＞5μm），在空气中短距离（1米内）移动到易感人群的口、鼻黏膜或眼结膜等导致的传播。人在咳嗽、打喷嚏或谈笑时，会从口腔、鼻孔喷出很多微小液滴，称为飞沫。医护人员在进行诊疗操作，如支气管镜或吸痰操作，也可产生许多含呼吸道黏膜分泌物及病原体的微生物飞沫，其中较大的飞沫，因为重力在空气中悬浮的时间不长，喷射的距离不过1米左右，只能近距离地传播给周围的密切接触者。通过飞沫传播的疾病包括猩红热、白喉、麻疹、急性传染性非典型肺炎（SARS）、流行性脑脊髓膜炎、肺鼠疫等。

（3）空气传播（airborne transmission）：是带有病原微生物的微粒子（≤5μm）通过空气流动导致的疾病传播。感染源排出的带菌飞沫水分蒸发后，形成了脱水蛋白质外壳，内含病原体，称为飞沫核或形成灰尘粒子（菌尘），粒径多数小于5μm。这种微粒能在空气中悬浮较长时间，并可随气流漂浮到较远处，导致疾病传播。流行性出血热则可通过含出血热病毒的啮齿类动物、家禽的排泄物污染尘埃后形成气溶胶颗粒传播疾病。经空气传播疾病包括专性经空气传播疾病（如开放性肺结核）和优先经空气传播疾病（如麻疹和水痘）等。

3. 易感宿主（susceptible host）　是对某种疾病或传染病缺乏免疫力的人群。当病原体传播到宿主后，是否引起感染主要取决于病原体的种类、数量和宿主的易感性。宿主的易感性取决于病原体的定植部位和宿主的防御功能。影响宿主防御能力的因素包括：①年龄、性别、种族及遗传；②正常的防御机制（包括良好的生理、心理状态）是否健全；③疾病与治疗情况；④营养状态；⑤生活形态；⑥精神面貌；⑦持续压力等。

世界卫生组织将不同的病人群体对感染的易感性分为三个级别的危险层。①低危险性的情形：病人无免疫缺陷，没有潜在性疾病，未接受侵入性操作，未接触病人的血液、体液、分泌物；②中危险性的情形：病人年龄大、患有肿瘤或者其他疾病的危险因素，暴露于体液、血液、分泌物，接受侵入性诊疗操作；③高危险性的情形：病人有严重免疫缺陷，接受高危侵入性操作。

二、医院感染的发生原因

（一）机体内在因素

若个体抵抗力下降、免疫功能受损，则发生医院感染的易感性增加。内在因素包括生理因素、病理因素及心理因素。

1. 生理因素　如年龄、性别等。婴幼儿和老年人医院感染发生率高，原因是婴幼儿（尤其是低体重儿、早产儿）自身免疫系统发育不完善、防御功能低下；老年人脏器功能衰退、抵抗力下降。女性特殊生理时期是发生医院感染的高危时期，如月经期、妊娠期、哺乳期，此时个体敏感性增加，抵抗力下降。由于生理结构的差异，女性泌尿道感染多于男性。

2. 病理因素　疾病使病人对病原微生物的抵抗力降低，如恶性肿瘤、血液病、糖尿病、肝脏疾病等；放疗、化疗、皮质激素等治疗方法的应用对个体免疫系统产生抑制，甚至破坏；皮肤、黏膜的损伤，局部缺血，伤口内有坏死组织、异物、血肿、渗出液积聚等均利于病原微生物的生长繁殖，易诱发感染；意识状态也会影响医院感染的发生，如昏迷者易发生吸入性肺炎。

3. 心理因素　情绪、主观能动性、暗示等在一定程度上可影响免疫功能和抵抗力。

（二）机体外在因素

机体外在因素也为医院感染的发生创造了条件。外在因素包括诊疗活动、医院环境和医院管理体制等。

1. 诊疗活动

（1）侵入性诊疗的增加：器官移植、中心静脉插管、气管插管、血液净化、机械通气、静脉输液、导尿等各种侵入性诊疗的增加，破坏了机体皮肤和黏膜的屏障功能，损害了机体的防御系统，为致病微生物侵入机体创造了条件，增加了机体的易感性。

（2）抗菌药物的不合理使用：抗生素的使用中，无适应证的预防性用药、术前用药时间过早、术后停药过晚、用药剂量过大或联合用药过多等，这些不合理的抗菌药物使用使病人正常菌群生态平衡失调，损伤正常菌群的定植抵抗力，削弱了抗御感染的生物屏障作用，使耐药菌株增加、菌群失调，导致二重感染。

2. 医院环境　医院是各类病人聚集的场所，其环境易受各种病原微生物的污染。医院建筑布局不合理、卫生设施不良、污物处理不当等会增加空气中病原微生物浓度；设备、器械等受污染后，病原体会生长繁殖和变异，居留越久的病原体，其耐药、变异、毒力和侵袭性越强，增加了医院感染的机会。

3. 医院管理机制　医院感染管理制度不健全，或者虽然建立了医院感染管理组织，但只是流于形式；医院感染管理资源不足，投入缺乏；医院领导和医务人员缺乏医院感染的相关知识，对医院感染的严重性认识不足、重视不够等都会影响医院感染的发生。

三、医院感染的管理

医院感染管理是各级卫生行政部门、医疗机构及医务人员针对诊疗活动中存在的医院感染、医源性感染及相关的危险因素进行的预防、诊断和控制活动。各级各类医院必须将医院感染管理作为医疗质量管理的重要组成部分，纳入医院管理工作。

（一）建立三级监控体系

住院床位总数在 100 张以上的医院应设置三级管理组织，即医院感染管理委员会、医院感染管理科、各科室医院感染管理小组；住院床位总数在 100 张以下的医院，应当指定分管医院感染管理工作的部门；其他医疗机构应当有医院感染管理专（兼）职人员。

在医院感染管理委员会的领导下，应建立层次分明的三级医院感染护理管理体系（一级管理：病区护士长和兼职监控护士；二级管理：科护士长；三级管理：护理部副主任，为医院感染管理委员会的副主任）。

（二）健全各项规章制度

各医疗机构应依照国家卫生行政部门颁发的法律法规、规范及标准，建立符合自身实际情况的各项医院感染管理制度。一般而言，医院感染的管理制度应包括以下几个方面。

1. 医院感染管理制度 是根据国家相关的法规及规范，结合医院的具体情况，在医院感染管理方面建立制度。如医院感染管理委员会的例会制度、医院感染管理质量考核制度、医院感染管理三级网络制度、医院感染管理监控制度等。

2. 医院感染管理工作制度 是根据医院感染管理制度结合各临床科室的具体情况就工作内容制订的制度。如医院消毒隔离制度、无菌技术操作制度、门急诊的医院感染控制措施、病房的感染控制措施、口腔科的医院感染控制措施等。

3. 医院感染工作流程 是根据预防与控制医院感染的原则及医院感染管理制度结合具体的工作过程，制订的程序化的规则，如气管插管操作程序、留置导尿管的操作程序、医院感染暴发调查流程、医务人员血液暴露处理流程、医院感染突发事件处理流程等。

4. 医院感染管理评价方法 根据医院感染管理的制度结合医院的质量管理体系，对医院管理的实效进行考核的规定。如医院感染管理质量考核标准、消毒灭菌效果考核评价标准、消毒隔离效果考核评价标准等。

5. 质量持续改进 医院感染管理的最终目的是有效预防和控制医院感染的发生。需要通过有效的监测，不断寻找易感因素、易感环节、易感染部位，采取有效的干预措施，持续改进已有的各项规章制度，避免医院感染控制工作缺乏连续性和过于表面化的状况。

（三）落实医院感染管理措施

能否有效预防和控制医院感染，防止传染病病原体、耐药菌、条件致病菌及其他病原微生物的传播，需要落实医院感染管理措施，严格执行消毒技术规范、隔离技术规范，切实做到控制感染源、切断传播途径、保护易感人群，加强对重点部门、重点环节、高危人群及主要感染部位的感染管理。重点部门如 ICU、手术室、母婴同室病房、消毒供应室、导管室、门诊和急诊等。重点环节如各种内镜、牙钻、接触血及血制品的医疗器械的监测、医院污水、污物的处理等。

（四）加强医院感染知识的教育

各级卫生行政部门和医疗机构应当重视医院感染管理的学科建设，建立专业人才培养制度。一方面将医院感染学作为一门单独的学科，在人、财、物上给予保障，加强教学工作，并积极争取将其列入大、中专医学院校的必修课程之中；另一方面建立专业人才培养制度，为加快专业人才培养积极创造有利的条件。省级人民政府卫生行政部门应当建立医院感染专业人员岗位规范化培训和考核制度，加强继续教育，提高医院感染专业人员的业务技术水平。医疗机构应当制订对本机构工作人员的培训计划,对全体工作人员进行医院感染相关法律法规、医院感染管理相关工作规范和标准、专业技术知识的培训。医务人员应当掌握与本职工作相关的医院感染预防与控制方面的知识,落实医院感染管理规章制度、工作规范和要求,严格执行标准预防制度,重视职业暴露的防护。工勤人员应当掌握有关预防和控制医院感染的基础卫生学和消毒隔离知识,并在工作中正确运用。

> **案例 4-1　临床资料 1**
> 　　该病人感染发生后,医院立即对所有病人接触过的物品包括手术器械、消毒药液及病室环境等进行了细菌学测定。发现水池、肥皂盒、地板、拖布均培养出了铜绿假单胞菌。部分手术器械违规使用了不能达到灭菌效果的 0.1%苯扎溴铵器械浸泡消毒液消毒,且在消毒液中检验出了铜绿假单胞菌。在检查中还发现医院手术室布局、流程、环境、设施等不符合开展无菌手术的基本要求;手术器械未清洗干净,手术包灭菌时间、压力、温度未达标,有湿包;人工晶状体等耗材包装袋有破口而未发现等问题。

第二节　清洁、消毒、灭菌

　　清洁、消毒、灭菌是预防和控制医院感染的关键措施之一。根据所使用方法对微生物的杀灭效果来区分清洁、消毒、灭菌。

一、概　　念

　　1. 清洁(cleaning)　是指用物理方法去除物体表面有机物、无机物和可见污染物的过程。通过清洁可以去除和减少微生物,但是不能杀灭微生物。常用的方法有水洗、机械去污、去污剂去污、超声清洗等。适用于医院地面、墙壁、家具、医疗护理用品等物体表面的处理,也是物品消毒、灭菌前的必要步骤。

　　2. 消毒(disinfection)　是指用物理或化学方法杀灭或去除传播媒介上除芽孢以外的各种病原微生物,使其达到无害化的过程。常用的方法有煮沸消毒法、紫外线照射法、日光暴晒法及使用化学消毒剂消毒等。

　　3. 灭菌(sterilization)　是指用物理或化学方法杀灭或消除医疗器械、器具和物品上一切微生物(包括芽孢)的过程。常用的方法有高压蒸汽灭菌法、燃烧法、干烤法及使用化学消毒剂灭菌等。

二、消毒灭菌法

　　常用的消毒灭菌方法有两大类:物理消毒灭菌法和化学消毒灭菌法。物理消毒灭菌法是利用物理因素(如热力、光照、辐射、微波、过滤除菌等)作用于微生物,使之被清除或杀灭的方法。化学消毒灭菌法是采用各种化学消毒剂(如环氧乙烷、过氧乙酸、戊二醛、甲醛、碘酊、乙醇等)来清除或杀灭微生物的方法。

(一)物理消毒灭菌法

　　1. 热力消毒灭菌法(heat disinfection sterilization)　利用热力使微生物的蛋白质变形、酶失活、细胞壁和细胞膜破坏,从而导致微生物死亡。其效果可靠、运用广泛。根据导热介质的不同,热力消毒灭菌法可分为干热法和湿热法。干热法有燃烧法和干烤法,其导热介质为空气,传热较慢;湿热法有煮沸消毒法、压力蒸汽灭菌法、低温蒸汽消毒法、流通蒸汽消毒法,其导热介质为空气和水蒸气,传热较快,穿透力强。相对干热法消毒灭菌,湿热所需要的温度低、时间短。

　　(1)燃烧法(incineration and flaming):是一种简单、迅速、彻底的灭菌方法。①焚烧:直接点燃或在焚烧炉内焚烧,常用于废弃衣物、病理标本、带脓性分泌物的敷料和无保留价值的纸张、病人尸体等的处理。②烧灼：直接用火焰灭菌，适用于微生物实验室接种的杯口、某些金属器械、搪瓷类物品（急用时）。一般需要先将物品清洗、干燥，然后金属器械在火焰上烧灼 20 秒，搪瓷类容器的容器壁上均匀附着 95%乙醇后，点火燃烧直至熄灭。

使用注意事项：①锐利刀剪禁用此法以免锋刃变钝；②中途不可添加乙醇；③远离易燃易爆物品，如氧气、汽油等。

（2）干烤法（hot air oven）：利用特制的烤箱进行灭菌，灭菌效果可靠，多采用机械对流型烤箱。适用于在高温下不变质、不损坏、不蒸发的物品，如油剂、粉剂、玻璃器皿和金属制品等的灭菌。不适用于纤维织物、塑料制品等的灭菌。灭菌条件为：160℃，2 小时；或者 170℃，1 小时；或者 180℃，30 分钟。使用注意事项：①待灭菌的物品干热灭菌前应洗净，防止造成灭菌失败或污物碳化。②玻璃器皿灭菌前应洗净并干燥。③物品包装不能过大，体积不超过 10cm×10cm×20cm，油剂、粉剂的厚度不得超过 0.6cm；凡士林纱布条厚度不得超过 1.3cm。④灭菌时勿与烤箱底部及四壁接触，物品不能超过烤箱的高度的 2/3，物品间应留有充分的空间（可放入一只手）。⑤有机物品灭菌时，温度不得高于 170℃，否则会碳化。⑥灭菌后要待温度降到 40℃以下再开箱，以防炸裂。

（3）煮沸消毒法（boiling）：是一种经济方便、家庭常用的消毒方法。一个大气压下，水的沸点是 100℃，煮沸 5～10 分钟可杀死细菌繁殖体，杀死芽孢需 15 分钟到 3 小时。若在水中加入碳酸氢钠，配制成 1%～2%的浓度时，沸点可达到 105℃，能增强杀菌作用，还能去污防锈。煮沸消毒法适用于耐湿、耐高温的物品，如金属、搪瓷、玻璃和橡胶类等。使用注意事项：①消毒前，应将物品刷洗干净，全部浸没在水中，水面应高于物品最高处 3cm，应加盖煮沸。②橡胶制品用纱布包好，空腔管道需先在腔内灌水，待水沸后放入，消毒灭菌后及时取出，以免橡胶变软发黏；玻璃器皿纱布包裹，冷水放入，避免碰撞和爆裂；有轴节的器械或带盖的容器应将轴节或盖打开再放入水中；大小相同的碗、盆必须隔开，不能重叠，使水在两物之间流动。③计时应从水煮沸后开始，如中途加入物品，则在第二次水沸后重新计时。④高原地区气压降低，水沸点下降，因此海拔每增高 300 米，消毒时间延长 2 分钟。

（4）压力蒸汽灭菌法（autoclaving）：是热力灭菌中效果最可靠的一种方法，在临床上广泛应用。其原理是利用高压下的高温饱和蒸汽的高热所释放的潜热灭菌。常用于耐高温、耐高压、耐潮湿的物品，如各类器械、敷料、搪瓷、橡胶、玻璃制品及细菌培养基等的灭菌；不能用于凡士林等油类和滑石粉等粉剂的灭菌。

根据排放冷空气的方式和程度的不同，分为下排气式压力蒸汽灭菌和预真空压力蒸汽灭菌。①下排气式压力蒸汽灭菌：是利用重力置换原理，使热蒸汽在灭菌器中从上而下地将冷空气由下排气孔排出，排出的冷空气由饱和蒸汽取代，再利用蒸汽释放的潜热使物品达到灭菌。②预真空压力蒸汽灭菌：利用机械抽真空的方法，在通入蒸汽前先抽尽灭菌器内 98%以上的冷空气，使之接近真空状态，使灭菌柜室内形成 2.0～2.7kPa 的负压，蒸汽得以迅速穿透到物品内部进行灭菌。灭菌后，抽真空使灭菌物品迅速干燥。灭菌参数见表 4-1。

表 4-1　压力蒸汽灭菌器的灭菌参数

灭菌器类别	物品类别	压力	温度	所需最短时间
下排气式	敷料	102.8～122.9kPa	121℃	30 分钟
	器械			20 分钟
预真空式	敷料	184.4～210.7kPa	132℃	4 分钟
	器械	201.7～229.3kPa	134℃	

快速压力蒸汽灭菌法，可以加快灭菌速度，减少灭菌时间。灭菌时，一般要求灭菌物品裸露。灭菌完毕，灭菌物品往往是湿的；为了避免污染，无论是否包裹，取出的物品应尽快使用，不能储

存，无有效期。

压力蒸汽灭菌法注意事项：①人员持证上岗，操作人员必须经过专业培训、考试合格后才能上岗。②物品彻底清洗，灭菌前应将物品彻底清洗干净，物品洗涤后，应干燥并及时包装。③包装不宜过大、过紧，用下排气式压力蒸汽灭菌器灭菌的物品包，体积不得超过 30cm×30cm×25cm，用预真空压力蒸汽灭菌器灭菌的物品包，体积不得超过 30cm×30cm×50cm，金属包的重量不超过7kg，敷料包不超过 5kg。④物品各面充分接触蒸汽，盘、盆、碗等器皿类物品，尽量单个包装；包装时应将盖打开；若必须多个包装在一起时，所用器皿的开口应朝向一个方向；摆放时，器皿间用吸湿毛巾或纱布隔开；灭菌物品能拆卸的必须拆卸；剪刀和血管钳必须充分撑开；有筛孔的容器，应将盖打开，开口向下或侧放。⑤灭菌器装载容积合适，下排气灭菌器的装载量不得超过柜室内容量的 80%；预真空灭菌器的装载量不得超过柜室容积 90%，同时不得小于柜室容积的 10%。⑥装载物品安排合理，物品上下左右相互间均应间隔一定距离，以利蒸汽置换空气；尽量将同类物品放在一起灭菌，否则，金属物品放下层，织物包放上层；难以灭菌的大包放在上层，较易灭菌的小包放在下层；金属包应平放，盘、碟、碗等应处于竖立的位置；纤维织物应使折叠的方向与水平面成垂直状态；玻璃瓶等应开口向下或侧放。⑦灭菌时控制加热速度，使柜室温度的上升与物品内部温度的上升趋向一致。⑧灭菌后正确取用，灭菌物品需冷却后再从搁架上取下；检查包装的完整性，若有破损不可作为无菌包使用；湿包和有明显水渍的包不作为无菌包使用；启闭式容器，检查筛孔是否已关闭；灭菌包掉落在地，或误放不洁之处或沾有水液，均应视为受到污染，不可作为无菌包使用；合格的灭菌物品，应标明灭菌日期，合格标志。⑨重视灭菌效果监测，灭菌效果监测包括物理监测法、生物监测法和化学监测法，化学监测法是最常用的灭菌效果监测方法，通过观察化学指示物颜色的变化判断是否达到灭菌要求。灭菌包外用化学指示胶带贴封，每个大包和最难消毒部位应放置包内化学指示物，灭菌后，检查化学指示胶带变色情况，未达到或有可疑点者，不可作为无菌包发放至科室使用；无菌包开包使用前，应检查包内指示卡是否达到已灭菌的色泽或状态，未达到或有疑点者，不可作为无菌包使用。物理监测法是在每次灭菌时连续监测并记录灭菌的温度、压力、时间等参数，观察参数是否符合灭菌要求；生物监测法是用标准生物测试包放入灭菌器内灭菌后，取出培养，如无测试菌生长，则达到灭菌目的，应每周监测一次，效果可靠。

（5）低温蒸汽消毒法（low temperature steam technique）：将蒸汽输入预先抽空的压力蒸汽灭菌锅内，并控制其温度在 73～80℃，持续 10～15 分钟，可杀灭大多数致病微生物。主要用于不耐高热的物品，如内镜、塑料制品、橡胶制品等消毒。

（6）流通蒸汽消毒法（free steam method）：在常压下用 100℃左右的水蒸气消毒，常用于食具、便器的消毒。消毒时间一般 15～30 分钟。

2. 辐射消毒法（radiation disinfection）　主要利用紫外线、臭氧的杀菌作用，使菌体蛋白质发生光解、变性而致细菌死亡。

（1）日光曝晒法（sunlight disinfection）：日光具有热、干燥和紫外线的作用，有一定的杀菌力。常用于床垫、被服、书籍等物品的消毒。将物品放在直射阳光下曝晒 6 小时，定时翻动，使物品各面均能受到日光照射。

（2）紫外线消毒法（ultraviolet light radiation）：紫外线属波长在 100～400nm 的电磁波，根据波长可分为 A 波、B 波、C 波及真空紫外线，消毒灭菌多使用的是 C 波紫外线，其波长为 200～275nm，杀菌作用最强的波段为 250～270nm。紫外线可杀灭多种微生物，包括杆菌、病毒、真菌、细菌繁殖体、芽孢等。常用于空气、物体表面、水的消毒。

目前我国使用的紫外线消毒灯有下述几种：普通直管热阴极低压汞紫外线消毒灯、高强度紫外线消毒灯、低臭氧紫外线消毒灯、高臭氧紫外线消毒灯。紫外线消毒器有如下几种：①紫外线空气消毒器，采用低臭氧紫外线杀菌灯制造，可用于有人条件下的室内空气消毒；②紫外线表面消毒器，采用低臭氧高强度紫外线杀菌灯制造，以使其能快速达到满意的消毒效果；③紫外线消毒箱，采用高臭氧高强度紫外线杀菌灯或直管高臭氧紫外线灯制造，一方面利用紫外线和臭氧的协同杀菌作用；另一方面利用臭氧对紫外线照射不到的部位进行消毒。

对物品表面的消毒：最好使用便携式紫外线消毒器近距离移动照射，也可采取紫外灯悬吊式照射，对小件物品可放紫外线消毒箱内照射。不同种类的微生物对紫外线的敏感性不同，用紫外线消毒时必须使用达到杀灭目标微生物所需的照射剂量。在消毒的目标微生物不详时，照射剂量不应低于 100 000（μW·s）/cm²。辐照剂量是所用紫外线灯在照射物品表面处的辐照强度和照射时间的乘积。因此，根据紫外线光源的辐照强度，可以计算出需要照射的时间。例如，用辐照强度为 70μW/cm² 的紫外线表面消毒器近距离照射物品表面，选择的辐照剂量是 100 000（μW·s）/cm²，则需照射的时间是：100 000（μW·s）/cm² ÷ 70μW/cm² ÷ 60 ≈ 24min。

对室内空气的消毒：首选高强度紫外线空气消毒器，不仅消毒效果可靠，而且可在室内有人活动时使用，一般开机消毒 30 分钟可达到消毒合格。在室内无人条件下，亦可采取紫外线灯悬吊式或移动式直接照射。采用室内悬吊式紫外线消毒时，灯管吊装高度距离地面 1.8～2.2 米，室内安装紫外线消毒灯（30W 紫外灯，在 1.0 米处 253.7nm 紫外线的强度 >70μW/cm²）的数量为平均每立方米不少于 1.5W，照射时间不少于 30min。

对水和其他液体的消毒：可采用水内照射或水外照射，采用水内照射法时，紫外光源应装有石英玻璃保护罩，无论采取何种方法，水层厚度均应小于 2cm，根据紫外光源的强度确定水流速度。消毒后水必须达到国家规定标准。

紫外线消毒注意事项：①保持灯管清洁，一般每周用 75%～80%（体积比）酒精布巾擦拭一次，发现灯管表面有灰尘、油污时，应随时擦拭。②消毒环境合适，用紫外线消毒室内空气时，房间内应保持清洁干燥，减少尘埃和水雾，温度低于 20℃或高于 40℃，相对湿度大于 60% 时应适当延长照射时间。不应在易燃、易爆的场所使用。③照射物品充分，采用紫外线消毒物体表面时，应使消毒物品表面充分暴露于紫外线；用紫外线消毒纸张、织物等粗糙表面时，应适当延长照射时间，且两面均应受到照射；采用紫外线杀灭被有机物保护的微生物及空气中悬浮粒子多时，应加大照射剂量。④正确计算并记录消毒时间，紫外线的消毒时间须从灯亮 5～7 分钟后开始计时，关灯后，需再开启，应间歇 3～4 分钟。记录紫外线灯的消毒时间，若使用时间超过 1000 小时，需更换灯管。⑤避免紫外线损伤：紫外线对人的眼睛和皮肤有刺激作用，直接照射 30 秒可引起眼炎或皮炎，并且照射过程中产生的臭氧对人不利，故照射时人应该离开房间，必要时戴防护镜、穿防护衣或用布单遮挡人体裸露部位。⑥定期监测灭菌效果，紫外线灯使用过程中由于其辐照强度逐渐降低，一旦降到要求的强度以下时，应及时更换。要求用于消毒的紫外线灯在电压为 220V、环境相对湿度为 60%、温度为 20℃时，辐射的 253.7nm 紫外线强度（使用中的强度）不得低于 70μW/cm²（普通 30W 直管紫外线灯在距灯管 1 米处测定，特殊紫外线灯在使用距离处测定）。

（3）臭氧消毒法（ozone disinfection）：臭氧在常温下为强氧化剂，稳定性极差，易爆炸，主要依靠强大的氧化作用杀菌，可杀灭细菌繁殖体、病毒、芽孢、真菌，并可破坏肉毒杆菌毒素。适用于无人状态下病房、口腔科等场所的空气消毒和物体表面的消毒，或医院污水和诊疗用水的消毒。空气消毒时，应封闭空间，保持无人状态，使用 20mg/m³ 的臭氧浓度，作用 30 分钟；水消毒时，根据不同场所按消毒器生产厂家的使用说明使用；物品表面消毒时，应在封闭空间内，使用 60mg/m³ 的臭氧浓度，作用 60～120 分钟。

臭氧使用时应注意：①温湿度、有机物、pH 等多种因素可影响臭氧的杀菌作用；②臭氧对人有毒，空气消毒时人员必须离开，待消毒结束后开窗通风 ≥30 分钟方可进入；③使用时，对多种物品有损坏，包括使铜片出现绿色锈斑，橡胶老化、变色、弹性降低，织物漂白褪色等。

3. 电离辐射灭菌法（ionizing radiation sterilization） 利用放射性核素 ⁶⁰Co 发射高能 γ 射线或电子加速器产生的高能电子束进行辐射灭菌。射线的能量直接破坏微生物的核酸、蛋白质和酶等；同时作用于水分子，使其电离，产生自由基，自由基再作用于核酸、蛋白质、酶等物质，致使微生物死亡。由于电离辐射灭菌法是在常温下灭菌，消毒彻底、均匀，故又称"冷灭菌"。适用于不耐热的物品如一次性塑料制品（注射器、血液、透析膜、输液器、输血器等）的灭菌，袋装食品、化妆品、动物饲料及污水的消毒处理。使用时注意：①由于放射线对人体有害，应用机械传送物品；②由于氧对 γ 射线杀菌有促进作用，灭菌应在有氧环境下进行；③湿度越高，杀菌效果越好。

4. 微波消毒灭菌法（microwave disinfection and sterilization）　微波是一种频率高、波长短、穿透性强的电磁波，一般使用的频率为 2450MHz。在电磁波的高频交流电场中，物品中的极性分子（如水）发生极化进行高速运动，并频繁改变方向，互相摩擦，使温度迅速上升，达到消毒灭菌的作用。微波可以杀灭各种微生物，包括细菌繁殖体、真菌、病毒和细菌芽孢、真菌孢子等。可用于医疗机构低度危险性物品和中度危险性物品的消毒，如餐具的消毒。使用时应注意：①微波对人体有一定的伤害，应避免小剂量长期接触或大剂量照射；②不能以金属类等容器盛放消毒物品；③水是微波的强吸收介质，微波消毒的物品应浸入水中或用湿布包裹；④被消毒的物品应为小件或较薄的物品。

5. 机械除菌　指用冲洗、刷、擦、扫、抹、铲除或过滤等机械方法，除掉物品表面、水、空气、人畜体表的有害微生物。这种方法不能杀灭病原微生物，但是可以大大减少其数量和引起感染的机会。如医院内常用层流通风和过滤除菌来清除空气中的尘埃和微生物。

（二）化学消毒灭菌法

化学消毒灭菌法是利用化学药物杀灭病原微生物的方法。化学药物渗透到细菌的体内，使菌体蛋白凝固变性，干扰细菌酶的活性，抑制细菌代谢和生长或损害细胞膜的结构，改变其渗透性，破坏其生理功能等，从而起到消毒灭菌作用。所用的药物称化学消毒剂。凡不适用于热力消毒灭菌的物品，都可以选用化学消毒灭菌法，如病人的皮肤、黏膜、排泄物、周围环境、光学仪器、金属锐器和某些塑料制品的消毒。

1. 化学消毒剂的种类　消毒剂（disinfectant）是指能杀灭传播媒介上的微生物并达到消毒要求的制剂。各种化学消毒剂有不同的消毒效力，按消毒效力化学消毒剂由高到低分为四类。

（1）灭菌剂（sterilant）：能杀灭一切微生物（包括细菌芽孢），并达到灭菌要求的制剂。

（2）高效消毒剂（high-efficacy disinfectant）：能杀灭一切细菌繁殖体（包括分枝杆菌）、病毒、真菌及其孢子等，对细菌芽孢也有一定杀灭作用的消毒制剂。

（3）中效消毒剂（intermediate-efficacy disinfectant）：能杀灭分枝杆菌、真菌、病毒及细菌繁殖体等微生物的消毒制剂。

（4）低效消毒剂（low-efficacy disinfectant）：仅能杀灭细菌繁殖体和亲脂病毒的消毒制剂。

2. 化学消毒剂的使用原则

（1）合理选用化学方法：能不用时则不用，必须用时尽量少用，能用物理方法达到消毒灭菌目的，尽量不用化学方法。

（2）合理选择消毒剂：根据物品的性能和各种病原微生物的特性，选择合适的消毒剂。

（3）掌握消毒方法：不同的消毒剂有不同的有效浓度、消毒时间及使用方法。同一种消毒剂的不同使用方法有不同的有效浓度和消毒时间。

（4）消毒前洗净擦干待消毒物：待消毒的物品必须先洗净，减少微生物和有机物。擦干，以避免消毒液被稀释。

（5）消毒液中勿放置吸附剂：消毒液中不要放置纱布、棉花等物品，因这类物品可吸附消毒剂，降低消毒效力。

（6）使用前减少消毒剂残留：消毒后的物品在使用前用无菌生理盐水冲净，或根据消毒剂特点使用其他方法减少消毒剂残留，以避免消毒剂刺激人体组织。

（7）做好职业防护：化学消毒剂对人体有一定的毒副作用，应做好工作人员的职业防护。

（8）定期更换消毒液：消毒剂应定期更换，易挥发的要加盖，并定期检测，调整浓度。

3. 化学消毒剂的常用方法

（1）浸泡法（immersion）：是将被消毒的物品洗净、擦干后浸没在规定浓度的消毒液内按规定时间进行消毒的方法。适用于大多数物品、器械。浸泡前需要打开物品的轴节、套、盖，管腔内要灌满消毒液。

（2）擦拭法（rubbing）：是用规定浓度的化学消毒剂擦拭被消毒物品表面的消毒方法。适用于皮肤、黏膜、墙壁、地面、床头、操作台面等。

（3）喷雾法（nebulization）：是用喷雾器将规定浓度的化学消毒剂均匀地喷洒于空气或物体表面进行消毒的方法。常用于地面、墙壁、环境等的消毒。

（4）熏蒸法（fumigation）：是将规定浓度的消毒剂加热或加入氧化剂，使其产生气体在规定时间内进行消毒的方法。如手术室、换药室、病室的空间消毒；用于污染物品的消毒灭菌时，应置消毒间或密闭的容器内。

4. 常用化学消毒剂

（1）环氧乙烷（ethylene oxide）：是灭菌剂，低温为无色液体，有芳香醚味，10.8℃以上变为气态。

1）适用范围：适用于不耐热、不耐湿的诊疗器械、器具和物品的灭菌，如电子仪器、纸质制品、化纤制品、塑料制品、陶瓷及金属制品等诊疗用品。不适用于食品、液体、油脂类、粉剂类等灭菌。

2）使用方法：根据灭菌物品种类、包装、装载量与方式不同，选择合适的温度、浓度和时间等灭菌参数。熏蒸法：常用浓度 800～1000mg/L，温度 55～60℃，相对湿度 60%～80%，作用时间 6 小时。

3）注意事项：①因易燃易爆，需远离火源和静电，通风良好，无日晒，存放温度低于 40℃，不应置于冰箱中。②因有毒性，灭菌应在密闭的环氧乙烷灭菌器内进行。灭菌器应安装在通风良好处，安装专门的排气管道，对工作环境中环氧乙烷浓度进行监测记录。③消毒员应经专业知识和紧急事故处理的培训。④有机物会影响环氧乙烷的穿透力，灭菌前物品应彻底清洗干净，因环氧乙烷难以杀灭无机盐中的微生物，故不可使用生理盐水清洗。⑤除金属和玻璃材质以外的灭菌物品，灭菌后应经过解析，解析时间：50℃，12 小时；60℃，8 小时；解析过程应在环氧乙烷灭菌柜内进行。⑥不可用于食品的灭菌，因遇水后可形成有毒的乙二醇。

（2）甲醛（formaldehyde）：是灭菌剂，无色透明液体，有较强刺激性气味。

1）适用范围：适用于不耐湿、热的诊疗器械、器具和物品的灭菌，如电子仪器、光学仪器、管腔器械、金属器械、玻璃器皿、合成材料物品等。

2）灭菌方法：常用低温甲醛蒸汽灭菌器进行灭菌，气体浓度：3～11mg/L，温度 55～80℃，相对湿度 80%～90%，时间 30～60 分钟。

3）注意事项：①必须在密闭的灭菌箱中进行灭菌，不应采用自然挥发的灭菌方法；②消毒后，应去除残留甲醛气体，必要时应设置专用的排气系统；③有致癌作用，不用于空气消毒。

（3）戊二醛（glutaraldehyde）：是灭菌剂，为无色透明液体，有醛刺激性气味。

1）适用范围：适用于不耐热诊疗器械、器具与物品的浸泡消毒与灭菌。

2）使用方法：将洗净、干燥的诊疗器械、器具与物品放入 2% 的碱性戊二醛中完全浸没，并应去除器械表面的气泡，容器加盖，温度 20～25℃，60 分钟达到消毒作用，10 小时达到灭菌作用。

3）注意事项：①诊疗器械、器具与物品在消毒前应彻底清洗、干燥。新启用的诊疗器械、器具与物品先除去油污及保护膜，再用清洁剂清洗去除油脂，干燥后及时消毒或灭菌。②戊二醛对皮肤和黏膜有刺激性，对人有毒性，戊二醛使用液对眼睛有严重的伤害，应在通风良好的环境中使用，并注意个人防护。不慎接触，应立即用清水连续冲洗，必要时就医。③戊二醛不适用于物体表面的擦拭或喷雾消毒、室内空气消毒、手和皮肤黏膜的消毒。④强化酸性戊二醛使用前应先加入 pH 调节剂（碳酸氢钠），再加防锈剂（亚硝酸盐）充分混匀，将溶液的 pH 由 3.5～4.5 调至 7.5～

8.0。⑤在 20～25℃温度条件下，加入 pH 调节剂和亚硝酸钠后的戊二醛溶液连续使用时间应≤14 天。使用期间戊二醛含量应≥1.8%。⑥戊二醛应密封，避光，置于阴凉、干燥、通风的环境中保存。

（4）过氧乙酸（peracetic acid）：是灭菌剂，为无色或浅黄色液体，有刺激性气味，带醋酸味。

1）适用范围：适用于一般物体表面消毒、食品用具和设备、空气消毒、皮肤伤口冲洗消毒、耐腐蚀医疗器械的消毒灭菌。

2）使用方法：①浸泡法，一般物体表面消毒用 0.1%～0.2%过氧乙酸溶液浸泡 30 分钟；对耐腐蚀医疗器械的高水平消毒采用 0.5% 过氧乙酸溶液冲洗作用 10 分钟。②擦拭法，大件物品或其他不能用浸泡法消毒的物品用擦拭法消毒。消毒使用的浓度和作用时间同浸泡法。③喷洒法，环境消毒时，用 0.2%过氧乙酸溶液喷洒，作用 60 分钟。④喷雾法，采用电动超低容量喷雾器，使用 0.5%过氧乙酸溶液，按照 20～30ml/m³ 的用量进行喷雾消毒，作用 60 分钟。⑤熏蒸法，使用 15% 过氧乙酸溶液，按空间大小 7ml/m³ 计量，加热蒸发，相对湿度 60%～80%、室温熏蒸 2 小时。

3）注意事项：①过氧乙酸，遇明火、高热会引起燃烧爆炸，应储存于通风阴凉处，远离可燃物质，勿与还原剂、金属粉末接触；②过氧乙酸不稳定，用前应测定有效含量，原液浓度低于 12% 时不应使用；③稀释液应现用现配，使用时限≤24 小时；④过氧乙酸对多种金属和织物有较强的腐蚀和漂白作用，金属制品与织物经浸泡消毒后，及时用符合要求的水冲洗干净；⑤接触过氧乙酸时，应采取防护措施；不慎溅入眼中或皮肤上，应立即用大量清水冲洗；⑥空气熏蒸消毒时，室内不应有人。

（5）二氧化氯（chlorine dioxide）：是灭菌剂。

1）适用范围：二氧化氯可用于环境、空气和物体表面的消毒；食品加工器具、餐饮具、蔬菜和水果等的消毒；生活饮用水（包括二次供水）、游泳池水、医院污水、城市中水的消毒处理；非金属医疗器械等的消毒。

2）使用方法：①浸泡法，对细菌繁殖体污染物品的消毒，用 100～250mg/L 二氧化氯溶液浸泡 30 分钟；对肝炎病毒和结核分枝杆菌污染物品的消毒，用 500mg/L 二氧化氯浸泡 30 分钟；对细菌芽孢污染物品的消毒，用 1000mg/L 二氧化氯浸泡 30 分钟。②擦拭法，大件物品或其他不能用浸泡法消毒的物品用擦拭法消毒。消毒使用的浓度和作用时间同浸泡法。③喷洒法：对细菌繁殖体污染的表面，用 500mg/L 二氧化氯均匀喷洒，作用 30 分钟；对肝炎病毒和结核杆菌污染的表面，用 1000mg/L 二氧化氯均匀喷洒，作用 60 分钟。④喷雾法：空气消毒用 500mg/L 二氧化氯溶液按照 20～30ml/m³ 的用量喷雾消毒，作用 30～60 分钟；或采用二氧化氯溶液按照 10～20mg/m³ 加热蒸发或加激活剂熏蒸消毒。

3）注意事项：①置于避光、阴凉、干燥、通风处，切勿与酸类、有机物、易燃物及其他强还原剂接触或共同存储；②稀释液应现用现配，使用时限≤24 小时；③有漂白作用；④对碳钢、铝有中度腐蚀性，对铜、不锈钢有轻度腐蚀性。金属制品经二氧化氯消毒后，应及时用符合要求的水冲洗干净、干燥；⑤有机物污染对其杀菌效果影响很大；⑥使用时应戴手套，避免高浓度消毒剂接触皮肤和吸入呼吸道；如消毒剂不慎接触眼睛，应立即用水冲洗，严重者应就医。

（6）过氧化氢（hydrogen peroxide）：是高效消毒剂，为无色或浅黄色液体。

1）适用范围：适用于外科伤口、皮肤黏膜冲洗消毒，室内空气的消毒。

2）消毒方法：①冲洗、擦拭法，伤口、皮肤黏膜消毒，3%过氧化氢溶液，作用 3～5 分钟。②喷雾法，室内空气消毒，3%过氧化氢溶液按照 20～30 ml/m³ 的用量喷雾消毒，作用 60 分钟。

3）注意事项：①过氧化氢应避光、避热，室温下储存；②过氧化氢对金属有腐蚀性，对织物有漂白作用；③喷雾时应采取防护措施；谨防溅入眼内或皮肤黏膜上，一旦溅上及时用清水冲洗。

（7）含氯消毒剂（chlorine disinfectant）：是中高效消毒剂，在水溶液中释放有效氯，有强烈的刺激性气味。常用的有液氯、漂白粉、漂白粉精、酸性氧化电位水等。

1）适用范围：适用于物品、物体表面、分泌物、排泄物等的消毒。

2）使用方法：①浸泡法，对细菌繁殖体污染物品的消毒，用含有效氯 500mg/L 的消毒液浸泡＞10 分钟；对经血传播病原体、分枝杆菌和细菌芽孢污染物品的消毒，用含有效氯 2000～5000mg/L 消毒液，浸泡＞30 分钟。②擦拭法，大件物品或其他不能用浸泡消毒的物品用擦拭消毒，消毒所用的浓度和作用时间同浸泡法。③喷洒法，对一般污染的物品表面，用含有效氯 400～700 mg/L 的消毒液均匀喷洒，作用 10～30 分钟；对经血传播病原体、结核杆菌等污染表面的消毒，用含有效氯 2000mg/L 的消毒液均匀喷洒，作用＞60 分钟。喷洒后有强烈的刺激性气味，人员应离开现场。④干粉消毒法，对分泌物、排泄物的消毒，用含氯消毒剂干粉加入分泌物、排泄物中，使有效氯含量达到 10 000mg/L，搅拌后作用＞2 小时；对医院污水的消毒，用干粉按有效氯 50mg/L 用量加入污水中，并搅拌均匀，作用 2 小时后排放。

3）注意事项：①粉剂应于阴凉处避光、防潮、密封保存；水剂应于阴凉处避光、密闭保存；②使用液应现配现用，使用时限≤24 小时；③配制漂白粉等粉剂溶液时，应戴口罩、手套；④未加防锈剂的含氯消毒剂对金属有腐蚀性，不应做金属器械的消毒。加防锈剂的含氯消毒剂对金属器械消毒后，应用无菌蒸馏水冲洗干净，干燥后使用；⑤对织物有腐蚀和漂白作用，不应做有色织物的消毒。

（8）醇类消毒剂（alcohol disinfectant）：是中效消毒剂，含乙醇、异丙醇、正丙醇或两种成分的复方制剂。

1）适用范围：适用于手、皮肤、物体表面及诊疗器械的消毒。

2）使用方法：①擦拭法，手、皮肤、物品表面消毒，用 70%～80%（体积比）乙醇溶液擦拭皮肤 2 遍，作用 3 分钟；②浸泡法，诊疗器具的消毒，用 70%～80%（体积比）的乙醇溶液浸泡消毒≥30 分钟。

3）注意事项：①乙醇易燃，不应有明火；②不应用于被血、脓、粪便等有机物污染表面的消毒；③用后应盖紧，密闭，置于阴凉处保存；④乙醇有刺激性，不宜用于黏膜和创面的消毒；⑤醇类过敏者慎用；⑥不宜大面积使用。

（9）碘伏（iodophor）：是中效消毒剂，是单质碘与聚乙烯吡咯烷酮（povidone）的不定型结合物，呈现浅棕色，有碘气味。

1）适用范围：适用于手、皮肤、黏膜及伤口的消毒。

2）使用方法：①擦拭法，外科术前手消毒时，使用浓度为有效碘 2～10g/L，作用 3～5 分钟（在常规刷手的基础上，用无菌纱布蘸取碘伏均匀擦拭从手指尖擦至前臂部位和上臂下 1/3 部位皮肤；或直接用无菌刷蘸取碘伏从手指尖刷手至前臂和上臂下 1/3 部位皮肤，然后擦干即可）。注射和穿刺部位皮肤、手术切口部位皮肤以及新生儿脐带消毒时，使用浓度为有效碘 2～10g/L，在消毒部位擦拭 2～3 遍，作用 1～3 分钟。②冲洗法，对阴道黏膜创面的消毒，用含有效碘 500mg/L 的碘伏冲洗。

3）注意事项：①应置于阴凉处避光、防潮、密封保存；②含有乙醇或异丙醇的复方碘伏消毒剂可用于手、皮肤消毒，原液擦拭 1～2 遍，作用 1～2 分钟，不可用于黏膜消毒；③碘伏对二价金属制品有腐蚀性，不应做相应金属制品的消毒；④碘过敏者慎用；⑤不能用于硅胶导尿管消毒。

（10）碘酊（iodine tincture）：是中效消毒剂，碘的乙醇溶液。碘酊为棕红色澄清液，无沉淀，有碘和乙醇气味。

1）适用范围：适用于注射及手术部位皮肤的消毒。

2）使用方法：擦拭法，使用浓度为有效碘 18～22g/L 的碘酊直接涂擦 2 遍以上，作用时间 1～3 分钟，待稍干后再用 70%～80%（体积比）乙醇脱碘。

3）注意事项：①不宜用于破损皮肤、眼及口腔黏膜的消毒；②不应用于碘和乙醇过敏者；过敏体质者慎用；③应置于阴凉处避光、防潮、密封保存；④游离碘对皮肤黏膜有明显的刺激性，用碘酊消毒皮肤要及时用乙醇脱碘，否则可引起皮肤"碘烧伤"，碘在面部可产生色素沉着。

（11）氯己定（chlorhexidine）：是低效消毒剂。属于胍类消毒剂，常用其醇或水溶液，是无色透明、无沉淀、不分层的液体。

1）适用范围：适用于手、皮肤、黏膜的消毒。

2）使用方法——擦拭法、浸泡法：常用浓度是有效含量 2～45g/L 的氯己定溶液，卫生手消毒作用时间≤1 分钟；外科手消毒作用时间≤3 分钟；皮肤、黏膜消毒（可用擦拭或冲洗法），作用时间≤5 分钟；物体表面消毒，作用时间≤10 分钟。

3）注意事项：①密闭存放于避光、干燥、阴凉处；②不应与肥皂、洗衣粉等阴性离子表面活性剂混合使用或前后使用；③物品消毒前应先清洗；④黏膜消毒使用氯己定水溶液，仅限于诊疗过程中使用。

（12）苯扎溴铵（benzalkonium bromide）：是低效消毒剂。属于季铵盐类毒剂，是具芳香气味的无色、透明液体、富有泡沫的液体。其挥发性低，性能稳定，可长期储存。

1）适用范围：适用于环境、物体表面、皮肤与黏膜的消毒。

2）使用方法：擦拭法，环境物表消毒浓度为 1000～2000mg/L，作用时间 15～30 分钟；皮肤消毒用复方季铵盐消毒剂原液皮肤擦拭消毒，作用时间 3～5 分钟。

3）注意事项：①不宜与阴离子表面活性剂如肥皂、洗衣粉等共同使用；②外用消毒剂，不得口服。置于儿童不易触及处；③低温时可能出现混浊或沉淀，可置于温水中加温；④操作时加强防护，一旦发生眼睛不适或刺激，应立即用大量水冲洗。

三、医院的清洁、消毒、灭菌工作

医院在进行具体的清洁、消毒、灭菌工作时，需要依据一定的规范、原则，根据待消毒物品的特性，需要达到的消毒水平等进行合理选择，以保证最大限度地减少医院感染的发生。

（一）消毒、灭菌方法的分类

由于各种物理消毒方法及化学消毒剂对微生物的杀灭能力不同，根据其灭菌水平的不同，消毒灭菌方法又分为四类。

1. 灭菌水平（sterilization level） 杀灭一切微生物包括细菌芽孢，达到无菌水平。常用的方法包括热力灭菌、辐射灭菌等物理灭菌方法，以及采用环氧乙烷、过氧化氢、甲醛、戊二醛、过氧乙酸、二氧化氯等化学灭菌剂在规定条件下，以合适的浓度和有效的作用时间进行灭菌的方法。

2. 高水平消毒（high level disinfection） 杀灭一切细菌繁殖体包括分枝杆菌、病毒、真菌及其孢子和绝大多数细菌芽孢。常用的方法包括灭菌水平使用的灭菌方法、臭氧消毒法、紫外线消毒法，以及采用含氯制剂、邻苯二甲醛、过氧化氢等，以及能达到灭菌效果的化学消毒剂，在规定的条件下，以合适的浓度和有效的作用时间进行消毒的方法。

3. 中水平消毒（middle level disinfection） 杀灭除细菌芽孢以外的各种病原微生物包括分枝杆菌。常用的方法包括煮沸消毒法、流通蒸汽消毒法，以及采用碘类消毒剂（碘伏、氯己定碘等）、醇类和氯己定的复方、醇类和季铵盐类化合物的复方、酚类等消毒剂，在规定条件下，以合适的浓度和有效的作用时间进行消毒的方法。

4. 低水平消毒（low level disinfection） 能杀灭细菌繁殖体（分枝杆菌除外）和亲脂病毒的化学消毒方法以及通风换气、冲洗等机械除菌法如采用季铵盐类消毒剂（苯扎溴铵等）、双胍类消毒剂（氯己定）等，在规定的条件下，以合适的浓度和有效的作用时间进行消毒的方法。

（二）选择消毒、灭菌方法的原则

医院在执行消毒灭菌时，首先要遵循：重复使用的诊疗器械、器具和物品，使用后应行清洁，再进行消毒灭菌；被朊病毒、气性坏疽及突发不明原因的传染病原体污染的诊疗器械、器具和物品，应先消毒，再按要求清洗消毒灭菌。在此基础上，再根据以下原则选择消毒灭菌方法。

1. 根据物品污染后导致感染的风险高低选择相应的消毒或灭菌的方法

（1）医疗器械危险性分类：根据医疗器械污染后使用所致感染的危险性大小及在病人使用之前的消毒或灭菌要求，将医疗器械分三类，即高度危险性物品（critical items）、中度危险性物品（semi-critical items）和低度危险性物品（non-critical items）。

1）高度危险性物品：进入人体无菌组织、器官、脉管系统，或有无菌体液从中流过的物品或接触破损皮肤、破损黏膜的物品，一旦被微生物污染，具有极高感染风险，如手术器械、穿刺针、腹腔镜、活检钳、心脏导管、植入物等。

2）中度危险性物品：与完整黏膜相接触，而不进入人体无菌组织、器官和血流，也不接触破损皮肤、破损黏膜的物品，如胃肠道内镜、气管镜、喉镜、肛表、口表、呼吸机管道、麻醉机管道、压舌板、肛门直肠压力测量导管等。

3）低度危险性物品：与完整皮肤接触而不与黏膜接触的器材，如听诊器、血压计袖带等；病床围栏、床面及床头柜、被褥；墙面、地面、痰盂（杯）和便器等。

（2）相应的消毒或灭菌方法

1）高度危险性物品：应采用灭菌方法处理。

2）中度危险性物品：应达到中水平消毒以上效果的消毒方法。

3）低度危险性物品：宜采用低水平消毒方法或做清洁处理；遇有病原微生物污染时，针对所污染病原微生物的种类选择有效的消毒方法。

2. 根据物品上污染微生物的种类、数量选择消毒或灭菌方法

（1）对受到致病菌芽孢、真菌孢子、分枝杆菌和经血传播病原体（乙型肝炎病毒、丙型肝炎病毒、艾滋病病毒等）污染的物品，应采用高水平消毒或灭菌。

（2）对受到真菌、亲水病毒、螺旋体、支原体、衣原体等病原微生物污染的物品，应采用中水平以上的消毒方法。

（3）对受到一般细菌和亲脂病毒等污染的物品，应采用达到中水平或低水平的消毒方法。

（4）杀灭被有机物保护的微生物时，应加大消毒药剂的使用剂量和（或）延长消毒时间。

（5）消毒物品上微生物污染特别严重时，应加大消毒药剂的使用剂量和（或）延长消毒时间。

3. 根据消毒物品的性质选择消毒或灭菌方法

（1）耐热、耐湿的诊疗器械、器具和物品，应首选压力蒸汽灭菌；耐热的油剂类和干粉类等应采用干热灭菌。

（2）不耐热、不耐湿的物品，宜采用低温灭菌方法如环氧乙烷灭菌、过氧化氢低温等离子体灭菌或低温甲醛蒸气灭菌等。

（3）物体表面消毒，应考虑表面性质，光滑表面宜选择合适的消毒剂擦拭或紫外线消毒器近距离照射；多孔材料表面宜采用浸泡或喷雾消毒法。

（三）医院日常的清洁、消毒、灭菌

根据有无明确感染源，医院日常的清洁、消毒、灭菌工作分为预防性消毒和疫源性消毒。预防性消毒是在未发现明确感染源时，为了预防感染的发生，对可能被病原体污染的物品和场所进行的消毒。如医疗器械的灭菌、诊疗用品的消毒等。疫源性消毒是对医院内已存在或曾存在着感染源的场所进行的消毒，包括随时消毒、终末消毒。终末消毒是病人出院、转院（病房）或死亡后进行的彻底的消毒的过程。

在日常工作中，医护人员在诊疗过程中发生病人血液等体液的环境污染时，应立即采用污点清洁和消毒工作；护士主要负责对使用的诊疗设备与仪器进行日常清洁与消毒工作；环境清洁卫生服务人员负责病人诊疗环境和家具表面的清洁与消毒，并在护士的指导下对诊疗设备与仪器实行终末清洁和消毒工作。

1. 空气消毒　从空气消毒的角度可将医院环境分为四类。

（1）Ⅰ类环境：包括层流洁净手术室、层流洁净病房、无菌药物制剂室等。可选用空气洁净技术使空气净化。要求能使消毒后空气中的细菌总数与洁净等级要求相符。

（2）Ⅱ类环境：为非洁净手术部（室）、产房、导管室、血液病病区、烧伤病区等保护性隔离病区；重症监护病区；新生儿室等。可选用的空气消毒方法：通风（手术室不选用）；安装空气净化消毒装置的集中空调通风系统；空气洁净技术；循环风紫外线空气消毒器或静电吸附式空气消毒器；紫外线灯照射消毒（有人情况下不选用）等。要求能使消毒后空气中的细菌总数在直径 9cm平皿中，每 15 分钟≤4CFU。

（3）Ⅲ类环境：为母婴同室；消毒供应中心的检查包装灭菌区和无菌物品存放区；血液透析中心（室）；其他普通住院病区等。可选用的空气消毒方法：通风（普通病房首选自然通风；自然通风不良，宜采取机械通风）；集中空调通风系统；循环风紫外线空气消毒器或静电吸附式空气消毒器；紫外线灯照射消毒、化学消毒（有人情况下均不选用）等。要求能使消毒后空气中的细菌总数在直径9cm 平皿中，每 5 分钟≤4CFU。

（4）Ⅳ类环境：为普通门（急）诊及其检查、治疗（注射、换药等）室；感染性疾病科门诊和病区。可选用的空气消毒方法和消毒后，要求同Ⅲ类环境。

2. 环境和物体表面的清洁与消毒　环境和物体表面的清洁与消毒应当根据环境感染危险度类别和清洁卫生等级管理要求进行。环境清洁应采取湿式卫生的方式；遵循先清洁，再消毒的原则；或采用消毒湿巾纸实现清洁-消毒"一步法"完成；清洁病房或诊疗区域时，应有序进行，由上而下，由轻度污染到重度污染。

（1）环境感染危险度分类：依据是否有感染者或高度易感病人的存在和是否有潜在的被病人的血液、排泄物、分泌物等体液污染的机会，将医疗机构所有的相对独立的部门与科室划分为 3 个不同的环境感染危险度。

1）低度风险区域（low-risk area）：基本没有病人，或病人只是短暂停留的区域，如行政管理部门、图书馆、会议室、病案室等。

2）中度风险区域（medium-risk area）：有普通病人居住；病人体液、血液、排泄物、分泌物等体液对环境表面存在潜在污染的可能性的区域。如普通住院病房、门诊科室、功能检查室等。

3）高度风险区域（high-risk area）：有感染者或定植病人居住的区域以及对高度易感病人采取保护性隔离的区域。如感染性疾病科、手术室、产房、重症监护病房、烧伤病区、早产儿室、移植病房等。

（2）环境清洁卫生等级分类：分为清洁级、卫生级、消毒级三级。不同环境感染危险度类别对应不同的清洁卫生等级（表4-2）。

表 4-2　医疗机构环境清洁卫生方式与频率

风险等级	环境清洁等级分类	清洁方式	清洁频率	标准
低度风险区域	清洁级	湿式卫生	1～2 次/分	要求达到区域内环境干净、干燥、无尘、无污垢、无碎屑、无异味等
中度风险区域	卫生级	湿式卫生，可采用清洁剂辅助清洁	2 次/分	要求达到区域内环境表面菌落总数≤10CFU/cm²，或自然菌减少 1 个对数值以上
高度风险区域	消毒级	湿式卫生，可采用清洁剂辅助清洁	≥2 次/分	要求达到区域内环境表面菌落总数Ⅰ类、Ⅱ类环境≤5CFU/cm²
		高频接触的环境表面，实施中、低水平消毒	≥2 次/分	Ⅲ类、Ⅳ类环境≤10CFU/cm²

需注意，各类风险区域的表面发生病人体液、血液、排泄物、分泌物等污染时，应立即实施污

点的清洁与消毒：先采用可吸附的材料将其清除，再根据污染的病原体特点选用适宜的消毒剂进行消毒。每次开展侵入性操作、吸痰等高度危险诊疗活动结束后，应实施环境清洁与消毒。环境表面不宜使用高水平消毒剂进行日常消毒。卫生盥洗间一般采用高水平消毒剂。

3. 床单元的清洗与消毒 医疗机构应保持床单元的清洁。①床单元的表面：如床栏、床头柜等应定期进行清洁和（或）消毒，遇污染应及时清洁与消毒；病人出院时应进行终末消毒。消毒方法可采用：复合季铵盐消毒液、含氯消毒剂擦拭消毒，或床单元消毒器。②直接接触病人的床上用品：如床单、被套、枕套等，应一人一更换；病人住院时间长时，应每周更换；遇污染应及时更换。更换后的用品应及时清洗与消毒。③间接接触病人的床上用品：如被芯、枕芯、褥子、病床隔帘、床垫等，应定期清洗与消毒；遇污染应及时更换、清洗与消毒。甲类及按甲类管理的乙类传染病病人、不明原因病原体感染病人等使用后的上述物品应进行终末消毒，或按医疗废物处置。

4. 皮肤与黏膜消毒 皮肤与黏膜的消毒应根据不同部位、病原微生物污染情况选择相应的消毒液，按规定的用法、浓度、作用时间进行。①穿刺部位的皮肤消毒：可用碘伏、碘酊、氯己定-乙醇（70%，体积分数）溶液、乙醇、复方季铵盐消毒剂原液等，以注射或穿刺部位为中心，由内向外缓慢旋转，逐步涂擦，共 2 次，消毒皮肤面积应≥5cm×5cm；中心静脉导管如短期中心静脉导管、PICC、植入式血管通路的消毒范围直径应＞15cm，至少应大于敷料面积（10cm×12cm）。②手术切口部位的皮肤消毒：手术部位的皮肤应先清洁，用碘伏、碘酊、氯己定-乙醇（70%，体积分数）等溶液局部擦拭 2～3 遍，应在手术野及其外扩展≥15cm 部位由内向外擦拭。③病原微生物污染皮肤的消毒：彻底冲洗后，用碘伏或用乙醇、异丙醇与氯己定配制成的消毒液等擦拭消毒。④黏膜、伤口创面消毒：用碘伏、氯己定溶液、季铵盐擦拭。也可用氯己定水溶液、过氧化氢、碘伏冲洗。

5. 医疗器械的清洁、消毒与灭菌 医疗机构使用的诊疗器械、器具与物品使用后要及时清洗、消毒、灭菌，应符合以下要求：①进入人体无菌组织、器官、腔隙，或接触人体破损皮肤、破损黏膜、组织的诊疗器械、器具和物品应进行灭菌；②接触完整皮肤、完整黏膜的诊疗器械、器具和物品应进行消毒；③各种用于注射、穿刺、采血等有创操作的医疗器具应一用一灭菌；④使用中的消毒药械、一次性医疗器械和器具应符合国家有关规定；⑤一次性使用的医疗器械、器具应一次使用；⑥疑似或确诊朊毒体、气性坏疽及突发原因不明的传染病感染者宜选用一次性使用诊疗器械、器具和物品，使用后应进行双层密闭封装焚烧处理；可重复使用的器械、器具和物品，使用后双层密闭封装送供应中心单独回收处理。

如使用化学消毒剂浸泡消毒，使用中消毒液的有效浓度应符合使用要求；连续使用的消毒液每天使用前应进行有效浓度的监测。灭菌用的消毒液的菌落总数应为 0CFU/ml；皮肤黏膜消毒液的菌落总数应符合相应标准要求；其他使用中消毒液的菌落总数应≤100CFU/ml，不得检出致病性微生物。

6. 清洁用品的消毒 清洁用品（cleaning products）是指用于清洁和消毒使用的物品，如抹布、地巾、水桶、家政手套、洁具车等用品。抹布、地巾宜使用微细纤维材料，并分区使用，实行颜色编码管理，如红色为卫生盥洗室，黄色为病人单元，蓝色为公共区域。擦拭物体表面的布巾，不同病人之间和洁污区域之间应更换，擦拭地面的地巾不同病房及区域之间应更换，用后集中清洗、消毒、干燥保存。在进行清洁时，应以一位病人为清洁单位（包括邻近该例病人诊疗区域内相关的所有设备和家具等），该清洁单元使用过或污染的清洁工具（如抹布、地巾）应经有效消毒后，方可用于下一个清洁单元。可通过清洗、250～500mg/L 有效氯消毒剂浸泡 30 分钟、干燥等进行处置，处置后的清洁用品的细菌总数应≤200CFU/g，不得检出致病性微生物。严禁将使用过的，或污染的清洁用品"重复浸泡"至使用中的清洁与消毒溶液。清洁人员应做好手卫生和个人防护及防护用品的选择（表 4-3）。

表4-3　环境清洁人员个人防护用品选择

风险等级	工作服	手套	专用鞋/鞋套	口罩	隔离衣/防水围裙	护目镜/面罩	帽子
低度风险区域	＋	±	±	－	－	－	－
中度风险区域	＋	＋	±	＋	±	－	－
高度风险区域	＋	＋	＋/±	＋＋/＋	＋	±	±

注："＋＋"表示应使用N95口罩，"＋"表示应使用，"±"表示可使用或按该区域的个人防护要求使用，"－"表示可以不使用。处理病人体液、血液、排泄物、分泌物等污染物、医疗废物和消毒液配制时，应佩戴上述所有个人防护物品。

7. 医疗废物、污水的处理　医疗废物是指医疗卫生机构在医疗、预防、保健及其他相关活动中产生的具有直接或者间接感染性、毒性，以及其他危害性的废物。医疗废物分为五类：①感染性废物，携带病原微生物具有引发感染性疾病传播危险的医疗废物；②病理性废物，诊疗过程中产生的人体废弃物和医学实验动物尸体等；③损伤性废物，能够刺伤或者割伤人体的废弃的医用锐器；④药物性废物，过期、淘汰、变质或者被污染的废弃的药品；⑤化学性废物，具有毒性、腐蚀性、易燃易爆性的废弃的化学物品。医疗卫生机构收治的传染病病人或者疑似传染病病人产生的生活垃圾，按照医疗废物进行管理和处置。使用后的一次性医疗器械，不论是否剪除针头，是否被病人体液、血液、排泄物污染，均属于医疗废物，均应作为医疗废物进行管理。使用后的各种玻璃（一次性塑料）输液瓶（袋），未被病人血液、体液、排泄物污染的，不属于医疗废物，不必按照医疗废物进行管理。生活垃圾存放到黑色包装袋中；非利器医疗废物存放在黄色包装袋中；损伤性废物应与一般医疗垃圾分开，统一盛放在利器盒内。严禁使用没有医疗废物标识的包装容器。医疗废物集中处置应采用高温热处置技术，即高温焚烧、高温热解焚烧等，该技术适用于除化学性废物以外的所有医疗废物。

医疗机构污水指医疗机构门诊、病房、手术室、各类检验室、病理解剖室、放射室、洗衣房、太平间等处排出的诊疗、生活及粪便污水。当医疗机构其他污水与上述污水混合排出时一律视为医疗机构污水。具有污水消毒处理设施并达标排放的医疗机构，病人的引流液、体液、排泄物等，可直接排入污水处理系统；无污水消毒处理设施或不能达标排放的，应按照国家规定进行消毒，达到国家规定的排放标准后方可排入污水处理系统。

知识拓展

共用针管导致医院感染暴发

事件：1995年某医院发生了一起震惊全球的院内感染事件，该事件也是全球史上首例疟疾院内感染事件。1995年某医院先后暴发6起疟疾个案，由于当地疟疾已绝迹30多年，且6名病患都未曾出过国，该事件的发生引起广泛关注。

调查：经追查发现该6名病人于当月5日下午都曾接受该院放射科CT（计算机断层扫描）检查。进一步调查发现，在6人检查之前，一名李姓病人刚刚在该科做过CT检查，而该病患是从尼日利亚回国，因忽冷忽热、黄疸等症状就诊。检查时，该病人含有疟原虫的血液回流至注射对比剂的针筒内，其后6名做检查的病患均使用此注射针筒注射对比剂，因而接连感染疟疾。本次事件共造成4名病人死亡。

结论：该医院放射科的CT机注射筒、螺旋导管重复使用，未执行病人"一人一套"，即每人每次更换注射筒、螺旋导管，酿成悲剧。

第三节　手　卫　生

医务人员的手是病原体在医疗环境及病人中传播最常见的途径，做好手卫生是国际公认的能够有效减少医疗机构病原微生物传播，降低医院感染和医源性感染风险的主要措施。

一、概　述

（一）基本概念

1. 手卫生（hand hygiene）　手卫生是医务人员洗手、卫生手消毒和外科手消毒的总称。

2. 洗手（handwashing）　医务人员用肥皂（皂液）和流动水洗手，去除手部皮肤污垢、碎屑和部分致病菌的过程。

3. 卫生手消毒（antiseptic handrubbing）　卫生手消毒是医务人员用速干手消毒剂揉搓双手，以减少手部暂居菌的过程。

4. 外科手消毒（surgical hand antisepsis）　外科手消毒是外科手术前医务人员用肥皂（皂液）和流动水洗手，再用手消毒剂清除或者杀灭手部暂居菌和减少常居菌的过程。使用的手消毒剂可具有持续抗菌活性。

5. 手消毒剂（hand antiseptic agent）　手消毒剂用于手部皮肤消毒，以减少手部皮肤细菌的消毒剂，如乙醇、异丙醇、氯己定、碘伏等。

6. 速干手消毒剂（alcobol-based hand rub）　速干手消毒剂是含有醇类和护肤成分的手消毒剂。包括水剂、凝胶和泡沫型。

7. 免冲洗手消毒剂（waterless antiseptic agent）　免冲洗手消毒剂主要用于外科手消毒，消毒后不需用水冲洗的手消毒剂。包括水剂、凝胶和泡沫型。

8. 手卫生设施（hand hygiene facilities）　手卫生设施是用于洗手与手消毒的设施，包括洗手池、水龙头、流动水、清洁剂、干手用品、手消毒剂等。

（二）手卫生设施

1. 洗手与卫生手消毒设施　设施位置应方便医务人员、病人和陪护人员使用。

（1）洗手池：应采用流动水，有条件的医疗机构在诊疗区域均宜配备非手触式水龙头。条件不具备的医疗机构应在重点部门配备非手触式水龙头，如手术室、产房、导管室、层流洁净病房、骨髓移植病房、器官移植病房、重症监护病房、新生儿室、母婴室、血液透析病房、烧伤病房、感染疾病科、口腔科、消毒供应中心等。

（2）清洁剂：宜为一次性包装。肥皂应保持清洁与干燥，皂液有混浊或变色时及时更换。

（3）干手物品：可选用擦手纸、干毛巾等，但要避免二次污染。干毛巾应每人一用，用后清洁、灭菌。

（4）速干手消毒剂：手消毒剂应符合国家有关规定，无异味、无刺激性，宜使用一次性包装，医务人员对选用的手消毒剂应有良好的接受性。

（5）手卫生标识：应有醒目、正确的手卫生标识，包括洗手流程图或洗手图示等。

2. 外科手消毒设施

（1）洗手池：洗手池设置在手术间附近，水池大小、高矮适宜，能防止洗手水溅出，池面应光滑无死角易于清洁。洗手池应每日清洁与消毒。洗手池及水龙头的数量应根据手术间的数量设置，水龙头数量应不少于手术间的数量，水龙头开关应为非手触式。

（2）清洁用品：清洁剂宜为一次性包装。肥皂应保持清洁与干燥，皂液有混浊或变色时及时更换。手卫生的揉搓用品，如手刷，刷毛应柔软，并定期检查，及时剔除不合格手刷。

（3）手消毒剂：选用有卫生部卫生许可批件，出液器采用非手触式，一次性包装的手消毒剂。

（4）干手物品：干手巾应每人一用，用后清洁、灭菌；盛装消毒巾的容器应每次清洗、灭菌。

（5）其他装置：应配备计时装置、洗手流程及说明图。

（三）手消毒效果

手消毒效果应达到如下相应要求：①卫生手消毒，监测的细菌菌落总数应≤10CFU/cm^2；②外科手消毒，监测的细菌菌落总数应≤5CFU/cm^2。

为了更好地执行手卫生，医疗机构应制订并落实手卫生管理制度，配备有效、便捷的手卫生设施；定期开展手卫生的全员培训，医务人员应掌握手卫生知识和正确的手卫生方法；加强对医务人员手卫生工作的指导与监督，应有医务人员手卫生正确性和依从性的自查和监督检查，发现问题，及时改进；加强手卫生的效果监测。

二、洗手与卫生手消毒

（一）洗手与卫生手消毒应遵循原则

1. 洗手或卫生手消毒的指征　①进行无菌操作、接触清洁、无菌物品之前；②处理药物或配餐前；③直接接触每个病人前后，从同一病人身体的污染部位移动到清洁部位；④接触病人黏膜、破损皮肤或伤口前后；⑤穿脱隔离衣前后；⑥接触病人的血液、体液、分泌物、排泄物、伤口敷料等之后；⑦接触病人周围环境及物品后；⑧摘手套后。

2. 选择洗手或卫生手消毒的原则　①当手部有血液或其他体液等肉眼可见的污染时，应用肥皂（皂液）和流动水洗手；②手部没有肉眼可见污染时，宜使用速干手消毒剂消毒双手代替洗手。

3. 选择洗手后再卫生手消毒的原则　①接触病人的血液、体液和分泌物及被传染性致病微生物污染的物品后；②直接为传染病病人进行检查、治疗、护理或处理传染病人污物之后。

（二）洗手

【目的】

去除手部皮肤污垢和大部分暂居菌，切断以手为媒介感染的传播。

【操作步骤】

步骤	相关知识说明
1.准备	
（1）护士：衣帽整洁，修剪指甲，取下手表、饰物，卷袖	➡ 手部大多数的细菌来自指甲
（2）用物：流动水洗手设备、清洁剂（皂液、清洁剂、肥皂）、干手设备（擦手纸或毛巾）、盛放擦手纸或毛巾的容器	
（3）环境：清洁、宽敞	
2. 湿手　调节水流、水温，流水浸湿双手	➡ 水流大小合适勿溅湿衣服
3. 涂皂　取适量肥皂（皂液），均匀涂抹至整个手掌、手背、手指、指缝	➡ 压取皂液时勿用手回抹出液口，肥皂（皂液）量足够
4. 揉搓　按七步洗手法认真揉搓双手至少 15 秒	➡ 清洗双手所有皮肤，包括指甲、指背、指尖、指缝和指关节，勿留空隙
（1）双手掌心相对，手指并拢，相互揉搓（图 4-1）	
（2）一手手心对另一手手背沿指缝相互揉搓，交换进行（图 4-2）	

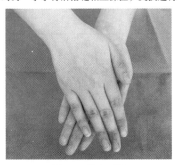

图 4-1　掌心对搓

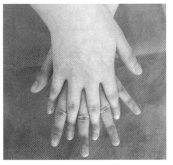

图 4-2　掌心手背对搓

续表

步骤	相关知识说明
（3）双手掌心相对，指缝交叉，相互揉搓（图4-3）	
（4）一手弯曲手指，使指关节在另一手掌心旋转揉搓，交换进行（图4-4）	
（5）一手握住另一手大拇指旋转揉搓，交换进行（图4-5）	
（6）一手五指尖并拢，放在另一手掌心旋转揉搓，交换进行（图4-6）	

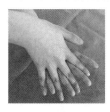 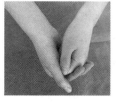 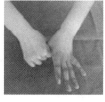 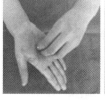 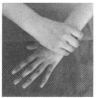

图4-3 指缝交叉对搓　　图4-4 指关节掌心对搓　　图4-5 揉搓大拇指　　图4-6 揉搓指尖　　图4-7 洗手腕

步骤	相关知识说明
（7）手腕及腕上10cm（图4-7）	
5. 冲洗　用流水彻底冲净双手	➡ 冲洗双手时指尖向下
6. 干手　用擦手纸或干毛巾擦干双手	➡ 毛巾保持清洁干燥，一用一消毒
7. 护肤　必要时，取适量护肤液护手	

（三）卫生手消毒

【目的】

减少手部暂居菌，预防感染和交叉感染。

【操作步骤】

步骤	相关知识说明
1. 准备	
（1）护士：衣帽整洁，修剪指甲，取下手表、饰物，卷袖（必要时）	
（2）用物：流动水洗手设备、清洁剂（皂液、清洁剂、肥皂）、干手设备（擦手纸或毛巾）、盛放擦手纸或毛巾的容器、速干手消毒剂	
（3）环境：清洁	
2. 洗手　按洗手步骤洗手，并保持手的干燥	➡ 符合洗手的要求与要点。先洗手后干燥
3. 涂液　取适量速干手消毒剂于掌心，均匀涂抹至整个手掌、手背、手指、指缝，必要时增加手腕及腕上10cm	➡ 勿用手回抹出液口。消毒液量足够，保证15秒的揉搓
4. 揉搓　按照洗手步骤，认真揉搓双手，直至手部干燥，至少15秒	➡ 揉搓双手所有皮肤，包括指甲、指背、指尖、指缝和指关节，勿留空隙
5. 干手	➡ 自然干燥

三、外科手消毒

（一）外科手消毒应遵循原则

先洗手，后消毒；不同病人手术之间、手套破损或手被污染时，应重新进行外科手消毒。

（二）外科手消毒方法

1. 洗手

（1）修剪：洗手之前应先摘除手部饰物，并修剪指甲，长度应不超过指尖。

（2）清洁：取适量的清洁剂清洗双手、前臂和上臂下 1/3，并认真揉搓。清洁双手时，应注意清洁指甲下的污垢和手部皮肤的皱褶处。

（3）冲洗：流动水冲洗双手、前臂和上臂下 1/3。

（4）干手：使用干手物品擦干双手、前臂和上臂下 1/3。

2. 手消毒

（1）冲洗手消毒法：①涂液，取适量的手消毒剂涂抹至双手的每个部位、前臂和上臂下 1/3；②揉搓，认真揉搓 2~6 分钟；③冲洗，用流动水冲净双手、前臂和上臂下 1/3；④擦干，用无菌巾彻底擦干。

（2）免冲洗手消毒法：①涂液，取适量的免冲洗手消毒剂涂抹至双手的每个部位、前臂和上臂下 1/3；②揉搓，认真揉搓直至消毒剂干燥。

（三）外科手消毒注意事项

（1）不应戴假指甲，保持指甲周围组织的清洁。

（2）在整个手消毒过程中应保持双手位于胸前并高于肘部，使水由手部流向肘部，不要在水中来回移动手臂。

（3）洗手与消毒可使用海绵、其他揉搓用品或双手相互揉搓。

（4）术后摘除外科手套后，应用肥皂（皂液）清洁双手。

（5）用后的清洁指甲用具、揉搓用品如海绵、手刷等，应放到指定的容器中；揉搓用品应每人使用后消毒或者一次性使用；清洁指甲用品应每日清洁与消毒。

（6）流动水应达到国家生活饮用水标准的规定。特殊情况水质达不到要求时，手术医师在戴手套前，应用醇类手消毒剂再消毒双手后戴手套。

（7）手消毒剂的取液量、揉搓时间及使用方法遵循产品的使用说明。

第四节　无 菌 技 术

无菌技术（aseptic technique）是指在医疗、护理过程中，防止一切微生物侵入人体，保持无菌物品、无菌区域不被污染的操作技术。医护人员在临床工作中必须严格遵守无菌技术原则，合理运用无菌技术，以减少医院感染的发生。

一、基 本 概 念

1. 无菌物品（aseptic supplies）　是指经过物理或化学方法灭菌，且未被污染的物品。

2. 无菌区（aseptic area）　是指经过物理或化学方法灭菌，且未被污染的区域。

3. 非无菌物品（non-aseptic supplies）　是指未经灭菌或虽经灭菌又被污染的物品。

4. 非无菌区（non-aseptic area）　是指未经灭菌或虽经灭菌又被污染的区域。

二、无菌技术的操作原则

1. 操作环境清洁　①操作室：环境应清洁、宽敞、定期消毒；无菌操作前半小时，必须停止清扫地面等工作，减少人员走动，以降低室内空气中的尘埃。②操作台：应清洁、干燥，物品布局合理。

2. 人员仪表规范　进行无菌操作前，医护人员应按规范戴好帽子、口罩，并修剪指甲，洗手，按需要戴手套、穿无菌衣。

3. 物品管理规范　①存放：无菌物品应存放于无菌包或无菌容器内，不可暴露在空气中；

灭菌后物品应分类、分架存放在无菌物品存放区；无菌物品存放区环境的温度低于 24℃，相对湿度小于 70%，机械通风换气 4~10 次/小时；物品存放架或柜应距地面高度≥20cm，距离墙≥5cm，距天花板≥50cm。②标识：无菌物品与非无菌物品应分别放置，标志明显；无菌物品放置应固定位置，设置标识；无菌包外应注明物品名称、灭菌日期、失效期。③使用：同一种无菌物品按失效日期先后顺序排放并取用；无菌物品一经使用或过期、潮湿均应重新灭菌处理。④有效期：无菌物品必须在有效期内使用；如果储存环境达标，使用普通棉布材料包装的无菌物品有效期宜为 14 天，如未达标，则有效期不应超过 7 天；医用一次性纸袋包装的无菌物品，有效期宜为 30 天；使用一次性医用皱纹纸、医用无纺布包装的无菌物品，有效期宜为 180 天；使用一次性纸塑袋包装的无菌物品，有效期宜为 180 天；硬质容器包装的无菌物品，有效期宜为 180 天。

4. 遵循无菌要求 ①操作前应明确各物品、区域的有菌、无菌状态；②身体应与无菌区保持距离；③操作应在视线范围内，手臂应保持在腰部或操作台面以上；④非无菌物品（包括手、手臂）不可触及无菌物品或跨越无菌区；⑤取无菌物品时需用无菌持物钳（镊）；⑥无菌物品取出后，即使未使用也不可放回无菌容器；⑦无菌物品疑有污染或已被污染，不得使用；⑧一套无菌物品只能供一个病人使用一次，以免发生交叉感染；⑨无菌操作时，操作者不可面对无菌区谈笑、咳嗽、打喷嚏。

三、常用的无菌技术

（一）无菌持物钳的使用

【目的】

无菌持物钳用于取、放、传递无菌物品，并保持无菌物品的无菌状态。

【操作步骤】

步骤	相关知识说明
1. 准备	
（1）护士：衣帽整洁，修剪指甲，洗手，戴口罩	
（2）用物：无菌持物钳（卵圆钳：夹取刀、剪、镊、治疗碗、弯盘等；三叉钳：夹取较大或较重物品，如瓶、罐、盆、骨科器械等；镊子：夹取针头、棉球、纱布等）、盛放无菌持物钳的容器（干式或湿式）	➡ 湿式存放的无菌持物钳（镊）：经灭菌后的无菌持物钳，浸泡在内盛消毒液的大口有盖容器内，容器深度与钳长度比例适合，消毒液面浸没轴节以上2~3cm 或镊子长度的 1/2，每个容器只能放置一把无菌持物钳。干式存放的无菌持物钳（镊）用无菌干罐保存
（3）环境：清洁、宽敞，减少人员走动；操作台清洁、干燥	
2. 查对	
（1）检查、核对名称、有效期、灭菌标示、包装情况	
（2）（如为干式保存）打开无菌持物钳包	
3. 取钳	
（1）打开盛无菌持物钳容器盖	➡ 不可从容器盖上的孔中取放持物钳
（2）持钳上端 1/3	➡ 手指不可触摸钳子的浸泡部位（湿式保存）
（3）闭合持物钳尖端，移钳至容器中间（图 4-8）	➡ 取放持物钳时，钳子不可触及容器边缘及溶液面以上的容器内壁（湿式保存）
（4）垂直取钳	
4. 用钳 保持钳尖始终向下，保持在腰部以上视线范围内（图 4-9）	➡ 从取钳到用钳，一直保持尖端向下，钳尖不可高于钳柄，以免消毒液倒流污染尖端。（湿式保存）
5. 放钳	
（1）钳尖闭合	➡ 取放无菌持物钳时钳端闭合
（2）打开容器盖	
（3）垂直放回，松开轴节（图 4-10）	➡ 保证浸泡消毒效果（湿式保存）

续表

步骤	相关知识说明

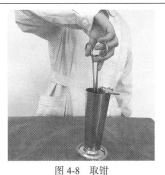

图 4-8　取钳

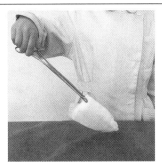

图 4-9　用钳

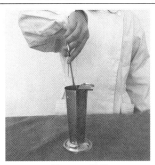

图 4-10　放钳

（4）关闭容器

➡ 避免持物钳在空气中暴露时间过长污染

➡ 第一次使用，应记录打开日期、时间并签名，4 小时内有效（干式保存）

【注意事项】

（1）严格遵守无菌操作原则。

（2）到距离较远处取物时，应将持物钳和容器一起移至操作处，就地使用。

（3）无菌持物钳只能夹取无菌物品，不可用于换药或消毒皮肤，以防污染。

（4）无菌持物钳一经污染或可疑污染应重新灭菌。

（5）湿式存放的无菌持物钳（镊）及其浸泡容器每周清洁、消毒 2 次，同时更换消毒液；使用频率较高的部门应每天清洁、灭菌（如门诊换药室、注射室、手术室等）。

（6）干式存放的无菌持物钳（镊）在集中治疗前开包，取出无菌持物钳（镊）使用，使用时间不应超过 4 小时。

（二）无菌容器的使用

【目的】

无菌容器用于存放无菌物品，保持不被污染。

【操作步骤】

步骤	相关知识说明
1. 准备 （1）护士：衣帽整洁，修剪指甲，洗手，戴口罩 （2）用物：盛有纱布或棉花的无菌容器、无菌持物钳及容器 （3）环境：清洁、宽敞，减少人员走动；操作台清洁、干燥 2. 查对　检查、核对名称、有效期、灭菌标示、包装情况 3. 开盖 （1）打开盛无菌物品的容器盖，拿于手中	➡ 从后向前或从侧方开盖；手不可触及盖和容器的边缘、内面
（2）容器盖如需放下应内面朝上	➡ 保持容器盖边缘、内面不污染
（3）如需手持无菌容器，如治疗碗、弯盘，应托住容器的底（图 4-11、图 4-12）	

续表

步骤	相关知识说明

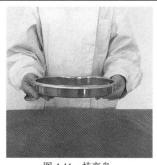 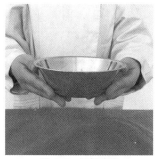 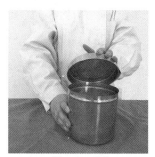

图 4-11　持弯盘　　　　　　　　　图 4-12　持治疗碗　　　　　　　　　图 4-13　盖盖

步骤	相关知识说明
4. 取物　无菌钳取物	➡ 钳及物品不可触及容器边缘
5. 盖盖	➡ 容器内无菌物品不可暴露在空气中过久；从前向后
（1）用毕盖严（图 4-13）	或侧方盖盖
（2）第一次打开应注明开盖时间	➡ 开盖后无菌物品 24 小时内有效

【注意事项】

（1）严格遵守无菌操作原则。

（2）无菌容器要定期消毒灭菌，一般有效期为 7 天。

（3）无菌容器可疑污染、污染要立即更换。

（4）如需手持无菌容器，如治疗碗、弯盘，应托住容器的底。

（5）操作中避免跨越无菌区（如翻开的容器盖、开盖的容器口）。

（三）无菌包的使用

【目的】

自无菌包内取出无菌物品，供无菌操作使用。

【操作步骤】

步骤	相关知识说明
1. 准备	
（1）护士：衣帽整洁，修剪指甲，洗手，戴口罩	
（2）用物：无菌包、无菌持物钳及容器	
（3）环境：清洁、宽敞，减少人员走动；操作台清洁、干燥	
2. 查对　检查、核对名称、有效期、灭菌标识、包装情况	
3. 取物	
（1）需将包内物品全部取出时	

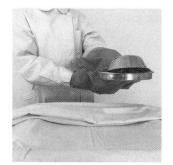

图 4-14　包内物品全部取出

步骤	相关知识说明
1）将包托在手上打开	➡ 手只能接触包布四角的外面，不可触及无菌包的内面，包括 四角的内面

续表

步骤	相关知识说明
2）另一手将包布四角抓住，稳妥地将包内物品放在无菌区内（图 4-14）	➡ 放物品时，包布的无菌面朝向无菌区
3）将包布折叠，放妥	
（2）需将包内物品部分取出时	
1）无菌包置于清洁、干燥、平坦处	
2）依次抓住包布四角的外面，打开包布（图 4-15）	➡ 如为两层包布，用无菌持物钳打开内包布

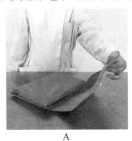 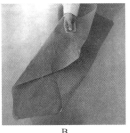 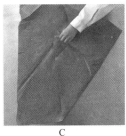 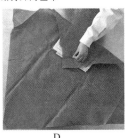

A　　　　　　　　B　　　　　　　　C　　　　　　　　D

图 4-15　依次打开包布四角

步骤	相关知识说明
3）无菌持物钳夹取所需物品，放在准备好的容器内	➡ 操作中，勿跨越无菌区；勿污染持物钳
4）按原折痕包好	
5）注明开包日期及时间	➡ 包内物品 24 小时内有效

【注意事项】

（1）严格遵守无菌操作原则。

（2）打开包布时手只能接触包布四角的外面，不可触及包布内面，不跨越无菌面。

（3）如包内物品未用完，按原折痕包好，注明开包日期及时间，所剩物品如未污染可在 24 小时内使用。

（4）如包内物品超过有效期、被污染或包布受潮，需重新灭菌。

（四）铺无菌盘

【目的】

铺无菌盘用于存放无菌物品，供治疗护理使用。

【操作步骤】

步骤	相关知识说明
1. 准备	
（1）护士：衣帽整洁，修剪指甲，洗手，戴口罩	
（2）用物：无菌持物钳及容器、盛放治疗巾的无菌包、无菌物品、方盘	
（3）环境：清洁、宽敞，减少人员走动；操作台清洁、干燥	
2. 查对　检查、核对名称、有效期、灭菌标识、包装情况	
3. 开包	
（1）按开无菌包的方法打开盛放治疗巾的无菌包	➡ 操作者与治疗台保持适当距离
（2）用无菌持物钳夹取一块治疗巾	
（3）放在准备好的清洁、干燥方盘内	
4. 铺巾	
（1）单层治疗巾	

续表

步骤	相关知识说明
1）双手捏住治疗巾一边外面两角，轻轻抖开 2）将治疗巾以"S"形，三折铺于治疗盘上，保证上面两折相对的内面为未污染面（图4-16）	➡ 治疗巾内面不可触及非无菌物品，如手、工作服、桌面等

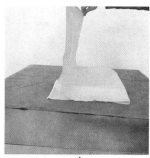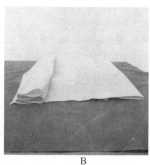

A B

图 4-16 铺单层治疗巾

（2）双层治疗巾

1）找到治疗巾的双折翻折边 ➡ 勿触及治疗巾内面

2）将治疗巾双折铺于治疗盘上，治疗巾未污染的内面朝内（图4-17）

3）双手捏住治疗巾上层外面两角，折成扇形，边缘向外（图4-18）➡ 勿跨越无菌区；勿触及治疗巾内面

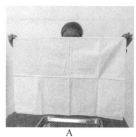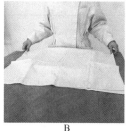

A B

图 4-17 铺双层治疗巾

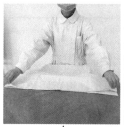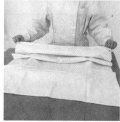

A B

图 4-18 上层折成扇形

5. 放物 放入无菌物品

6. 封边

（1）捏住治疗巾上层外面两角，拉开扇形折叠层遮盖于物品上

（2）将治疗巾三面的开口折叠封闭（图4-19）➡ 使物品位置尽量居中

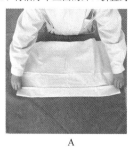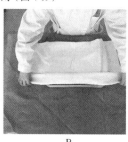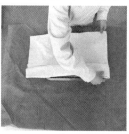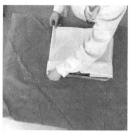

A B C D

图 4-19 折叠封闭

7. 标记 如治疗巾内物品不能及时使用，应在外面注明盘内物品和铺盘时间 ➡ 铺好的无菌盘4小时内有效

【注意事项】

（1）严格遵守无菌操作原则。

（2）铺无菌盘区域必须清洁干燥，无菌巾避免潮湿、污染。

（3）不可跨越无菌区。

（4）铺好的无菌盘4小时内有效。

（五）倒取无菌溶液

【目的】

保持无菌溶液的无菌状态，供治疗护理用。

【操作步骤】

步骤	相关知识说明
1. 准备	
（1）护士：衣帽整洁，修剪指甲，洗手，戴口罩	
（2）用物：无菌溶液、启瓶器、弯盘、盛放无菌溶液的容器、棉签、消毒用具	
（3）环境：清洁、宽敞，减少人员走动；操作台清洁、干燥	
2. 查对	
（1）取密封无菌溶液瓶，拭去瓶身灰尘况	➡ 避免灰尘落入取出的无菌溶液中
（2）核对溶液名称、浓度	
（3）检查有效期，有无瓶口松动、瓶体裂纹。倒置瓶身对光检查溶液有无沉淀、混浊、变色	➡ 确保质量
3. 启瓶	
（1）用启瓶器开启瓶盖	
（2）消毒瓶塞	➡ 根据瓶子情况消毒瓶口
（3）待干后，打开瓶塞	➡ 瓶口、瓶塞内面、瓶塞接触瓶口的部位避免污染
4. 倒液	
（1）一手拿无菌溶液瓶，瓶签朝向掌心	➡ 避免沾湿瓶签
（2）倒出少量溶液，扇形冲洗瓶口（图4-20）	➡ 减少污染
（3）再由原处倒出溶液至无菌容器内（图4-21）	➡ 瓶口勿接触其他物品；勿使溶液溅出
5. 盖塞　倒毕，立即塞紧瓶塞	➡ 根据需要消毒瓶塞
6. 标记　在瓶签上注明开瓶日期、时间，签名，放回原处	➡ 倒出溶液在2小时内使用；启封瓶内溶液可保存24小时

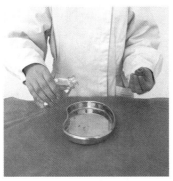

图4-20　冲洗瓶口

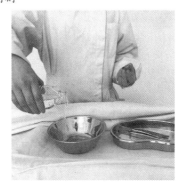

图4-21　倒出溶液

【注意事项】

（1）严格遵守无菌操作原则。

（2）不可将棉签、纱布伸入无菌溶液瓶内蘸取溶液；也不可将棉签、纱布接触瓶口接取；已倒出的溶液不可再倒回瓶内。

（3）倒出溶液在2小时内使用；启封瓶内溶液可保存24小时。

（4）瓶口、瓶塞内面、瓶塞接触瓶口的部位避免污染。

（六）戴、脱无菌手套

【目的】

戴、脱无菌手套可确保手部的无菌效果，保护病人和医护人员免受感染。

【操作步骤】

步骤	相关知识说明
1. 准备	
（1）护士：衣帽整洁，修剪指甲，洗手，戴口罩	
（2）用物：无菌手套、弯盘	
（3）环境：清洁、宽敞，减少人员走动；操作台清洁、干燥	
2. 查对　检查无菌手套袋外的号码、灭菌日期、灭菌指示胶带，检查有无潮湿或破损	➡ 确保选取合适的手套型号
3. 戴无菌手套	➡ 进行手术等无菌操作、接触病人破损皮肤、黏膜时，应戴无菌手套

分次取、戴法

（1）一手掀开手套袋开口处，另一手拿住一只手套的反褶部分取出手套，对准五指戴上（图4-22）	➡ 未戴手套的手只可接触手套内面；防止手套外面（无菌面）触及任何非无菌物品，包括手套内面

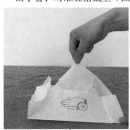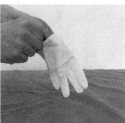

图 4-22　取、戴第一只手套

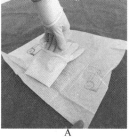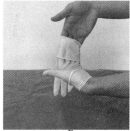

图 4-23　取、戴另一只手套

（2）掀起手套袋的另一边开口，用戴好手套的手指插入另一只手套的反折内部，取出手套，戴好（图4-23）	➡ 戴手套的手只可接触手套外面，不可接触手套翻出的内面等，保持无菌

一次性取、戴法

（1）两手同时掀开手套袋开口处，分别捏住两只手套的翻折部分取出手套（图4-24）	
（2）将两手套五指对准，先戴一只手，再以戴好手套的手指插入另一只手套的反折内面，同法戴	
4. 调整　调整手套位置，将手套的翻边扣套在工作服的袖口上（图4-25）	➡ 翻边扣套时，注意手勿触及工作服；戴手套后双手应始终保持在腰部或操作面以上视线范围内的水平

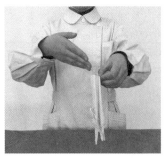

图 4-24　一次性取出两只手套

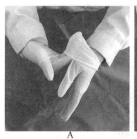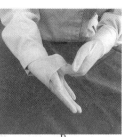

图 4-25　调整手套

续表

步骤	相关知识说明
5. 脱无菌手套	
（1）一手捏住另一手套腕部外面，翻转脱下（图 4-26）	➡ 脱手套时应翻转脱下，避免强拉
（2）再以脱下手套的手插入另一手套内，将其往下翻转脱下（图 4-27）	➡ 脱手套时，手套的外面不可触及皮肤

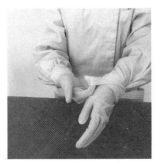

图 4-26 脱第一只手套

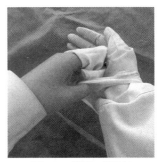

图 4-27 脱第二只手套

6. 处理
（1）用过的手套放入医用垃圾处理
（2）洗手

【注意事项】

（1）应根据不同操作的需要，选择合适种类和规格的手套。①接触病人的血液、体液、分泌物、排泄物、呕吐物及污染物品时，应戴清洁手套；②进行手术等无菌操作、接触病人破损皮肤、黏膜时，应戴无菌手套。

（2）选择合适的手套尺码，操作前修剪指甲以防刺破手套。

（3）如有破损或怀疑污染应立即更换。

（4）一次性手套应一次性使用。

（5）诊疗护理不同的病人之间应更换手套。

（6）脱手套后，应按规定程序与方法洗手，戴手套不能替代洗手，必要时进行手消毒。

第五节 隔 离 技 术

隔离（isolation）是采用各种方法、技术，防止病原体从病人及携带者传播给他人的措施。隔离技术包括建筑布局的隔离与功能流程、防护隔离（防护用品的正确使用）、标准预防和基于传播途径的隔离。既有对传染性的病人采取的传染源隔离，也有对易感人群采取的保护性隔离。

一、基 本 概 念

（一）清洁区

清洁区（clean area）是指进行传染病诊治的病区中，不易受到病人血液、体液和病原微生物等物质污染及传染病病人不应进入的区域。包括医务人员的值班室、卫生间、男女更衣室、浴室及储物间、配餐间等。

（二）潜在污染区

潜在污染区（potentially contaminated area）也称半污染区，是指进行传染病诊治的病区中，位于清洁区与污染区之间，有可能被病人血液、体液和病原微生物等物质污染的区域，包括医务人员的办公室、治疗室、护士站、病人用后的物品、医疗器械等的处理室、内走廊等。

（三）污染区

污染区（contaminated area）是指进行传染病诊治的病区中，传染病病人和疑似传染病病人接受诊疗的区域，包括被其血液、体液、分泌物、排泄物污染物品暂存和处理的场所。包括病室、处置室、污物间及病人入院、出院处理室等。

（四）两通道

两通道（two passages）是指进行呼吸道传染病诊治的病区中，医务人员通道和病人通道。医务人员通道、出入口设在清洁区一端，病人通道、出入口设在污染区一端。

（五）缓冲间

缓冲间（buffer room）是指进行呼吸道传染病诊治的病区中，清洁区与潜在污染区之间、潜在污染区与污染区之间设立的两侧均有门的小室，为医务人员的准备间。

（六）负压病区（房）

负压病区（房）[negative pressure ward（room）]是指通过特殊通风装置，使病区（病房）的空气按照由清洁区向污染区流动，使病区（病房）内的压力低于室外压力。负压病区（房）排出的空气需经处理，确保对环境无害。病室与外界压差宜为-30Pa，缓冲间与外界压差宜为-15Pa。

（七）产生气溶胶的操作

产生气溶胶的操作（aerosol-generating procedures）是指能产生气溶胶的操作，例如，气管插管及相关操作、心肺复苏、支气管镜检、吸痰、咽拭子采样、尸检及采用高速设备（如钻、锯、离心等）的操作等。这些操作能产生 $0.01\sim10\mu m$ 的固体或液体微粒，这些微粒稳定地悬浮于气体介质中，形成气溶胶。

（八）呼吸道卫生

呼吸道卫生（respiratory hygiene）是指呼吸道感染病人佩戴医用外科口罩、在咳嗽或打喷嚏时用纸巾盖住口鼻、接触呼吸道分泌物后实施手卫生，并与其他人保持1米以上距离的一组措施。

（九）标准预防

标准预防（standard precaution）是基于病人的血液、体液、分泌物（不包括汗液）、非完整皮肤和黏膜均可能含有感染性因子的原则，针对医院所有病人和医务人员采取的一组预防感染措施。包括手卫生，根据预期可能的暴露选用手套、隔离衣、口罩、护目镜或防护面屏，以及安全注射。也包括穿戴合适的防护用品处理病人环境中污染的物品与医疗器械。

二、医院建筑布局与隔离要求

医院是各种感染疾病和传染病集中的场所，是社会的大储菌源。医院建筑的布局和分区是否合理，直接影响到隔离的效果和实施。所以，医疗机构的基本标准、建筑设计和服务流程，应当符合预防传染病医院感染的要求。根据病人获得感染危险性的程度，应将医院建筑区域划分为4个区域：①低危险区域，包括行政管理区、教学区、图书馆、生活服务区等；②中等危险区域，包括普通门诊、普通病房等；③高危险区域，包括感染性疾病科（门诊、病房）等；④极高危区域，包括手术室、重症监护病房、器官移植病房等。建筑的布局要求做到：明确服务流程，保证洁、污分开，防止因人员流动、物品流程交叉导致污染；建筑布局分区，同一等级分区的科室相对集中，高危险区的科室宜相对独立，宜与普通病区和生活区分开；通风系统应区域化，防止区域间空气交叉污染；配备合适的手卫生设施。

1. 呼吸道传染病病区

（1）适用于：经呼吸道传播疾病病人的隔离。

（2）建筑布局：①设在医院相对独立的区域；②设立三区、两通道、缓冲间：三区是指清洁区、潜在污染区和污染区，缓冲间两侧的门不应同时开启，以减少区域之间空气流通；③设置负压病室，适用于经空气传播疾病的隔离病区。

（3）隔离要求：应严格服务流程和三区的管理；各区之间界线清楚，标识明显；病室内应有良好的通风设施；各区应安装适量的非手触式开关的流动水洗手池；不同种类传染病病人应分室安置；疑似病人应单独安置；受条件限制的医院，同种疾病病人可安置于一室，两病床之间距离不少于 1.1 米。

2. 感染性疾病病区

（1）适用于：主要经接触传播疾病病人的隔离。

（2）建筑布局：应设在医院相对独立的区域，远离儿科病房、重症监护病房和生活区。设单独出入口和出入院处理室。中小型医院可在建筑物的一端设立感染性疾病病区。

（3）隔离要求：应分区明确，标识清楚；不同种类的感染性疾病病人应分室安置；每间病室不应超过 4 人，病床间距应不少于 1.1 米；病房应通风良好，自然通风或安装通风设施，以保证病房内空气清新；应配备适量非接触式开关的流动水洗手设施。

3. 普通病区

（1）建筑布局：在病区的末端，应设一间或多间隔离病室。

（2）隔离要求：感染性疾病病人与非感染性疾病病人宜分室安置；受条件限制的医院，同种感染性疾病、同种病原体感染病人可安置于一室，病床间距宜大于 0.8 米；病情较重的病人宜单人间安置；病室床位数单排不应超过 3 床；双排不应超过 6 床。

4. 门诊

（1）建筑布局：普通门诊应单独设立出入口，设置问讯、预检分诊、挂号、候诊、诊断、检查、治疗、交费、取药等区域，流程清楚，路径便捷；儿科门诊应自成一区，出入方便，并设预检分诊、隔离诊查室等；感染疾病科门诊应符合国家有关规定。

（2）隔离要求：普通门诊、儿科门诊、感染疾病科门诊宜分开挂号、候诊；诊室应通风良好，应配备适量的流动水洗手设施和（或）配备速干手消毒剂；建立预检分诊制度，发现传染病病人或疑似传染病病人，应到专用隔离诊室或引导至感染疾病科门诊诊治，可能污染的区域应及时消毒。

三、隔离管理

1. 医院建筑布局应符合卫生学要求，并应具备隔离预防的功能，区域划分应明确、标识清楚

（1）建筑布局：医院的选址、建筑设计、布局要合理，应具备隔离预防的功能，区域划分应明确、标识清楚。

（2）隔离标志：病房和病室门前应悬挂隔离标志，限制人员出入，黄色隔离标志为空气传播隔离，粉色隔离标志为飞沫传播隔离，蓝色隔离标志为接触传播隔离。

（3）隔离设施：病室门口放用消毒液浸湿的脚垫，门外立隔离衣悬挂架，备隔离衣、帽子、口罩、鞋套，备洗手设施。

2. 隔离的实施应遵循"标准预防"和"基于疾病传播途径的预防"的原则

（1）标准预防的措施：①进行有可能接触病人血液、体液的诊疗、护理、清洁等工作时应戴清洁手套，操作完毕，脱去手套后立即洗手或进行卫生手消毒。②在诊疗、护理操作过程中，有可能发生血液、体液飞溅到面部时，应戴医用外科口罩、防护眼镜或防护面罩。③有可能发生血液、体液大面积飞溅或污染身体时，应穿戴具有防渗透性能的隔离衣或者围裙。④在进行侵袭性诊疗、护理操作过程中，如置入导管、经椎管穿刺时，应戴医用外科口罩等医用防护用品，并保证光线充足。⑤使用后针头不应回套针帽，确需回套应单手操作或使用器械辅助；不应用手直接接触污染的针头、刀片等锐器。废弃的锐器应直接放入耐刺、防渗漏的专用锐器盒中；重复使用的锐器，应放在防刺的容器内密闭运输和处理。⑥接触病人黏膜或破损的皮肤时应戴无菌手套。应密封运送被血液、体液、分泌物、排泄物污染的被服。⑦有呼吸道症状（如咳嗽、鼻塞、流涕等）的病人、探视者、医务人员等应采取呼吸道卫生（咳嗽礼仪）相关感染控制措施。

（2）基于疾病传播途径的预防：见隔离种类与预防措施。

3. 应加强传染病病人的管理，包括隔离病人，严格执行探视制度

（1）病人管理：①病人安置：传染病人与普通病人严格分开安置；感染病人与非感染病人分区（室）安置；感染病人与高度易感病人分别安置；除确诊为同种病原体感染，传染病病人、疑似传染病病人或隔离的非传染病感染病人，应安置在单人隔离房间。②生活用品：隔离病人的物品应专人专用，定期清洁与消毒，病人出院或转院、死亡后应进行终末消毒。③心理状态：隔离病人易产生恐惧、孤独、自卑的心理，医护人员应及时了解病人的心理状态并给予护理，合理安排探视、陪护。④解除隔离标准：传染性分泌物三次培养结果均为阴性或已度过隔离期，医生开出医嘱后，方可解除隔离。

（2）探视制度：按规定时间及次数探视，探视者进入隔离区域应按规定穿戴隔离用物，在规定范围内活动，离开时脱下隔离用物并消毒双手。

4. 应采取有效措施，管理感染源、切断传播途径和保护易感人群

（1）操作规程：①工作人员进入隔离区域应按规定穿戴隔离用物；②穿隔离衣前，将所需物品备齐，各种操作应有计划集中执行，以减少穿脱隔离衣的次数和刷手的频率；③穿隔离衣后应在规定范围内活动，一切操作严格遵守隔离规程，接触病人、病人周围环境或污染物品后必须消毒双手。

（2）污物处理：①凡病人接触过的物品或落地的物品均视为污染，消毒后方可给他人使用；②病人的信件、钱币、衣物等经熏蒸消毒后才能交家人带回；③病人的排泄物、呕吐物、分泌物必须经消毒处理后方可排放；④隔离的（疑似）传染病病人或隔离的非传染病感染病人产生的医疗废物应使用双层包装物包装，并及时密封；⑤需送出病区消毒灭菌的物品，置不透水的污物袋内，袋外有明显标记。

（3）三区管理：①病人及病人接触过的物品不得进入清洁区；工作人员接触病人后需刷手、脱去隔离衣及鞋方可进入清洁区；②病人或穿了隔离衣的工作人员通过走廊时，不得接触墙壁、家具等；各类检验标本有固定的存放盘和架，检验完的标本及容器等应严格按要求分别处理；③污染区的物品未经消毒处理，不得带到他处。

（4）保护易感宿主：①对易感宿主实施特殊保护性隔离措施，必要时对易感宿主实施预防性免疫注射；②免疫功能低下和危重病人与感染病人分开安置；③必要时根据不同的感染病人进行分组护理。

5. 应加强医务人员隔离与预防知识的培训，为其提供合适的、必要的防护用品，掌握常见传染病的传播途径、隔离方式和防护技术，熟练掌握操作规程

6. 医务人员的手卫生应符合要求

7. 隔离区域的消毒应符合国家有关规定

（1）病室：病室空气每日紫外线照射或消毒液喷雾消毒，床及床旁桌椅每日消毒液擦拭。

（2）终末消毒：①病人出院或转科前应沐浴更衣，个人用物消毒后带出；如病人死亡，必须用消毒液做尸体护理；②病室内床旁桌、棉被、床垫、枕芯、家具、地面均需消毒。

四、隔离种类与预防措施

隔离的实施应遵循在"标准预防"的基础上，执行"基于传染源特点切断疾病传播途径的隔离"和"基于保护易感人群的隔离"。

（一）基于传染源特点切断疾病传播途径的隔离预防

基于传染源特点切断疾病传播途径的隔离预防有三类：空气隔离、飞沫隔离和接触隔离。一种疾病可能有多重传播途径时，应在标准预防的基础上，联合运用相应的多重传播途径的隔离与预防。

1. 接触传播的隔离与预防　对确诊或可疑感染了接触传播病原微生物如肠道感染、多重耐药菌感染、皮肤感染、埃博拉出血热等的病人，在进行标准预防的基础上，还应采用接触隔离。

（1）病人的隔离：①病室，应有蓝色隔离标志，并限制人员的出入。传染病病人或可疑传染病病人应安置在单人隔离房间。受条件限制的医院，同种病原体感染的病人可安置于一室。②病人，应限制病人的活动范围。应减少转运，如需要转运时，应采取有效措施，减少对其他病人、医务人员和环境表面的污染。被病人污染的敷料应装袋后进行焚烧处理。

（2）医务人员的防护：①手卫生，接触每个病人前后，离开隔离室前应及时洗手，洗手后保证手不再触摸污染的环境表面。②手套，接触隔离病人的血液、体液、分泌物、排泄物等物质时，应戴手套；离开隔离病室前，接触污染物品后应摘除手套，洗手和（或）手消毒。手上有伤口时应戴双层手套。③隔离衣，进入隔离病室，从事可能污染工作服的操作时，应穿隔离衣；离开病室前，脱下隔离衣，按要求悬挂，每天更换清洗与消毒；或使用一次性隔离衣，用后按医疗废物管理要求进行处置。接触甲类传染病应按要求穿脱防护服，离开病室前，脱去防护服，防护服按医疗废物管理要求进行处置。

2. 空气传播的隔离与预防　是针对已诊断或疑有经空气传播，或具有流行病学意义的病原微生物经由悬浮在空气中的微粒（气溶胶）来传播的疾病预防。经空气传播的疾病，如肺结核、水痘、麻疹等。应在标准预防的基础上，还应采用空气传播的隔离与预防。

（1）病人的隔离：①病室，应有黄色隔离标志，并限制人员的出入，应严格空气消毒。疑似或确诊经空气传播疾病病人宜安置在负压病区（房）中的单人隔离房间，有病人在房间时房间门应保持关闭。受条件限制的医院，确诊的同种病原体感染的病人可安置于同一病室，床间距不小于1.2米。无条件收治时，应尽快转送至有条件收治呼吸道传染病的医疗机构进行收治。对暂不能转出的病人，应安置在通风良好的临时留观病室或空气隔离病室。应制订探视制度，并限制探视人数和时间。②病人，对疑似经空气传播疾病病人发放医用外科口罩，并指导病人正确佩戴，指导病人适时正确实施手卫生。当病人病情允许时，应戴外科口罩，定期更换，其活动宜限制在隔离病室内。限制探视人数和时间。

（2）医务人员的防护：①防护用品的选用，防护用品选用应按照分级防护的原则，具体要求详见表4-4。进入确诊或疑似空气传播疾病病人房间时，应佩戴医用防护口罩或呼吸器；根据暴露级别选戴帽子、手套、护目镜或防护面罩，穿隔离衣。②防护用品的穿脱，应严格按照区域流程，在不同的区域，穿戴不同的防护用品，离开时按要求摘脱，并正确处理使用后物品。确保医用防护口罩在安全区域最后摘脱。③接种疫苗，应根据疫情防控需要，开展工作人员的症状监测，必要时应为高风险人群接种经空气传播疾病疫苗。医疗机构工作人员发生经空气传播疾病职业暴露时，应采用相应的免疫接种和（或）预防用药等措施。④转运时的防护，转运中，工作人员应做好经空气传播疾病的个人防护，转运中避免进行产生气溶胶的操作。

表 4-4　医务人员的分级防护要求

防护级别	使用情况	防护用品									
		外科口罩	医用防护口罩	防护面罩或护目镜	手卫生	乳胶手套	工作服	隔离衣	防护服	工作帽	鞋套
一般防护	普通门（急）诊、普通病房医务人员	+	−	−	+	±	+	−	−	−	−
一级防护	发热门诊与感染疾病科医务人员	+	−	−	+	+	+	+	−	+	−
二级防护	进入疑似或确诊经空气传播疾病病人安置地或为病人提供一般诊疗操作	−	+	±	+	+	+	±★	±★	+	+
三级防护	为疑似或确诊病人进行产生气溶胶操作时	−	+	+	+	+	+	−	+	+	+

注："＋"应穿戴的防护用品，"−"不需穿戴的防护用品，"±"根据工作需要穿戴的防护用品，"±★"为二级防护级别中，根据医疗机构的实际条件，选择穿隔离衣或防护服。

3. 飞沫传播的隔离与预防　已诊断或怀疑是飞沫传播的疾病，以及有重要流行病学意义的病原体经由飞沫传播所采取的措施。飞沫传播的疾病，如百日咳、白喉、流行性感冒、病毒性腮腺炎、流行性脑脊髓膜炎等。在标准预防的基础上，还应采用飞沫传播的隔离预防。

（1）病人的隔离：①病室，应有粉色隔离标志，并限制人员的出入。传染病病人或可疑传染病病人应安置在单人隔离房间。受条件限制的医院，同种病原体感染的病人可安置于一室，但每床间距应不少于 1 米。病人之间、病人与探视者之间相隔空间在 1 米以上，加强通风，房间门可以保持开放。②病人，应限制病人的活动范围。应减少转运，当需要转运时，医务人员应注意防护。病人病情允许时，应戴外科口罩，并定期更换。病人之间、病人与探视者之间相隔距离在 1 米以上，探视者应戴外科口罩。

（2）医务人员的防护：①防护用品选择，与病人近距离（1 米以内）接触，应戴帽子、医用防护口罩；进行可能产生喷溅的诊疗操作时，应戴护目镜或防护面罩，穿防护服；当接触病人及其血液、体液、分泌物、排泄物等物质时应戴手套。②防护用品穿脱，应严格按照区域流程，在不同的区域，穿戴不同的防护用品，离开时按要求摘脱，并正确处理使用后物品。

4. 其他传播途径疾病的隔离与预防　应根据疾病的特性，采取相应的隔离与防护措施。

（二）基于保护易感人群的隔离预防

保护性隔离（protective isolation）也称反向隔离，为防止易感者受周围环境中的微生物感染采用的保护性措施。用于抵抗力低或极易感染的病人，如严重烧伤、早产儿、白血病、脏器移植及免疫缺陷病人、大量使用免疫抑制剂等。主要措施有：

（1）病人的隔离：设专用隔离室，病人住单间病室隔离；未经消毒处理的物品不可带入隔离区；病室内空气、地面、家具等均应严格采用层流消毒或紫外线消毒，并通风换气；探视者应采取相应的隔离措施。

（2）医务人员的防护：凡进入病室内应穿戴灭菌后的隔离衣、帽子、口罩、手套及拖鞋；接触病人前后及护理另一位病人前均应洗手；凡患呼吸道疾病者或咽部带菌者，包括工作人员均应避免接触病人。

五、常用的隔离技术

（一）帽子的使用

帽子主要是为了防止头屑、头发散落，污染无菌物品或清洁物品。戴帽子应遮住全部头发，并保持清洁。离开污染区前将帽子放入特定污物袋内，进行集中处理。以下情况需要戴帽子：进入污染区、清洁环境前，进行无菌操作等。被病人血液、体液污染时要立即更换。布质帽子每次或每天更换清洁。一次性帽子只能一次性使用。帽子（除燕帽）应遮住全部头发。

（二）口罩的使用

【目的】

戴口罩可保护工作人员和病人，防止感染和交叉感染。

【操作步骤】

步骤	相关知识说明
1. 洗手	
2. 选择口罩　选择大小、种类合适口罩	➡ 口罩大小要能罩住口、鼻、下巴。一般诊疗活动，可佩戴一次性医用口罩；手术室工作、护理免疫功能低下病人、进行体腔穿刺等操作时应戴外科口罩；接触经空气传播或近距离接触经飞沫传播的呼吸道传染病病人时，应戴医用防护口罩
3. 口罩的使用 　戴口罩 （1）佩戴 1）将口罩罩住鼻、口及下巴 2）口罩下方带系于颈后，上方带系于头顶中部	➡ 使用时须分清医用外科口罩的内外面，不能反戴；一般鼻夹结构在外面上方
（2）塑形 1）双手指尖放在口罩金属丝上 2）从中间开始，用手指向内按压，并逐步向两侧移动，根据鼻梁形状塑造金属丝（图 4-28）	➡ 不应单手捏金属丝，防止口罩鼻夹处形成死角漏气，降低防护效果 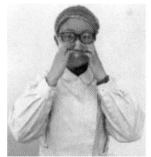 图 4-28　塑形
（3）检查：如为医用防护口罩需要密合性检查。双手完全盖住防护口罩，快速地呼气	➡ 若鼻夹附近有漏气应调整鼻夹，若漏气位于四周，应调整到不漏气为止。使用中的口罩，勿用手去挤压
（4）调整：调整系带的松紧度	
摘口罩	➡ 切记必须在安全区域摘除口罩
（1）洗手	
（2）解带：先解开颈后的系带，再解开头顶中部系带	➡ 手勿接触口罩前面（污染面）
（3）处置：手捏住口罩的系带丢至医疗废物容器内	➡ 医用外科口罩只能一次性使用；口罩潮湿、可疑污染、受到病人血液、体液污染后，应及时更换；口罩不用时，不可悬挂于胸前
（4）洗手	

【注意事项】

（1）口罩大小要能罩住口、鼻、下巴。

（2）一般诊疗活动，可佩戴一次性医用口罩；手术室工作、护理免疫功能低下病人、进行体腔穿刺等操作时应戴外科口罩；接触经空气传播或近距离接触经飞沫传播的呼吸道传染病病人时，应戴医用防护口罩。

（3）医用防护口罩的效能持续应用 6～8 小时，遇污染或潮湿，应及时更换。医用外科口罩只能一次性使用；口罩潮湿、可疑污染、受到病人血液、体液污染后，应及时更换；口罩不用时，不可悬挂于胸前。

（4）每次佩戴医用防护口罩进入工作区域之前，应进行密合性检查。摘除时必须在安全区域。

（三）护目镜、防护面罩的使用

护目镜或防护面罩能防止病人的体液、血液、分泌物等感染性物质喷溅到面部皮肤、黏膜。下列情况应使用护目镜或防护面罩：①在进行诊疗、护理操作，可能发生病人血液、体液、分泌物等喷溅时；②近距离接触经飞沫传播的传染病病人时；③为呼吸道传染病病人进行气管切开、气管插管等近距离操作，可能发生病人血液、体液、分泌物喷溅时，应使用全面型防护面罩。

佩戴护目镜、防护面罩前应检查有无破损，佩戴装置有无松懈。戴上护目镜或防护面罩后，调节舒适度。摘护目镜或面罩时，捏住靠近头部或耳朵的一边摘掉，放入回收或医疗废物容器内。每次使用后应清洁与消毒。

（四）隔离衣的使用

【目的】

用于保护医务人员避免受到血液、体液和其他感染性物质污染，或用于保护病人避免感染。

【操作步骤】

步骤	相关知识说明
1. 评估 病人的病情、治疗、护理、隔离种类、隔离措施、环境	➡ 根据隔离的种类及病人的具体情况确定是否穿隔离衣
2. 准备 （1）护士：衣帽整洁、修剪指甲、洗手（取下手表、衣袖卷至肘上）、戴口罩 （2）用物：隔离衣、隔离衣悬挂架、洗手池设备、皂液、消毒干燥小毛巾或擦手纸、盛用过毛巾的容器、速干手消毒剂 （3）环境：清洁、宽敞	
穿隔离衣	➡ 隔离衣只能在规定区域内穿脱
1. 持衣领	
（1）手持衣领取下隔离衣	➡ 衣领应保持清洁
（2）检查隔离衣（大小是否合适，有无潮湿、破损、污染）	➡ 隔离衣应后开口，大小应能遮盖住全部衣服和外露的皮肤；如有潮湿、破损、污染应立即更换
（3）隔离衣内面朝向自己，衣领两端向外折齐（图 4-29）	➡ 隔离衣的外面勿接触工作服

续表

步骤	相关知识说明

（4）露出肩袖内口

2. 穿衣袖（图 4-30）

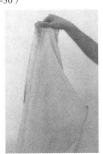

图 4-29 取隔离衣

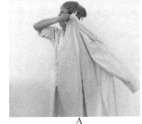

A   B

图 4-30 穿衣袖

（1）一手持衣领，另一手伸入袖内，持衣领手将衣领向上拉，露出另一手

（2）同法穿另一袖

3. 系领扣 两手持衣领，由领子中央顺着边缘向后系好领扣（图 4-31）　　➡ 系领扣时，衣袖勿触及衣领、面部、帽子、口罩

4. 系袖扣 扎好袖扣　　➡ 扎袖口时，手勿触及衣袖内面

5. 系腰带

（1）将隔离衣一边（约在腰下 5cm）处渐向前拉，见到衣襟边缘捏住　　➡ 手不可触及隔离衣内面，隔离衣外面不可触及工作服及皮肤

（2）同法捏住另一侧衣襟边缘

（3）双手在背后将衣边对齐（图 4-32）

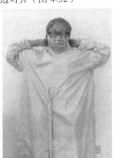

图 4-31 系领扣

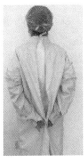

图 4-32 对衣襟

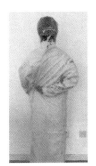

图 4-33 折衣襟

（4）将对齐的衣边向一侧折叠，一手按住折叠处，另一手将腰带拉至背后折叠处（图 4-33）　　➡ 后侧衣边的边缘应对齐，折叠处不要松散

（5）将腰带在背后交叉，回到前面将带子系好，打活结　　➡ 隔离衣后侧下方有衣扣时，应最后扣上

6. 拱手立 双手放于胸前视线范围内　　➡ 只能在规定区域内活动，不得进入清洁区

脱隔离衣

1. 解腰带 解开腰带，在前面打活结　　➡ 隔离衣后侧下方有衣扣时，应先打开

2. 解袖口 解开袖口，将衣袖上拉，将部分衣袖塞入袖祥内，充分暴露双手　　➡ 塞衣袖时，衣袖的外侧只可接触衣袖的外侧，不可接触皮肤和衣袖的内侧

3. 消毒手

（1）洗手

（2）用速干手消毒剂消毒双手　　➡ 避免用污染的手打开水龙头，可用避污纸；避免隔离衣污染水池，或水溅湿隔离衣

4. 解领扣 解开颈后衣扣

5. 脱衣袖　　➡ 注意保持衣领清洁

（1）一手伸入另一侧袖内，拉衣袖内面，拉衣袖过手（图 4-34）　　➡ 手不可触及衣袖外面

续表

步骤	相关知识说明
（2）用衣袖遮盖着的手握住另一只隔离衣袖的外面，拉下袖子	
（3）双手逐渐从袖管中退出，脱下隔离衣	
6. 挂衣钩	
（1）一手握住衣领，将隔离衣衣边对齐，悬挂衣架上（图 4-35）	➡ 若挂在半污染区，清洁面朝外；若挂在污染区，污染面朝外。衣边对齐，勿使污染面暴露于非污染区，或使清洁面暴露于污染区

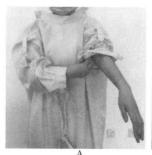 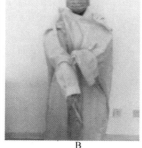

图 4-34 脱衣袖

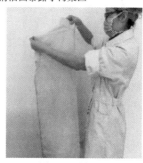

图 4-35 挂衣钩

| （2）不再使用时，将脱下的隔离衣，污染面向内卷折，放入回收袋中 | ➡ 一次性隔离衣，脱时应清洁面向外，衣领及衣边卷至中间弃于医疗废物容器内 |
| 7. 洗手 | |

【注意事项】

（1）穿着隔离衣只能在规定区域内活动，不得进入清洁区。

（2）隔离衣应后开口，大小应能遮盖住全部衣服和外露的皮肤；隔离衣每天更换、清洗与消毒，如有潮湿、破损、污染应立即更换。

（3）穿脱隔离衣时，保持隔离衣的清洁面、衣领，工作人员的面部、帽子、口罩不被污染。

（4）穿好隔离衣后，双臂应在腰以上，视线范围内。

（5）并不是接触所有的病人都需穿隔离衣。下列情况应穿隔离衣：①接触经接触传播的感染性疾病病人时，如传染病病人、多重耐药菌感染病人等；②接触实行保护性隔离病人时，如大面积烧伤病人、骨髓移植病人等；③可能受到病人血液、体液、分泌物、排泄物喷溅时。

（五）防护服的使用

防护服能有效地阻隔微生物、阻挡体液渗透、防止疾病传染。采用 PP（聚丙烯，占总数的 62%）无纺布材料，外覆防护服专用透气膜，透气性强，防静电，不助燃、无毒无刺激性，对皮肤无害。防护服由连帽上衣、裤子组成，可分为连体式结构和分体式结构，袖口、脚踝口采用弹性收口，帽子面部收口及腰部采用弹性收口、拉绳收口或搭扣，穿脱方便，结合部位严密。

下列情况应穿防护服：①临床医务人员在接触甲类或按甲类传染病管理的传染病病人时；②接触经空气传播或飞沫传播的传染病病人，可能受到病人血液、体液、分泌物、排泄物喷溅时。

穿防护服：先穿下衣，再穿上衣，然后戴好帽子，最后拉上拉锁。脱分体防护服：拉开拉链，向上提拉帽子，使帽子脱离头部，脱袖子、上衣，将污染面向里放入医疗废物袋；脱下衣，由上向下边脱边卷，污染面向里，脱下后置于医疗废物袋。脱联体防护服：拉拉链到底；向上提拉帽子，使帽子脱离头部，脱袖子；由上向下边脱边卷，污染面向里，直至全部脱下后放入医疗废物袋内。

注意事项：防护服只限在规定区域内穿脱；穿前应检查防护服有无破损，大小型号是否合适；

发现有渗漏或破损应及时更换；脱时应注意避免污染；医务人员接触多个同类传染病病人时，防护服可连续应用；接触疑似病人，防护服应在每个病人之间进行更换。

（六）鞋套的使用

鞋套应具有良好的防水性能，并一次性应用。从潜在污染区进入污染区时和从缓冲间进入负压病室时应穿鞋套。在规定区域内穿鞋套，离开该区域时应及时脱掉。发现破损应及时更换。

（七）防水围裙的使用

防水围裙分为重复使用的围裙和一次性使用的围裙。在可能受到病人的血液、体液、分泌物及其他污染物质喷溅、进行复用医疗器械清洗时，应穿防水围裙。重复使用的围裙，每班使用后应及时清洗消毒。遇有破损或渗透时，应及时更换。一次性使用围裙应一次性使用，受到明显污染时应及时更换。

（八）避污纸的使用

避污纸是备用的清洁纸片，进行简单隔离操作时，使用避污纸可保持双手或物品不被污染，省去消毒程序。取避污纸，应从上面抓取，保证下面不与手接触，不可掀开撕下。用过的避污纸应弃于污物桶内，集中焚烧处理。

案例 4-1　分析

1. 根据医院感染的概念可知，本次感染是院内感染。原因为消毒液未及时更换，使细菌大量繁殖，手术器械未清洗干净，这是此病例发生医院感染的重要原因。

2. 该病人的住院环境和物品表面消毒应注意：

（1）高频接触的物体表面：如心电监护仪等医疗器械的面板或旋钮表面、听诊器、病人床栏杆和床头桌等，遵循先清洁，再消毒原则；当受到病人的血液、体液等污染时，应先去除污染物，再清洁与消毒。

（2）低度危险医疗器械：尽量专用，并及时消毒处理。床旁心电图机等不能专人专用的医疗器械及物品，需在每次使用后擦拭消毒。

（3）清洁用具：擦拭布巾等宜集中处理；不能集中处置的，也应每天进行清洗消毒，干燥保存。

（4）常用环境和设备消毒方法：有效氯 200～500mg/L 消毒剂擦拭，作用时间 >30 分钟；或 1000mg/L 二氧化氯消毒剂擦拭，作用 30 分钟。

3. 该病人是多重耐药菌株（MDRO）感染，需要在标准预防的基础上执行接触隔离。应采取以下措施：

（1）病人安置，尽量单间安置病人。无单间时，可将相同 MDRO 感染/定植病人安置在同一房间。不应与留置各种管道、有开放伤口或免疫功能低下的病人安置在同一房间。隔离房间或隔离区域应有蓝色隔离标识，并有注意事项提示。

（2）隔离预防措施，隔离房间诊疗用品应专人专用。医务人员对病人实施诊疗护理操作时应采取标准预防，应当将此类病人安排在最后进行。进出隔离房间、接触病人前后应执行手卫生。当执行有产生飞沫的操作时，或接触伤口、溃烂面、黏膜、血液、体液、引流液、分泌物、排泄物时，应使用手套和隔离衣，完成诊疗护理操作后，要及时脱去手套和隔离衣，并进行手卫生。

思　考　题

1. 某院新生儿科 10 天内有 8 名新生儿先后死亡。调查发现：此 8 名患儿都有发热、血小板减少、全身出血、多脏器功能衰竭等全身性感染临床表现，且病情进展都非常迅速。根据细菌培养、各种资料、集中发病的时间、患儿的临床症状进行推测：这可能是一起接触性传播导致的医院感染暴发事件。调查发现：该院的新生儿病区整个病区只有一个洗手间，房间里没有单独的洗手池；洗手池的水龙头是手动的；在进入新生儿科病区的医务人员专用通道里，调查人员也没有发现洗手池或者速干手消毒剂；新生儿病房里还设有 ICU 病区，所有的患儿无论病情轻重都使用同一个洗澡池；洗澡池里保护孩子洗澡的护托一天仅消毒一次。请问：

（1）该感染事件暴发的原因有哪些？

（2）如何进行改进？

2. 病人，男性，13 岁，因"全身皮疹 6 天、发热 2 天"入院。自述 6 天前面颈胸腹部及四肢开始出现皮疹，随后出现咽痛、咳嗽、全身无力，2 天前开始发热，体温最高达 38℃以上，咽痛、咳嗽加重，遂来医院就诊。体格检查：体温为 38.5℃，面色潮热，面颈胸腹及四肢均可见皮疹，皮疹为淡红色斑丘疹，压之不褪色，大小不等，疹间皮肤正常。结膜充血，口腔内可见皮疹。心肺听诊（－）。血液分析示 WBC 总数减少，诊断为"麻疹"。请问：

（1）该病人是院内感染吗？

（2）麻疹的传播途径有哪些？如何做好该病人的隔离？

（李晓环）

第五章 病人的清洁护理

【目标要求】

识记：能正确说出头发护理、口腔护理、会阴部清洁护理的目的、内容与注意事项；能正确复述常用口腔护理溶液及其作用；能准确说出压疮发生的原因、高危人群及易发部位；能正确简述晨晚间护理的目的及内容。

理解：能准确解释压疮、剪切力的概念；能举例说明压疮发生的高危因素及相应的预防措施；能根据压疮特点正确鉴别压疮的临床分期，能比较压疮各期的临床表现，并归纳压疮各期的治疗和护理重点。

运用：能根据不同病情，对病人实施头发护理、口腔护理、皮肤护理、会阴部护理及晨晚间护理；依据不同病情为病人制订压疮的预防和治疗护理措施。

> **案例 5-1 导入**
>
> 病人，女性，68 岁，截瘫，长期卧床。病人发热 7 天，接受抗生素治疗 7 天无效，门诊以"肺部感染"收入院。体检可见口腔内黏膜破溃，创面上附有白色膜状物，拭去附着物可见创面轻微出血。且发现背部、四肢皮肤干燥、有皮屑，表皮有污垢。病人偏好长头发，因油脂分泌过多黏结成缕、打结、有异味。
>
> **问题：**
>
> 1. 病人的清洁卫生出现了哪些问题？
> 2. 针对该病人应该采取哪些护理措施？

清洁卫生良好是个体舒适、安全及健康的重要保证。不良的机体卫生状况会影响个体的生理和心理健康，甚至诱发各种并发症。病人在住院期间，护士应及时评估病人的卫生状况，并根据病人自理能力、卫生需求及个人习惯协助病人进行卫生清洁护理，确保病人清洁和舒适，预防感染和并发症的发生。卫生清洁护理内容包括头发护理、口腔护理、皮肤护理、会阴部护理及晨晚间护理。

第一节 头 发 护 理

头发护理（hair care）是维持病人个体舒适的一项重要护理措施。经常梳理和清洁头发，可及时清除头皮屑和头发中的污垢，保持头发顺洁光滑、易梳理。同时，经常梳头和按摩头皮，可刺激头部血液循环，增进上皮细胞营养，促进头发生长，预防感染发生。健康、清洁、光亮的头发与维持个人美观形象、保持良好心态及增强自信有密切关系。对于病情较重、生活自理能力受限的病人，护士应予以适当协助进行头发护理。

一、头发状况的评估

（一）全身情况及自理能力评估

（1）评估病人的年龄、生命体征、病情及治疗情况，是否存在因疾病或治疗妨碍病人头发清洁的因素。

（2）评估病人的自理能力，有肢体活动受限，有无肌张力减弱或共济失调，判断病人头发护理的完成需部分协助还是完全协助。

（二）头发及头皮状况评估

1. 评估病人的头发状况 观察头发的分布、长度、浓密程度、颜色、韧性与脆性及清洁状况，注意头发有无光泽、发质是否粗糙干燥、尾端有无分叉、有无脱发等现象，头发的生长和脱落与机体营养状况、内分泌状况、遗传因素、压力及某些药物的应用等因素有关。

2. 评估病人的头皮状况 头皮有无头皮屑、擦伤、抓痕、头皮瘙痒及皮疹等情况。

（三）健康指导需求评估

（1）评估病人及家属对有关头发清洁及相关护理知识的了解程度。

（2）评估病人清洁头发护理的习惯、心理状况及合作程度。

二、头发的清洁

（一）床上梳头

【目的】

（1）按摩头发，促进头部血液循环，促进头发的生长和代谢。

（2）去除头皮屑、脱落的头发和污秽，保持头发清洁和整齐，减少感染的机会。

（3）保持病人良好的外观形象，维持病人自尊，增加自信，建立良好的护患关系。

【操作步骤】

步骤	相关知识说明
1. 评估及解释	
（1）评估病人年龄、病情、意识状态、自理能力、合作程度、个人梳洗习惯及头发和头皮状态	
（2）向病人及家属说明目的、方法及配合要点，病人能理解	
（3）征询病人合作意向，病人愿意合作	➡ 体现对病人的尊重
2. 准备	
（1）护士：衣帽整洁，修剪指甲，洗手，戴口罩	
（2）用物：治疗盘内备梳子、治疗巾、纸袋。必要时备发卡、橡皮圈（套）、30%乙醇溶液。治疗盘外备手消毒液。治疗车下层备生活垃圾桶、医用垃圾桶	
（3）环境：宽敞明亮，整洁无异味	
3. 核对 携备齐用物至床旁，核对床号、姓名	➡ 严格查对制度，确认病人，避免差错
4. 摆体位 协助病人取坐位或半坐卧位	➡ 若病人病情较重，可协助取侧卧位或平卧位，头偏向一侧
5. 铺治疗巾 坐位或者半坐卧位病人，铺治疗巾于病人肩上；卧位病人，铺治疗巾于枕上	➡ 避免碎发和头皮屑掉落在枕头或床单上
6. 梳头	
（1）将头发从中间分成两股，护士一手握住一股头发，另外一手拿梳子，由发根逐渐向发梢梳理	➡ 梳头时尽量选用圆钝齿的梳子，以防损伤头皮；如发质较粗或卷发，可选用齿间较宽的梳子
（2）如遇长发或头发打结不易梳理时，应沿发梢向发根方向进行梳理。将头发绕在手指上，用30%乙醇湿润头发打结处，慢慢梳理开	➡ 避免强行用力牵拉，造成疼痛感
7. 编辫子 根据病人习惯或喜好，将长发编成辫子或扎成束	➡ 辫子不宜扎得过紧，以免引起疼痛

续表

步骤	相关知识说明
8. 操作后处理	➡ 将纸袋丢弃于生活垃圾桶内
（1）将脱落的碎发置于纸袋中，撤去治疗巾	➡ 促进病人舒适，保持病室整洁
（2）协助病人取舒适体位，整理床单位	➡ 体现人文关怀，保持良好沟通
（3）询问病人感受及需求，并将床头呼叫器置于病人触手可及的地方，感谢病人配合	
（4）整理用物	➡ 减少致病菌传播
（5）洗手，摘口罩	➡ 利于评价
（6）记录执行时间及护理效果	

【注意事项】

（1）应注意病人的个人喜好，尊重病人的习惯。

（2）对于将头发编成辫的病人，每天至少将发辫松开一次，经梳理后再编好。发辫不可扎得过紧，以免引起疼痛。

（3）梳理头发时，动作要轻柔，不可强行用力牵拉，造成病人疼痛。头发梳理过程中，可用指腹按摩头皮，促进头部血液循环。

【健康教育】

（1）指导病人及其家属选择正确的梳头器具，了解经常梳理头发的重要性及掌握正确梳理头发的方法，促进头部血液循环和头发生长代谢，保持头发清洁和整齐。

（2）维持良好个人形象，保持乐观心情。

（二）床上洗头

根据病人健康状况、体力和年龄，可采用多种方式为病人洗头。身体状况良好的病人，可在浴室内用淋浴的方法洗头；不能淋浴的病人，可协助病人坐于床旁椅上行床边洗头；卧位病人可行床上洗头（shampooing in bed）。洗头时应以确保病人安全、舒适及不影响治疗为原则。洗头频率由个人日常习惯和头发卫生状况决定。对于出汗较多或头发上沾有各种污垢的病人，应适当增加洗头次数。长期卧床病人，应每周洗头一次。有头虱的病人，必须经灭头虱处理后再洗发。目前临床用马蹄形垫、扣杯法或洗头车等洗头方法。

【目的】

（1）去除头皮屑和污秽，清洁头发，减少感染机会。

（2）按摩头皮，刺激头部血液循环，促进头发生长代谢。

（3）促进病人舒适、美观，促进身心健康，建立良好护患关系。

【操作步骤】

步骤	相关知识说明
1. 评估及解释	
（1）评估病人年龄、病情、意识状态、自理能力、合作程度及头发卫生状况	
（2）向病人及家属说明目的、方法及配合要点，病人能理解	
（3）征询病人合作意向，病人愿意合作	➡ 体现对病人的尊重
2. 准备	
（1）护士：衣帽整洁，修剪指甲，洗手，戴口罩	
（2）用物：治疗盘、橡胶马蹄形卷或自制马蹄形垫、水壶（内装有43～45℃热水或按病人习惯调温）、脸盆或污水桶、手消毒液、必要时备电吹风。治疗车下备生活桶、医用垃圾桶。扣杯式洗头法另备搪瓷杯、橡胶管	➡ 治疗盘内备包括：橡胶单、浴巾、毛巾、别针、眼罩或纱布、耳塞或棉球（不吸水棉球为最佳）、量杯、洗发液、木梳
（3）环境：移开床头桌、椅，关好门窗，调节室温至22～26℃	

续表

步骤	相关知识说明
3. 核对　携用物至床旁，核对病人姓名、床号	➡ 确认病人，便于操作
4. 围毛巾　将衣领松开向内折，将毛巾围于颈下，别针固定	
5. 铺橡胶单　铺橡胶单和浴巾于枕上	➡ 保护床单、枕头及盖被不被沾湿
6. 体位	

马蹄形垫床上洗头法

· 协助病人取仰卧位，上半身斜向床边，移枕垫于病人肩下。置马蹄形垫（图 5-1）于病人后颈下，使病人颈枕于马蹄形垫的突起处，头部置于水槽中。马蹄形垫下端置于脸盆或污水桶内

➡ 防止水倒流

➡ 无马蹄形垫者可用自制马蹄形卷（图 5-2）替代

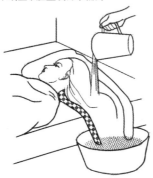

图 5-1　马蹄形垫洗头发

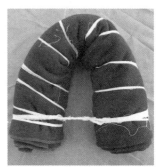

图 5-2　自制马蹄形卷

扣杯式床上洗头法

· 协助病人取仰卧位，枕垫于病人肩下。铺橡胶单和浴巾于病人头部位置。取脸盆一只，盆底放一条毛巾，倒扣搪瓷杯于盆底，杯上垫折成四折并外裹防水薄膜的毛巾（图 5-3）。将病人头部枕于毛巾上，脸盆内置一根橡胶管，下接污水桶

➡ 利用虹吸原理，将污水引入桶内

洗头车床上洗头法

· 协助病人取仰卧位，上半身斜向床边，头部枕于洗头车的头托上，将接水盘置于病人头下（图 5-4）

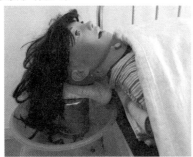

图 5-3　扣杯式洗头

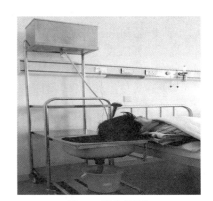

图 5-4　洗头车洗头

7. 保护眼耳　用棉球或耳塞塞好双耳，用纱布或眼罩遮盖双眼

➡ 防止操作中水流入耳部和眼部

8. 洗发

（1）松开头发，先用温水试温，再充分润湿头发

➡ 确保水温适中，询问病人感受，注意观察病人面色及病情变化，以防意外发生

（2）取适量洗发液于掌心，均匀涂遍头发，由发际、耳后至脑后部反复揉搓，同时用指腹轻轻按摩头发

➡ 揉搓力适中，避免用指甲搔抓防止损伤头皮；按摩可促进头部血液循环

（3）一手抬起头部，另一手洗净脑后部头发

（4）温水冲洗头发，边冲边揉，直至冲净

➡ 头发上若残留洗发液，会刺激头发和头皮，使得发质变得干枯

续表

步骤		相关知识说明
9. 擦干头发 解下颈部毛巾，洗净面部及耳部，擦去头发水分。取下眼部的纱布或眼罩和耳内的棉球或耳塞。用毛巾包头发，擦干面部	➡	及时擦干，避免病人着凉
10. 操作后处理		
（1）撤去洗发用物，将枕移向床头，协助病人取舒适体位		
（2）解下包头毛巾，用浴巾擦干头发，用梳子梳理整齐。用电吹风吹干头发，梳理成型		
（3）协助病人取舒适卧位，整理床单位	➡	确保病人舒适、整洁
（4）询问病人感受及需求，并将床头呼叫器置于病人触手可及的地方，感谢病人配合		
（5）整理用物、洗手、记录	➡	减少致病菌传播；记录时间及护理效果

【注意事项】

（1）护士为病人洗头时，应运用人体力学原理，身体尽量靠近床边，保持良好姿势，避免疲劳。

（2）洗头过程中，应询问病人感受，注意观察病人的病情变化，如面色、脉搏及呼吸的改变，如发现病人出现异常，应停止操作。

（3）病情危重和极度衰弱病人不宜洗发。

（4）洗发时间不宜过久，避免引起病人头部充血或疲劳不适。

（5）操作过程中注意控制室温和水温，防止打湿衣物和床铺，避免病人着凉。

（6）操作过程中注意保持病人舒适体位，保护伤口及各种管路，防止水流入耳和眼内。

【健康教育】

（1）告知病人经常清洁头发的意义，保持头发卫生。经常洗头还可以促进头部血液循环和头发生长，并能保持良好的外观形象，增强自信。

（2）指导病人家属掌握卧床病人洗头的知识和技能。

（3）指导病人及其家属养成定期洗发的卫生习惯，选择合适的洗发、护发产品。

（三）灭头虱、虮法

虱子是一类体形很小的寄生昆虫，根据寄生部位的不同，可分为头虱、体虱和阴虱。头虱生长于头发和头皮，呈卵圆形，浅灰色。其卵外观似头屑，实为固态颗粒，紧黏于头发，不易去掉。虱的产生与卫生条件差、环境拥挤或接触感染者有关，可通过衣物、床单、梳子及刷子等传播。虱寄生于人体后导致皮肤瘙痒，抓伤后可导致感染，同时还可传播疾病，如流行性斑疹伤寒、回归热等，若发现病人感染虱、虮，应立即采取消灭虱、虮的措施。

1. 常用灭虱、虮药液

（1）30%含酸百部酊剂：取百部30g放入瓶中，加50%乙醇溶液100ml，再加入纯乙醇1ml，盖严，48小时后方可使用。

（2）30%百部含酸煎剂：取百部30g，加水500ml煎煮30分钟，以双层纱布过滤，将药液挤出，将药渣再加水500ml煎煮30分钟，再以双层纱布过滤，挤出药液。将两次药液合并浓缩至100ml，冷却后加入纯乙醇1ml或食醋30ml即可。

2. 操作要点

（1）在灭头虱、虮的时，护士穿隔离衣、戴口罩、戴手套按病人洗头法做准备。将病人头发分成若干小股，用纱布蘸灭虱药液，按顺序擦遍头发，并反复揉搓10分钟，使之浸透全部头发，其目的是彻底发挥灭虱药的作用。

（2）戴帽子包住头发24小时，避免药液挥发，保证灭虱药果。

（3）灭虱完毕，协助病人更换衣裤、被服，将污衣裤和被服放入布口袋内，扎好袋口，按隔离原则处理，防止虱、虮的传播。除去篦子上的棉花，用火焚烧，将梳子和篦子消毒后用刷子刷净，彻底消灭虱、虮。

3. 注意事项

（1）操作中应注意防止药液溅入病人面部及眼部。

（2）用药过程中注意观察病人局部及全身反应。

（3）护士在操作过程中，严格执行消毒隔离制度，注意保护自己，防止受传染。

> **案例 5-1　临床资料 1**
>
> 病人长发，黏结成缕、打结、有异味，并且在发梢末端出现分叉现象。

第二节　口　腔　护　理

口腔具有摄取、咀嚼、吞咽、发音、味觉、消化、辅助呼吸等重要功能。口腔出现问题会出现个体食欲下降、营养物质消化和吸收不良、局部疼痛，甚至引发全身性疾病；牙齿破损、缺失或不洁会影响个体自我形象与自尊；口腔异味会在社会交往给个体带来消极影响。因此，良好的口腔卫生可以促进机体的健康和舒适，对个体维护自尊、保持正常的沟通至关重要。

口腔中经常存在非致病菌群和（或）致病菌群，口腔的温度、湿度及食物残渣适宜微生物生长繁殖。因此，口腔是病原微生物侵入人体的主要途径之一。处于健康状态时，个体机体抵抗力较强，且通过饮水、进食、漱口、刷牙等活动可减少或清除微生物，故不会引起口腔异常问题的发生。但当个体处于疾病状态时，机体抵抗力降低，并可能伴有进食或饮水障碍造成的自我口腔清洁能力下降，导致口腔内致病菌大量繁殖，引起口腔局部炎症和溃疡等疾病。长期应用抗生素和激素的病人，容易出现真菌感染。因此，护士应认真评估病人的口腔卫生状况，根据病人的病情及自理能力，协助完成口腔护理（oral cavity care），指导病人重视并掌握正确的口腔清洁技术。

一、口腔状况的评估

保持良好的口腔卫生，建立良好的生活方式和卫生习惯，对预防或减少口腔疾病尤为重要。护士对口腔状况进行评估，可以确定病人现存或潜在的口腔卫生问题，以制订护理计划并提供恰当的护理措施。

（一）口腔卫生及清洁状况

评估病人口腔卫生状况包括口唇、口腔黏膜、牙龈、牙齿、舌、腭、唾液及口腔气味等。存在特殊口腔问题的病人如佩戴义齿者，应先评估义齿佩戴是否合适，有无连接过紧或过松现象。取下义齿检查表面有无破损、碎裂等，观察义齿内套有无结石、食物残渣、牙斑等。若病人因口腔或口腔附近的治疗、手术等带有特殊装置或管道，应注意评估其佩带状况，对口腔功能的影响及是否存在危险因素。此外，评估病人口腔清洁状况和日常习惯，如刷牙、漱口或清洁义齿的方法、次数及清洁程度等。

（二）全身状况及自理能力

评估病人全身状况包括年龄、性别、生命体征、精神、意识状况、治疗情况等。评估病人对口腔清洁的自理程度，判断需要部分协助还是完全协助。对于有自我照顾能力的病人，鼓励其发挥自身潜能，减少对他人的依赖，不断增强自我照顾能力；对于记忆功能减退或丧失的病人，护士应给予提醒或指导其完成口腔清洁活动；对于高热、昏迷或完全没有自我照顾能力的病人，护士应做好病人的口腔清洁护理。

（三）对口腔卫生保健知识的了解程度

评估病人对保持口腔卫生的重要性、影响口腔卫生的因素，以及预防口腔疾病等相关知识的了解程度和对清洁口腔的正确方法的认识、掌握程度，如刷牙方法、口腔清洁用具的选用、牙线使用方法及义齿的护理等。

在为病人进行口腔护理前，应对病人的口腔卫生及清洁状况、自理能力及口腔卫生健康知识水平进行全面评估。具体评估内容，可采用口腔护理评估表（表 5-1），将每项状况分为好、一般和差，分别记为 1 分、2 分和 3 分。总分为各项分值之和，分值范围为 12～36 分。分值越高，表明病人口腔卫生状况越差，提醒必须加强口腔卫生护理。

表 5-1 口腔护理评估表

部位 \ 分值	1分	2分	3分
唇	润滑，质软，无裂口	干燥，有少量痂皮，有裂口，有出血倾向	干燥，有大量痂皮，有裂口，有分泌物，易出血
黏膜	湿润，完整	干燥，完整	干燥，黏膜破损或有溃疡面
牙龈	无出血及萎缩	轻微萎缩，出血	有萎缩，容易出血、肿胀
牙垢/牙石	无牙垢或有少许牙石	有少量至中量牙垢或中量牙石	大量牙垢或牙石
牙/义齿	无龋齿，义齿合适	无龋齿，义齿不合适	有许多空洞，有裂缝，义齿不合适，齿间流脓液
舌	湿润，少量舌苔	干燥，有中量舌苔	干燥，有大量舌苔或覆盖黄色舌苔
腭	湿润，无或有少量碎屑	干燥，有少量或中量碎屑	干燥，有大量碎屑
气味	无味或有味	有难闻气味	有刺鼻气味
唾液	中量，透明	少量或量过多	半透明或黏稠
损伤	无	唇有损伤	口腔内有损伤
自理能力	完全自理	部分依赖	完全依赖
健康知识	大部分知识来自于实践，刷牙有效，使用牙线清洁牙齿	有些错误观念，刷牙有效，未使用牙线清洁牙齿	有许多错误观念，很少清洁口腔，刷牙无效，未使用牙线清洁牙齿

二、口腔的清洁护理

（一）口腔卫生指导

为提高口腔健康水平，必须对病人强调口腔卫生的重要性，定时检查病人口腔卫生状况，指导病人养成良好的口腔卫生习惯。对病人口腔卫生给予如下指导。

1. 正确选择和使用口腔清洁用具 牙刷是清洁口腔的必备工具，选择合适的牙刷十分重要。尽量选用刷头较小且表面平滑、刷柄扁平而直、刷毛质地柔软且疏密适宜的尼龙刷毛牙刷。刷头较小，牙刷在口腔内扭转灵活，可保证刷牙时可触及牙齿各个部位。尼龙刷毛软硬度和弹性适中，耐磨性强，对牙齿的清洁和按摩作用较好，不会损伤牙龈。不可使用已磨损的牙刷或硬毛牙刷，易导致牙齿磨损及牙龈损伤，且清洁效果欠佳。牙刷在使用间隔应保持清洁、干燥，至少每隔 3 个月更换 1 次。牙膏应选用无腐蚀性的，防止损伤牙齿。含氟牙膏具有抑菌和保护牙齿的作用，可推荐使用。药物牙膏可抑制细菌生长，具有预防龋齿、治疗牙周病或牙齿过敏的作用，可根据需要选择使用。

2. 采用正确的刷牙方法 刷牙是保持口腔清洁的一种重要方法。通过刷牙可清除食物残渣，有效减少牙齿表面与牙龈边缘的牙菌斑，减少口腔内致病菌的数量，而且具有按摩牙龈的作用，有助于增强组织抗病能力。刷牙通常于晨起和就寝前进行，每次餐后也建议刷牙，每次刷牙不少于 3

分钟。目前提倡的刷牙方法有颤动法和竖刷法。

（1）颤动刷牙法：颤动法刷牙时，牙刷毛面与牙齿成 45°，刷头指向牙龈方向，使刷毛进入龈沟和相邻牙缝内，做短距离的快速环形颤动。每次只刷 2～3 颗牙齿，刷完一个部位后再刷相邻部位。刷前排牙齿内面时，可用牙刷毛面的顶部环形颤动方式刷洗；刷牙齿咬合面时，将刷毛压在咬合面上，使毛端深入裂沟区做短距离的前后来后颤动。

（2）竖刷法：是将牙刷刷毛末端置于牙龈和牙冠交界处，沿牙齿方向轻微加压，并顺牙缝纵向刷洗（图 5-5A、B、C）。需要注意的是，避免采用横刷法，即刷牙时做左右方向拉锯式动作，此法可损害牙体与牙周组织。

刷完牙齿后再由内向外刷洗舌面。当协助病人刷牙时，可指导其伸出舌头，握紧牙刷并与舌面成直角（图 5-5D），用较小力量先刷向舌面尖端，再刷舌的两侧面。之后嘱病人彻底漱口，清除口腔内的残余食物碎屑和牙膏。必要时重复刷洗和漱口，直至口腔完全清洁。之后用清水洗净牙刷，甩去多余水分后控干，待用。

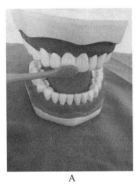 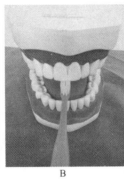 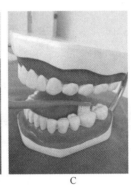 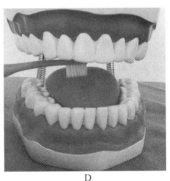

A　　　　　　　B　　　　　　　C　　　　　　　D

图 5-5　竖刷法

3. 正确使用牙线　牙线（dental floss）是清洁口腔的另一种有效工具，材料多为尼龙线、丝线及涤纶线。若刷牙不能彻底清除牙齿周围的牙菌斑和食物碎屑，可使用牙线清除牙间隙食物残渣，去除齿间牙菌斑，预防牙周病。建议每日使用牙线剔牙两次，餐后立即进行。

具体操作方法是将牙线两端分别缠于双手示指或中指，以拉锯式将其嵌入牙间隙。先使其呈 "C" 形，滑动牙线至牙龈边缘，再绷直牙线，沿一侧牙面前后移动牙线以清洁牙齿侧面，然后用力弹出，再换另一侧，同法。反复数次直至牙面清洁或将嵌塞食物残渣清除。使用牙线后，需要彻底漱口以清除口腔内的碎屑。操作中注意对牙齿侧面施力要轻柔，切忌将牙线猛力下压，避免损伤牙龈。

（二）义齿的清洁护理

当各种原因造成牙齿缺失时，应合理佩戴义齿（denture），以促进食物咀嚼，便于交谈，维持良好的面部外形和正常的口腔功能。日间佩戴义齿，因其会集聚食物碎屑、牙菌斑及牙石，故应在餐后取下义齿进行清洗，其清洗方法与刷牙相同。夜间休息时，应将义齿取下，使牙龈得到充分休息，防止细菌繁殖，并按摩牙龈。取下的义齿应浸没于贴有标签的冷水杯中，每日换水一次。注意勿将义齿浸没于热水或乙醇中，以免变色、变形及老化。当病人不能自行清洁口腔时，护士应协助病人完成义齿的清洁护理。操作时护士戴好手套，取下义齿，清洁义齿并进行口腔护理。佩戴义齿前，护士应协助病人进行口腔清洁，并保持义齿湿润以减少摩擦。

（三）特殊口腔护理

特殊口腔护理（special oral care）是一种根据病人病情和口腔情况，选用适合的口腔护理液体，采用特殊的护理技术，为病人清洁口腔的方法。对于高热、昏迷、危重、禁食、鼻饲、口腔疾病、术后及生活不能自理的病人，护士应遵医嘱给予特殊口腔护理，一般每日 2～3 次。可根据病人病情需要和主观意愿，酌情增加次数。

【目的】

（1）保持口腔清洁、湿润，预防口腔感染等并发症。

（2）预防或减轻口腔异味，清除牙垢，增进食欲，确保病人舒适。

（3）评估口腔内黏膜、舌苔及牙龈等的变化，提供病人病情动态变化的信息。

【操作步骤】

步骤	相关知识说明
1. 评估及解释	
（1）评估病人年龄、病情、意识状态、自理能力、合作程度、有无活动义齿及口腔卫生状况	
（2）向病人及家属说明目的、方法及配合要点，病人能理解	➡ 体现对病人的尊重
（3）征询清醒病人合作意向，病人愿意合作	
2. 准备	
（1）护士：衣帽整洁，修剪指甲，洗手、戴口罩	
（2）用物：治疗盘内备口腔护理包、棉签、液状石蜡、手电筒、纱布数块、治疗巾、水杯、漱口液、手消毒液。治疗车下层备生活垃圾桶、医疗垃圾桶。必要时备开口器和口腔外用药	➡ 口腔护理包（图 5-6）：治疗碗（内盛无菌棉球）、吸水管、弯盘、镊子、止血钳、压舌板 ➡ 常用漱口液（表 5-2）；常用口腔外用药，如口腔溃疡膏、西瓜霜、维生素 B_2 粉末、锡类散等
（3）环境：宽敞，光线充足	
3. 核对　携用物至病人床旁，核对病人床号和姓名	➡ 确认病人，便于操作
4. 体位　协助病人侧卧位或仰卧位，头偏向一侧，面向护士	➡ 利于口腔分泌物及多余水分流出，防止反流造成误吸
5. 铺巾置盘　铺治疗巾于病人颈下，放置弯盘于病人口角旁	➡ 防止床单、枕头及病人衣物被浸湿
6. 湿润口唇　用棉签蘸水湿润口唇	➡ 防止口唇干裂者直接张口时破裂出血
7. 漱口　协助病人用吸水管吸水漱口	➡ 昏迷或不能合作的病人严禁漱口，以免发生意外
8. 口腔评估　嘱病人张口，护士一手持手电筒，一手持压舌板观察口腔情况。昏迷病人或牙关紧闭者可用开口器协助张口	➡ 便于全面观察口腔内状况（溃疡、出血点及特殊气味等） ➡ 开口器应从臼齿处放入，牙关紧闭者不可使用暴力使其张口，以免造成损伤 ➡ 有活动义齿者，取下义齿并用冷水刷洗，浸于冷水中备用
9. 按顺序擦拭　倒漱口液，湿润并清点棉球数量，用弯止血钳夹取含有无菌溶液的棉球，拧干棉球	➡ 棉球应包裹止血钳尖端，防止钳端直接触及口腔黏膜和牙龈
（1）嘱病人咬合上、下齿，用压舌板轻轻撑开左侧颊部，擦洗左侧牙齿的外面。沿纵向擦洗牙齿，按顺序由磨牙向切牙方向擦洗。同法擦洗右侧牙齿的外侧	➡ 每次更换一个棉球，一个棉球擦洗一个部位
（2）嘱病人张开上、下齿，擦洗牙齿左上内侧面、左上咬合面、左下内侧面、左下咬合面，弧形擦洗左侧颊部（图 5-7）。同法擦洗右侧牙齿	➡ 擦洗过程中动作应轻柔，特别是对凝血功能障碍的病人，应防止碰伤黏膜和牙龈

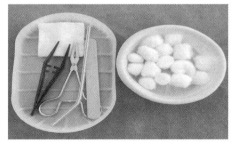

图 5-6　一次性口腔护理包

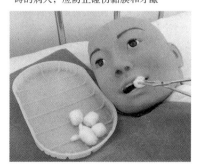

图 5-7　擦洗清醒病人口腔

续表

步骤		相关知识说明
（3）擦洗舌面、舌下（从内侧向外侧纵向擦洗）及硬腭部	➡	勿过深，以免触碰及咽部引起恶心
（4）擦洗完毕，再次清点棉球数量		
10. 再次漱口 协助病人用吸水管吸水漱口，将漱口水吐入弯盘，纱布擦净口唇	➡	保持口腔清爽，有义齿的协助病人佩戴义齿
11. 再次评估口腔状况	➡	确定口腔清洁是否有效
12. 润唇 口唇涂抹液状石蜡或润唇膏，酌情涂药	➡	防止口唇干燥、破裂；如有口腔黏膜溃疡，可局部涂抹口腔溃疡药膏
13. 操作后处理		
（1）撤去弯盘及治疗巾，再次核对并清点棉球数量，脱手套	➡	避免棉球遗留在口腔
（2）协助病人取舒适卧位，整理床单位	➡	确保病人舒适、安全
（3）询问病人感受及需求，并将床头呼叫器置于病人触手可及的地方，感谢病人配合	➡	体现人文关怀
（4）整理用物、洗手、记录	➡	减少致病菌传播
	➡	记录口腔卫生状况及护理效果

表 5-2 口腔护理常用溶液

名称	浓度	作用及适用范围
生理盐水	—	清洁口腔，预防感染
复方硼酸溶液（朵贝尔溶液）	—	轻度抑菌、除臭
过氧化氢溶液	1%～3%	防腐除臭，适用于口腔感染有溃烂、坏死组织者
碳酸氢钠溶液	1%～4%	属碱性溶液，适用于真菌感染
氯己定溶液（洗必泰溶液）	0.02%	清洁口腔，广谱抗菌
呋喃西林溶液	0.02%	清洁口腔，广谱抗菌
醋酸溶液	0.1%	适用于铜绿假单胞菌感染
硼酸溶液	2%～3%	酸性防腐溶液，有抑制细菌作用
甲硝唑溶液	0.08%	适用于厌氧菌感染

【注意事项】
（1）昏迷病人禁止漱口，以免引起误吸。
（2）使用的棉球不可过湿，以不能挤出液体为宜，防止因水分过多造成误吸。
（3）一个棉球只能擦洗一个部位，擦洗时注意夹紧棉球勿将其遗留在口腔内。
（4）观察口腔时，对长期使用抗生素和激素的病人，应注意观察口腔内有无真菌感染。
（5）传染病病人的用物需按消毒隔离原则进行处理。

【健康教育】
（1）向病人及其家属解释保持口腔卫生的重要性。
（2）介绍口腔护理的相关知识，并根据病人存在的问题进行有针对性的指导。

案例 5-1 临床资料 2
　　病人口腔内黏膜破溃，创面上附有白色膜状物，拭去附着物可见创面轻微出血，并且口腔有严重的异味。

第三节 皮 肤 护 理

　　皮肤是人体最大的器官，覆盖在人体表面，由表皮、真皮及皮下组织组成。皮肤的附属器还包括毛发、皮脂腺、汗腺和指（趾）甲等。完整的皮肤有天然的屏障作用，可避免微生物侵入人体。并且皮肤还具有调节体温、感觉、吸收、分泌及排泄等功能。

皮肤的新陈代谢迅速，其代谢产物如皮脂、汗液及脱落的表皮碎屑等，能与外界尘埃和微生物结合形成污垢，黏附于皮肤表面，如不及时清除，可刺激皮肤，降低皮肤抵抗力，以致破坏其防御屏障作用，成为微生物入侵的通道，导致各种感染。定期进行皮肤护理，有助于保持身体清洁，增强皮肤的排泄功能，达到预防感染和压疮等并发症发生的目的。

一、皮肤状况的评估

健康的皮肤是温暖、柔软、不干燥、不油腻，肤色自然，无肿块，无丘疹和其他疾病表现。对冷、热、触摸和针刺等感觉良好。护士可通过视诊和触诊评估病人皮肤的色泽、温度、柔软性、厚度、弹性及完整性。目的是确认病人现存或潜在的皮肤问题，以提供恰当的护理措施，从而预防或减少皮肤问题的发生。

（一）颜色

身体的不同部位或身体的同一部位因姿势和环境因素的影响，皮肤颜色会存在差异。临床上异常的皮肤颜色多与疾病有关，常见的异常皮肤颜色包括：

1. 苍白　由于血红蛋白减少所致，主要见于休克或贫血病人。

2. 发红　由于毛细血管扩张充血，红细胞含量增多所致。主要见于大叶性肺炎、肺结核及伤寒等发热性疾病。

3. 发绀　口唇、耳廓、面颊和肢端等皮肤黏膜呈青紫色，由于单位容积血液中还原血红蛋白量增高所致。轻轻按压皮肤，使皮肤呈苍白色，除去压力后观察颜色的恢复情况。正常情况下，皮肤颜色应在1秒内恢复。发绀情况下，受压处皮肤颜色首先从边缘处恢复，恢复速度较正常皮肤慢。

4. 黄疸　皮肤、黏膜发黄，是由于血中胆红素浓度增高所致。常见于胆道阻塞等疾病。

5. 色素沉着　由于皮肤基底层黑色素增多而导致局部或全身皮肤色泽加深。

（二）温度

皮肤温度有赖于真皮层的血液循环量，常可提示局部炎症或循环异常。如局部炎症时，循环血量增多，局部皮温升高；休克时，末梢循环差，皮温降低。

（三）柔软性和厚度

皮肤含水量、皮下脂肪量及皮肤水肿等因素影响皮肤的柔软性。皮肤厚度与年龄、性别及身体部位等因素有关。如老年人皮肤则较婴儿皮肤干燥、粗糙；男性皮肤较女性皮肤厚；手掌、脚掌皮肤较厚，而眼睑、大腿内侧皮肤则较薄。

（四）弹性

检查皮肤弹性时可从前臂内侧提起少量皮肤，放松时如果皮肤很快复原，表明皮肤弹性良好。反之，表明皮肤弹性较差。一般老年人、脱水病人及液体及食物摄入不足时，皮肤会出现干燥、松弛、弹性较差。

（五）完整性

检查病人皮肤有无破损及损伤的状况，如皮肤损伤部位、损伤范围等。应仔细观察病人皮肤有无斑点、丘疹、水疱或硬结。

（六）感觉

通过触诊评估病人皮肤的感觉功能。用适度的压力触摸病人皮肤，询问病人皮肤的感觉，并嘱病人描述对护士手指温度的感受。若对温度、压力及触摸存在感觉障碍，表明病人皮肤有广泛的或局限性损伤。皮肤有瘙痒感，表明皮肤干燥或有过敏情况。

（七）清洁度

通过嗅病人体味或观察病人皮肤的湿润、污垢及皮脂情况来评估皮肤清洁度。

评估中应注意不易触及的皮肤隐匿部位，如女性乳房下部及会阴部、男性阴囊部位。对存在营养不良、供血不足、感觉功能障碍及肢体活动障碍的病人，应加强其皮肤评估。对发现的皮肤问题，应及时进行皮肤护理，向病人解释并指导其学习相关皮肤护理技术。

二、皮肤的清洁

（一）皮肤清洁卫生指导

1. 采用合理的清洁方法　皮肤清洁是将积聚于皮肤上的污垢、油脂、汗液、死亡的表皮细胞及部分细胞清除干净，达到保持皮肤卫生的目的。护理人员应指导病人经常沐浴。同时，沐浴有助于促进皮肤的新陈代谢和血液循环，为皮肤供应更多营养物质和血液。沐浴还可改善外表形象和增加自信，使个体身心愉悦。特别是出汗较多的病人，经常沐浴可以保持皮肤干燥，避免因皮肤潮湿而致的皮肤破损。但对于皮肤干燥的病人，应酌情减少沐浴次数。

根据病人的活动能力、健康状况和个人习惯等，选择适合病人的沐浴方法。对于有自理能力的病人应鼓励自行沐浴；全身状况良好者，可行淋浴或盆浴；对于活动受限的病人可采用床上擦浴；妊娠 7 个月以上的孕妇禁止盆浴；传染病病人应根据病情和隔离原则进行沐浴；对意识障碍或认知障碍的病人，护士在为其提供皮肤护理时应注意皮肤状况的评估。

2. 洗浴应遵循的原则

（1）保护病人隐私：关闭门窗、拉上隔帘或屏风遮挡。进行擦浴时，对非擦洗部位进行适当遮盖，避免过多暴露病人身体。

（2）保证病人安全：沐浴区域应配备必要的防滑设施，如防滑地面、扶手等；在临时离开病室时，应将呼叫器放于病人易取的位置。

（3）注意保暖：调节好适宜的室温，避免空气对流。皮肤潮湿时，空气对流易导致热量大量散失。

（4）提高病人自理能力：鼓励病人尽量参与沐浴过程，以达到锻炼的目的。护士应站在病人身后，需要时护士再给予协助，以保证安全。

（5）做好沐浴后准备：为病人准备好合适的清洁剂和护肤品，将病人换洗的清洁衣服置于床旁或浴室内。

3. 正确选择清洁剂　皮肤清洁剂为皮肤清洁护理的重要工具之一，可以去除积聚于皮肤上的污垢、油脂、汗液、死亡的表皮细胞及部分细胞。常用的皮肤清洁剂包括三类：皂类清洁剂、合成皮肤清洁剂和抗菌清洁剂。根据病人的皮肤状况、个人喜好及清洁剂的性质、使用目的和效果选择正确的洗浴用品和护肤用品。对于皮肤干燥、有损伤者、易过敏者，应尽量避免使用皂类清洁剂。合成皮肤清洁剂，其性质温和，刺激性较皂类清洁剂明显减小，如洗面奶、润肤乳、沐浴露等。抗菌清洁剂含有抑菌成分，清洁皮肤的同时还可治疗皮肤感染。

理想的皮肤清洁剂在具备清洁功能的同时，应无刺激性、不损坏皮肤。对于不适宜使用的清洁剂需向病人解释清楚原因，劝阻病人使用，取得病人理解。

（二）淋浴或盆浴

病情较轻，全身状况较好，能够自行完成洗浴的病人鼓励其采用淋浴或盆浴（shower and tub bath）。根据病情的需要和病人的喜好选择适当的洗浴方式，确定洗浴时间和洗浴频率，并根据病人自理能力适当予以协助。

【目的】

（1）去除皮肤污垢，保持皮肤清洁，促进康复。

（2）促进皮肤血液循环，增强皮肤新陈代谢，预防感染和压疮等并发症发生。

（3）促进病人身心舒适，增加病人活动机会。

（4）为护士观察病人皮肤状况，了解病情提供良好的机会。

【操作步骤】

步骤	相关知识说明
1. 评估及解释	
（1）评估病人年龄、病情、意识状态、自理能力、合作程度、皮肤情况及日常沐浴习惯	
（2）向病人及家属说明目的、方法及配合要点，病人能理解	
（3）征询病人合作意向，病人愿意合作	➡ 体现对病人的尊重
2. 准备	
（1）护士：衣帽整洁、修剪指甲，洗手，戴口罩	
（2）用物：脸盆、毛巾、浴巾、浴皂（根据皮肤情况选择酸、碱度适宜的浴皂或浴液）、洗发液、清洁衣裤、拖鞋、手消毒液。治疗车下层备生活垃圾桶、医用垃圾桶	
（3）环境：调节室温至 22℃以上，水温保持在 42～46℃，也可按病人习惯调节	
3. 备物 检查浴盆或浴室是否清洁，浴室放置防滑垫。协助病人准备洗浴用品和护肤用品。将用物放于浴盆或浴室内易取处	➡ 防止致病菌传播；防止病人在取用物时发生意外跌倒
4. 指导 协助病人穿好浴衣和防滑拖鞋进入浴室。指导病人调节冷、热水开关及使用浴室紧急呼叫器。嘱病人进、出浴室时扶好安全把手。浴室勿锁门，将"正在使用"标记挂于浴室门外	➡ 避免病人受凉或意外烫伤 ➡ 防止病人意外滑倒；发生意外时护士能及时入内救助 ➡ 在确保安全的前提下，保护病人隐私
5. 沐浴 病人沐浴时，护士应在可呼唤到的地方，并每隔 5 分钟检查病人的情况，注意观察病人在沐浴过程中反应	➡ 必要时可在旁守护，防止病人发生意外，确保病人安全 ➡ 当病人使用呼叫器时，护士应先敲门再进入浴室，以保护病人隐私
6. 操作后处理	
（1）如病人采用盆浴，应根据情况协助病人移出浴盆，帮助病人擦干皮肤	➡ 浴盆浸泡时间不应超过 20 分钟，浸泡过久易导致疲倦
（2）根据情况协助病人穿好清洁衣裤和拖鞋。协助病人回病室，取舒适卧位	
（3）询问病人感受及需求，并将床头呼叫器置于病人触手可及的地方，感谢病人配合	➡ 保暖，避免病人受凉；促进病人身体放松
（4）清洁浴盆或浴室，将用物放回原处。将"未用"标记挂于浴室门外	➡ 防止致病菌通过潮湿物品传播
（5）整理用物，洗手	➡ 减少致病菌传播
（6）记录执行时间及护理效果	➡ 利于评价

【注意事项】

（1）沐浴应在进食 1 小时后进行，以免影响消化功能。

（2）向病人解释呼叫器的使用方法，嘱病人如在沐浴过程中感到虚弱无力、眩晕，应立即呼叫帮助。

（3）注意沐浴时间，要适宜不可过长，防止病人受凉、烫伤。

（4）若遇到病人发生晕厥，应立即将病人抬出、平卧并保暖，通知医生并配合处理。

【健康教育】

（1）指导病人养成良好的皮肤卫生习惯，经常检查皮肤卫生情况，确定沐浴的次数和方法。

（2）正确选择洗浴用品和护肤用品。

（3）指导病人沐浴时预防意外跌倒和晕厥的方法。

（三）床上擦浴

床上擦浴（bed bath）适用于病情较重、长期卧床、制动或活动受限（如使用石膏、牵引）及身体衰弱而无法自行沐浴的病人。

【目的】

目的同淋浴和盆浴。观察病人一般情况，活动肢体，防止肌肉挛缩和关节僵硬等并发症发生。

【操作步骤】

步骤	相关知识说明
1. 评估及解释	
（1）评估病人年龄、病情、意识状态、自理能力、合作程度及皮肤卫生状况	
（2）向病人及家属说明目的、方法及配合要点，病人能理解	
（3）征询病人合作意向，病人愿意合作	➡ 体现对病人的尊重
2. 准备	
（1）护士：衣帽整洁，修剪指甲，洗手，戴口罩	
（2）用物：治疗盘、脸盆2个、水桶2个（一桶盛热水，并按年龄、季节和个人习惯减水温；另外一桶用于接盛污水）、清洁衣裤和被服、手消毒液。另备便盆、便盆巾和屏风。治疗车下层备生活垃圾桶、医用垃圾桶	➡ 治疗盘：浴巾2条、毛巾2条、浴皂、小剪刀、木梳、浴毯、按摩油/乳/膏、护肤用品（润肤剂、爽身粉）
（3）环境：调节室温在24℃以上，关好门窗，拉上窗帘或使用屏风遮挡	➡ 避免病人受凉；保护病人隐私
3. 核对　携用物至病人床旁。核对病人并询问病人有无特殊用物需求	➡ 确认病人，便于操作
4. 按需要给予便器	➡ 温水擦洗时易引起病人排尿和排便反射
5. 体位　协助病人移近护士，取舒适卧位	➡ 避免操作中护士身体过度伸展，减少肌肉紧张和疲劳
6. 盖浴毯　根据病人病情放平床头及床尾支架，移去盖被至床尾，用浴毯遮盖病人	➡ 移去盖被，防止洗浴时弄脏或浸湿盖被
7. 备水　备好脸盆和浴皂，置于床旁桌上，倒入温水约2/3满	➡ 温水可促进病人身体舒适和肌肉放松
8. 擦洗	
（1）面部和颈部	
1）取浴巾两条，一条铺于病人枕上，另一条浴巾盖于病人胸部。另取一条毛巾包于护士手上，叠成手套状，放入水中，彻底浸湿	➡ 避免擦浴时弄湿床单和盖被；毛巾折叠可保持擦浴时毛巾的温度，避免毛巾边缘过凉刺激病人皮肤
2）先用温水擦洗病人眼部，由内眦至外眦，使用毛巾不同部位轻轻擦拭	➡ 避免使用浴皂，以免引起眼部刺激症状；避免交叉感染；防止眼部分泌物进入鼻泪管
3）询问病人面部擦洗是否使用浴皂。按前额→面颊→鼻翼→耳后→下颌→颈部顺序洗净并擦干	➡ 因面部皮肤比身体其他部位皮肤更容易暴露于外界，浴皂容易使面部皮肤干燥 ➡ 注意擦净耳廓、耳后及皮肤褶皱处 ➡ 除眼部外，其他部位一般采用清水和浴皂各擦洗一遍后，再用清水擦净及浴巾擦干的顺序擦洗
（2）上肢和手	
1）协助病人脱去上衣，盖好浴毯。先脱近侧再脱远侧。如有肢体外伤或活动障碍，应先脱健侧，后脱患侧	➡ 充分暴露擦洗部位，便于擦洗；先脱健侧便于操作，避免患侧关节过度活动
2）先将近侧上肢浴毯向远侧折叠，然后将浴巾纵向铺于病人上肢下面	➡ 从远心端向近心端擦洗
3）将浴皂均匀涂于毛巾上，从前臂到上臂，直至腋窝，擦洗病人上肢，而后用清水擦净，并用浴巾擦干	➡ 擦洗皮肤时，力量要足以刺激肌肉组织，以促进皮肤血液循环 ➡ 注意洗净腋窝等皮肤褶皱处 ➡ 碱性残留液可破坏皮肤正常菌群生长 ➡ 皮肤过湿可致皮肤变软，易引起皮肤破损
4）对折浴巾，放于病人床边处。置脸盆于浴巾上。将病人手浸于脸盆温水中，洗净、擦干，修剪指甲。同法移至对侧擦洗对侧上肢	➡ 浸泡可软化皮肤角质层，便于清除指甲下污垢

续表

步骤	相关知识说明
（3）胸、腹部	
1）根据需要更换温水	
2）向下折叠浴毯至病人脐部，将浴巾横铺于病人胸部。护士一手掀起浴巾一边，用另一包有毛巾的手擦洗病人胸部。擦洗女性病人乳房时应环形用力，注意擦净乳房下皮肤褶皱处。必要时，可将乳房抬起以擦洗。同法擦洗胸部另一侧。彻底擦干胸部皮肤	➡ 减少病人身体不必要的暴露，保护病人隐私 ➡ 皮肤分泌物和污物易沉积于褶皱处。乳房下垂，皮肤摩擦后容易出现破损 ➡ 擦洗过程中应保持浴巾盖于病人胸部，保护病人隐私并避免着凉
3）将浴巾纵向盖于病人胸、腹部（可使用两条浴巾）。向下折叠浴毯至会阴部。护士一手掀起浴巾一边，用另一包有毛巾的手擦洗病人腹部一侧，同法擦洗腹部另一侧。彻底擦干腹部皮肤	➡ 防止身体受凉，减少身体暴露 ➡ 由于皮肤褶皱处潮湿、分泌物聚集，容易刺激皮肤，并导致皮肤破损，因此应注意洗净脐部和腹股沟处的皮肤褶皱 ➡ 擦洗过程中应保持浴巾盖于病人腹部，保护病人隐私并避免着凉
（4）背部	
1）协助病人取侧卧位，护士站立于病人背侧。将浴巾纵向铺于病人身下	➡ 暴露背部和臀部，便于擦洗
2）将浴毯盖于病人肩部和腿部	➡ 保暖，减少身体不必要的暴露
3）依次擦洗后颈部→背部→臀部	➡ 由于臀部和肛门部位皮肤褶皱处常有粪便，易于细菌滋生，因此要注意擦净臀部和肛门部位皮肤褶皱
4）进行背部按摩（见背部按摩护理）	
5）协助病人更换清洁上衣。先穿对侧，后穿近侧；如有肢体外伤或活动障碍，应先穿患侧，后穿健侧	➡ 确保病人温暖、舒适
6）协助病人平卧，将浴毯盖于病人胸、腹部	➡ 先穿患侧，可减少肢体关节活动，便于操作
（5）下肢、足部及会阴部	
1）更换温水	➡ 换水可防止微生物从肛门传播到会阴部
2）将浴毯撤至床中线处，盖于远侧腿部，确保遮盖会阴部位。在病人近侧腿部下面纵向铺放浴巾	➡ 减少身体不必要的暴露
3）依次擦洗踝部→膝关节→大腿，洗净后彻底擦干	➡ 由远心端向近心端擦洗可促进静脉回流
4）另取浴巾对折放于足底部，将盆置于浴巾上	➡ 确保足部接触盆底，以保持稳定
5）一手托起病人小腿部，将足部轻轻浸泡于盆内温水后擦洗足部，修剪趾甲，彻底擦干足部。可使用润肤剂，保持皮肤湿润	➡ 浸泡可软化角质层 ➡ 确保洗净趾间部位，因趾间比较潮湿，有分泌物存在 ➡ 软化皮肤
6）护士移至床对侧。同法擦洗另侧腿部和足部。擦洗后，用浴毯盖好病人，更换温水	
7）用浴巾盖好上肢和胸部，将浴毯盖好下肢，只暴露会阴部。洗净并擦干会阴部（见会阴部护理）	➡ 保护病人隐私
8）协助病人更换清洁裤子	
9. 梳头 同床上梳头	➡ 维护个人形象
10. 操作后处理	
（1）整理床单位，按需要更换床单。整理用物，放回原处	➡ 为病人提供清洁环境
（2）询问病人感受及需求，并将床头呼叫器置于病人触手可及的地方，感谢病人配合	
（3）整理用物，洗手，摘口罩	➡ 减少致病菌传播
（4）记录执行时间及护理效果	➡ 利于评价

【注意事项】

（1）操作时动作迅速、轻柔，通常于15～30分钟内完成擦浴。

（2）擦浴过程中注意观察病人病情的变化及皮肤情况，如出现寒战、面色苍白、脉速等征象，应立即停止擦浴，并及时恰当处理。

（3）擦浴过程中，注意遵循节力原则。

（4）擦浴过程中，注意保护伤口和管路，减少翻动次数，避免伤口受压、管路打折或扭曲。

【健康教育】

（1）向病人及家属进行健康宣教，解释皮肤护理的方法和意义。

（2）指导病人经常观察皮肤，预防感染和压疮等并发症发生。

案例 5-1　临床资料 3

病人背部、四肢皮肤干燥、有皮屑，表皮有污垢，并伴有轻度瘙痒感。

（四）背部按摩

背部按摩（back massage）通常于病人沐浴后进行。可通过背部按摩观察病人皮肤有无破损迹象，促进背部皮肤的血液循环，促进病人放松。并为护士提供与病人沟通的渠道。行背部按摩前应先了解病人病情，确定有无背部按摩的禁忌证，如背部手术或肋骨骨折病人禁止进行背部按摩。

【目的】

（1）促进皮肤血液循环，预防压疮等并发症发生。

（2）观察病人一般情况、皮肤有无破损，满足病人身心需要。

【操作步骤】

步骤	相关知识说明
1. 评估及解释	
（1）评估病人年龄、病情、意识状态、自理能力、合作程度及背部皮肤状况	
（2）向病人及家属说明目的、方法及配合要点，病人能理解	
（3）征询病人合作意向，病人愿意合作	➡ 体现对病人的尊重
2. 准备	
（1）护士：衣帽整洁，修剪指甲，洗手，戴口罩	
（2）用物：毛巾、浴巾、按摩油/乳/膏、脸盆（内盛温水）、手消毒液、屏风　治疗车下层备生活垃圾桶、医用垃圾桶	
（3）环境：关闭门窗，调节室温在24℃以上，拉上窗帘或使用屏风遮挡	
3. 核对　备齐用物携至床旁，核对病人床号和姓名	➡ 确认病人，便于操作
4. 备水　将盛有温水的脸盆置于床旁桌或椅上	
5. 体位　协助病人取俯卧位或侧卧位，背向操作者	➡ 有利于背部按摩。保护病人隐私，并有利于病人放松
6. 按摩	
俯卧位背部按摩	
（1）铺浴巾：将浴巾纵向铺于病人身下，暴露病人背部、肩部、上肢及臀部，身体其他部位用被盖好	➡ 减少不必要的身体暴露；防止液体浸湿床单
（2）清洁背部：用毛巾依次擦洗病人的颈部→肩部→背部→臀部	
（3）全背按摩：两手掌蘸少许按摩油/乳/膏，用手掌大、小鱼际以环形方式按摩，沿脊柱两侧从骶尾部开始，向上按摩至肩部，肩胛部位按摩时应用力稍轻；再从上臂沿背部两侧向下按摩至髂嵴部位（图 5-8）。如此有节律地按摩数次	➡ 促进肌肉组织放松；促进皮肤血液循环 ➡ 手勿离开病人皮肤，按摩至少持续3分钟

续表

步骤	相关知识说明

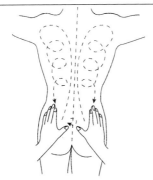 ➡ 促进皮肤血液循环

图 5-8 背部按摩

（4）用拇指指腹蘸按摩油/乳/膏，沿脊柱旁由骶尾部开始按摩至肩、颈部，再
　　　继续向下按摩至骶尾部
（5）用手掌大、小鱼际蘸按摩油/乳/膏紧贴皮肤，按向心方向，由轻至重，再 ➡ 按摩 3～5 分钟
　　　由重至轻按摩其他受压处
（6）背部轻叩 3 分钟

　侧卧位背部按摩
（1）同俯卧位背部按摩（1）～（6）
（2）协助病人转向另一侧卧位，按摩另一侧髋部

7. 更换衣服　撤去浴巾，协助病人更换衣服

8. 操作后处理
（1）协助病人取舒适卧位，整理床单位 ➡ 舒适卧位可增加背部按摩的效果
（2）询问病人感受及需求，并将床头呼叫器置于病人触手可及的地方，感谢
　　　病人配合
（3）整理用物，洗手，摘口罩 ➡ 减少致病菌传播
（4）记录执行时间及护理效果 ➡ 利于评价

【注意事项】
（1）护士在操作时，应遵循人体力学原则，注意节时省力。
（2）按摩力量适中，避免用力过大造成皮肤损伤，用力过小达不到预期效果。
（3）操作过程中，注意监测病人生命体征，如有异样应立即停止操作，并及时做出恰当处理。
【健康教育】
（1）指导病人及其家属背部按摩的方法，向其讲解背部按摩对预防压疮发生的重要性。
（2）教育指导病人经常观察皮肤；卧位或坐位时采用减压方法，对受压处皮肤进行合理按摩；并有计划、适度地活动全身。
（3）教育病人保持皮肤及床褥的清洁卫生，使病人及家属积极参与自我护理。

案例 5-1　分析

1. 病人长期卧床，发热 7 天，背部、四肢表皮有污垢，且皮肤干燥、有皮屑，提示病人的皮肤卫生出现问题。病人长发已经出现异味、成缕、打结，说明病人的头发卫生状况不良。该病人经 7 天抗生素治疗后体检见口腔黏膜溃疡出血，且创面上附有白色膜状物，提示口腔有真菌感染。

2. 采取的护理措施
（1）口腔护理，因有真菌感染，选用 1%～4% 的碳酸氢钠溶液进行漱口，擦洗口腔时，棉球不宜过湿。一个棉球擦洗一个部位，不要将棉球遗漏病人口腔内。

（2）因病人昏迷，应进行床上擦浴。擦浴时选用合成皮肤清洁剂，过程中注意病人保暖，尽可能地减少病人的暴露部位，保护病人的隐私。

（3）行床上洗头。向病人及其家属解释操作的目的，必要时经病人及其家属同意后可剪短头发。洗头时要注意控制室温和水温，避免病人着凉。洗头时间不宜过长，注意观察病人面色、呼吸等的变化，出现异常要立即停止操作。

（黄小帅）

案例 5-2　导入

病人，男性，60 岁。因"晨练时突发剧烈头痛、恶心、呕吐 2 小时"于 2016 年 3 月 8 日急诊入院。有高血压病史 12 年，间断服降压药。入院体检：病人神志模糊，体温 37.6℃，脉搏 90 次/分，呼吸 24 次/分，血压 190/120mmHg。右侧鼻唇沟变浅，口角歪向左侧，Kernig 征阳性。

问题：

1. 如何评估该病人清洁方面的护理需求？
2. 如何评估和判断该病人是否属于压疮的高危人群？
3. 如何帮助该病人预防和避免压疮的发生？

第四节　会阴部的护理

会阴部护理（perineal care）是指保持会阴部位及其周围皮肤清洁。正常情况下，会阴部因分泌物与排泄物的影响，如不及时清洁，易产生异味，造成病人不适，严重的甚至会出现生殖系统与泌尿系统的逆行感染，增加病人的痛苦。会阴部属于人体的私密部位，因此，对于有自理能力的病人，护士应鼓励其自行完成会阴部的清洁护理，一般在日常的沐浴中进行。而自理能力缺陷的病人，不能自行完成会阴部的清洁工作，护士应本着严谨的科学态度与熟练的技术操作帮助病人完成和保持会阴部的清洁，以预防会阴部因不能及时清洁导致的感染，并增进病人的舒适。特别是对于生殖系统及泌尿系统炎症、大小便失禁、会阴部损伤、产后、留置尿管及会阴部术后的病人做好会阴部的护理尤为重要。

一、便器的使用

当病人因疾病导致活动受限无法如厕，需要床上排便时，护士应当协助并正确指导病人在床上使用便器，以促进病人舒适和保证病人的安全。在协助病人使用便器时，注意病人的体位舒适，在病人病情许可的情况下，可适当抬高床头，以促进病人排便。

常用便器包括便盆、尿壶。便器的材质包括金属、塑料和搪瓷。临床上便盆使用较多，尿壶多用于男性。

【目的】

满足不能自行如厕病人的排便需要，促进病人舒适。

【适应证】

主要用于需要在床上排便的病人。如因疾病、治疗需限制下床活动，肢体功能障碍不能下床如厕等。

【操作步骤】

步骤	相关知识说明
1. 评估及解释	
（1）了解病人病情、意识、心理状态、自理能力	➡ 评估病人是否需要实施操作技术
（2）向病人说明目的、使用方法及注意事项，病人能理解	
（3）征询病人合作意向，病人愿意合作	➡ 体现对病人的关爱和尊重
2. 准备	
（1）护士：衣帽整洁，洗手，戴口罩	
（2）用物：便盆、便盆巾、卫生纸、手消毒液、一次性中单、治疗车下层备生活垃圾桶和医疗垃圾桶	➡ 检查便盆的完好性，天冷时金属和搪瓷便盆应适当加温
（3）环境：关闭门窗，拉上窗帘或屏风遮挡	➡ 保护病人隐私
3. 核对　用物携至床旁，核对床号、姓名	➡ 确认病人的排便需要
4. 体位　协助病人取舒适体位，一般平卧位	➡ 病情许可，适当抬高床头
5. 铺单　在病人臀下铺上一次性中单，并协助病人脱裤至膝下	➡ 防止排泄物污染床单位
6. 放置便盆	
（1）清醒能配合的病人，嘱病人屈膝，以双足向下蹬床面，抬高背部与臀部，护士一手协助病人托起其腰骶部，一手将便盆放置于病人臀下（图5-9）	➡ 便盆开口端朝向病人足部方向 ➡ 使用便盆避免强塞、硬拉，以免损伤病人骶尾部皮肤 ➡ 注意病人安全
（2）病人无法配合，可先协助病人身体侧卧，护士将便盆置于病人臀部后，一手固定便盆，另一手协助病人恢复平卧位（图5-10）；或两人协力抬起病人臀部后放置便盆	➡ 病人平卧后注意病人体位的舒适度，避免因体位不适影响病人排便

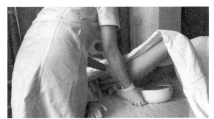

图 5-9　置便盆（能配合病人）

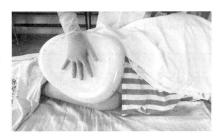

图 5-10　置便盆（无法配合病人）

步骤	相关知识说明
7. 检查确认　检查便盆位置是否合适	➡ 避免污物外溢，减轻病人不适
8. 尊重隐私　根据病人病情与意愿，在旁守候或暂时离开床旁，如离开应将卫生纸、呼叫器等置于病人易取处	➡ 尊重病人的隐私
9. 擦净肛门　排便完毕，协助病人擦净肛门	
10. 取出便盆　嘱病人屈膝双足用力蹬床面抬起臀部，护士一手协助托起病人臀部，一手取出便盆，盖上便盆巾	
11. 整理	
（1）观察并协助病人整理衣裤，取舒适体位	➡ 先安置好病人，保证病人的安全舒适
（2）整理床单位，拉开窗帘或撤去屏风，开窗通风	
12. 操作后处理	
（1）及时倾倒排泄物，冲净便盆，根据需要留取标本	➡ 根据病情需要观察大便的颜色、性状，有异常及时报告
（2）洗手，必要时记录	➡ 记录病人排便情况

【注意事项】

（1）尊重并保护病人隐私。

（2）使用前检查便盆完好无损，清洁、干燥。

（3）使用时注意避免强塞硬拉便盆，避免皮肤损伤。

（4）室温过低时，注意病人保暖，使用金属便盆应先用少量热水加温，减轻病人不适。

【健康教育】

（1）指导病人及家属正确使用便盆。

（2）不可使用破损的便盆。

（3）避免因置取便盆动作粗暴而损伤病人皮肤。

案例 5-2　临床资料 1

该病人经检查诊断为"高血压脑出血"，经积极治疗后，病人意识逐渐恢复，生命体征平稳。遵医嘱需绝对卧床休息，第二天上午病人诉有便意。

二、会阴部的清洁护理

对于有生殖系统及泌尿系统炎症、大小便失禁、会阴部分泌物过多、局部皮肤发红或破损（因尿液浓度过高刺激会阴部皮肤引起）、留置导尿管、各种会阴部术后及产后等不能自行完成会阴部清洁的病人，护士应协助其进行会阴部的清洁护理。

【目的】

（1）保持会阴部清洁，无异味，预防和减少局部感染。

（2）防止皮肤破损，促进伤口愈合。

（3）增进病人舒适，满足病人身心需要。

【操作步骤】

步骤	相关知识说明
1. 评估及解释	
（1）了解病人病情、意识、自理能力（能否自护或需要协助的程度）、配合程度（对他人协助会阴清洁的接受度）、会阴部清洁程度、皮肤黏膜有无受损、有无留置尿管及其他异常情况	➡ 评估病人是否需要和接受实施操作技术
（2）向病人说明操作目的、操作方法及注意事项，病人能理解	
（3）征询病人合作意向，病人愿意合作	➡ 体现对病人的关爱和尊重
2. 准备	
（1）护士：衣帽整洁，洗手，戴口罩、手套	
（2）用物：治疗盘内备毛巾、浴巾、清洁棉球与长镊子（或大头长棉签）、无菌溶液、大量杯、橡胶单、中单、一次性手套、薄毯、卫生纸；治疗盘外备水壶（内盛温度适宜的温水）、手消毒液、便盆、便盆巾。治疗车下层备生活垃圾桶、医疗垃圾桶	➡ 注意水温，勿过冷过热，以免病人不适，一般不超过40℃为宜
（3）环境：关闭门窗，拉上床帘或屏风遮挡	➡ 保护病人隐私
3. 核对　备齐用物携至床旁，核对病人床号、姓名	
4. 体位与垫巾　协助男性病人取仰卧位；女性病人取仰卧屈膝位，两腿外展，将橡胶单和中单置于病人臀下	➡ 便于暴露会阴部
5. 戴一次性手套	➡ 防止交叉感染
6. 备水　将脸盆内放入温水，将脸盆和卫生纸放于床旁桌上，将毛巾放于脸盆内	
7. 协助病人暴露会阴部	➡ 方便操作

步骤	相关知识说明

（1）男性病人将盖被盖于胸腹部，将裤子拉至大腿中段以下并盖上薄毯

（2）女性病人脱去对侧裤腿盖于近侧大腿，盖被盖于病人胸腹部与对侧大腿上

8. 擦洗（冲洗）会阴部

男性病人

（1）擦洗大腿上部：用湿毛巾擦洗两侧大腿中段以上皮肤并擦干　➡ 先擦洗对侧，后近侧

（2）擦洗阴茎头部：将浴巾铺于阴茎下方，用纱布包裹阴茎，上提后推，暴露尿道口，使用清洁棉球（或大头长棉签）由尿道口向外环形擦洗阴茎头部至冠状沟。更换棉球（或大头长棉签）反复擦洗，直至擦净
➡ 浴巾可以防止操作中多余的水分流出
➡ 擦洗时循由尿道口逐渐向外至冠状沟的原则，避免回擦尿道口，防止细菌感染

（3）擦洗阴茎体部：沿阴茎体由上向下擦洗　➡ 动作轻柔，敏捷，避免过度刺激，应特别注意阴茎下面的皮肤

（4）擦洗阴囊部：小心提起阴茎，擦洗阴囊下面的皮肤皱褶处（图5-11）　➡ 避免动作粗暴，注意清洗皮肤皱褶，防止污物积累

女性病人

（1）擦洗大腿上部：用湿毛巾清洗两侧大腿中段以上皮肤并擦干　➡ 先擦洗对侧，后近侧

（2）擦洗外阴：使用湿毛巾由外向内（自大腿根部向会阴部），由上而下（由阴阜至阴唇，从会阴部向直肠方向）擦洗阴唇外的黏膜部分
➡ 保暖和保护病人隐私
➡ 擦洗每一个部位，更换毛巾的不同部分，避免使用毛巾污染面反复涂擦

（3）擦洗尿道口和阴道口部位：使用清洁棉球或大头棉签擦洗，左手分开阴唇，暴露尿道口和阴道口。右手使用清洁棉球（或大头棉签）从会阴部向直肠方向轻轻擦洗各个部位。彻底擦净阴唇、阴蒂和阴道口周围的部分（图5-12）
➡ 在擦洗尿道口和阴道口时将毛巾换为清洁棉球或大头棉签，一次更换一个棉球或棉签，以保证擦洗更充分，并避免毛巾反复擦洗至肛门处，导致病菌向尿道口传播的机会
➡ 注意清洗黏膜皱褶，防止污物积累，引起会阴部感染

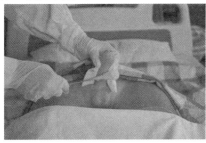

图5-11　擦洗阴囊（男性）

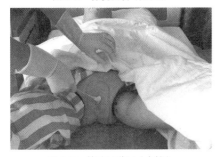

图5-12　擦洗尿道口（女性）

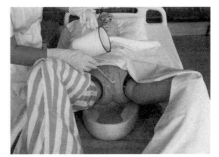

图5-13　冲洗会阴（女性）

（4）置便盆：如进行会阴冲洗，置便器于病人臀下

（5）冲洗：护士一手持装有温水的大量杯，一手持夹有棉球的大镊子（或大头长棉签），边冲水边擦洗会阴部，从会阴部冲洗至肛门部，冲洗后，将水渍彻底擦干（图5-13）
➡ 用过的棉球或棉签弃于污染垃圾桶

（6）撤去便器、中单和橡胶单　➡ 询问病人感受

续表

步骤		相关知识说明
9. 取侧卧位　协助病人侧卧位	➡	便于清洁肛门处皮肤
10. 擦洗肛门	➡	注意观察肛门皮肤
11. 根据皮肤情况用药　如果病人有大小便失禁，可在肛门和会阴部位涂一层凡士林或氧化锌软膏	➡	注意观察会阴部皮肤黏膜情况如伤口红肿、分泌物性状等情况，如有异常及时汇报医生，配合处理
12. 整理		
（1）脱去一次性手套，协助病人穿好衣裤	➡	注意检查病人衣裤与床单位被服有无水渍污染，并及时更换
（2）整理用物		
（3）洗手，必要时记录	➡	记录护理效果

【注意事项】

（1）使用毛巾进行会阴擦洗时，每一处擦洗都应使用毛巾清洁面。用棉球或大头长棉签擦洗，一处换一个棉球或大头长棉签，避免用污染用物反复擦洗。

（2）若病人会阴部有手术切口或伤口，应使用无菌棉球擦洗切口、伤口处及周围皮肤。

（3）操作中减少暴露病人，冬季注意保暖和保护病人隐私。

（4）为留置导尿管的病人进行擦洗，应先清洁尿道口，再由尿道口处沿着尿管向远端依次擦洗尿管（至距离尿道口10cm）的对侧→上方→近侧→下方。

（5）女性病人月经期或产后宜采用会阴冲洗。

【健康教育】

（1）告知病人保持会阴部清洁的重要性，经常检查会阴部卫生情况，预防感染。

（2）指导病人掌握会阴部清洁护理的方法。

> **案例 5-2　临床资料 2**
>
> 给予病人利尿、降低颅内压治疗后，观察尿量增加不明显，经询问，病人诉感觉排尿困难，有排尿不尽感。并诉 2 年前体检发现有轻度前列腺增生，近 1 个月出现排尿时间延长。为更准确的观察病人尿量，掌握病人病情，遵医嘱给予病人留置导尿管。

第五节　压　疮

压疮又称压力性损伤，是发生在皮肤和（或）潜在皮下软组织的局限性损伤，通常发生在骨隆突处或皮肤与医疗设备接触处。该压力性损伤可表现为局部组织受损但表皮完整或开放性溃疡，并可能伴有疼痛。剧烈和（或）长期的压力或压力联合剪切力可导致压力性损伤出现。皮下软组织对压力和剪切力的耐受性受环境、营养、灌注、合并症及软组织条件等影响。因具有易发性、发展性、难治性、严重性的特点，一直是医疗护理领域关注和研究的重点，也是医院管理质量的重要评价指标之一。

一、概　　念

压疮（pressure ulcer）是身体局部组织长期受压，血液循环障碍、局部组织持续缺血、缺氧，营养缺乏而致皮肤失去正常功能，引起局部组织损伤或坏死。

压疮本身不是原发疾病，是继发于其他疾病引起的身体营养状况不佳、活动能力受限时因局部皮肤长时间受压导致的一种皮肤损伤，直至形成溃疡。只要具备压疮发生的条件，压疮的发生率很高，且一旦发生压疮，不仅给病人带来痛苦、加重病情及延长疾病康复的时间，严重时还会因继发感染引起败血症而危及生命。因此，对易发生压疮的高危人群和高危部位必须加强护理，尤其是加强皮肤护理，预防和减少压疮发生。

知识拓展

压疮指南更新

压疮一直是临床工作中广为关注又颇为棘手的问题。美国压疮顾问组（The National Pressure Ulcer Advisory Panel，NPUAP）和欧洲压疮顾问组（European Pressure Ulcer Advisory Panel，EPUAP）在2016年4月对压疮的定义及分期进行了重新的界定。

压疮指南的更新：

1. NPUAP 将"压疮"这一术语改为"压力性损伤"。
2. 在压疮分期系统中用阿拉伯数字（1、2、3）代替罗马数字（Ⅰ、Ⅱ、Ⅲ）。
3. 将"可疑深部组织损伤"中的"可疑"一词去除。
4. 将医疗设备相关压力损伤和黏膜压力性损伤纳入压力性损伤的范畴。

二、压疮发生的原因

压疮形成是一个复杂的病理过程，是局部和全身因素综合作用所引起的皮肤组织的损伤和坏死。

（一）力学因素

力学因素的作用是导致压疮产生最直接的因素。不仅由垂直压力引起，还可由摩擦力和剪切力引起，通常是2～3种力联合作用所导致。

1. 垂直压力（pressure） 引起压疮最主要的原因是局部组织遭受持续性垂直压力。垂直作用于受力面，是"缺血性损伤学说"和"代谢障碍学说"中的直接始动因素。一般而言，皮肤层下的血管可承受的压力约为 32mmHg 左右，当外在压力大于毛细血管压时，毛细血管和淋巴管内血流减慢，导致氧和营养供应不足，代谢废物排泄不畅而致组织发生缺血、溃烂或坏死。垂直压力常见于长时间采用某种体位，如长期卧床或坐轮椅。

2. 摩擦力（friction） 对于两个互相接触的物体，当它们发生相对运动或具有相对运动趋势时，会在接触面上产生阻碍相对运动或相对运动趋势的力，这种力称为摩擦力。摩擦力可破坏皮肤角质层，使皮肤屏障作用受损，病原微生物入侵皮肤，组织更易受压力所伤，且皮肤角质层的破坏，使得皮肤的浅层细胞与基底细胞分离，发生充血、水肿、出血、炎性细胞聚集及真皮坏死，从而增加压疮发生的概率。临床上病人床上活动或坐轮椅时，皮肤随时可受到床单和轮椅表面的逆行阻力摩擦。而转运和移动病人时，拖拉动作也会产生摩擦力而使病人皮肤受到损伤。故临床上搬动病人时的拖拉动作、床单皱褶、渣屑均为临床常见摩擦力来源。

3. 剪切力（shearing force） 作用于相邻物体表面，引起相反方向的平行滑动，因皮肤及表层组织由于摩擦力大于动力的缘故仍停留在原位，而皮下的组织发生移动导致两层组织间产生牵张而形成剪切力。如半坐卧位时，皮肤层与床面位置不变，而骨骼及深层组织由于重力作用向下滑行产生剪切力。剪切力对组织的损害作用在"缺血性损伤学说"中最为明显，因剪切力可引起组织的相对移位，切断了较大区域的血液供应，导致组织氧张力下降，使组织供氧减少；同时筋膜下及肌肉内穿出供应皮肤的毛细血管被牵拉、扭曲，阻断局部血液供应，引起血液循环障碍而发生深层组织坏死，常表现为口小底大的潜行伤口，早期不易被发现。剪切力持续30分钟以上即可造成深部组织的不可逆损害。

（二）理化因素

理化因素主要指影响局部受压皮肤的温度、湿度和酸碱度等。当组织持续受压产生缺血，受压局部皮肤的温度和湿度升高会明显增加压疮发生的风险。临床上常见的出汗、大小便失禁、伤口大量渗液等。潮湿会削弱皮肤角质层的屏障作用，使有害物质易于通过且利于细菌繁殖，皮肤本身对摩擦等机械性作用的防护能力下降。过度潮湿的环境使得皮肤角质层软化程度加剧，皮肤抵抗力降低；尿液和粪便中化学物质的刺激可使皮肤酸碱度发生改变，致使表皮角质层的保护能力下降；温热潮湿环境中细菌繁殖速度加快，皮肤破损易合并继发感染。此外，潮湿皮肤可导致摩擦力增加，更易促使压疮的发生。

（三）营养因素

全身营养障碍是产生压疮和影响压疮愈合的重要因素之一。营养摄入不足或营养消耗过度，致蛋白质减少，皮下脂肪减少，肌肉萎缩出现低蛋白血症、贫血、肌肉萎缩等均可降低免疫力延迟创面愈合，诱发和加重压疮。而过度肥胖者因体重对皮肤的压力较大，也容易发生压疮。此外，脱水使皮肤失去活力，弹性减低，增加压疮的危险，而水肿皮肤因弹性和顺应性下降，组织细胞间的氧代谢减慢，影响皮肤血液循环而容易导致压疮发生。贫血使血液输送氧气能力降低，一旦循环受阻更易造成组织缺氧，而引发压疮。

（四）运动感觉因素

机体活动障碍多由神经损伤、手术麻醉或制动造成，自主活动能力减退或丧失导致局部组织被迫长时间受压，血液循环障碍而发生压疮。而感觉受损则是因为机体对伤害性刺激反应障碍，保护性反射迟钝或缺失，导致局部组织长时间受压坏死而导致压疮的发生。

（五）其他因素

年龄、代谢增高、急性应激、医疗器械使用不当等因素也是病人易发生压疮的常见因素。

1. 年龄　老年人心血管功能减退，毛细血管弹性减弱，末梢循环功能减退，感觉迟钝，皮肤血管脆性增加，局部受压后更易发生皮肤及皮下组织缺血缺氧，萎缩、变薄，增加皮肤易损性。

2. 代谢增高　机体新陈代谢率增高，如体温升高时，体温每升高 1℃，组织代谢需氧量增加10%。加之局部组织受压，使已有的组织缺氧更加严重。因此，伴有高热的重症病人存在组织受压情况时，压疮发生概率升高。

3. 急性应激反应　急性应激引起体内代谢紊乱，激素大量释放，尤其是中枢系统和神经内分泌传导系统功能失调，机体内环境的稳定性被破坏，机体组织承压能力下降，增加了急性损伤期的压疮易感性。临床上发现急性损伤病人早期压疮发生率高。

4. 医疗器械使用不当　医疗器械使用不当，也会导致相应的、组织较为薄弱的局部出现压力性损伤，如石膏内壁不平或过紧导致的压疮、无创正压通气面罩导致的压疮、鼻导管导致的压疮、气管切开导致的压疮、使用抗血栓弹力袜导致的足跟深部损伤压疮等。

三、压疮的预防与护理

压疮的产生是内因与外因多因素综合作用的结果，尽管在一些情况下，按照疾病的发展可以预见到压疮会发生，如严重负氮平衡的恶病质病人，因软组织过度消耗失去了保护的作用；如身体过于虚弱或癌症晚期疼痛影响导致不能活动或不愿移动身体；如颅脑损伤的病人为降低颅内压增高危险，限制翻身以利颅内压稳定时；如成人呼吸窘迫综合征病人改变体位可引起缺氧等。但某些病人由于特殊的自身条件或在特定的情境下压疮的发生却在所难免。因此，只有对病人，尤其是压疮发生的高危病人进行客观、动态地评估，尽早发现压疮风险，采取科学的预防措施，才有可能将压疮的发生率降到最低程度。

（一）压疮的评估

1. 高危人群的识别　凡是存在活动能力、躯体移动能力减退或丧失，组织耐受性降低的病人都是高危人群。

（1）意识障碍：如昏迷、意识模糊病人，严重认知功能障碍等病人。

（2）躯体移动障碍：脊髓损伤病人、躯体活动失去意识控制、瘫痪、极度虚弱、使用镇静药物、手术等病人。

（3）营养障碍：营养不良或过度肥胖的病人。

（4）皮肤抵抗力下降：发热、水肿、脱水、大小便失禁等病人。

（5）强迫体位：疼痛、牵引、手术后病人、重症病人、中度心力衰竭等病人。

（6）使用矫形器械：如使用石膏固定，牵引及应用夹板病人。

2. 危险因素的识别 判断单个病人发生压疮风险高低程度的关键是应用信效度较好的压疮评估量表对病人进行早期评估和动态评估。目前临床比较常用的评估量表包括 Braden 量表、Norton 量表和 Waterlow 量表等。护士可通过评分方式对病人发生压疮的危险因素进行定性和定量的综合分析，由此判断其发生压疮的危险程度。其目的在于筛选识别病人是否存在易发压疮的因素，以采取有效的预防措施，从而降低压疮预防护理工作的盲目性和被动性，提高压疮预防工作的有效性和护理质量。

（1）Braden 危险因素评估表：该表因设计简便易行，是目前国内外用来预测压疮发生的较为常用的方法之一（表 5-3），其敏感性和特异性较为平衡，信效度最好，对压疮高危人群具有较好的预测效果。

表 5-3　Braden 危险因素评估表

评估项目		分值			
项目		1 分	2 分	3 分	4 分
感觉	机体对压力所引起不适感的反应力	完全丧失	严重丧失	轻度丧失	没有改变
潮湿	皮肤处于潮湿状态的程度	持续潮湿	十分潮湿	偶然潮湿	很少潮湿
活动能力	机体活动的能力	卧床不起	局限于轮椅活动	偶尔步行	经常步行
移动能力	改变、控制躯体位置的能力	完全受限	严重受限	轻度受限	不受限
营养	日常的食物摄入模式	重度营养摄入不足	营养摄入不足	营养摄入适当	营养摄入良好
摩擦力和剪切力		有问题	有潜在问题	无明显问题	无问题

Braden 危险因素评估表的评估内容包括感觉、潮湿、活动能力、移动能力、营养、摩擦力和剪切力 6 个部分。总分值范围为 6～23 分，分值越少提示发生压疮的危险性越高。通常以 18 分为界限，15～18 分显示轻度危险，13～14 分中度危险，10～12 分高度危险，9 分以下极高危。压疮危险程度的分级有助于临床上决定和实施合理的分级预防措施。

（2）Norton 压疮风险评估量表：是最早的压疮评估量表，也是目前公认用于预测压疮发生的有效评分方法（表 5-4），特别适用于老年病人的评估。

表 5-4　Norton 压疮风险评估量表

分值	身体状况	精神状态	活动能力	灵活程度	失禁情况
4	良好	思维敏捷	可以走动	行动自如	无失禁
3	一般	无动于衷	需协助	轻微受限	偶尔失禁
2	不好	不合逻辑	坐轮椅	非常受限	经常失禁
1	极差	昏迷	卧床	不能活动	大小便失禁

Norton 压疮风险评估量表评估 5 个方面的压疮危险因素：身体状况、精神状态、活动能力、灵活程度及失禁情况。总分值范围为 5～20 分，分值越少，表明发生的危险性越高。评分≤14 分，

提示易发生压疮。而根据评分采取针对性的预防措施才是有效降低和防止压疮发生的关键。此外，由于此评估表缺乏营养状态的评估，故临床使用时需补充相关方面的内容。

3. 易患部位识别　压疮多发生于身体与其他接触物的支点、缺乏脂肪组织保护、无肌肉包裹或肌层较薄的骨隆突处。卧位不同，受压点不同，好发部位亦不同（图 5-14）。

仰卧位：好发于枕骨粗隆、肩胛部、肘部、脊椎体隆突处、骶尾部、臀部及足跟部。

侧卧位：好发于耳廓、肩峰、肘部、髋部、膝关节内外侧及内外踝处。

俯卧位：好发于面颊部、耳廓、肩部、女性乳房、男性生殖器、髂嵴、膝部及足尖处。

坐位：好发于坐骨结节、肩胛骨、腘窝、足跟处。

（二）压疮的预防措施

压疮预防作为临床护理工作的重点和难点，已引起人们的重视，单一的干预措施不能达到良好预防效果，常需进行全面干预。对所有病人不加选择地进行压疮预防，无论人力还是物力都是不可能的。因此，临床中更主张对压疮高危病人采取积极预防措施。此外，越来越多的研究已经证明，科学的压疮管理可将压疮的发生率降到最低程度，护理人员在压疮管理团队中起着极其重要的作用。首先，护理人员需要树立压疮预防管理的理念，其次，在日常护理工作中做到"六勤"，即勤观察、勤翻身、勤按摩、勤擦洗、勤整理及勤更换。同时在交接班时，护士应严格交接病人的局部皮肤情况和护理措施的执行情况。

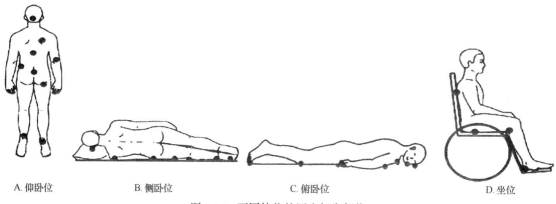

A. 仰卧位　　B. 侧卧位　　C. 俯卧位　　D. 坐位

图 5-14　不同体位的压疮好发部位

1. 全面有效的评估　积极评估是预防压疮的关键。首先是高危人群的识别，其次是应用压疮评估工具对病人的危险因素进行识别，对易患部位给予重点关注，则可尽早对压疮进行预防与管理。

2. 避免局部组织长期受压

（1）体位改变和翻身方案：减轻局部压力是预防压疮最重要的措施。经常翻身是长期卧床病人最简单而有效地解除压力的方法，可使骨隆突部位轮流承受身体重量，同时必须尽量使病人的体重分散在尽可能大的体表面积上，从而减少对组织的压力。翻身的时间间隔视病人病情及局部受压处皮肤状况而定，一般每 2 小时翻身一次，必要时每 30 分钟翻身一次。然而正常睡眠中每 2 小时被动翻身 1 次会干扰病人休息，可根据翻身方案，采取身体向左右倾斜 20°～30°与仰卧位，并左右交替也可以有效的预防压疮的发生。观察受压部位变化及皮肤情况，建立床头翻身记录卡，记录翻身时间、卧位变化及皮肤情况。还可使用电动翻转床协助病人变换多种体位。如果较长时间维持坐位的病人至少每小时更换姿势一次，或至少每 15 分钟改变重力支撑点，以缓解坐骨结节处压力。

（2）保护骨隆突处和减压方案：骨隆突处是身体承重的支点，而压疮的发生受到压力的大小和受压时间长短的影响，临床护理中可利用各种减压装置来较少压力的影响，保护骨隆突处皮肤。临床上可供选择的表面支撑性工具包括减压敷料、减压床垫等。目前认为理想的预防压疮支撑性工具应具备三个方面的特征：有效缓解皮肤组织承受的过大压力；减轻剪切力及摩擦力；透气、散热性能佳。

（3）医疗器械正确使用：随时观察使用石膏、绷带、夹板或牵引器等固定的病人，掌握其局部皮肤状况及肢端血运情况，如指（趾）甲的颜色、温度的变化，认真听取病人的反馈，适当调节松紧。衬垫应平整、柔软，如发现石膏绷带过紧或凹凸不平，应立即通知医生，及时予以调整。

3. 避免或减少摩擦和维持正确姿势 为避免摩擦损伤病人的皮肤，在协助病人翻身或搬运病人时，避免拖、拉、推等动作。使用便器时，便器应完好无损，与病人皮肤的接触面光滑，置入便盆时协助病人抬高臀部，不可硬塞、强拉，防止擦伤皮肤。此外，床单和被褥保持清洁、平整、无碎屑，避免皮肤与床单、衣服皱褶、碎屑产生摩擦而损伤皮肤。为避免剪切力的产生，病人需维持正确的体位姿势。尤其是坐位或半卧位时，应经常观察病人有无身体因重力作用而下滑。如无特殊要求，位置不宜过高，床头最好≤30°，于腘窝下垫软枕。长期坐轮椅的病人，尽量坐直并紧靠椅背，必要时垫软枕。

4. 避免皮肤潮湿和不良刺激 保持病人皮肤清洁干燥，避免不良刺激可有效预防压疮的发生。病人皮肤清洁宜根据需要使用温水或中性溶液，避免使用肥皂或含乙醇的清洁用品，以免引起皮肤干燥或刺激皮肤。擦洗动作应轻柔，尤其对于一些经常处于潮湿状态的皮肤，不可用力过度，防止损伤。皮肤干燥者可适当使用润肤品以保持皮肤湿润。对皮肤易出汗的部位如腋窝、腘窝及腹股沟等，应及时擦干汗液。对大、小便失禁者，应及时擦洗并更换床单、衣物，必要时可局部使用皮肤保护剂、水胶体类敷料或伤口保护膜等，以保护局部皮肤免受刺激。

5. 促进皮肤血液循环 对长期卧床病人，经常温水擦浴不仅可以保持皮肤清洁，还可以促进皮肤血液循环。病人变换体位后，对局部受压部位进行适当按摩，可改善该部位血液循环。但需要注意的是，对于因受压而出现反应性充血的皮肤组织不主张按摩，因为软组织已受到损伤，实施按摩可造成深部组织损伤。

6. 改善机体营养状况 营养不良是直接影响压疮进展和愈合的重要因素。合理膳食是改善病人营养状况、促进创面愈合的重要措施。因此，病情允许的情况下，给予压疮高危人群高热量、高蛋白及高维生素饮食，保证正氮平衡，增强机体抵抗力和组织修复能力，维生素 C 和锌可促进创面愈合。另外，水肿病人应限制水和盐的摄入，脱水病人应及时补充水和电解质。

7. 鼓励病人活动 尽可能避免给病人使用约束带和应用镇静剂。在病情许可的情况下，鼓励病人尽早离床活动；对不能离床活动的病人，应鼓励和协助病人每日进行主动或被动的关节运动和肌肉收缩练习，维持关节活动性和肌肉张力，促进肢体血液循环，预防压疮发生。

8. 实施健康教育 确保病人和家属的知情权，使其了解自身皮肤状态及压疮的危害，指导其掌握预防压疮的知识和技能，如营养知识、减压装置的选择、翻身技巧及皮肤清洁技巧等，从而鼓励病人及家属有效参与或独立采取预防压疮的措施。

> **案例 5-2 临床资料 3**
> 该病人第 2 日下午在家属探视时，因与家人意见不合，情绪激动再发头痛，随后出现意识不清，检查双侧瞳孔不等大，左侧 2cm，右侧 4cm，体温 37.7℃，脉搏 96 次/分，呼吸 24 次/分，血压 190/110mmHg。颈项强直，Kernig 征阳性。

四、压疮的治疗与护理

（一）压疮的分期

压疮依据其损伤度将压疮分为四期。

1 期：此期为压疮初期。受压局部血液循环障碍，皮肤出现红斑。指压时红斑不会消失，局部组织表皮完整，出现非苍白发红（图 5-15A）。深肤色人群可能会出现不同的表现，因原肤色颜色较深，因此，受压局部呈现出的红斑或感觉、温度和硬度异常变化，但局部皮肤仅通过视觉观察与正常皮肤可无明显区别。颜色变化不包括紫色或褐红色变色，若出现这些颜色变化则表明可能存在深部组织损伤。

2 期：红肿部位继续受压，血液循环得不到改善，部分真皮层缺损，基底面呈粉红色或红色，可能呈现完整或破裂的血清性水疱，但不暴露脂肪层和更深的组织，不存在肉芽组织、腐肉和焦痂（图 5-15B）。在不良的环境中，骶尾骨、足跟等处受剪切力的影响通常会导致 2 期压力性损伤。该期应与其他相关性皮肤损伤如尿失禁性皮炎、擦伤性皮炎、医用胶黏剂相关的皮肤损伤或创伤性伤口（皮肤撕裂、烧伤、擦伤）鉴别。

3 期：皮肤全层缺损，溃疡面可呈现皮下脂肪组织和肉芽组织伤口边缘卷边（上皮内卷）现象；可能存在腐肉和（或）焦痂；深度按解剖位置而异：皮下脂肪较多的部位可能呈现较深的创面（图 5-15C），在无皮下脂肪组织的部位（包括鼻梁、耳廓、枕部和踝部）则呈现为表浅的创面；潜行和窦道也可能存在；但不暴露筋膜、肌肉、肌腱、韧带、软骨和骨。如果腐肉或坏死组织掩盖了组织缺损的程度，即出现不明确分期的压力性损伤。

4 期：全层皮肤和组织的损失，溃疡面暴露筋膜、肌肉、肌腱、韧带、软骨或骨溃疡，伤口床可见腐肉或焦痂（图 5-15D）。上皮内卷、潜行，窦道经常可见。深度按解剖位置而异。如果腐肉或坏死组织掩盖了组织缺损的程度，即出现不明确分期的压力性损伤。

不明确分期的压疮：全层组织被掩盖和组织缺损，其表面的腐肉或焦痂掩盖了组织损伤的程度，一旦腐肉和坏死组织去除后，将会呈现 3 期或 4 期压力性损伤。如在缺血性肢体或足跟存在不明确分期的压力性损伤，当焦痂干燥、附着（贴壁）、完整、无红斑或波动感时不应将其去除。

深部组织压疮：皮肤局部出现持久性非苍白性发红、褐红色或紫色，或表皮分离后出现暗红色伤口床或水疱，颜色发生改变前往往会有疼痛和温度变化。深肤色人群中变色可能会有不同。在骨隆突处遭遇强烈的压力和（或）持续的压力和剪切力会致使该损伤的出现。伤口可能会迅速发展，如处理及时或可能无组织继续损伤。如果继续发展则出现皮下组织、肉芽组织、筋膜、肌肉或其他潜在结构破坏，则表明全层组织损伤（不明确分期，3 期或 4 期压力性损伤）。

压疮的发生为渐进性的过程，根据皮肤缺血缺氧时间的长短，皮肤损伤的程度逐渐加重，临床上可根据皮肤的病理变化和临床表现确定压疮的分期，见表 5-5。

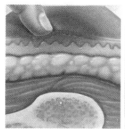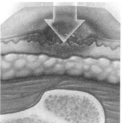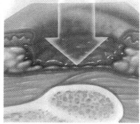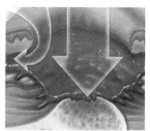

| A. 1期压疮 | B. 2期压疮 | C. 3期压疮 | D. 4期压疮 |

图 5-15　压疮 1～4 期的病理改变

表 5-5　压疮各临床分期

分期	皮肤病理	临床表现
1 期压疮	局部组织表皮完整	皮肤出现红斑，指压时红斑不会消失
2 期压疮	真皮层缺损	呈现完整或破裂的血清性水疱
3 期压疮	皮肤全层缺损	溃疡面可见皮下脂肪组织和肉芽组织，但不暴露筋膜、肌肉、肌腱、韧带、软骨和骨

续表

分期	皮肤病理	临床表现
4 期压疮	全层皮肤和组织的损失，较 3 期更深层次	溃疡面暴露筋膜、肌肉、肌腱、韧带、软骨或骨溃疡
不明确分期的压疮	被掩盖的全层组织缺损	腐肉或坏死组织掩盖了组织缺损的程度，无法判断
深部组织压疮	表皮分离，深部组织损伤	皮肤局部出现持久性非苍白性发红、褐红色或紫色

一般情况下，压疮的发展是由浅到深，由轻到重的过程，但某些特殊病例也可出现例外。如个别急性或危重病人可于 6～12 小时内迅速出现溃疡，肥胖病人可出现深部组织压力性损伤，即表皮完整，但内部组织已坏死。因此，护士应认真观察病人皮肤的变化，避免贻误病情而造成严重的后果。

（二）压疮的治疗

压疮采取以局部治疗为主、全身治疗为辅的综合性治疗措施。

1. 全身治疗　积极治疗原发病，补充营养和进行全身抗感染治疗等。良好的营养是创面愈合的重要条件，因此应给予平衡饮食，增加蛋白质、维生素及微量元素的摄入。对营养状况不佳、伤口愈合缓慢的病人可静脉补充复方氨基酸等营养液；低蛋白血症病人可静脉输入血浆或人血清蛋白，提高血浆胶体渗透压，改善皮肤血液循环；不能进食者采用全胃肠外营养治疗，保证每日营养物质供给以满足机体代谢需要。此外，监测体温和观察感染征兆，遵医嘱给予抗感染治疗，预防败血症发生。同时，还需给予心理支持和加强心理护理，帮助病人树立信心，促进身体早日康复。

2. 局部治疗与护理　评估、测量并记录压疮的部位、大小（长、宽、深）、创面组织形态、渗出液、有无潜行或窦道、伤口边缘及周围皮肤状况、伤口异味等，对压疮的发展进行动态监测，根据压疮分期的不同和伤口情况采取针对性的治疗和护理措施。

（三）压疮的护理措施

1. 建立网络及流程改进　设计压疮风险评估与图像网络上报系统，完整、真实、认真地评估病人，并及时进行核查、指导和监控。

2. 重视风险评估与危险因素识别　护士检查病人全身皮肤，并根据病人不同病情识别危险因素，如检查病人管道的位置情况及管道下皮肤受压情况；检查三通或有棱角的导管下方是否有敷料保护等。

3. 缓解压力与处理皮肤损伤　压疮预防指南推荐医疗器械接触局部使用泡沫敷料来消除局部压力，保护皮肤；根据压疮的进展，实时监测，及时发现和处理皮肤红肿或受损，并清创和控制感染。

（1）1 期压疮：此期护理的重点是去除致病原因，预防压疮继续发展。除增加翻身次数，局部可使用半透膜敷料或水胶体敷料加以保护。由于此时皮肤已损伤，故不提倡局部皮肤按摩，防止进一步伤害。

（2）2 期压疮：此期护理的重点是保护皮肤，预防感染。除继续加强减压措施以避免损伤继续发展外，应注意对出现水疱的皮肤进行护理。未破的小水疱应尽量减少摩擦，防止水疱破裂、感染，使其自行吸收；大水疱可在无菌操作下用无菌注射器抽出疱内液体，不必剪去表皮，局部消毒后再用无菌敷料包扎。若水疱已破溃并露出创面，需消毒创面及创面周围皮肤，并根据创面类型选择合适的伤口敷料。

（3）3 期压疮：此期护理的重点为清洁伤口，清除坏死组织，处理伤口渗出液，促进肉芽组织生长，并预防和控制感染。根据伤口的类型选择伤口清洗液。创面无感染时多采用对健康组织无刺激的生理盐水进行冲洗；创面有感染时，需根据创面细菌培养及药物敏感试验结果选择消毒液或抗菌液达到抑菌或杀菌目的，从而控制感染和促进伤口愈合。如可选用 1：5000 呋喃西林溶液清洗创面；对于溃疡较深、引流不畅者，可用3%过氧化氢溶液冲洗，抑制厌氧菌生长。

创面清创需要根据病人的病情和耐受性、局部伤口坏死组织情况和血液循环情况选择清创方式，如外科清创、机械性清创、自溶性清创、生物性清创及化学性清创。清创期间动态观察创面渗液量、组织类型和面积的变化。根据伤口渗出的特点和情况选择适当的湿性敷料与确定换药频率。另外，为控制感染和增加局部营养供给，可采用局部创面药物治疗，如碘伏、胰岛素、碱性成纤维因子等，或采用具有清热解毒、活血化瘀、去腐生肌的中草药治疗。

（4）4期压疮：此期除继续加强伤口创面的治疗和护理措施外，及时进行清除焦痂和腐肉，处理伤口潜行和窦道以减少无效腔，并保护暴露的骨骼、肌腱和肌肉。对深达骨质、保守治疗不佳或久治不愈的压疮可采取外科手术治疗，如手术修刮引流、植皮修补缺损或皮瓣移植术等。

（5）对无法判断的压疮和深层组织损伤的压疮，需进一步全面评估，采取必要的清创措施，根据组织损伤程度选择相应的护理方法。

4. 医护人员的培训　加强对医护人员的持续培训，让其具备对可能发生压疮的高危人群进行评估与预防；能跟踪病人情况和确定需要采取进一步措施的病人；当高危人群演变为压疮，可以获取循证证据的建议实施护理。

5. 病人家属与陪护教育　在护理中告知病人家属压疮发生的相关因素，引起陪护者的重视，引导病人积极配合。

6. 加强健康教育　提醒病人管道固定时间过长容易引起压疮，告诉病人容易发生的器械相关性压疮的部位，如有任何不适应及时告知护理人员。

压疮是全身、局部因素综合作用所引起的皮肤组织变性、坏死的病理过程。因此压疮的综合性管理包括处理方法、分级、减压装置、营养、辅助治疗、清创、系统抗生素使用、局部使用抗菌剂和敷料。只有早期了解压疮的病因和发生发展规律，掌握防治技术，才能自觉、有效地做好防治工作，将压疮的发生率降到最低程度。

第六节　晨晚间护理

晨晚间护理（morning and evening care）是为满足自理缺陷病人日常清洁和舒适需要，并保持病床单元与病人周围环境干净、整洁而于晨起和就寝前所实施的护理措施。如危重、昏迷、瘫痪、高热、大手术后或年老体弱等病人，因受疾病、诊疗等因素的限制，在晨起和睡前时段不能完成基本的生活方面的自我护理，护士给予帮助或协助生活护理的，以满足病人的身心需要，促进舒适。

一、晨 间 护 理

晨间护理（morning care）是基础护理的重要工作内容，一般于晨间查房和诊疗工作之前完成，是满足病人晨起清洁、修饰、饮食等生理需要，促进病人身心舒适，预防并发症的重要手段。对于病情较轻，能离床活动，有自护能力的病人，应鼓励其自行完成以增强疾病康复的信心；对于病情较重，诊疗因素限制不能离床活动，自护能力下降不能满足需要的病人，护士应予以协助或帮助其完成。

【目的】

（1）促进病人清洁、舒适，预防感染、压疮等并发症的发生。

（2）观察和了解病情，为诊断、治疗及调整护理计划提供证据。

（3）促进护患沟通，满足病人心理需求，进行有针对性的心理和卫生指导。

（4）为病人提供温馨、舒适、安全的治疗环境。

【操作步骤】

步骤	相关知识说明
1. 主动问候病人，进行晨间交流	
2. 评估病人病情、意识、心理状态、夜间睡眠情况、自理能力、生活习惯	
3. 向病人解释晨间护理目的、内容，征求病人意见	➡ 评估病人需要辅助护理的项目与程度
4. 根据病人情况备湿床扫、所需被服、洗漱、修饰用物，治疗车下层备便器、生活垃圾桶、医疗垃圾桶	➡ 体现对病人的关爱和尊重
5. 根据需要准备环境，必要时拉上窗帘或屏风遮挡	➡ 保护病人隐私
6. 评估病人呼吸道通畅程度，对自行排痰能力不足的病人，根据需要协助排痰	
7. 协助病人排泄护理，根据医嘱留取标本	
8. 协助病人进行口腔护理、面部清洁、洗手、梳头、翻身，对不能自行更换体位的病人，检查各受压部位的皮肤有无受压变红、破损，进行预防压疮的指导检查皮肤受压情况	➡ 鼓励和协助病人维持自我护理能力
9. 检查各种管道的引流、固定及治疗完成情况	
10. 床铺整理，用湿式扫床法清洁床单位，需要时为病人更换衣服和床上被服	
11. 协助病人进食，了解病人饮食情况	
12. 注意观察病情，进行心理护理与卫生宣教	
13. 协助病人取舒适体位	➡ 保证病人安全，有异常情况报告并做好记录

二、晚 间 护 理

晚间护理（evening care）是指在晚间入睡前护士为病人提供安静、舒适的就寝环境，并为自理能力不足的病人提供所需要的清洁护理，以促进病人安全、舒适地入睡。同时，还能了解病人的心理状态和病情变化，鼓励其战胜疾病的信心。

【目的】

（1）使病人清洁舒适，易于入睡。

（2）确保病室安静、清洁，为病人创造良好的夜间睡眠条件。

（3）评估和了解病情变化，促进护患沟通，满足病人身心需要。

（4）观察皮肤，预防压疮的发生。

【操作步骤】

步骤	相关知识说明
1. 主动问候病人	
2. 评估病人病情、意识、心理状态、自理能力、生活习惯、日常睡眠情况	
3. 向病人解释晚间护理的目的、内容，征求病人意见	➡ 评估病人需要辅助护理的项目与程度
4. 备齐用物，根据协助项目需要准备环境，必要时拉上窗帘或屏风遮挡	➡ 保护病人隐私
5. 根据需要，协助排便，口腔护理、洗脸、洗手，清洁会阴，保持床单位清洁干燥，必要时协助病人更衣和更换被服	➡ 鼓励和协助病人维持自我护理能力
6. 协助病人更换体位，检查皮肤受压情况，采取预防措施	
7. 如有管道，进行管道护理，检查导管有无打折、扭曲或受压，妥善固定并保持导管通畅	

续表

步骤	相关知识说明
8. 对有疼痛病人遵医嘱给予镇痛措施，以缓解疼痛，促进睡眠	
9. 协助病人取舒适体位	➡ 有异常情况报告并做好记录
10. 备好睡眠环境	➡ 调节室温，保持病室安静，光线适宜
11. 经常巡视病房	➡ 了解病人睡眠情况，观察病情并酌情处理

案例 5-2 分析

1. 因病人神志模糊，自理能力缺失，自我维护身体清洁的能力不足，因此病人日常的清洁活动均需要护士协助。

2. 意识不清病人是压疮发生的高危人群。该病人危险因素的识别可使用风险评估量表（Braden 量表、Norton 量表）评估危险程度的分级，有助于实施合理的分级预防措施。

3. 检查和动态评估病人局部受压处皮肤。注意观察皮肤的完整性，颜色改变；注意皮肤的温度、硬度和湿度改变。采取相应的预防和减压措施，如给予该病人使用减压床垫和减压辅料；定时翻身，及时记录皮肤情况；改善营养状况；保持局部皮肤清洁干燥，避免大小便等污物的刺激、行被动关节活动和肌肉训练等预防护理措施。

思 考 题

1. 病人，男性，62 岁，患败血病，高热昏迷已 7 天，给予大量抗生素治疗，近日发现病人左侧颊部口腔黏膜破溃，创面附着白色膜状物，用棉签拭去附着物，可见创面轻微出血。请问：

（1）病人产生该口腔病变的原因是什么？

（2）针对病人口腔的问题应如何护理？

2. 病人，男性，75 岁。患有脑血栓 2 年，右侧肢体瘫痪，生活不能自理，近日因肺炎发热收治入院。护士为其进行床上擦浴。请问：

（1）护士为病人进行擦浴过程中应注意什么？

（2）护士为其更换清洁衣裤时的步骤顺序是什么？

3. 病人，男性，84 岁，消瘦，因急性脑出血收入院。入院后一直处于深昏迷状态，平卧位，大小便失禁。今日晨护士交接班给病人翻身时，发现病人骶尾部皮肤出现潮红，解除压迫后皮肤颜色不能恢复正常，中间可见 2～3 个小水疱，未破溃。请问：

（1）该病人骶尾部皮肤出现了什么并发症？

（2）产生该并发症的原因是什么？

（3）针对该病人的情况应如何进行护理？

4. 病人，女性，38 岁。诊断为肛周脓肿。昨日前已行肛周脓肿切除术，术后给予留置尿管。今日医嘱：会阴护理。请问：

（1）该病人如何保持会阴部清洁？

（2）在为该病人进行会阴护理时应注意哪些问题？

（卢运红）

第六章 病人的休息与活动

【目标要求】

识记：能正确列举睡眠的分期；能陈述睡眠的原理、意义和分期；活动的重要性、休息的意义及基本条件。

理解：能解释影响睡眠因素；能理解住院病人的睡眠的特点；能归纳活动受限的原因；能判断活动受限的原因及对机体的影响；会评估病人的肌力和活动能力的级别。

运用：能运用护理程序收集病人休息、睡眠、活动的资料，并根据不同护理问题采取有效护理措施帮助病人休息、睡眠；能制订正确方法协助病人的活动。

案例 6-1 导入

病人，男性，47 岁。诊断：股骨头坏死。定于 1 周后行髋关节置换术。病人精神紧张，担心手术失败，无法入睡。

问题：

1. 该病人出现的问题是什么？
2. 作为责任护士，如何做好该病人的护理？
3. 术后应如何协助病人进行活动？

休息与活动同人类生存发展密不可分，是人类最基本的生理需要，是维持人体健康重要因素。对于健康人而言，休息与活动可以缓解疲劳，使身心愉快；对于病人而言，休息与活动可以缓解痛苦，加快身体的康复。责任护士应该掌握与休息和活动相关的知识，并应用于临床实践当中，缩短病程，促进病人早日康复。

第一节 休 息

一、概 述

（一）休息的定义

休息（rest）是指一段时间内相对地减少活动，使全身放松，处于没有紧张、焦虑的一种良好的心理状态，以恢复精力和体力的方式。

（二）休息的意义和基本条件

1. 意义

（1）休息有利于维持并促进健康：休息可以维持身体最基本的健康状态，也可以帮助人达到精神最佳状态。充分的休息可以帮助病人缓解疲劳，减轻压力，促进身心健康。

（2）休息有利于减轻痛苦、促进恢复：充分的休息能够对疾病的康复起到积极的作用。充分有效的休息能够降低机体的能量消耗，且利于组织及蛋白质的合成，从而能够快速地恢复健康。

2. 基本条件

（1）睡眠质量：不同病人对睡眠时长需求不完全相同，只要满足休息时长，才能达到充足的睡眠。住院期间，各种原因导致的睡眠时间的不足或质量的下降，都会影响病人的休息和疾病的康复。

（2）心理上的放松：心情愉快、精神放松是保证休息质量的关键。由于患病后无法满足社会、职业、家庭等的角色需要。另外，入院病人因为对医院环境的陌生感，以及对自己病情的担忧，易出现烦躁不安、抑郁、沮丧、依赖等情绪变化和精神压力，均会引起睡眠障碍，影响病人的休息。

（3）生理上的舒适：在休息之前必须把身体的不舒适程度减至最低，去除各种不良刺激源，如疼痛、恶心、呕吐、饥饿、口渴、体温过高、体位或姿势不当等，身体上的舒适及环境的舒适全部满足，才能达到生理上的舒适。

（4）环境适应：医院环境作为影响住院病人休息的重要因素，其中的温湿度、声光电等均可影响病人的休息质量，护理人员应根据病情进行适当调整。

3. 协助病人休息的护理措施

（1）提供充足的睡眠：护理人员应通过整体全面的护理评估，确定病人作息习惯及影响病人睡眠质量的因素，从而为病人提供针对性的护理，保证睡眠质量。

（2）协助心理的放松：护理人员可以通过心理支持、心理疏导来调节病人负面情绪，同时满足病人合理需求等方法，进而解除影响病人心理状态的因素，促使病人心理放松。

（3）促进生理的舒适：通过细心的观察和及时的评估，护理人员应去除引起病人不适的刺激，协助病人采取合适体位，做好病人的晨晚间护理，从而促进病人生理上的舒适。

（4）调整适宜的环境：环境在整体上要求安静、整洁、安全、舒适，细节上应注意空间合理、温湿度、光线适宜。此外，在进行护理活动时应注意"四轻"，即走路轻、说话轻、关门轻、操作轻；在为不同病情的病人提供护理时应注意以病人为中心，提供有针对性护理。

二、睡　眠

睡眠（sleep）是一种昼夜节律性的生理活动，是高等生物必不可少的行为。睡眠是一种周期发生的知觉的特殊状态，由不同的时相组成，对周围环境可相对不做出反应。睡眠是保持身体健康，促进病人恢复的重要条件。

（一）睡眠的生理

1. 睡眠的发生机制　睡眠是中枢神经系统内发生的。睡眠中枢位于脑干尾端。睡眠中枢向上传导冲动，作用于大脑皮质（也称上行抑制系统），与控制觉醒状态的位于脑干上端的网状结构上行激动系统（RAS）的作用相拮抗，从而调节睡眠与觉醒的相互转化。研究发现，脑干尾端与睡眠有非常密切的关系，此部位各种刺激性病变可引起过度睡眠，而破坏性病变可引起睡眠减少。另外，还发现睡眠时有中枢神经介质的参与。

2. 睡眠的生理特点　睡眠是一种周期发生的知觉特殊状态，与觉醒形成 24 小时昼夜节律。睡眠时嗅、视、听、触等感觉减退，骨骼肌反射和肌肉紧张度减弱，自主神经功能可出现一系列改变，如血压下降、心率减慢、呼吸减慢、瞳孔缩小、尿量减少、体温下降、代谢率降低、胃液分泌增多、唾液分泌减少、发汗增强等。

3. 睡眠的时相　根据睡眠发展过程中脑电波变化和机体活动功能的表现，将睡眠分为慢波睡眠（slow wave sleep，SWS）和快波睡眠（fast wave sleep，FWS）。慢波睡眠又称正相睡眠（orthodox sleep，OS）或非快速眼球运动睡眠（non rapid eye movement sleep，NREM sleep）；快波睡眠又称异相睡眠（paradoxical sleep，PS）或快速眼球运动睡眠（rapid eye movement sleep，REM sleep）。睡眠过程中两个时相互相交替。

（1）慢波睡眠：慢波睡眠为人体所必需的。若长期睡眠不足，可通过增加慢波睡眠，尤其是深度睡眠，以补偿睡眠不足。

慢波睡眠分为四个时期：Ⅰ期（入睡期）最容易被唤醒，此期机体新陈代谢、生理活动及生命体征逐渐减慢。Ⅱ期（浅睡期）容易被唤醒，机体功能继续减缓。此期为 10～20 分钟。Ⅲ期（中度睡眠期）很难被唤醒，身体很少活动，生命体征下降但仍规则。此期为15～30分钟。Ⅳ期（深度睡眠期）极难被唤醒，生命体征继续下降，体内分泌生长激素，人体组织愈合加快。此期为15～30分钟。

（2）快波睡眠：即 REM 睡眠。其特点是眼球快速转动，脑电波活跃，与觉醒期很难区分。此期唤醒阈提高，各种感觉进一步减退，肌肉几乎完全松弛，骨骼肌反射和肌肉紧张度进一步减弱，可有间断的阵发性表现，如部分躯体抽动、眼球快速转动、血压升高、心率快、呼吸快且不规则等。某些疾病如哮喘、心绞痛、阻塞性肺气肿等易在夜间发作，可能与间断的阵发性表现有关。在快波睡眠期，脑内耗氧量增加，脑血流量增多并且脑内蛋白质合成加快，但生长激素分泌减少。此期睡眠与幼儿神经系统的成熟有密切的关系,可能有利于建立新的突触联系,促进学习记忆和精力恢复。此期对情绪和精神上的平衡最重要，因为充满感情色彩的梦境可舒缓精神压力，消除焦虑。表 6-1 为睡眠各期的变化。

表 6-1　睡眠各阶段变化

睡眠分期	表现特点	生理表现	脑电图特点
第Ⅰ期	入睡的过渡期,可被外界的声响或说话声惊醒	全身肌肉松弛,呼吸均匀,脉搏减慢	低电压 α 节律,频率为 8～12 次/秒
第Ⅱ期	进入睡眠状态,但仍易被惊醒	全身肌肉松弛,呼吸均匀,脉搏减慢,血压、体温下降	出现快速、宽大的梭状波,频率为 14～16 次/秒
第Ⅲ期	睡眠逐渐加深,需要巨大的声响才能使之觉醒	肌肉十分松弛,呼吸均匀,心跳缓慢,血压、体温继续下降	梭状波与 δ 波交替出现
第Ⅳ期	为沉睡期,很难唤醒,可出现梦游或遗尿	全身松弛,无任何活动,脉搏、体温继续下降,呼吸缓慢均匀,体内分泌大量生长激素	缓慢而高的 δ 波,频率为 1～2 次/秒
REM 期	眼肌活跃,眼球迅速转动,梦境往往在此期出现	心率、血压、呼吸大幅度波动,肾上腺素大量分泌。除眼肌外,全身肌肉松弛,很难唤醒	呈不规则的低电压波形,与第Ⅰ期相似

4. 睡眠周期　正常情况下，睡眠是一种慢波睡眠与快波睡眠不断交替、重复的过程。每个睡眠周期均含有 60～120 分钟的有序的睡眠时相,平均时间约 90 分钟。成人每次 6～8 小时的睡眠中,平均包含 4～6 个睡眠时相周期（图 6-1）。

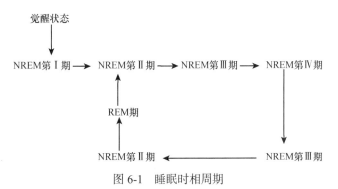

图 6-1　睡眠时相周期

一个睡眠时相周期中，入睡后最初的 20～30 分钟，睡眠从 NREM 的入睡期进入浅睡期、中度睡眠期及深度睡眠期，再从深度睡眠返回中度睡眠期、浅睡期，之后，进入 REM 期，持续约 10 分钟后，又进入浅睡期。在睡眠周期中，由于进出 REM 期睡眠都需要经过 NREM 第二期，故称此期为"入门时相"。睡眠周期中每一时相所占时间比例都是随着睡眠的进行而有所改变的。刚入睡时 NREM 期占睡眠周期的绝大部分时间，约占 90 分钟，REM 期不超过 30 分钟。进入深夜，REM 会延长到 30 分钟，而 NREM 期所占的时间则会相应地缩短。越接近睡眠后期，REM 持续时间越长。

在睡眠周期的交替进行中，在任何一期唤醒个体后再继续睡眠时，不会回到将其唤醒的那个睡眠时相中，而是从睡眠最初状态开始，重新开始一个时相周期。一般来说，上午小睡，是后半夜睡眠的延续，REM 所占比例较大；下午小睡，NREM 所占的比例增大，将会影响晚间睡眠时慢波睡眠的时长。这提醒护士，当病人的睡眠被干扰，睡眠质量下降，病人就不得不通过增加睡眠总时长来补充缺乏的深度睡眠和快波睡眠，造成病人睡眠形态紊乱。因此，要求护士应该对睡眠相关知识充分了解并运用，全面评估病人的睡眠需要，从而能够使病人得到充足的睡眠。

（二）睡眠的需要

睡眠的需求量是存在个体差异的，一个健康成年人每晚睡眠的平均时数是 7.5 小时。年龄是影响睡眠量因素之一，婴儿睡眠多于儿童，儿童多于青年，青年多于老年。总的睡眠时间随年龄的增加而减少，首先是 NREM 第四期时间减少；睡眠期间醒来的次数增加；NREM 第 Ⅰ、Ⅱ 期睡眠时间增加。此外，睡眠量的多少还受个性、健康状况、生活习惯、职业等诸多因素的影响，一般健康人睡眠时间少于病人，脑力工作者少于体力工作者，消瘦者少于肥胖者。

（三）睡眠的评估

1. 影响睡眠的因素

（1）年龄：随着年龄增长人的睡眠时间逐渐减少。

（2）心理：紧张、焦虑的情绪，感情上的痛苦都会影响睡眠。对疾病的种种顾虑、不安、恐惧会加大心理压力而影响睡眠。

（3）环境：环境因素是决定个体能否顺利入睡并保持睡眠的一个重要因素。环境变化可以影响睡眠的质量，尤其是在首次入院的病人中表现明显。主要表现在对病房新的环境的特殊气氛、噪声、灯光、温度、湿度及卫生条件、床铺的舒适度等不适应。例如，白色的氛围、其他病人及陪伴人员的谈话声、鼾声、仪器设备运转声、走动声，以及医务人员的谈话声均被认为会对睡眠构成干扰。研究发现，在新环境中慢波睡眠和快波睡眠的比例会发生变化，入睡时间延长，快波睡眠减少，觉醒次数增加等。

（4）食物：肉类、豆类、乳制品等食物中含有较多的 L-色氨酸，这种食物能够促进睡眠，缩短入睡时间，被认为是一种天然的催眠剂。咖啡中含有咖啡因，会干扰睡眠，使人兴奋。浓茶也有与咖啡相同的作用，睡眠不佳的人，应该限制摄入此类饮料，避免在睡前 4~5 小时饮用。

（5）疾病：任何引起疼痛、躯体不适（如呼吸困难等）或情绪问题（如焦虑或失望等）的疾病都能引发睡眠问题。病人可能在入睡或维持睡眠上都会出现问题。例如，甲状腺功能亢进者入睡较困难；呼吸系统疾病常会阻碍睡眠；冠心病病人睡眠时常频繁地发生觉醒和睡眠时相的改变，同时睡眠各阶段的比例有明显变化；高血压病人常出现早醒和疲乏；在膀胱功能减退的老年人或心脏病、糖尿病、尿道炎或前列腺炎病人中，频繁的夜尿会干扰睡眠和睡眠周期。

（6）药物：某些药物会影响睡眠的质量。安眠药、镇静剂会干扰慢波睡眠第 Ⅲ、Ⅳ 期，抑制快波睡眠。长期服用镇静催眠药物病人，停药后会产生对药物的依赖或睡眠障碍加重。镇痛药，如哌替啶和吗啡可抑制快波睡眠，并导致醒来次数增多和昏昏欲睡。β 受体阻滞剂会引起失眠和噩梦等。

（7）个人习惯：每个人的睡眠时间和睡前习惯有助于个体的舒适和放松。一般而言，儿童睡前听故事，成年人饭后散步、听音乐、看电视、洗热水澡等，同时，必要的卫生习惯，洗脸、刷牙、泡脚等都有利于促进睡眠。如果改变或去除这些习惯则会影响睡眠。如睡前剧烈活动、进食过度等都是不健康的睡眠习惯。

（8）生活方式：个体的日常生活规律可影响睡眠模式。轮班制工作的人常难以适应睡眠规律的改变。其他可干扰睡眠模式的生活方式的改变包括接手不熟悉的繁重工作、迷恋夜间社交活动和改变晚餐时间等均会影响睡眠。

（9）生理因素：睡眠的周期变化与人的生物钟保持一致。昼夜性节律（circadian rhythm）又称生物钟，是指人体依据内在的生物性规律，在 24 小时内规律地运行它的活动。这种规律性活动由大脑中的松果体调节。昼夜性节律反映的是人体在生理及心理方面的起伏变化，如激素分泌的速率、体温的变化、代谢的变化等，这些变化都可随人的身体和情绪状态不同而有所改变，如长时间频繁的夜间工作，人的睡眠不能与昼夜节律一致，则会造成生物节律失调，产生疲劳与不适。适度的疲劳利于入睡，而过度疲劳则使入睡困难，一般需要 3～5 天方能恢复。

2. 睡眠障碍的评估 睡眠障碍（sleep disorder）是指睡眠量和质的异常或在睡眠时出现某些临床症状，也包括影响入睡或保持正常睡眠能力的障碍及异常的睡眠相关行为。

（1）失眠（insomnia）：是临床上最常见的睡眠障碍，是一种个体长期存在难以入睡、睡眠中多醒和（或）睡眠缩短或低质量睡眠的症状。它可能是生理或心理疾病的信号。失眠可以分为"入睡性失眠""睡眠维持性失眠"和"早醒性失眠"。大多数病人均为混合性失眠。

依据诱发因素的有无，可将失眠分为原发性失眠（primary insomnia）和继发性失眠（secondary insomnia）。原发性失眠是一种慢性综合征，即失眠症。继发性失眠常常因精神紧张、环境不适、身体障碍等引起。导致失眠的常见因素有：①精神因素；②躯体因素；③环境因素；④药物因素；⑤大脑弥散性病变。

（2）发作性睡眠（narcolepsy）：是指不可抗拒的突然发生的睡眠，并伴有猝倒症、睡眠瘫痪和入睡幻觉，是一种特殊的睡眠障碍。是睡眠与觉醒调节机制功能不良。表现为日间突发的不可控制的嗜睡和入睡，且在睡眠后 15 分钟内就发生 REM 睡眠。情况严重时，病人可出现肌张力全部丧失而猝倒。发作性睡眠时可有生动逼真的梦，很难与现实相区别，称催眠样幻觉。另一个症状是睡眠麻痹，即醒前或睡着前有一种不能动或不能说话的感觉。有研究发现发作性睡眠可能与基因有关。

发作性睡眠常在饭后或单调无趣的情况下及一天工作快结束时发作。猝倒发作常因情绪急剧变化引起。如没有正确的诊断和治疗，就会把发作性睡眠病人视为懒惰、不负责任或情绪不稳定，医务人员应正确地认识和处理。发作性睡眠属于快波睡眠障碍。

（3）睡眠过度（hypersomnia）：表现为在安静或单调环境下，经常困乏嗜睡，并可不分场合甚至在需要十分清醒的情况下，也出现不同程度、不可抗拒的入睡。睡眠过度可发生于多种脑部疾病，如脑血管疾病、脑外伤、脑炎、脑瘤等，也可见于糖尿病、镇静剂过量等，还可见于严重的忧郁、焦虑等心理疾病，病人通过睡眠逃避日常生活的紧张和压力。过多的睡眠可持续几小时或者几天。

（4）睡眠呼吸暂停（sleep apneas）：是以睡眠中呼吸反复停顿为特征的一组综合征。是一种以睡眠期间发生 10 秒以上没有呼吸为特征的睡眠失调。表现为时醒时睡，并伴有动脉血氧饱和度降低、低氧血症、高血压及肺动脉高压。睡眠呼吸暂停可分为中枢性、阻塞性及混合性呼吸暂停三种类型。

中枢性呼吸暂停是由于中枢神经系统功能不良所致。表现为呼吸运动短暂消失，鼻腔气流和胸廓运动停止，血氧饱和度下降。阻塞性呼吸暂停最常见，发生在睡眠时口咽部肌肉或结构松弛时。表现为上呼吸道部分或完全阻塞，鼻腔气流减少或停止，持续时间可达 30 秒，常发出很响的鼾声和喘息声。阻塞性呼吸暂停可导致动脉血氧浓度明显下降，使病人发生心律不齐、右心衰竭、肺动脉高压、心绞痛、脑卒中和高血压的风险增大，特别易受影响的是中年男性，其中肥胖者危险性更大。然而，越来越多的证据表明绝经后的女性也常发生阻塞性睡眠呼吸暂停。主要与高血压有关。某些研究者认为睡眠性呼吸暂停是导致许多发生在凌晨 1：00～6：00 无法解释的死亡的原因。混合性睡眠呼吸暂停包含了中枢性和阻塞性两种睡眠呼吸暂停所具有的特征。

（5）睡眠剥夺（sleep deprivation）：指睡眠时间和睡眠时相的减少或损伤。睡眠剥夺包括睡眠数量和质量的下降，以及睡眠时间昼夜颠倒。是许多睡眠障碍病人共同经历的问题。其原因包括疾病（如发热、呼吸困难或疼痛）、情绪应激、药物、环境干扰及因轮班制工作而改变睡眠时间。医务人员因经常长时间工作和轮班更容易发生睡眠剥夺。当睡眠受到干扰或被打断时，正常的睡眠周期就会发生改变。

不同个体对睡眠剥夺的反应差别很大。病人可产生多种生理和心理症状，如反应能力下降、听觉和视觉功能减退、心律失常、睡眠过度、过度活跃等认知及行为方面的异常表现。症状的严重性常与睡眠剥夺的持续时间有关。对睡眠剥夺最有效的治疗措施是去除或纠正干扰睡眠模式的因素。

（6）梦游症（sleepwalking）：梦游症又称夜游症、梦行症或睡行症。常发生于慢波睡眠的第Ⅲ期、第Ⅳ期。主要见于儿童，以男性多见，病因尚不明确。研究发现与遗传、性格和神经失调有关。发作时病人于睡眠中在床上爬动或下地走动，甚至到室外活动，能完成一些复杂动作，每次发作持续数分钟，又继续上床睡觉，醒后对所进行的活动不能回忆。对梦游症的病人，为避免发生危险应采取防护措施，如将室内危险物品移开，锁门等。

（7）梦魇（nightmare）：是指在睡眠中被噩梦突然惊醒，引起恐惧不安、心有余悸的睡眠行为障碍。儿童发病率为20%，成人发病率为5%～10%。梦魇的梦境多是处于危险境地，使病人恐惧、紧张、害怕、呻吟、惊叫或动弹不得直至惊醒，醒后对梦境中的恐怖内容能清晰回忆，并仍处于惊恐之中。通常在夜间睡眠的后期发作。发生于快波睡眠阶段。儿童在白天听恐怖故事或看恐怖电影，成人在应激事件后、服用镇静催眠剂或突然停药均可发生梦魇。另外，睡眠姿势不当如手臂压迫胸部会出现憋气、窒息、濒临死亡的梦魇。偶尔发生的梦魇属于自然现象，不需特殊处理，如发作频繁应予以干预。

（8）睡惊（night terrors）：是一种反复出现从睡眠中突然醒来并惊叫的症状。通常发生在睡眠前2/3阶段。发生于慢波睡眠时相。病人常在睡眠中突然惊叫、哭喊伴有惊恐表情和动作，以及心率增快、呼吸急促、出汗、瞳孔扩大等自主神经兴奋症状。每次发作持续1～10分钟。难以唤醒，醒后出现意识和定向障碍，不能说出梦境内容，对发作不能回忆。常见于儿童，以5～7岁者为最多，至青年期消失，偶有成年病例发生。

（9）遗尿（bedwetting）：指5岁以上的儿童仍不能控制排尿，在日间或夜间反复出现不自主的排尿。睡眠引起遗尿的因素多为遗传因素、机制障碍及泌尿系统功能障碍。

知识拓展

睡眠障碍的治疗

睡眠呼吸障碍是现代睡眠障碍领域中最引人注目的重要分支，是20世纪末颇受重视并已在许多方面取得成果的疾病。由于睡眠呼吸障碍机制主要是上呼吸道阻塞，因此，Kuhlo等对特别肥胖者，首创气管切开术来治疗睡眠时的上呼吸道阻塞，由此开创外科治疗阻塞性睡眠呼吸暂停的先河。自从20世纪70年代起，应用经鼻持续呼吸道正压通气（continuous positive airway pressure，CPAP）技术来治疗阻塞性睡眠呼吸暂停则是一大创举，是目前公认的治疗成人阻塞性睡眠呼吸暂停综合征（OSAS）的首选治疗方法，可消除夜间打鼾、改善睡眠结构、改善夜间呼吸暂停和低通气、纠正夜间低氧血症从而改善白天症状。

---

3. 住院病人睡眠特点　住院病人的睡眠形态受身心状态及睡眠环境改变的影响，存在以下两方面的改变。

（1）睡眠节律改变：要维持个人最佳的功能状态，则休息与活动的安排应该与其昼夜性节律同步，称之为昼夜性节律同步化（synchronization）。但在医院环境中，往往不能与正常的睡眠习惯相统一，故会造成"昼夜性节律去同步化（desynchronization）"又称节律移位，指病人正常的昼夜性节律遭到破坏，睡眠与昼夜性节律不协调。表现为在白天昏昏欲睡；夜间失眠，或者接受治疗护理无法睡觉，觉醒阈值下降，易被惊醒，严重可出现焦虑、烦躁、沮丧、不安等不良情绪。当睡眠节律发生改变时，机体通过"再同步"来调整适应，形成新的睡眠形态，重新获得同步化的时间至少需要3天，且伴有疲倦和不适。

（2）睡眠质量改变：表现为睡眠剥夺（sleep deprivation）、睡眠中断（sleep fragmentation）、诱发补偿现象（vulnerability to rebounds）三种现象。睡眠剥夺指病人休息与睡眠被打扰后，入睡时间延长，睡眠持续时间缩短、睡眠次数增多、总的睡眠时间减少，特别是快波睡眠。睡眠中断指由于治疗护理繁多，病人经常被打扰，无法完成完整的睡眠周期，睡眠时相转换次数增多，造成交感和副交感神经的刺激改变，尤其发生在快波睡眠期间，容易发生严重的心率失常，或心室纤颤。诱发补偿现象：当睡眠被中断时，会出现慢波睡眠Ⅲ、Ⅳ期时相和快波睡眠的丧失，当下一个睡眠周期来临时，慢波睡眠Ⅳ会优先得到补偿，以分泌大量生长激素满足增加睡眠时间造成的能力消耗，如快波睡眠缺乏严重，病人会产生知觉或人格方面的紊乱。

4. 住院病人睡眠状况的评估 明确评估住院病人睡眠状况的重点，通过护理程序收集睡眠资料，全面分析病人的睡眠情况，制订满足病人睡眠需要的护理计划，确保病人得到最佳休息与睡眠，达到康复的目的。

（1）睡眠评估的方法：包括问诊、观察、量表测量和辅助检查。

（2）睡眠评估的内容：包括每天睡眠的时间及就寝的时间；午睡的需要及午睡的时间；睡眠习惯如食物、个人卫生、睡前放松形式（听音乐、瑜伽、阅读等）、药物（睡前用药情况）、陪伴、卧具及环境要求；入睡持续时间；睡眠深度；睡眠中的状况如打鼾、夜间醒来的情况（时间、次数和原因）、异常情况（失眠、梦游等严重程度、原因及对机体影响）；睡眠效果等。

（3）睡眠评估的重点：病人睡眠的个体化需要；睡眠障碍的类型、症状、原因、持续时间及对病人的身心主要影响。

（四）促进病人睡眠的护理措施

1. 创造良好的物理环境 护士可以通过调节病室温度冬季 18～22℃、夏季 25℃左右为宜；病室湿度以 50%～60% 为宜；减少噪音对病人的影响，护理操作过程中做到"四轻"；调节光线亮度，拉好病室窗帘，为个别病人进行护理时，尽量使用床头灯或地灯，避免使用病室照明灯；保持病室空气清新无异味等方式；为病人创造安全舒适的睡眠环境，降低周围环境对病人睡眠的干扰。合理安排护理工作时间，避免在病人午睡时进行。夜间执行各种操作时，应尽量间隔 90 分钟，避免发生睡眠中断的现象。

2. 做好病人就寝前的准备 安排病人睡眠时间和方式时，做到因人而异。根据不同病人不同需求及不同病情采取不同活动方式和活动量，护士在安排各种治疗和护理时，应相对集中，减少对病人的打扰。

3. 尽量满足病人的身体舒适 人只有在舒适和放松的前提下才能保持正常的睡眠。护士应协助病人完成个人卫生护理、避免衣服对病人身体的刺激和束缚，避免床褥对病人舒适的影响，帮助病人采取舒适的卧位，放松关节和肌肉、保证呼吸道的通畅，注意检查身体相关各部位如引流管、伤口、牵引、敷料等引起病人不舒适的情况，并及时给予处理。对主诉疼痛的病人，护士应根据医嘱给予止痛药物。

4. 建立睡眠习惯 由于睡眠环境的改变，护士应与病人共同制订符合其自身的良好睡眠习惯，做到依据自身生物节律调整作息习惯，如白天适当运动，晚间固定就寝时间等，但应避免不良的作息习惯，如熬夜；睡前避免摄入刺激性、不易消化的食物；选择适宜的促进睡眠的方式，如读书、听柔和的音乐等。

5. 合理用药 注意观察药物给病人带来的副作用，在病情允许时给予调整。长期应用抗焦虑药、镇静剂或催眠药会干扰睡眠并导致较严重的问题。苯二氮䓬类药物为相对安全的一类药。此类药可通过促进中枢神经系统中抑制对刺激产生反应的神经原的活动而产生松弛、抗焦虑和催眠的效果，从而降低觉醒的水平。这类药物作为镇静剂或催眠药使用时，不引起普遍的中枢神经系统抑制。这类药物有多种，最常见的是地西泮（安定）。苯二氮䓬类药物用于未满 12 岁儿童时应慎重，6 个月以下的婴儿禁用。孕妇和哺乳期妇女应避免使用此类药物，因其有致畸胎的危险并能通过乳汁排泄。老年人因新陈代谢的变化容易受到抗焦虑药或催眠药的副作用影响，通常建议使用短效苯二氮䓬类药物。初始剂量应很小，然后根据病人的反应，在一个限定的时间段内逐渐加量，不易长期服用。应告诫病人服药量不要擅自超过处方剂量，尤其在初始剂量疗效不明显的时候。如果老年病人最近从有自制力、行动自主、敏捷转变为无自制力、混乱和（或）行动障碍，可能与应用苯二氮䓬类药物有关。滥用或大剂量长期使用该类药物可产生耐受性和依赖性，且停药后可发生戒断症状，如失眠、焦虑、兴奋、感冒样症状等，甚至引起惊厥。服用此类药物时注意不宜饮酒、喝茶和咖啡及吸烟等，以免影响药效。

6. 加强心理护理 病人在住院期间可能产生一系列不良情绪反应，如由于离开亲人的孤独寂寞感，因患病而产生的紧张、焦虑，对疾病检查、治疗的各种顾虑等，都严重影响睡眠。因此，护士要关心、体贴病人，多与病人沟通、建立良好的信任关系，了解病人尚未满足的心理需要，提供积极的心理护理。耐心倾听病人的主诉，有针对性地解决病人的烦恼、痛苦、增强病人的自信心，提高休息和睡眠的质量。

7. 健康教育 与病人一起讨论分析有关休息与睡眠的知识和问题，使其了解身心放松是保证睡眠的前提条件，并明确休息与睡眠对人体的重要作用，使病人了解睡眠紊乱的原因并掌握避免其发生的方法，帮助病人建立有规律的生活方式，养成良好的睡眠习惯。

8. 特殊护理 对于一些特殊病人应该采取特殊护理方式。如采用催眠术、呼吸放松术、肌肉放松术等行为治疗法能够治疗失眠问题，其中催眠术是利用暗示让病人放松并逐渐进入睡眠状态。

> **案例 6-1 临床资料**
> 该病人术后第 3 天，因伤口疼痛夜晚入睡困难，不敢下床活动。

第二节 活 动

活动作为人的基本需要之一，人类在饮食、排泄、呼吸、思维、学习、工作等活动过程中，使生理、智力、自我实现等需要得到满足。如果一个人因疾病或其他情况而改变活动能力，将直接对其生理功能及心理状态产生影响。所以，护理人员应结合病人身心状态及疾病情况来帮助病人选择合适的活动。

一、概 述

（一）活动的定义

活动是由共同目的联合起来并完成一定社会职能的动作的总和。活动由目的、动机和动作构成，具有完整的结构系统。

（二）活动的意义

（1）适量的活动，有助于维持肌肉强度、耐力和协调，维持骨骼的坚固及其支持体重的能力，可保持良好的肌张力，保持机体运动系统正常功能，增加全身的活动的协调性。

（2）适量的活动，可促进血液循环，增强心肺功能。还可促进消化、增进睡眠、控制体重、减少肥胖。

（3）活动有助于解除心理压力，使人心情舒畅，精神焕发，增强自信心，减慢老化过程和减少疾病发生。

通过活动增强人体适应性，能够应对体内、外各种因素的改变，维持身体的健康。如果活动能力因疾病的影响而发生改变，不仅影响机体各系统的生理功能（如关节僵硬、挛缩、肌肉萎缩等），还会影响病人的心理状态（如焦虑、抑郁、自卑等）。因此，护士应根据不同情况，协助病人选择和进行适当活动。

（三）活动受限的原因

1. 疼痛 很多疾病都会引起疼痛。疼痛往往限制病人相应部位的活动或限制了相应关节的活动范围。最常见的是手术后切口疼痛，如胸腹部手术的病人，由于伤口疼痛导致病人不愿咳嗽和进行呼吸等活动。类风湿关节炎的病人，常因疼痛导致关节活动范围缩小等。

2. 运动系统病变 由于疾病造成的病变损伤如肌肉、骨骼、关节的器质性损伤（软组织挫伤、扭伤、骨折等），会引起受伤肢体活动能力下降。肢体有残障或先天畸形者，限制肢体的正常活动。

3. 神经系统损伤 由于脑血管意外、脊髓损伤造成的中枢性神经功能损伤，可引起暂时的或永久的活动功能障碍。如重症肌无力的病人、瘫痪病人等都会出现明显的活动受限，甚至不能活动。

4. 精神心理因素 某些心理障碍或精神疾病的病人常常伴有活动能力下降，如抑郁型精神分裂症的病人、木僵病人等，活动明显减少。

5. 营养状态 某些原因造成病人严重营养不良、过度肥胖因均会造成身体活动受限。

6. 医疗护理措施的实施 某些疾病需要采取必要的医护措施，会造成病人活动受限。如骨折固定或牵引部位要限制活动，以促进骨折的愈合；意识不清的病人需要对其使用保护具和约束带加以保护，以防病人发生危险；传染病病人被隔离等，这些措施均会限制病人活动。

（四）活动受限对机体的影响

1. 对皮肤的影响 活动受限的病人由于机体局部受压过久，血液循环障碍导致皮肤的抵抗力下降，易形成压疮。

2. 对运动系统的影响 在某些情况下，为满足治疗和护理的需要，适当的限制病人活动的强度和类型是必需的，但如果骨骼、关节和肌肉组织长期处于活动受限的状态，就会导致很多不良情况的发生：如肌肉萎缩、腰背疼痛、骨质疏松及关节挛缩，严重时还可能会发生病理性骨折。

3. 对心血管系统的影响 长期卧床对心血管系统的影响，主要表现为体位性低血压和深静脉血栓形成。

（1）体位性低血压（postural hypotension）：长期卧床的病人，由于体位改变，如由卧位转为直立位，或长时间站立时，常常会出现血压突然下降，并伴有眩晕、恶心、心悸、虚弱无力等表现。其主要原因：一是长期卧床病人全身肌肉张力下降，肌肉无力；二是长期卧床病人神经血管反射能力下降，病人直立时，血管不能及时收缩维持血压，造成血压突然下降，通过主动脉弓和颈动脉窦压力感受器反射引起交感神经兴奋性升高，可出现冷汗、苍白、烦躁不安。

（2）深静脉血栓形成（venous thrombosis）：病人卧床的时间越长，发生深静脉血栓的危险性越高。主要原因是静脉血流缓慢、血液高凝状态及静脉壁损伤。长期卧位病人由于机体活动少，腿部肌肉收缩减少引起下肢静脉血流缓慢。同时，卧床时间长的病人血容量相对不足，易导致血液黏稠度增加。另外，血管壁受到压力因素如侧卧位时上腿长期压下腿，血液循环不良，可引起血管内膜的损伤，导致血小板聚集而形成血栓。血栓一旦脱落进入血液循环，则会引起栓塞。最主要的危险是可造成肺动脉栓塞，严重时可引起死亡。

4. 对呼吸系统的影响 长期卧床病人对呼吸系统的影响最常见的是坠积性肺炎和二氧化碳潴留。病人大多处于衰竭状态，全身肌肉无力，呼吸肌运动能力下降，不能有效深呼吸，病人因虚弱没有足够的力量将黏液咳出，使呼吸道内分泌物排出困难，黏液堆积，将发生肺内感染，导致坠积性肺炎。同时，病人长期卧床，胸部扩张受限，使有效通气量减少，此外，分泌物的蓄积，影响氧气的正常交换，导致二氧化碳潴留。若缺氧状态得不到及时纠正，会出现呼吸性酸中毒，最终导致心肺功能衰竭。

5. 对消化系统的影响 由于活动量减少，人体可出现食欲缺乏、消化和吸收不良、营养摄入不足导致蛋白质代谢紊乱，甚至出现严重营养不良。长期卧床病人胃肠道蠕动减弱，摄入水分及纤维素少，常出现便秘，可因辅助排便的腹部和会阴肌张力下降而加重便秘。此外，床上排便使人产生困窘、失去隐私和独立性，延迟甚至忽略便意，影响正常的排便过程。反复如此，排便反射会变得不敏感，出现腹胀、腹痛、头晕等症状，严重时出现粪便嵌塞。

6. 对泌尿系统的影响 长期卧床常导致排尿困难、尿潴留、结石、感染等。正常情况下，处于站姿或坐姿时，能使会阴部肌肉放松，有助于尿液的排出。由于卧床时排尿姿势的改变，会影响正常的排尿活动，出现排尿困难。若长期排尿困难，膀胱会过度膨胀，逼尿肌过度伸展，机体对膀胱胀满的感受性减弱，而导致尿潴留。由于机体活动量减少，尿液中的钙磷浓度增加，因同时伴有尿液潴留，易形成泌尿道结石。另外，由于尿液潴留，尿液对泌尿道的冲洗作用减少，细菌易在尿道口聚集，引起泌尿系统逆行感染。若长期导尿或外阴部卫生状况差，更易增加感染的概率。

7. 对心理状态的影响 病人的生活依赖他人照顾，导致思想负担重，易产生心理方面的问题，常表现为焦虑、抑郁、失眠、自尊改变、挫折感等，有些病人易出现情绪暴躁，甚至有攻击行为，或者病人有胆怯畏缩，出现极端的心理变化。

二、病人活动的评估

一般情况下，患病后需要卧床休养，利于病情恢复。但长期卧床也会增加并发症发生的危险，如压疮、坠积性肺炎等，不仅不利于康复，还可加重原有的疾病。所以，护理人员在为病人的活动进行评估时，要明确重点，选择适合的方法进行评估，并依据评估结果为病人提供合理的活动方案。

（一）评估重点

病人日常生活活动习惯、疾病康复需要、活动能力及影响其活动能力的因素等都是护理人员在评估时应给予重视的。

（二）评估方法

常用的评估方法有问诊、体格检查和辅助检查。问诊了解病人日常生活活动习惯及其现阶段的活动能力和影响因素。体格检查及辅助检查可以客观地对病人的肌力、活动功能、心肺生理功能进行评估。

（三）评估内容

1. 一般资料 包括病人的年龄、性别、职业、文化程度、体重等均影响个体运动方式的选择。年龄是决定机体对活动的需要及所能耐受的活动程度的重要因素之一。不同的年龄其运动方式不同，如婴儿以活动四肢为主；儿童和青少年可进行跑跳等剧烈运动；老年人可选择太极拳、散步等节奏缓慢的运动。不同的职业和文化程度还可影响病人对运动方式的接受程度及效果。因此，在评估一般资料时应全面、系统、有针对性地进行，以获得预期的运动效果。

2. 关节功能 通过主动运动（让病人自己移动每个关节）和被动运动（由护士或家属为病人移动每个关节）来观察关节活动范围有无受限，有无关节僵硬、变形、肿胀等。

3. 心肺功能 活动会增加机体耗氧量，可出现代偿性心率及呼吸加快、血压升高，给呼吸及循环系统增加压力和负担。当有心肺疾患的病人进行不恰当的活动，则会加重病情，甚至会发生心搏骤停。因此，活动前应评估呼吸、心率及血压等指标，以便根据心肺功能确定活动负荷量，依据病人反应调整活动量。

4. 机体活动能力 通过对病人日常活动的观察来判断其活动能力。日常活动包括穿衣、修饰、行走、如厕等活动。机体活动能力分为 5 级（表6-2）。

5. 骨骼肌肉状态 完好的肌力和健康的骨骼系统是机体进行正常活动的条件。肌力是指肌肉的收缩力量，临床上可以通过机体收缩特定肌肉群的能力来评估肌力。一般分为 6 级（表6-3）。

表6-2 一般机体活动能力程度表

分级	表现
0级	完全独立，可自由活动
1级	需要使用设备或器械（如拐杖、轮椅）
2级	需要他人的帮助、监护和教育
3级	即需要他人的帮助，也需要设备或器械
4级	完全不能独立，不能参加活动

6. **活动耐力**　是指个体对活动与运动的生理和心理耐受能力。当活动的量和强调大于机体生理心理耐受力，会出现疲劳、头晕、腰背疼痛等不适症状。此外，某些内脏、骨骼、神经系统疾病或应用某些药物时，均会降低机体的活动耐力。

7. **目前的患病情况**　疾病的性质和严重程度可影响机体的活动，评估疾病的严重程度有助于合理安排病人的活动量和活动方式，如昏迷、截瘫、大手术后等病人。活动完全受限，只能卧床；慢性病、轻症病人则对活动影响较小。此外，在评估活动情况时，还应考虑病人的治疗和康复需

表 6-3　肌力分级表

分级	表现
0 级	完全瘫痪、肌力完全丧失
1 级	可见肌肉轻微收缩，但无肢体运动
2 级	肢体可移动位置，但不能抬起
3 级	肢体能抬离床面，但不能对抗阻力
4 级	能作对抗阻力的运动，但肌力减弱
5 级	肌力正常

要。如骨折病人，要求患肢制动，这就要求医务人员在制定活动计划时应全面考虑，恰当地制订护理措施。

8. **社会心理状况**　心理状况会影响活动的完成情况。如果病人情绪低落、焦虑，对活动缺乏热情，甚至产生厌倦或恐惧心理，会严重影响活动的进行及预期效果。反之，病人心境开朗，对各种活动积极、热情，对疾病的治疗充满信心，则会很好地完成各种活动，达到恢复功能目的。家属的态度和行为作为影响病人心理状态的因素之一，在评估时也应引起护理人员的注意，并通过教育的方式指导家属予以理解并帮助病人保持愉快的心情，激发活动的兴趣，以确保各项活动锻炼顺利进行。

三、协助病人的活动

通过整体、全面的评估，依据病人一般情况、患病情况及社会心理状况为病人选择适宜的运动方式，同时应该注意所选取的运动方式及强度具有相应的科学性和正确性。

（一）选择合适卧位

根据病情为卧床病人取舒适、稳定的卧位，减少肌肉和关节的紧张，使全身尽量放松。

（二）预防皮肤形成压疮

压疮发生的重要因素就是局部组织长期受压及病人缺乏活动，所以护理人员可通过以下方法预防压疮的形成。如避免局部组织长期受压，定时变换体位，一般 2 小时翻身 1 次，必要时 30 分钟翻身 1 次；翻身时避免拖、拉、推动作；应用软枕等保护骨突出部位，支撑身体空隙部位。按摩和活动受压处皮肤等方式避免压疮的发生。

（三）关节活动度练习

关节活动范围（range of motion，ROM）是指关节运动时所能达到的最大弧度，常以度数表示，亦称关节活动度。关节活动度练习（range of motion exercises）简称为 ROM 练习，是指根据每一特定关节可活动的范围，是维持关节正常的活动度，恢复和改善关节功能的有效锻炼方法。

ROM 练习分为主动练习、主动辅助练习、被动练习。主动 ROM 练习时，病人可独立进行关节全范围运动。主动辅助练习指病人进行主动 ROM 练习，护士给予最低限度的协助。而在被动ROM 练习时，病人不能移动关节，护士帮助病人进行关节全范围运动。对于活动受限的病人可从被动 ROM 练习开始，然后到主动辅助练习，最后进展到主动练习。本节主要介绍被动性 ROM练习。

【目的】

（1）维持关节活动度。

（2）预防关节僵硬、粘连和挛缩。

（3）促进血液循环，有利于关节营养的供给。

（4）恢复关节功能。

（5）维持肌张力。

【操作要点】

（1）护士运用人体力学原理，帮助病人采取自然放松姿势，面向并尽量靠近操作者。

（2）根据各关节的活动形式和范围，依次对病人的颈、肩、肘、腕、手指、髋、膝、踝、趾关节作屈曲、伸展、过伸、外展、内收、内旋、外旋等关节活动练习：①屈曲（flection），关节弯曲或头向前弯；②伸展（extension），关节伸直或头向后仰；③伸展过度（过伸）（hyperextension），关节伸展超过一般的范围；④外展（abduction），远离身体中心；⑤内收（adduction），移向身体中心；⑥内旋（internal rotation），旋向中心；⑦外旋（external rotation），自中心向外旋转。操作过程中注意观察病人的身心反应。各关节的活动形式和范围参见表 6-4、图 6-2 和图 6-3。

（3）活动关节时操作者的手应作环状或支架支撑关节远端的身体。护士抬起病人的手脚时，移动自己的重心，尽量使用腿部力量，以减少疲劳。

（4）每个关节每次做 5～10 次完整的 ROM 练习，当病人出现疼痛、疲劳、痉挛或抵抗反应时，应停止操作。

（5）运动结束后，测量生命体征，协助病人采取舒适的卧位，整理床单位。

（6）记录每日运动的项目、次数、时间及关节活动度的变化。

（7）健康教育护士向病人及家属强调活动关节的重要性、方法及注意事项。鼓励病人用健侧肢体协助患侧肢体活动，使之由被动关节活动转变为主动关节活动方式。

表 6-4　各关节的活动形式和范围

部位	屈曲	伸展	过伸	外展	内收	内旋	外旋
脊柱	颈段前屈 35° 腰段前屈 45°	后伸 35° 后伸 20°	—	—	左右侧屈 30°	—	—
肩部	前屈 135°	后伸 45°	—	90°	左右侧屈 30°	135°	45°
肘关节	150°	0°	5°～10°	45°		—	—
前臂	—	—	—	—		旋前 80°	旋后 100°
腕关节	掌屈 80°	背伸 70°		桡侧偏屈 50°		尺侧偏屈 35°	
手	掌指关节 90° 近侧指间关节 120° 远侧指间关节 60°～80°	—		拇指屈曲 50°		过伸 45° 屈曲 80° 外展 70°	
髋	150°	0°	15°	45°	—	40°	60°
膝	135°	0°	10°	—	30°	—	—
踝关节	背屈 25°	跖屈 45°	—	—	—	—	—

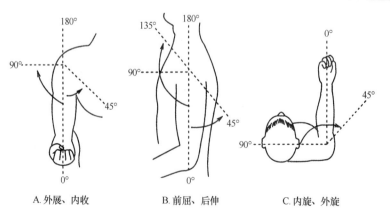

A. 外展、内收　　　B. 前屈、后伸　　　C. 内旋、外旋

图 6-2　肩关节的活动范围

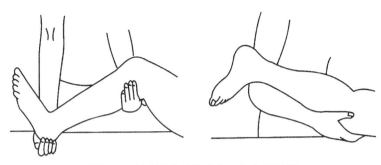

图 6-3　以手做成环状或支架来支托腿部

【注意事项】

（1）全面评估病人的身体状态、关节现存功能、活动能力及心肺功能等，根据病人的具体情况制订活动计划。

（2）保持病室环境舒适，帮助病人更换宽松、舒适的衣服，便于活动，注意保暖，保护病人隐私。

（3）关节的移动应缓慢、平稳，以引起关节的抵抗且无疼痛为度。注意观察病人的反应，如有无关节僵硬、疼痛、痉挛及其他不良反应，及时报告医生给予处理。

（4）对有急性关节炎、骨折、肌腱断裂、关节脱位的病人，在进行活动时，应在医生指导下完成，避免出现再次损伤。

（5）对有心脏病的病人，活动时应注意观察病人有无胸痛、心率、心律、血压等方面的变化，防止意外发生。

（6）及时、准确地记录运动的时间、内容、次数及病人反应，为制订下一步护理计划提供依据。

（四）肌肉练习

1. 等长练习（isometric）　肌肉收缩时肌纤维不缩短，即可增加肌肉的张力而不改变肌肉的长度，因为其不伴有明显的关节运动，故等长运动又称静力练习。如膝关节完全伸直定位后进行股四头肌的收缩、松弛运动。等长练习常用于病人肌肉、关节损伤后以加强肌肉力量的锻炼。肌肉等长练习的优点是可最大限度地动员神经肌肉的兴奋性，提高肌肉力量快，用时少，不引起明显的关节运动，可以在肢体被固定时早期应用，以预防肌肉萎缩。可在关节内损伤、积液、存在炎症时使用。肌肉等长练习的缺点主要是增加静态肌力，并有关节角度的特异性，即在某关节角度下练习时，只对增强关节处于该角度时的肌力有效。另外训练后肌肉反应大，不舒服，肌肉容易受伤。一般认为，肌肉收缩在等长练习时可维持 6 秒以上，所以在进行等长练习时，可采取避开疼痛的多方向、多角度、短时间重复运动的方法进行，以达到全面增加肌力的作用。

2. 等张练习（isotonic exercises）　此练习最常用，是肌肉收缩时肌纤维缩短，肌肉长度改变，即对抗一定的负荷做关节的活动锻炼。因为其伴有大幅度关节运动，又称动力练习。肌肉等张练习的优点是肌肉运动符合大多数日常活动的肌肉运动方式，同时有利于改善肌肉的神经控制。可以以大负荷、少重复次数及快速引起疲劳的练习有利于增加肌肉力量，促进关节功能，也可以通过逐渐增加阻力进行练习，通常每次保持 1 分钟，力度应以无痛或微痛范围内为宜，训练的量（组数）应以不引起第 2 天活动不适为宜。

3. 进行肌肉锻炼的注意事项

（1）依据病人病情及运动需要制订计划，严格掌握运动量及频度，每次练习达到肌肉适度疲劳，其后有适当间歇让肌肉充分复原，一般每日或隔日练习一次。

（2）肌肉锻炼的效果与练习者的主观努力密切相关，必须使病人充分理解、合作，使其掌握运动要领。并及时给予赞扬和鼓励，增强练习信心。

（3）肌力锻炼不应该引起明显疼痛。疼痛常为损伤的信号，且反射性地引起前角细胞抑制，妨碍肌肉收缩，无法取得锻炼效果。如疼痛明显、不适，或生命体征、意识、情绪等方面有改变，应及时停止训练，并报告医生给予必要处理。

（4）肌力锻炼前要做准备活动，锻炼后要做放松活动。

（5）注意观察肌肉等长收缩引起的升压反应及增加心血管负荷作用。有轻度高血压、冠心病或其他心血管疾病是慎用肌力练习，有严重心血管病变者禁忌肌力练习。

案例 6-1　分析

1. 病人因股骨头坏死将于 1 周后进行手术导致病人精神紧张，担心手术失败而无法入睡。此时病人出现了睡眠障碍。

2. 协助病人睡眠应该做好生活护理，满足病人对睡眠的要求，心理护理，合理使用药物等。

3. 首先向病人讲述活动的重要性，为病人制订活动方案例如进行关节活动度练习、肌肉等张练习、等长练习等。但要注意锻炼要适宜，循序渐进。

思 考 题

1. 病人，女性，49 岁，半年前因配偶车祸去世。病人主诉入睡困难，睡眠质量差，并伴有头晕目眩、心悸气短、注意力不集中、健忘、易怒等症状。无法专心工作。请问：

（1）病人目前主要的问题是什么？

（2）出现该问题的主要原因是什么？

（3）责任护士应该如何帮助病人解决问题？

2. 病人，女性，79 岁，因脑出血住院治疗 2 周，偏瘫失语症状已经得到改善，但是病人主诉下肢无力，肢体可移动位置，但是不能抬起。请问：

（1）病人目前的机体活动能力为几级？如何评估？

（2）对机体有哪些主要的影响？

（3）责任护士应该如何帮助病人进行康复训练？

3. 病人，女性，28 岁，半月板损伤术后，医生建议她进行早期康复活动，但是病人因为害怕疼痛而不愿活动。请问：

（1）责任护士应该如何协助病人进行活动？

（2）协助病人活动时应该注意哪些问题？

（于洪宇）

第七章 疼痛的护理

【目标要求】

识记：能陈述 WHO 疼痛分级的内容、Prince-Henry 评分法 5 个等级的内容、机体对疼痛的反应；能列出影响疼痛的因素、常用镇痛药物及给药途径。

理解：能陈述并解释疼痛、痛觉、痛反应、疼痛阈及疼痛耐受力的概念；能举例说明疼痛的原因，解释疼痛的发生机制；能说明疼痛护理评估的内容和方法、疼痛的护理原则、三阶梯镇痛疗法的基本原则和内容。

运用：能结合病情选择合适的评估工具，进行疼痛程度的评估，制订有效的控制疼痛的护理措施。

案例 7-1 导入

病人，男性，42 岁。因"跌伤致右足肿痛 1 周"于 2017 年 1 月 17 日入院。入院时体温 36.5℃，脉搏 74 次/分，呼吸 20 次/分，血压 131/77mmHg。右足稍肿胀，足跟部压痛明显，可及骨擦感，皮温不高，感觉存在。行 X 线、CT 检查，确诊为右侧跟骨粉碎性骨折。

问题：

1. 选择哪种评估工具评估该病人的疼痛强度？
2. 护士应了解哪些影响其疼痛的客观因素？
3. 采取哪些护理措施减轻该病人的疼痛？

疼痛是一种复杂的主观感受，也是一个常见的临床症状。疼痛的发生，提示了个体的健康受到威胁。疼痛已成为危害人类健康的主要"杀手"，在较大程度上影响了生活质量。同时，疼痛与疾病的发生、发展与转归有着密切的联系，是临床上诊断疾病、鉴别疾病的重要指征之一，也是评价治疗与护理效果的重要标准。人们越来越重视疼痛问题，缓解疼痛成为医学的重要目标之一。1995年，美国保健机构评审联合委员会（the Joint Committee American Health Organization，JCAHO）将疼痛确定为继体温、脉搏、呼吸、血压之后的第五生命体征，以强化疼痛的评估；2004 年，国际疼痛研究学会（the International Association for the Study of Pain，IASP）将每年的 10 月 11 日确定为"世界镇痛日"，并提出了"免除疼痛是病人的基本权利"的口号。因此，护士必须掌握疼痛的相关理论知识，才能对病人实施有效的疼痛管理。

第一节 概　　述

一、疼痛的概念

目前，疼痛（pain）没有统一的定义。1979 年，IASP 将疼痛定义为：疼痛是与现有的或潜在的组织损伤相关联的一种不愉快的主观感觉和情感体验。北美护理诊断协会（North American Nursing Diagnosis Association，NANDA）对疼痛所下的定义是：个体经受或叙述有严重不适或不舒服的感受。

疼痛有两重含义：一是伤害性刺激作用于机体所致的痛觉，它是个体的主观知觉体验，表现为痛苦、焦虑、抑郁等，受个体的心理、经验、文化背景等影响；二是机体对伤害性刺激的痛反应，它是机体对疼痛刺激所产生的一系列生理病理变化和心理变化，表现为一系列的躯体运动性反应、情感反应、自主神经反应及痛行为。疼痛是人体最强烈的应激因素之一，是机体对有害刺激的一种保护性防御反应，具有保护和防御的功能。

个体对疼痛的感受和耐受程度可以用疼痛阈（pain threshold）、疼痛耐受力（pain tolerance）两个概念来表示。疼痛阈是指个体所能感觉到的最小疼痛。疼痛耐受力是指个体所能忍受的疼痛强度和持续时间的最大值。因个体的疼痛阈和疼痛耐受力不同，所以，同样性质、强度的刺激可引起不同个体产生不同的疼痛反应。

二、疼痛产生的原因与发生机制

（一）疼痛产生的原因

1. 温度刺激 过高或过低的温度作用于体表引起组织损伤，促使组织释放组胺等化学物质，刺激神经末梢导致疼痛。

2. 化学刺激 强酸、强碱等化学物质直接刺激神经末梢，导致疼痛。同时，化学物质灼伤组织，使受损组织释放组胺等化学物质，再次作用于痛觉感受器，使疼痛加剧。

3. 物理损伤 刀切割、针刺、碰撞、身体组织受牵拉、肌肉痉缩等可使局部组织受损，刺激神经末梢而引起疼痛。同时，损伤引起的缺血、淤血、炎症等促使组织释放化学物质，使疼痛加剧。

4. 病理改变 体内管腔堵塞、平滑肌痉挛、组织缺血与缺氧、炎性浸润等病理过程均可导致疼痛。

5. 心理因素 焦虑、恐惧、抑郁、愤怒、悲痛等负性情绪能引起局部血管收缩或扩张，从而导致疼痛。

（二）疼痛的发生机制

疼痛是机体的一种警诫信号，表示机体受到伤害性刺激后通过神经系统的调节引起一系列"防御"反应。疼痛发生的机制非常复杂，对此尚无一种能给出全面合理解释的学说。有关研究认为，疼痛的发生机制包括外周机制和中枢机制两个部分。疼痛的外周机制是指当各种伤害性刺激作用于机体并达到一定程度时，可引起受损部位的组织生成并释放组胺、缓激肽、5-羟色胺、H^+、前列腺素等致痛物质，这些物质作用于外周的痛觉感受器，产生痛觉冲动。疼痛的中枢机制是指痛觉冲动迅速沿传入神经传导至脊髓，脊髓在发动局部的防御性反应的同时，通过脊髓丘脑束和脊髓网状束上行，传至丘脑，投射到大脑皮质的一定部位，引起疼痛，并对伤害性刺激进行感知、整合、调制，发动机体反应。

三、机体对疼痛的反应

当机体受到伤害性刺激产生疼痛时，可出现精神心理、生理和行为方面的反应，这些机体反应与疼痛性质有关，快痛反应局限，慢痛反应弥散；轻痛反应小且局限，剧烈疼痛反应大而广泛。机体对疼痛的某些反应表示其健康状况出现风险，但是，如果个体没有这些反应，也并不意味着没有疼痛或者疼痛比较轻。

（一）精神心理反应

疼痛病人的精神心理反应差异比较大，不论是短期急性剧痛，还是长期慢性疼痛，都可以使病人出现负性的情绪反应，其中以抑郁和焦虑最为常见。

1. 抑郁　慢性疼痛与抑郁的发生关系复杂，互为因果。但是，原发病本身和治疗都可能引起抑郁，如癌症病人在使用化疗药物治疗中，可能会出现抑郁状态，因此要加以鉴别。

2. 焦虑　焦虑与急性损伤性疼痛关系密切，慢性疼痛病人也会发生焦虑，并常和抑郁伴随出现。一般表现为：①精神焦虑症状，如心情紧张、易激动、注意力不集中等；②躯体焦虑症状，如呼吸困难、心悸、胸痛、眩晕、呕吐、肢端发麻、面部潮红、出汗、尿频、尿急等；③运动性不安，如肌肉紧张、颤抖、搓手顿足、坐立不安等。

3. 愤怒　病人长期忍受慢性疼痛的煎熬，会对治疗失去信心和希望，产生难以排解的愤怒情绪，并因为一些小事而大发脾气，甚至损坏物品或袭击他人，以此宣泄其强烈不满情绪。

4. 恐惧　恐惧是身患绝症病人比较常见的心理问题，疾病的不良后果及死亡的威胁是引起恐惧的原因。

（二）生理反应

急性疼痛时，可出现血压、心率、呼吸频率、代谢等生理方面的改变。

1. 血压升高、心率增快　急性疼痛时，交感神经兴奋引起周围血管收缩，使血液从外周（皮肤、末梢）向中心（心、肺等）转移，致使血压升高、心率增快，从而增加血氧含量和循环血量来促进损伤组织的修复。

2. 呼吸频率增快　疼痛无法缓解时，引起心脏和循环系统耗氧量增加，从而导致低氧血症、呼吸浅快。

3. 神经内分泌及代谢反应　疼痛使中枢神经系统兴奋，刺激交感-肾上腺髓质系统，使儿茶酚胺分泌增加，肾上腺素抑制胰岛素分泌的同时促进胰高血糖素分泌，糖原分解和异生作用加强，导致血糖上升，机体呈负氮平衡。另外，体内促肾上腺皮质激素、皮质醇、醛固酮、抗利尿激素显著升高，甲状腺素的生成加快，机体处于分解代谢状态。

4. 生化反应　有研究证明，疼痛病人的内源性镇痛物质减少，而抗镇痛物质和致痛物质增加，从而释放血管活性物质和炎性物质，加重了原病灶的病理变化（局部缺血、缺氧、炎性渗出、水肿），影响了组织器官的功能，出现激素、酶类和代谢等生化系统紊乱。

（三）行为反应

疼痛的行为反应包括语言反应和躯体反应。

1. 语言反应　疼痛的语言表述是病人对疼痛最可靠的反映。虽然具有主观性，但医务人员应该重视病人的描述，并对疼痛做出适当的判断。同时，要注意有些病人不能进行有效的语言交流，如学语前儿童、认知损伤的病人等，他们很难提供疼痛的部位、方式、程度、时间等信息。

2. 躯体反应　躯体反应包括全身反应和局部反应。全身反应是指机体在遭受伤害时，出现躲避、逃跑、反抗、防御性保护或攻击等整体行为，带有强烈的情绪色彩。局部反应是受刺激部位对伤害性刺激做出的一种简单反应，如局部皮肤潮红、组织肿胀、皱眉、面部扭曲等。轻度疼痛只引起局部反应，重度疼痛可出现肌肉收缩、肢体僵硬、强迫体位等全身反应。

四、影响病人疼痛的因素

由于个体的疼痛阈、疼痛耐受力不同，病人对疼痛的感受和耐受能力也不同，其影响因素包括客观因素和主观因素两个方面。

（一）客观因素

1. 年龄　个体对疼痛的敏感程度因年龄而不同，尤其是儿童和老年人的特殊性和差异性较大。婴幼儿对疼痛的敏感程度低于成年人，且随着年龄增长而增加。老年人对疼痛的敏感性则逐步下降。

2. 宗教信仰与文化　宗教信仰与文化影响个体对疼痛的认知评价和对疼痛的反应。如在鼓励忍耐和推崇勇敢的文化中，个体更能忍受疼痛。

3. 环境 噪声、温度、光线等环境因素可以影响对疼痛的反应。如持续性噪声可增加肌肉的张力和应激性而加剧疼痛；舒适的环境可改善个体的情绪，从而减轻疼痛。

4. 社会支持 亲人陪伴、鼓励和赞扬等良好的社会支持，可以减少病人的孤独感和恐惧感，增加应对疾病的信心，从而减轻疼痛。

5. 行为表现 病人可以通过一系列的行为来控制疼痛。如看电视、与朋友交谈、听音乐等可以分散对疼痛的注意力，从而有效地控制疼痛。病人采取适应性策略，通过康复锻炼主动应对，其疼痛强度会减轻，疼痛耐受力会增加。

6. 医源性因素 手术、注射、输液等治疗和护理操作可使病人产生疼痛感。

（二）主观因素

1. 以往的疼痛经验 疼痛经验是个体对刺激体验所获得的感受。以前类似的疼痛经验会影响痛觉。

2. 注意力 个体对疼痛的注意程度会影响其对疼痛的感觉。当注意力集中于其他事物时，痛觉会减轻甚至消失。

3. 情绪 情绪可以影响病人对疼痛的反应，积极情绪可以提高痛阈，减轻疼痛；相反，消极情绪降低痛阈，加剧疼痛。

4. 对疼痛的态度 个体对疼痛的态度会影响其行为表现，产生不同的疼痛反应。负面态度会导致消极的应对方式、更严重的疼痛体验及身体功能的削弱。

> **案例 7-1　临床资料 1**
> 病人入院后，即予制动、消肿、止痛等对症支持治疗，等待限期手术治疗。受伤以来，该病人意识清楚，无畏寒、发热，无恶心、呕吐，食欲、睡眠尚可。

第二节　疼痛病人的护理

一、疼痛病人的评估

疼痛评估是有效控制疼痛的首要环节，不仅有助于判断疼痛是否存在，而且有助于评价镇痛治疗的效果。由于引起疼痛的原因和影响疼痛的因素较多，加之，疼痛存在个体差异，每个人对疼痛的描述不尽相同，因此，护士应以整体的观点对疼痛病人进行个体化的评估，全面收集临床资料，向病人提供合适的评估工具，以便能相对准确地描述疼痛感受，综合性评估疼痛的来源、程度、性质等，才能保证对病人实施有效的疼痛管理。

（一）评估内容

除病人的一般情况（性别、年龄、职业、诊断、病情等）和体格检查外，应评估疼痛病史、社会心理因素、医疗史及镇痛效果等。

1. 疼痛病史 包括疼痛的部位、发作的方式、程度、性质、伴随症状、开始时间和持续时间等，病人自身控制疼痛的方式、对疼痛的耐受性、疼痛发生时的表达方式，引起或加重疼痛的因素，其他伴随症状，目前已确定的应激源、处理和疗效情况、功能水平，既往的镇痛治疗及减轻疼痛的方法等。

2. 社会心理因素 包括家属和他人的支持情况、镇痛药物使用不当或滥用的危险因素、精神病史和精神状态、镇痛不足的危险因素等。

3. 医疗史 包括疾病史和治疗史、药物滥用史、其他重大疾病及状况、既往慢性疼痛情况等。

4. 镇痛效果的评估（assessment of the analgesic effect） 包括对疼痛程度、性质和范围的再评估，对治疗效果和治疗引起的不良反应的评价。对镇痛效果评估的目的是为下一步疼痛管理提供可靠的依据，主要根据病人的主诉来判断。但在临床实践中，存在病人不报告疼痛或表达有困难等问题，给镇痛效果评估带来障碍，因此，评估要结合病人的呼吸、躯体变化等客观指征。

镇痛效果的评估可以采用 4 级法，具体标准是：①完全缓解：疼痛完全消失；②部分缓解：疼痛明显减轻，睡眠基本不受干扰，能正常生活；③轻度缓解：疼痛有些减轻，但仍感到明显疼痛，睡眠及生活仍受干扰；④无效：疼痛没有减轻。

> **知识拓展**
>
> **疼痛控制标准**
>
> 　　由于不同病人、不同疼痛类型、不同疾病时期，镇痛效果不同，因此，可以根据疼痛控制标准（pain control standard）判断镇痛效果。以 0～10 数字评分法为例，有效控制疼痛的标准是：疼痛评分在 3 分以下，24 小时内疼痛发作次数小于 3 次，24 小时内需要药物解救的次数小于 3 次；达到夜间无痛睡眠，白天无痛休息、活动。

（二）评估方法

1. 交谈法　主要用于询问疼痛病史，包括现病史和既往史。询问疼痛的部位、牵涉痛的位置及有无放射痛；过去 24 小时和当前、静息时和活动时的疼痛程度；疼痛对睡眠和活动等方面的影响；疼痛的发作时间、持续时间、过程、持续性还是间断性，加重和缓解因素及其他相关症状；已采用过的减轻疼痛的措施及其疗效，包括疼痛缓解程度、药物治疗的依从性、药物不良反应情况等；了解病人过去有无疼痛经历、以往疼痛的特征、镇痛治疗、用药原因、持续时间、疗效和停药原因等情况。护士应主动关心病人，认真听取病人的主诉，注意病人的语言和非语言表达，避免主观判断，以便获得更可靠的资料。

2. 观察与临床检查　主要观察病人疼痛时的生理、行为和情绪反应。护士可以通过病人的面部表情、体位、躯体紧张度和其他体征帮助观察和评估疼痛的严重程度。

临床检查主要包括：检查病人疼痛的部位、局部肌肉的紧张度，测量脉搏、呼吸、血压及动脉血气等。

（三）评估工具

根据病人的病情、年龄、认知水平选择合适的评估工具。

1. 疼痛程度的评估

（1）数字评分法（numeric rating scale，NRS）：将一条直线分为 10 段，用 0～10 这 11 个分级数字表示疼痛程度，0 表示无痛，疼痛较强时增加点数，10 表示剧痛（图 7-1）。请病人在描述过去 24 小时内最严重的疼痛的数字上画圈。此表便于评估者掌握，易被病人理解，便于记录。目前是临床上应用较为广泛的量表，宜用于疼痛治疗前后效果测定的对比。但使用时因个体随意性较大，不适用于文化程度较低或伴有认知损害的理解能力不足的病人。

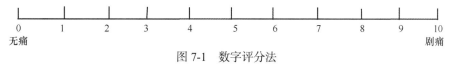

图 7-1　数字评分法

（2）口述描绘评分法（verbal rating scale，VRS）：VRS 是采用形容词来描述疼痛的强度。这些词按从疼痛最轻到最强的顺序排列，最轻程度疼痛的描述常被评估为 0 分，以后每级增加 1 分，因此，每个形容疼痛的形容词都有相应的评分，以便定量分析疼痛。这样，病人的总疼痛程度评分就是最适合其疼痛水平有关的形容词所代表的数字。VRS 分级内容如下：

0 分：无疼痛

1 分：轻度疼痛，可忍受，能正常生活睡眠。

2 分：中度疼痛，轻微干扰睡眠，需用镇痛剂。

3分：重度疼痛，干扰睡眠较重，需用镇痛剂。

4分：无法忍受的疼痛，严重干扰睡眠，伴有其他症状或被动体位。

此法容易被病人理解，但精确度不够，有时病人很难找出与自己的疼痛程度相对应的评分。

（3）视觉模拟评分法（visual analogue scale，VAS）：VAS 通常采用 10cm 长的直线，两端分别表示"无痛"（0分）和"最剧烈的疼痛"（10分）。病人根据自己所感受的疼痛程度，在直线上某一点做一记号，以表示疼痛的强度及心理上的冲击度。从起点至记号处的距离长度就是疼痛的量。此法使用灵活方便，病人有很大的选择自由，不需要仅选择特定的数字或文字，因此，适合于任何年龄的疼痛病人。VAS 已广泛用于临床和研究工作中，可获得疼痛的快速指标，并设计了数量值。此法也有利于护士较为准确地掌握病人疼痛程度及评估控制疼痛的效果。

（4）面部表情评分法（face pain scale，FPS）：FPS 是用面部表情的图画来表达疼痛程度，从左到右六张面部表情，最左边的面部图画表示无疼痛，依次表示疼痛越来越重，直到最右边的面部图画表示极度疼痛（图7-2）。请病人指出其中最能表达当下疼痛感受的一张图画。

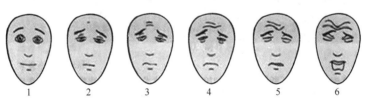

图7-2 面部表情评分法

（5）WHO 疼痛分级：按 WHO 疼痛分级标准进行评估，疼痛分为4级。

0级：无痛。

1级（轻度疼痛）：平卧时无疼痛，翻身咳嗽时有轻度疼痛，但可以忍受，睡眠不受影响。

2级（中度疼痛）：静卧时痛，翻身咳嗽时加剧，不能忍受，睡眠受干扰，要求用镇痛药。

3级（重度疼痛）：静卧时疼痛剧烈，不能忍受，睡眠严重受干扰，需要用镇痛药。

（6）Prince-Henry 评分法（Prince-Henry score）：此方法主要用于胸腹部大手术后的病人、气管切开插管不能讲话的病人。可以术前训练病人用手势表达疼痛的程度。从0至4分，分为5级，评分方法为：

0分：咳嗽时无疼痛。

1分：咳嗽时才有疼痛发生。

2分：安静时无疼痛，但深呼吸时有疼痛发生。

3分：静息状态下即有疼痛，但较轻，可以忍受。

4分：静息状态下即有剧烈疼痛，难以忍受。

此方法简便可靠，易于临床应用。

2. 疼痛部位的评估 运用45区体表面积评分法（the 45 body area rating score，BARS-45）评估疼痛部位（图 7-3）。该法是将人体表面分成 45 个区域，每个区域内标有该区的号码，身体的前面有 22 个区，后面有 23 个区，请病人将自己疼痛的部位在相应的区域图上标出，如果病人用笔涂盖了一个区，则该区记分为 1 分，其余为 0 分。

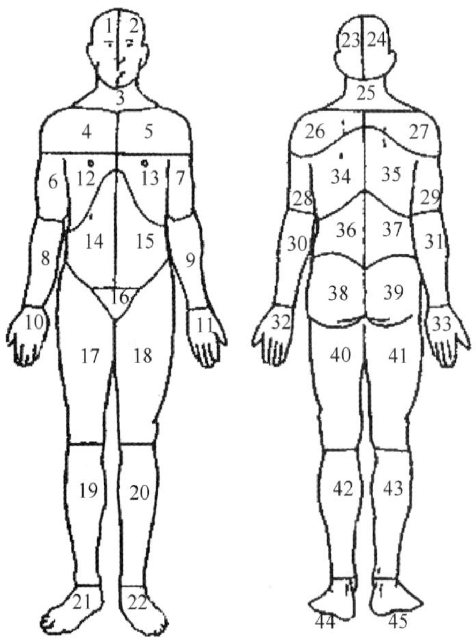

图 7-3 45 区体表面积评分法

上述疼痛护理评估的具体实施步骤如下（表 7-1）。

表 7-1　疼痛护理评估内容及实施步骤

评估内容	实施步骤
基本资料	了解病人的性别、年龄、职业、社会文化、心理特征、平常对疼痛的感受及耐受程度、家族史、婚姻史、感染史、肿瘤史及手术史、应用激素史等
疼痛部位	了解疼痛的原发部位及其他疼痛部位
疼痛强度	根据病人的具体情况，选择恰当的疼痛评估标尺；解释标尺的用法；评估病人的疼痛强度
疼痛性质	请病人描述疼痛性质；如果病人不能够描述疼痛性质，护士可以列举一些词语启发病人，如绞痛、刺痛、钝痛
疼痛对身体功能的影响	评估疼痛对病人深呼吸、咳嗽、活动、睡眠等身体功能是否造成影响
疼痛发生的相关因素	评估疼痛开始和持续的时间、变化和节律；评估疼痛加剧或缓解的因素、有无伴随症状等；评估病人的情绪反应、应对方法及对镇痛治疗的期望值；了解既往疼痛发生的状况及治疗过程
疼痛发生的风险	根据病人的病情及治疗措施，评估疼痛是否会再次发生；如果可能发生，则进一步评估发生的可能时段和对病人的影响
疼痛专科治疗的风险	了解是否有物理治疗、介入治疗、止痛药物治疗、神经阻滞疗法的禁忌证等

（四）评估的记录

记录内容应突出疼痛的时间，疼痛程度、部位、性质，镇痛方法和时间，疼痛缓解程度及疼痛对睡眠和活动的影响等方面。有些疾病的疼痛记录需要有一定的连续性，如癌痛、风湿性疼痛等；有些疾病的疼痛记录需要短期的评估和记录，如术后、创伤后、产后疼痛等。

二、疼痛病人的护理原则

（一）全面、准确、持续地评估病人的疼痛

全面、正确地评估病人的疼痛是控制疼痛的基础，动态观察病情变化和评估用药后疼痛的缓解程度是决定进一步实施护理的依据。

（二）消除和缓解疼痛

消除和缓解疼痛是主要护理目标。提供及时有效的护理以提高疼痛病人的舒适度，帮助病人得到充分休息，能改善和提高病人对疼痛控制的满意度。

（三）协助病因治疗和及时正确用药

协助查找病因，及时正确地给药，是彻底消除疼痛的方法。评估并记录用药后病人疼痛的变化，监测和防治药物的副作用是控制疼痛的基础。

（四）社会心理支持和健康教育

社会心理支持和健康教育是提高疼痛控制满意度和病人镇痛信念的基础，例如，医护人员对疼痛病人的关心、帮助、指导等。

案例 7-1　临床资料 2

该病人于 2017 年 1 月 22 日上午在腰麻硬膜外联合麻醉下行右跟骨骨折切开复位内固定术。术后当天，生命体征平稳，伤口疼痛剧烈，伤口较多血性渗液，伤口引流出约 450ml 血性液。右足肿胀，皮肤张力不高，足背动脉搏动正常，肢端感觉正常。予以止血、消肿、对症支持治疗。密切观察病情。

三、疼痛病人的护理措施

（一）减少或消除引起疼痛的原因

应设法减少或消除引起疼痛的原因，避免引起疼痛的诱因。如理化因素引起的疼痛，应尽快脱离伤害环境，去除伤害因素；外伤所致的疼痛，应给予止血、包扎、固定、处理伤口等措施；胸腹部手术后病人因咳嗽或呼吸引起伤口疼痛，应协助病人按压伤口后，进行深呼吸和咳痰。

（二）合理运用缓解或解除疼痛的方法

1. 药物止痛 是治疗疼痛最基本、最常用的方法。在用药过程中，护士应注意观察病情，正确用药，用药后评估使用镇痛药的效果及其不良反应。要积极处理药物的不良反应，以免病人因不适而拒绝用药。

（1）镇痛药物的分类：主要分三种类型：①阿片类镇痛药，如吗啡、哌替啶、芬太尼、阿芬太尼、美沙酮（美散痛）、喷他佐辛（镇痛新）、羟氢可待酮等；②非阿片类镇痛药，如水杨酸类药物、苯胺类药物，非甾体抗炎药等；③其他辅助类药物，如激素、解痉药、维生素类药物、局部麻醉药和抗抑郁类药物等。

临床上在选择药物时，首先，要明确诊断，以免因镇痛而掩盖病情，造成误诊，如急腹症；其次，要明确疼痛的病因、性质、部位及对镇痛药的反应，选择有效的镇痛药或者联合用药，以达到满意的治疗效果。

（2）镇痛药物的给药途径：常见给药途径有：①口服给药，口服是阿片类药物的首选途径。对于吞咽有困难的病人，可经舌下含服。②直肠给药，适用于禁食、不能吞咽、严重恶心呕吐等病人。③经皮肤给药，芬太尼透皮贴剂（多瑞吉）是目前唯一通过透皮吸收的强阿片类药物，适用于慢性中度疼痛和重度疼痛病人。④舌下含服，多用于暴发性疼痛的临时处理。⑤肌内注射，水溶性药物经深部肌内注射，吸收十分迅速。多用于急性疼痛时的临时给药以及癌症病人暴发痛。⑥静脉给药，多采用中心静脉插管或预埋硅胶注药泵，以便于连续小剂量给药以减少不良反应的发生。⑦皮下注射，用于胃肠道功能障碍、顽固性恶心、呕吐病人和严重衰竭需要迅速控制疼痛的临终病人。⑧病人自控镇痛泵（patient control analgesia，PCA），PCA 主要有两大类，一类为电子泵，是装有电子计算机的容量型输液泵，它主动向体内注射设定剂量的药物；另一类为机械泵，是利用机械弹性原理将储药囊内的药液以设定的稳定速度，恒定地输入病人体内。PCA 的使用符合按需镇痛的原则，医生视病人病情设定合理处方，利用反馈调节，病人自己支配给药镇痛，既减少了医务人员的操作，又减轻了病人的痛苦和心理负担。

（3）三阶梯镇痛疗法：癌性疼痛的药物治疗普遍采用 WHO 推荐的三阶梯镇痛疗法（three steps analgesic therapy）。其目的是逐渐升级，合理应用镇痛剂来缓解疼痛。

1）三阶梯镇痛疗法的基本原则：包括口服给药、按时给药、按阶梯给药、个体化给药、注意具体细节。①口服给药：其特点是方便，能用于各种多发性疼痛，镇痛效果满意，不良反应小，可以减少医源性感染，耐受性和依赖性低。②按时给药：按照间隔时间给药，以维持在效的血药浓度，保证疼痛连续缓解。不能用按需给药的方式，否则，一方面让病人承受不必要的痛苦，另一方面持续疼痛可以使痛阈降低，需加大药量才能缓解疼痛，增加了机体对药物的耐受性和依赖性。③按阶梯给药：选用药物应由弱到强，逐渐升级，最大限度减少药物依赖的发生。④个体化给药：由于对麻醉药物的敏感性个体间差异很大，要根据每个人的疼痛程度、既往用药史、药物药理学特点等来确定和调整药物的剂量。⑤注意具体细节：为了使病人获得最佳疗效并减轻不良反应，应密切观察药物反应，了解镇痛效果及有无不良反应，教会病人正确使用药物、识别不良反应等。

2）三阶梯镇痛疗法的内容：①第一阶梯，使用非阿片类镇痛药物，如阿司匹林、对乙酰氨基酚、布洛芬、吲哚美辛、萘普生等，酌情加用辅助药。采用口服给药。适用于轻度疼痛病人。②第二阶梯，使用弱阿片类镇痛药物，如可待因、右旋丙氧酚、氧可酮、曲马朵等，加非阿片类镇痛药物，酌情加用辅助药。除了可待因可以口服或肌内注射外，其他均为口服给药。适用于中度疼痛病人。③第三阶梯，使用强阿片类镇痛药物，如吗啡、美沙酮、氧吗啡等，加非阿片类镇痛药物，酌情加用辅助药。吗啡、美沙酮可以口服或肌内注射，氧吗啡采用口服给药。适用于重度和剧烈癌痛病人。

在癌痛治疗中，常采用联合用药的方法，即加用一些辅助药物，以减少主药的用量和不良反应。

2. 物理止痛 是指应用各种人工的物理因子作用于患病机体，引起机体的一系列生物学效应，使疾病得以康复。人工的物理因子有电、光、声、磁、热、冷、水等。临床常用的物理止痛方法包括冰袋、湿敷、温水浴、热水袋等冷或热疗法、理疗、按摩及推拿等。高热病人、有出血倾向病人、结核病人、恶性肿瘤病人、妊娠、空腹、过度劳累、餐后30分钟之内均不适宜使用物理镇痛。

3. 针灸止痛 根据疼痛部位，针刺相应的穴位，使人体经脉疏通、气血调和，达到止痛的目的。

4. 经皮神经电刺激疗法 经皮肤将特定的低频脉冲电流输入人体，利用其所产生的无损伤性镇痛作用来治疗疼痛的电刺激疗法，称为经皮神经电刺激疗法。主要用于治疗各种头痛、颈椎病、肩周炎、神经痛、腰腿痛等病症。

（三）提供社会心理支持

良好的社会心理支持对减轻疼痛具有重要的作用。护士应关心、同情、安慰、鼓励病人，向病人及其家属解释各种疼痛反应及相关处理措施，教会病人应对技巧以缓解疼痛，增强个人控制能力。

（四）恰当地运用心理护理方法及疼痛心理疗法

1. 恰当地运用心理护理方法

（1）减轻心理压力：紧张、焦虑、抑郁、恐惧、对康复失去信心等负性情绪均可加重疼痛程度。护士应运用同情、安慰、鼓励、尊重等支持疗法，减少病人的心理负担，使病人情绪稳定、精神放松，从而增强对疼痛的耐受性。

（2）转移注意力和放松练习：此法可以减少病人对疼痛的感受强度，常用的方法有：①参加活动，如唱歌、玩游戏、看电视、愉快地交谈、下棋、绘画等，可以有效地转移病人对疼痛的注意力。②音乐疗法，优美的旋律可以降低心率和血压、减轻焦虑和抑郁，从而缓解疼痛。应根据病人的个性和喜好选择不同类型的音乐。③有节律地按摩，嘱病人双眼凝视一个定点，引导病人想象物体的大小、形状、颜色等，同时环形按摩病人的疼痛部位。④深呼吸，指导病人有节律地深呼吸，用鼻深吸气，再慢慢地用口呼气，反复进行。⑤指导想象，指导病人集中注意力去想象自己所处的一个意境或一处风景，能起到松弛和减轻疼痛的作用。

2. 疼痛的心理疗法 它是应用心理学的原则和方法，通过语言、表情、举止行为，结合特殊手段来改变病人不正确的认知活动、情绪障碍和异常行为的一种治疗方法。疼痛作为一种主观感觉，受心理社会因素影响较大，因此，疼痛的心理治疗具有重要作用。常用的心理治疗方法包括安慰剂治疗、暗示疗法、催眠疗法、松弛疗法、生物反馈疗法、认知疗法、行为疗法、认知-行为疗法、群组心理治疗等。

（五）促进病人舒适

鼓励并帮助病人寻找保持最佳舒适状态的方式，提供舒适整洁的病床单位、良好的采光和通风设备、适宜的室内温湿度等都是促进舒适的必要条件。提供周到、细致的优质护理服务，如在护理活动前给予清楚、准确的解释，将护理活动安排在镇痛药物显效时限内，病人伸手可及所需物品等均可减轻焦虑，促进病人身心舒适，有利于减轻疼痛。

（六）健康教育

（1）指导病人准确描述疼痛的性质、部位、持续时间、规律，协助其选择适当的疼痛评估工具。

（2）指导病人客观叙述疼痛的感受。既不能夸大疼痛的程度，也不要怕麻烦别人而强忍疼痛，导致用药不当。

（3）指导病人正确使用止痛药，如用药的最佳时间、用药剂量等，避免药物成瘾。

（4）指导病人正确评价接受治疗与护理措施后的效果。以下内容表明疼痛减轻：①一些疼痛症状减轻或消失，如面色苍白、出冷汗等；②对疼痛的适应能力增强；③身体状态和功能改善，自我感觉舒适，食欲增加；④休息和睡眠质量较好；⑤能轻松参与日常活动，与他人正常交往。

案例 7-1 分析

1. 该病人意识清楚，能够描述自身的疼痛感受，故采用口述描绘评分法评价病人的疼痛强度。

2. 护士可以从该病人手术、注射、输液等医源性因素分析影响疼痛的客观因素。

3. 护士可以采取以下措施：①协助医生给予止血、包扎、固定、处理伤口等措施，减少引起疼痛的原因；②根据医嘱使用药物消肿、止痛；③抬高患肢，减轻患肢水肿；④红外线照射、低频脉冲等物理止痛方法治疗右踝；⑤关心、安慰、鼓励病人，教会病人应对疼痛的技巧；⑥提供舒适的休养环境；⑦做好健康教育，指导病人准确描述疼痛，正确评价治疗效果，开展床上功能锻炼的方法。

思 考 题

1. 病人，男性，50 岁。下班后与朋友聚餐，午夜突然左脚第一跖趾关节剧痛，约 3 小时后局部出现的红、肿、热、痛和活动困难，急诊入院。检查血尿酸为 500mmol/L；X 线提示：可见非特征性软组织肿胀。诊断为痛风。因担心疾病的预后，思想负担重，情绪低落。请问：

（1）按 WHO 的疼痛分级标准评估该病人，其疼痛为哪一级？

（2）采取哪些措施为该病人进行心理护理？

2. 病人，女性，38 岁。突发右上腹疼痛，呈阵发性、刀割样绞痛，疼痛向右后肩背部放射，伴有恶心、呕吐。入院后体格检查：体温 39.1℃，脉搏 95 次/分，呼吸 22 次/分，血压 129/78mmHg，黄疸明显。血常规示白细胞 $17×10^9$/L，中性粒细胞 92%。诊断：急性胆囊炎伴胆结石。请问：

（1）如何对该病人进行疼痛护理评估？

（2）采取哪些护理措施缓解该病人的疼痛？

（涂 英）

第八章　生命体征的评估与护理

【目标要求】

识记：能陈述体温、脉搏、呼吸、血压的正常值及其生理变化；能陈述异常体温、脉搏、呼吸、血压的护理。

理解：能解释体温过高、体温过低、稽留热、弛张热、间歇热、心动过速、心动过缓、间歇脉、脉搏短绌、洪脉、细脉、交替脉、水冲脉、奇脉、高血压、低血压、呼吸增快、呼吸减慢、深度呼吸、潮式呼吸、间断呼吸、体位引流、吸痰法、氧气疗法概念。能判断异常生命体征。

运用：能对体温过高病人进行全面的评估和正确护理；能规范完成体温、脉搏、呼吸、血压的测量；能给缺氧的病人正确吸氧；能正确实施吸痰技术、有效咳嗽、叩击法及体位引流。

案例 8-1　导入

病人，男性，70 岁，因无明显诱因出现发热、胸闷 3 天入院，神清。入院时体格检查：体温 40℃，脉搏 90 次/分，心率 120 次/分，呼吸 28 次/分，血压 150/100mmHg。既往风湿性心脏病 32 年。

问题：

1. 病人的生命体征有哪些异常情况？
2. 为病人测量生命体征时应特别注意哪些方面的问题？

生命体征（vital signs）是体温、脉搏、呼吸和血压的总称。生命体征受大脑皮质控制，是机体内在活动的一种客观反映，是衡量人体身心状况的可靠指标。正常机体生命体征在一定范围内相对稳定，变动较小。而在病理情况下，其变化极其敏感。护理人员通过认真仔细地观察生命体征，可了解疾病的发生、发展及其转归，为预防、诊断、治疗、护理提供依据。因此，护理人员必须掌握判断和测量体温、脉搏、呼吸、血压的方法，保证测量结果的准确性，并认真做好记录。

第一节　体温的评估与护理

机体的温度分为体核温度和体表温度。体温（body temperature）是指身体内部胸腔、腹腔和中枢神经的温度，较高且稳定，称为体核温度。皮肤温度称为体表温度，它低于体核温度，可随环境温度和衣着厚薄而变化。细胞、组织及器官通常在 36～38℃环境中进行正常活动，体温过高或过低都会影响各系统的正常机能。各器官因代谢水平不同，温度略有差异，其中肝脏代谢旺盛，温度最高（38℃左右），其次是脑。

一、正常体温及其生理性变化

（一）体温的产生

体温是由糖、脂肪、蛋白质三大营养物质氧化分解而产生。三大营养物质在体内氧化时所释放的能量，其总量的 50%以上迅速转化为热能，以维持体温，并不断地散发到体外；其余不足 50%的能量储存于三磷酸腺苷（ATP）内，供机体利用，而利用后的大部分仍转化为热能散发到体外。

（二）机体的产热与散热

1. 产热方式 机体的产热过程是细胞的新陈代谢过程。人体以生物化学方式产热。产生热量的主要影响因素有：基础代谢、食物的特殊动力作用、骨骼肌运动、交感神经兴奋、甲状腺素分泌增多、体温升高使代谢率提高而增加产热等。

2. 散热方式 人体通过物理方式进行散热。人体最主要的散热器官是皮肤。当外界温度低于人体皮肤温度时，机体大部分热量可通过皮肤的辐射、传导、对流、部分蒸发等方式散发热量，还有一小部分随着呼吸、尿、粪等散发于体外。当外界温度等于或高于人体皮肤温度时，蒸发就成为人体唯一的散热形式。

（1）辐射（radiation）：是热由一个物体表面通过电磁波传到每一个与它不接触的物体表面的散热方法。辐射散热量占总散热量的60%～65%。在低温环境中，它是主要的散热方式。

（2）传导（conduction）：是机体的热量直接传给它所接触的较冷物体的一种散热方式。传导散热量与所接触物体的面积、温差大小及导热性能有关。由于水的导热性能好，临床上采用冰袋、冰帽、冰（凉）水湿敷为高热病人降温，就是利用传导散热的原理。

（3）对流（convection）：是传导散热的一种特殊形式，是指通过气体或液体的流动来交换热量的一种散热方式。

（4）蒸发（evaporation）：由液态变为气态，同时带走大量热量的一种散热方式。蒸发散热占总散热量的20%～30%。水分由肺脏和皮肤排出蒸汽，人体每日约有300 ml水分由皮肤蒸发，约500ml水分由肺蒸发，无感蒸发占一定比例。

（三）体温调节

体温调节包括自主性（生理性）体温调节和行为性体温调节两种方式。自主性体温调节是在下丘脑体温调节中枢控制下，随机体内外环境温度刺激，通过一系列生理反应，调节机体的产热和散热，使体温保持相对恒定的体温调节方式。行为性体温调节是人类有意识的行为活动，通过机体在不同环境中的姿势和行为改变而达到调节体温的目的。通常意义上的体温调节是指自主性体温调节，其方式是：

1. 温度感受器 外周温度感受器分布于皮肤、黏膜、腹腔内脏，包括温觉感受器和冷觉感受器，它们分别可将热或冷的信息传向中枢；中枢温度感受器分布于下丘脑、脑干网状结构、脊髓等部位，包括热敏神经元和冷敏神经元，可将热或冷的刺激传入中枢。

2. 体温调节中枢 体温调节中枢位于下丘脑。下丘脑前部和后部的功能各有不同。

（1）下丘脑前部：为散热中枢。散热中枢兴奋加速体热的散发。生理作用：①促使皮肤血管扩张，增加皮肤表面的血流量，使热量经辐射方式散失；②增加出汗和加速呼吸，通过水分子蒸发增加散热；③降低细胞代谢，减少产热；④减少肌肉活动，防止产热过多。

（2）下丘脑后部：为产热中枢。产热中枢兴奋加速产热。生理作用：①促使血管收缩，减少辐射散热；②通过交感神经抑制汗腺活动，减少出汗；③提高组织代谢率，通过交感神经系统刺激肾上腺髓质，使肾上腺素分泌增加，增加组织氧化率；④寒战，增加产热。

（四）体温的生理性变化

1. 正常体温 正常体温是一个温度范围，而不是一个温度固定值。临床上通常以测量口腔、腋下和直肠的温度为标准。其中直肠温度最接近于人体深部温度。但在日常工作中，以测量口腔、腋下温度更为常见、方便。正常体温范围如表8-1所示。

表8-1 成人体温平均值及正常范围

部位	平均温度	正常范围
腋下	36.5℃	36.0～37.0℃
口腔	37.0℃	36.3～37.2℃
直肠	37.5℃	36.5～37.7℃

温度可用摄氏温度（℃）和华氏温度（℉）来表示。摄氏温度和华氏温度的换算公式为：

$$℉ = ℃ × 9/5 + 32；℃ = （℉ - 32）× 5/9。$$

2. 生理变化 体温受以下诸多因素的影响，但存在个体差异。

（1）时间：人的体温24小时内的变动在0.5～1.0℃，

一般清晨 2～6 时体温最低，下午 2～8 时最高。这种昼夜的节律波动，可能与人体活动、代谢的相应周期性变化有关。但长期从事夜间工作的人员则相反。

（2）年龄：不同年龄的人基础代谢水平不同，体温也不同。新生儿尤其早产儿因体温调节中枢尚未发育完善，调节体温能力差，体温易受环境温度影响而变化；儿童代谢率高，体温可略高于成人；老年人代谢率较低，血液循环变慢，活动量减少，体温略低于成人。

（3）性别：一般来说，女性相对于男性有较厚的皮下脂肪层，维持体热能力强，故女性体温较男性稍高约 0.3℃，并且女性的基础体温随月经周期出现规律性变化，即月经来潮后体温逐渐下降，至排卵后体温又逐渐上升。这种体温的规律性变化与血中孕激素及其代谢产物的变化相吻合。在经前期和妊娠早期，由于黄体酮的影响，体温可轻度增高，因此具有临床意义。

（4）饮食：饥饿、禁食时，体温会下降；进食后体温可升高。

（5）运动：剧烈运动时，骨骼肌紧张并强烈收缩，致使产热量增加，体温升高。

（6）情绪：情绪激动、精神紧张都可使交感神经兴奋，促使肾上腺素和甲状腺素释放增多，加快代谢速度，增加产热量，从而使体温升高。

二、异常体温的评估与护理

（一）体温过高

体温过高（hyperthermia）又称发热（fever）。是指机体在致热原作用下，体温调节中枢的调定点上移而引起的调节性体温升高。引起体温过高的原因很多，根据致热原的性质和来源不同，可分为感染性发热和非感染性发热两大类。感染性发热较多见，主要由病原体引起；非感染性发热由病原体以外的各种物质引起，目前越来越引起人们重视。

1. 发热程度 以口腔温度为例，发热可分为：

低热：37.3～38.0℃（99.1～100.4℉）。

中等热：38.1～39.0℃（100.6～102.2℉）。

高热：39.1～41.0℃（102.4～105.8℉）。

超高热：41℃及以上（105.8℉以上）。

2. 发热过程 一般发热过程包括三期。

（1）体温上升期：此期特点是产热大于散热。体温上升可有两种方式：骤升和渐升。骤升是体温突然升高，在数小时内升至高峰，见于肺炎球菌肺炎、疟疾等。渐升是指体温逐渐上升，见于伤寒等。此期主要表现有：皮肤苍白、畏寒、寒战、皮肤干燥。

（2）高热持续期：此期特点是产热和散热趋于平衡。体温维持在较高水平。主要表现有：面色潮红、皮肤灼热，口唇、皮肤干燥，呼吸深而快，心率加快，头痛、头晕、食欲不振、全身不适、软弱无力。

（3）退热期：此期特点是散热大于产热，体温恢复至正常水平。退热方式可有骤退和渐退两种。骤退时病人由于大量出汗，体液大量丧失，易出现血压下降、脉搏细速、四肢厥冷等虚脱或休克现象。护理中应加强观察。退热期主要表现有：皮肤潮湿、大量出汗。

3. 热型 各种体温曲线的形态称为热型。某些发热性疾病具有独特的热型，加强观察有助于对疾病的诊断。常见热型有以下几种（图 8-1）。

（1）稽留热（constant fever）：体温持续在 39～40℃，达数天或数周，24 小时波动范围不超过 1℃。见于肺炎球菌肺炎、伤寒等。

（2）弛张热（remittent fever）：体温在 39℃以上，24 小时内温差达 1℃以上，体温最低时仍高于正常水平。见于败血症、化脓性疾病、风湿热等。

（3）间歇热（intermittent fever）：体温骤然升高至 39℃以上，持续数小时或更长，然后降至正常或以下，经过一个间歇，又反复发作，即高热期和无热期交替出现。见于疟疾等。

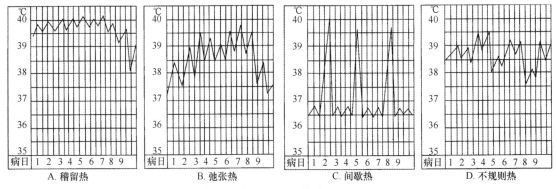

图 8-1　常见热型

（4）不规则热（irregular fever）：发热无一定规律，且持续时间不定。见于流行性感冒、癌性发热等。

4. 发热病人的护理措施

（1）降低体温：降温可采用物理降温和药物降温的方法。物理降温有局部和全身冷疗两种。局部冷疗采用冷毛巾、冰袋、化学制冷袋在头部、大动脉处冷敷。也可全身采用温水拭浴、酒精拭浴（多用于 39.5℃以上的高热病人）。必要时可给予药物降温，通过机体的大量出汗达到降温目的，但必须注意，对年老体弱及心血管疾病者防止退热时出现虚脱或休克现象。采用降温措施 30 分钟后再次评估体温情况，并做好记录与交班。

（2）观察病情：①观察生命体征，一般每日测量 4 次，高热病人应每 4 小时测量 1 次体温；体温降至正常 3 天后，改为每日测 1～2 次。②观察是否出现寒战，淋巴结肿大，出血，肝、脾大，结膜充血，单纯疱疹，关节肿痛及意识障碍等伴随症状。对高热伴躁动不安、谵妄者应注意安全；发热的原因及诱因是否消除；服用某些药物（如抗肿瘤药物、免疫抑制剂、抗生素等）作用及不良反应。③观察治疗效果及实验室检查结果。④观察饮水量、饮食摄入量、尿量及体重变化。

（3）补充营养和水分：少量多餐，给予易消化的高热量、高蛋白、高维生素的流质或半流质食物，以提高机体抵抗力。鼓励多饮水，以每日 3000ml 为宜，以补充高热消耗的大量水分，并促进毒素和代谢产物的排出。

（4）增进舒适、预防并发症：①休息，高热病人需卧床休息，低热者可酌情减少活动，适当休息。注意环境安静、室温适宜、空气清新。②口腔护理，发热时由于唾液分泌减少，口腔黏膜干燥，抵抗力下降，有利于病原体的生长、繁殖，易出现口腔感染，因此要加强口腔护理，保证口腔卫生，并观察舌苔、舌质等情况。③皮肤护理，退热期往往大量出汗，应及时擦干汗液，更换衣服及床单，保持皮肤清洁干燥，防止受凉感冒。对长期持续高热者，应定时协助翻身，防止压疮、肺炎等并发症。④安全护理，高热病人有时会出现躁动不安、谵妄，应注意防止坠床、舌咬伤，必要时加床挡、用约束带固定。

（5）加强心理护理：护士应经常巡视，观察发热各阶段病人的心理状态，对体温变化及伴随症状予以耐心解释，以缓解病人焦虑、紧张情绪。

（6）健康教育：与病人共同讨论分析发热原因及防护措施。教育病人加强营养、锻炼，以增强身体素质、提高防病能力，教会病人测量体温、物理降温等方法。

（二）体温过低

体温过低（hypothermia）是指各种原因引起的产热减少或散热增加导致体温低于正常范围。当体温低于 35℃，称为体温不升。

1. 临床分级

轻度：32.1～35.0℃（89.8～95.0℉）。

中度：30.0～32.0℃（86.0～89.6℉）。

重度：＜30.0℃（86.0℉）瞳孔散大，对光反射消失。

致死温度：23.0～25.0℃（73.4～77.0℉）。

2. 原因

（1）产热减少：重度营养不良、极度衰竭，使机体产热减少。

（2）散热过多：长时间暴露在低温环境中，使机体散热过多、过快；在寒冷的环境中大量饮酒，使血管过度扩张，导致热量散失。

（3）体温调节中枢受损：中枢神经系统功能不良，如颅脑外伤、脊髓受损；药物中毒，如麻醉剂、镇静剂；重症疾病，如败血症、大出血等。

3. 体温过低病人的护理

（1）保暖：提供合适的环境温度，调节室温至 24～26℃为宜；新生儿置温箱中。给予衣物、毛毯、棉被、电热毯、热水袋等，但要注意避免烫伤。给予温热饮料。

（2）加强监测：监测生命体征变化，至少每小时一次，直到体温回复至正常且稳定，并注意呼吸、脉搏、血压的变化。如为治疗性体温过低，要防止冻伤。

（3）病因护理：根据体温过低原因进行护理，使体温恢复正常。

（4）积极指导：教会病人避免导致体温过低的因素，如营养不良、衣服穿着过少、供暖设施不足等。

> **案例 8-1　临床资料 1**
>
> 　　该病人面色潮红，口唇干裂。主诉 3 天来体温持续在 39～40℃，自感头痛、头晕、食欲缺乏、全身不适、软弱无力。医嘱：物理降温。

三、体温的测量方法

（一）体温计的种类及构造

测量体温的工具有水银体温计、电子体温计、可弃式体温计和红外线测温仪等。

1. 水银体温计（mercury thermometer）　又称玻璃体温计（glass thermometer）是由装有水银的真空毛细玻璃管制成，玻璃管壁上有刻度，利用水银遇热膨胀的原理而在刻度上反映体温。它分口表、肛表、腋表 3 种（图 8-2）。口表和肛表的玻璃管似三棱柱状，水银端呈圆柱状，肛表水银端较粗短；腋表则呈扁平状。口表可代替腋表使用。体温表的毛细管下端和水银端之间有一狭窄部，使水银遇热膨胀后不能自动回缩，从而保证其准确性。水银体温计的优点是准确，可反复使用，缺点是易破损。

2. 电子体温计　采用电子感温探头测量体温，测得的温度直接由数字显示，直观、准确、灵敏度高。电子体温计，其形状如钢笔，方便易携带。测量时置于适当部位约 30 秒，听到报警声，即可读取所显示的体温值（图 8-3）。

3. 可弃式体温计　可弃式体温计为单次使用的体温计，其构造为一特制的纸板条，其上标有一定范围的体温坐标点，每个坐标点上都制有相对应的化学感温试剂（图 8-4）。当体温计受热之后，化学点的颜色由白色变为绿色或蓝色，最后的色点，即为测得的体温值。这种体温计为一次性用物，适用于测量口腔温度。测量时，放置口内测量 1 分钟，即可测得体温。可预防交叉感染，但成本较高。

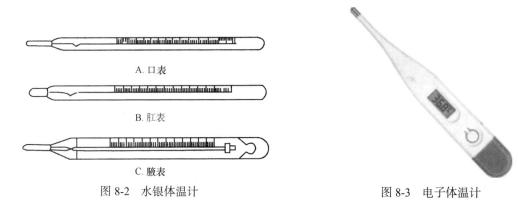

图 8-2　水银体温计

图 8-3　电子体温计

4. 红外线体温监测仪　红外线体温监测仪是通过专门设计的红外光学系统及高灵敏度的红外探测器（图 8-5），监测人体某一部位表面的热辐射——即红外辐射的强度，通过光电转换，取得相应的电信号。根据人体某一部位的红外辐射强度与人体这一部位的表面温度具有严格的数学关系的原理，对相应的信号进行分析处理所得到的数值，即为人体这一部位的表面温度。由于其有快速、非接触性和高精确性的优势，特别是由于其能够避免外界环境气温影响，因此适合应用于各种环境下人体的体温测量。

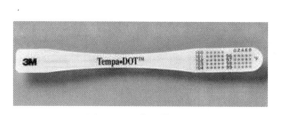

图 8-4　可弃式体温计

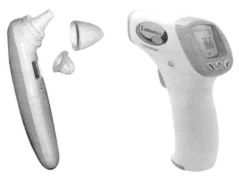

图 8-5　红外线耳温枪

（二）体温计的消毒与检查

1. 体温计的消毒　①水银体温计消毒法：将使用后的体温计放入盛有消毒液的容器中浸泡，清水冲洗后再用消毒纱布擦干，存放在清洁盒内备用。常用消毒液有 1% 过氧乙酸、70% 乙醇或其他有效消毒液。消毒液每日更换 1 次，容器、离心机容器每周消毒 1 次。②电子体温计消毒法：仅消毒电子感温探头部分，消毒方法应根据制作材料的性质选用不同的消毒方法，如浸泡、熏蒸等。

2. 体温计的检查　在使用新体温计前或定期消毒体温计后，应对体温计进行核对，以检查其准确性。方法是将全部体温计的水银柱甩在 35℃ 以下。同一时间放入已测好的 40℃ 以下的水中，3 分钟后取出检视。凡误差在 0.2℃ 以上或玻璃管有裂痕者不能再使用。

（三）体温的测量

【目的】

（1）判断体温有无异常。

（2）动态监测体温变化，分析发热程度、热型及伴随症状。

（3）协助诊断，为预防、治疗、康复和护理提供依据。

【操作步骤】

步骤	相关知识说明
1. 评估及解释	
（1）询问病人的年龄、意识、病情及治疗情况及测温部位皮肤黏膜状况	➡ 30 分钟内有无活动、进食、洗澡、情绪激动、冷热疗、灌肠等影响体温的因素存在
（2）向病人说明目的、过程及方法，病人能理解	
（3）征询病人合作意向，病人愿意合作	➡ 体现对病人的关爱和尊重
2. 准备	
（1）护士：着装整洁，洗手，戴口罩	➡ 减少细菌污染
（2）用物：容器 2 个（一为清洁容器盛放已消毒的体温计，另一为盛放测温后的体温计）、含消毒液纱布、表（有秒针）、记录本、笔；若测肛温，另备润滑油、棉签、卫生纸。手消毒液	➡ 清点体温计的数量，检查体温计有无破损、水银柱是否都在 35℃以下
（3）环境：室温适宜、光线充足、环境安静	
3. 核对　备齐用物携至床旁，核对床号、姓名	➡ 确认病人
4. 选择不同测量方法	
测口温	
（1）部位：将口表水银端置于病人舌下热窝（图 8-6）	➡ 舌下热窝位于舌系带两旁，是口腔中温度最高的部位
（2）方法：嘱病人闭口，用鼻呼吸，勿用牙咬体温表	
（3）时间：测量时间 3 分钟	➡ 避免咬碎体温计，造成损伤
测腋温	
（1）部位：体温计水银端放于腋窝正中	
（2）方法：擦干腋窝的汗液，体温计水银端放在腋窝处（图 8-7），体温计紧贴皮肤，屈臂过胸夹紧	➡ 形成人工体腔，保证测量结果准确；腋下有汗，导致散热增加，影响测温的准确性

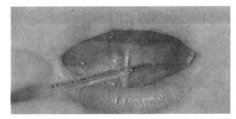

图 8-6　测口温

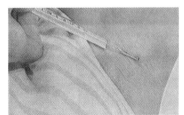

图 8-7　测腋温

（3）测量时间 10 分钟

测肛温

步骤	相关知识说明
（1）体位：病人取侧卧、俯卧位或屈膝仰卧位，暴露臀部	➡ 适用于婴幼儿、昏迷、精神异常者
（2）方法：润滑肛表水银端，插入肛门 3～4 cm（图 8-8）	➡ 插入动作要轻，以免损伤黏膜

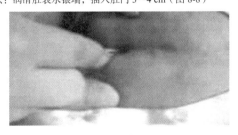

图 8-8　测肛温

（3）时间：测量时间 3 分钟

步骤	相关知识说明
5. 取表　测毕，取出体温计并用消毒纱布擦净	➡ 用卫生纸擦净肛门
6. 记录　读数、记录	➡ 合理解释测温结果
7. 整理　协助病人穿衣、裤，取舒适体位；整理床单位，清理用物	
8. 消毒　消毒体温计	
9. 绘制　洗手后绘制体温单	➡ 体温绘制见第十八章

【注意事项】

（1）测量体温前，应清点体温计的数量，检查体温计是否完好，水银柱是否在35℃以下。

（2）根据病情选择合适的测温方法：婴幼儿、昏迷、精神异常、口腔疾患、口鼻手术、张口呼吸病人不宜测口温；直肠或肛门疾患及手术、腹泻、心肌梗死病人不宜测肛温；腋下有创伤、手术或炎症，腋下出汗较多，肩关节受伤或消瘦夹不紧体温计者不宜测腋温。

（3）为婴幼儿、危重病人、躁动病人测温时，应设专人守护，防止意外。

（4）若病人不慎咬破体温计时，首先应及时清除玻璃碎屑，再口服蛋清或牛奶，以延缓汞的吸收，若病情允许，可服粗纤维食物，加速汞的排出。

（5）发现体温与病情不符时，应重新测量，有异常及时处理。

【健康教育】

（1）向病人及其家属解释体温监测的重要性，学会正确测量体温的方法，以保证测量结果的准确性。

（2）介绍体温的正常值及测量过程中的注意事项。

（3）教会对体温的动态观察，提供体温过高、体温过低的护理指导，增强自我保护能力。

第二节 脉搏的评估与护理

在每个心动周期中，由于心脏的收缩和舒张，动脉管壁也产生有节律的搏动，称为动脉脉搏（arterial pulse），简称为脉搏（pulse）。

一、正常脉搏及其生理性变化

（一）脉搏的产生

脉搏的产生主要是由于心脏的舒缩及动脉管壁的弹性这两个因素。当心脏收缩时，左心室将血泵入主动脉，主动脉内压力骤然升高，动脉管壁随之扩张；当心脏舒张时，无血液泵出，动脉管壁弹性回缩。

（二）脉搏生理性变化

1. 脉率（pulse rate） 脉率是每分钟脉搏搏动的次数（频率）。正常情况下，脉率和心率是一致的。当脉率微弱难以测定时，应测心率。正常成人在安静状态下，脉率为60～100次/分。脉率受许多生理因素的影响而发生一定范围的波动。

（1）年龄：年龄越小，脉搏越快，新生儿可达130～140次/分，随年龄的增长而逐渐减慢，老年人稍微加快（表8-2）。

（2）性别：女性比男性稍快，每分钟相差约5次（表8-2）。

表8-2 脉率的正常范围及平均脉率

年龄	正常范围		平均脉率	
出生～1个月	70～170次/分		120次/分	
1～12个月	80～160次/分		120次/分	
1～3岁	80～120次/分		100次/分	
3～6岁	75～115次/分		100次/分	
6～12岁	70～110次/分		90次/分	
	男	女	男	女
12～14岁	65～105次/分	70～110次/分	85次/分	90次/分

续表

年龄	正常范围		平均脉率	
14～16 岁	60～100 次/分	65～105 次/分	80 次/分	85 次/分
16～18 岁	55～95 次/分	60～100 次/分	75 次/分	80 次/分
18～65 岁	60～100 次/分		72 次/分	
65 岁以上	70～100 次/分		75 次/分	

（3）体型：身材瘦高者比同龄身材矮胖者为慢。

（4）活动：进食、运动时脉搏可暂时增快；休息、睡眠时减慢。

（5）情绪：情绪变动可影响脉率。兴奋、恐惧、发怒可使脉率增快；忧郁、镇静可使脉率减慢。

（6）药物：许多药物会导致脉率发生变化。兴奋剂可使脉率加快；镇静剂、洋地黄类药物可使脉率减慢。

2. 脉律（pulse rhythm）　脉律是指脉搏的节律性。它反映了左心室的收缩情况。正常脉律是搏动均匀，间隔时间、跳动的力量相等。但在正常小儿、青少年或自主神经功能紊乱者，可见到吸气时脉搏增快，呼气时减慢，称窦性心律不齐，无临床意义。

3. 脉搏的强度　即血流冲击血管壁的力量大小程度。正常情况下，每搏强弱相同。它取决于心搏出量、脉压、外周阻力和动脉壁的弹性。

4. 动脉壁的情况　触诊时可感觉到的动脉壁性质。正常动脉壁光滑、柔软，具有弹性。

二、异常脉搏的评估与护理

（一）脉率异常

1. 心动过速（tachycardia）　正常成人在安静状态下脉率超过 100 次/分，称心动过速（速脉）。常见于发热、大出血、甲状腺功能亢进、心力衰竭、休克等病人。一般体温每升高 1℃，成人脉率约增加 10 次/分，儿童则增加 15 次/分。

2. 心动过缓（bradycardia）　正常成人在安静状态下脉率低于 60 次/分，称心动过缓（缓脉）。常见于颅内压增高、房室传导阻滞、甲状腺功能减退、阻塞性黄疸等。正常人如运动员也可有生理性窦性心动过缓。

（二）节律异常

1. 间歇脉（intermittent pulse）　在一系列正常规则的脉搏中，出现一次提前而较弱的脉搏，其后有一较正常延长的间歇（代偿间歇），称间歇脉（过早搏动）。如每隔一个或两个正常搏动后出现一次期前收缩，则前者称为二联律，后者称为三联律。常见于各种心脏病或洋地黄中毒病人。发生机制是心脏异位起搏点过早地发出冲动而引起心脏搏动提早出现。但正常人在过度疲劳、精神兴奋、体位改变时偶尔出现间歇脉。如果期前收缩次数≥30 次/小时或≥6 次/分，应与医生联系并及时处理。

2. 脉搏短绌（pulse deficit）　在同一单位时间内脉率少于心率称脉搏短绌。其特点是心律完全不规则，心率快慢不一，心音强弱不等。常见于心房颤动病人。发生机制是由于心肌收缩力强弱不等，有些心输出量少的搏动可产生心音，但不能引起周围血管的搏动，而致脉率低于心率。

（三）强弱异常

1. 洪脉（bounding pulse）　当心输出量增加，脉搏充盈度和脉压较大时，脉搏强大有力，称洪脉。见于高热、甲状腺功能亢进症、主动脉瓣关闭不全等病人。

2. 丝脉（thready pulse）　或细脉（small pulse）当心输出量减少，动脉充盈度降低时，脉搏细弱无力，扪之如细丝，称丝脉（细脉）。见于大出血、主动脉瓣狭窄、休克、全身衰竭病人，是一种危险脉象。

3. 水冲脉（water hammer pulse） 脉搏骤起骤落，有如洪水冲涌，急促有力，故名水冲脉。主要见于主动脉瓣关闭不全、动脉导管未闭、甲状腺功能亢进等。检查方法是将病人前臂抬高过头，检查者用手紧握病人手腕掌面，可明显感到急促有力的冲击。

4. 交替脉（alternating pulse） 指节律正常而强弱交替出现的脉搏。交替脉常是左心衰竭的重要体征。常见于高血压性心脏病、急性心肌梗死、主动脉瓣关闭不全等病人。

5. 奇脉（paradoxical pulse） 当平静吸气时，脉搏明显减弱甚至消失的现象称奇脉。可见于心包积液、缩窄性心包炎、心脏压塞病人。其发生主要与在吸气时由于病理原因使心脏受束缚，引起左心室搏出量减少有关。

（四）动脉壁的异常

正常动脉用手指压迫时，其远端动脉管不能触及，若能触到者，提示动脉硬化。早期硬化仅可触及动脉壁弹性消失，呈条索状；严重时动脉壁硬且有迂曲和呈结节状，诊脉时犹如按在琴弦上。

（五）脉搏异常的护理

1. 观察病情 观察病人脉搏的脉率、节律、强弱、动脉壁情况及相关症状。

2. 休息与活动 指导病人增加卧床休息时间，减少心肌氧耗。

3. 给氧 根据病情实施氧疗。

4. 急救准备 根据病情准备好急救物品及药物。

5. 健康教育 指导病人情绪稳定；戒烟限酒，饮食清淡，排便通畅；学会自我观察药物反应；教会病人或家属学会检测脉搏和自救技能。

案例 8-1　临床资料 2

诊脉时发现脉搏细速，不规则，测心率 132 次/分，脉率 92 次/分，听诊心率快慢不一，心律完全不规则，心音强弱不等。

三、脉搏的测量方法

【目的】

（1）判断脉搏有无异常。

（2）动态监测脉搏变化，间接了解心脏状况。

（3）协助诊断，为预防、治疗、康复、护理提供依据。

【操作步骤】

步骤	相关知识说明
1. 评估及解释	
（1）询问病人的年龄、意识、病情、治疗情况及测脉搏部位的肢体活动度及皮肤完整性	➡ 评估病人在 30 分钟内有无剧烈活动、情绪波动；有无偏瘫、功能障碍等影响脉搏的因素
（2）向病人说明目的、过程及方法，病人能理解	
（3）征询病人合作意向，病人愿意合作	➡ 体现对病人的关爱和尊重
2. 准备	
（1）护士：着装整洁，洗手，戴口罩	➡ 减少细菌污染
（2）用物：手消毒液、有秒针的表、记录本、笔，必要时备听诊器	
（3）环境：室温适宜、光线充足、环境安静	
3. 核对　备齐用物携至床旁，核对并解释以取得合作	➡ 确认病人
4. 体位　使病人坐位或躺卧，手臂放松外展，自然地平置于舒适位置	➡ 病人舒适，护士便于测量

续表

步骤	相关知识说明
5. 测量 护士将示指、中指、无名指的指端触按于病人的桡动脉上，压力以能清楚地触及脉搏为宜	➡ 压力太大会阻断动脉搏动；压力太小感觉不到动脉搏动 ➡ 临床首选桡动脉，常用的诊脉部位见图 8-9
6. 计数 （1）正常脉搏测 30 秒，乘以 2，即为脉率 （2）异常脉搏、危重病人应测 1 分钟。脉搏细弱难以触诊者，应听诊心尖冲动处	➡ 测量时还需注意脉律、脉搏强弱情况
（3）如发现脉搏短绌者，应由两名护士同时测量，一人听心率，另一人测脉率，由听心率者发出"起""停"口令，计时 1 分钟（图 8-10）	➡ 心脏听诊部位可选择左锁骨中线内侧第 5 肋间处
7. 记录 脉率按单位次/分记录。如为脉搏短绌以分数式心率/脉率记录	➡ 如绌脉：160/60 次/分
8. 整理、洗手 协助其取舒适体位，整理床单位，洗手	
9. 绘制体温单	➡ 脉搏曲线绘制见第十八章

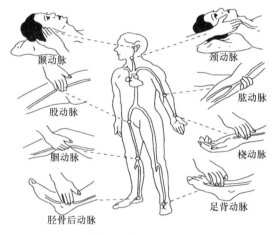

图 8-9 常用诊脉部位

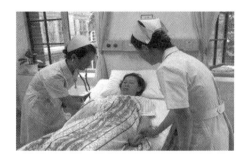

图 8-10 脉搏短绌的测量

【注意事项】

（1）勿用拇指诊脉，因拇指小动脉的搏动较强，易与病人的脉搏相混淆。

（2）为偏瘫病人测脉搏时，应选择健侧肢体。

【健康教育】

（1）向病人及其家属解释脉搏监测的重要性及正确的测量方法，并指导其对脉搏进行动态观察。

（2）教会自我护理的技巧，提高病人对异常脉搏的判断能力。

第三节 呼吸的评估与护理

机体在进行新陈代谢时，需要不断地从外界环境中摄取氧气，并把自身产生的二氧化碳排出体外，这种机体与外界环境之间进行气体交换的过程，称为呼吸（respiration）。呼吸是维持机体新陈代谢和内环境相对稳定的基础，一旦呼吸停止，生命就即将终结。

一、正常呼吸及其生理性变化

（一）呼吸过程

呼吸的全过程由 3 个相互关联的环节组成（图 8-11）。

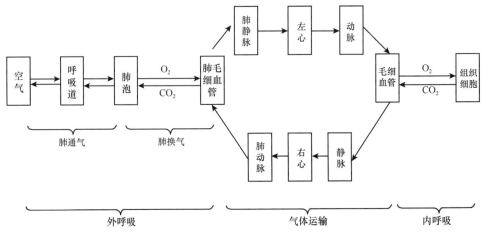

图 8-11　呼吸过程三环节

1. 外呼吸（external respiration）　包括肺通气（外界空气与肺之间的气体交换过程）和肺换气（肺泡与肺毛细血管之间的气体交换过程）。

2. 气体运输（gas transport）　通过血液循环将氧由肺运送到组织细胞，同时将二氧化碳由组织细胞运送到肺的过程。

3. 内呼吸（internal respiration）　也称组织换气，指血液与组织细胞之间的气体交换过程。

（二）呼吸调节

1. 呼吸中枢　指中枢神经系统内产生和调节呼吸运动的神经细胞群，分布于大脑皮质、间脑、脑桥、延髓和脊髓等部位。各部位在调节呼吸中的作用不同。延髓和脑桥是产生基本节律性呼吸的部位，大脑皮质可随意控制呼吸，在一定限度内可以随意屏气或加强加快呼吸。

2. 呼吸的反射性调节

（1）肺牵张反射：由肺的扩张或缩小所引起的反射性呼吸变化，称肺牵张反射，又称黑-伯反射。其生理意义是能使吸气不致过长、过深，促使吸气转为呼气。它与脑桥呼吸调节中枢共同调节着呼吸的频率和深度。

（2）呼吸肌本体感受性反射：指呼吸肌本体感受器传入冲动引起的反射性呼吸变化。其生理意义是随着呼吸肌负荷的增加，呼吸运动也相应地增强。

（3）防御性呼吸反射：包括咳嗽反射和喷嚏反射，是对机体有保护作用的呼吸反射。

3. 呼吸的化学性调节　动脉血氧分压（PaO_2）、二氧化碳分压（$PaCO_2$）和氢离子浓度（[H^+]）的改变对呼吸运动的影响，称化学性调节。当血液中 $PaCO_2$ 升高，[H^+]升高，PaO_2 降低时，刺激化学感受器，作用于呼吸中枢，引起呼吸的加深加快，维持 PaO_2、$PaCO_2$ 和[H^+]的相对稳定。其中 $PaCO_2$ 在呼吸调节过程中有很重要的意义。

（三）呼吸的生理性变化

1. 正常呼吸　正常成人安静状态下呼吸频率为 16～20 次/分，节律规则，呼吸运动均匀无声且不费力（表 8-3）。呼吸与脉搏的比例为 1：（4～5）。

表 8-3　正常和异常呼吸

呼吸名称	呼吸形态	特点
正常呼吸	吸气　呼气	规则、平稳

续表

呼吸名称	呼吸形态	特点
呼吸过速		规则、快速
呼吸过缓		规则、缓慢
深度呼吸		深而大
潮式呼吸		潮水般起伏
间断呼吸		交替出现呼吸和呼吸暂停

2. 生理变化

（1）年龄：年龄越小，呼吸频率越快，新生儿可达 40 次/分左右。

（2）性别：同年龄女性稍高于男性。

（3）其他：情绪激动、运动、疼痛、血压升高、环境温度升高等因素也可使呼吸增快。

二、异常呼吸的评估与护理

（一）呼吸异常的观察

1. 频率异常

（1）呼吸过速（tachypnea）：指成人呼吸超过 24 次/分（表 8-3），见于发热、疼痛、缺氧、甲状腺功能亢进等病人。

（2）呼吸过缓（bradypnea）：指成人呼吸低于 10 次/分（表 8-3），见于颅内压增高、巴比妥类药物中毒等病人。

2. 节律异常

（1）潮式呼吸：又称陈-施呼吸（Cheyne-Stokes respiration）。是一种呼吸由浅慢逐渐变为深快，然后再由深快转为浅慢，再经一段呼吸暂停（5～20 秒）后，又开始重复以上的周期变化，其形态如潮水涨落，故称潮式呼吸（表 8-3）。其周期可长达 0.5～2 分钟。常见于中枢神经系统疾病，如脑炎、脑膜炎、颅内压增高、酸中毒、巴比妥中毒和濒死病人等。产生机制是由于呼吸中枢兴奋性减弱或重度缺氧时，血中正常浓度的 CO_2 不能刺激化学感觉器引起呼吸中枢兴奋，故呼吸逐渐减弱以致暂停，当呼吸暂停时，使体内 CO_2 积聚，$PaCO_2$ 增高，当血中 $PaCO_2$ 增至一定浓度后，作用于颈动脉体和主动脉体的化学感受器，反射性地刺激呼吸中枢再次引起呼吸。随着呼吸进行，CO_2 的排出，使 $PaCO_2$ 降低，呼吸再次变慢以至暂停，从而形成周期性呼吸异常。

（2）间断呼吸（cogwheel breathing）：又称毕奥呼吸（Biot respiration）。表现为呼吸与呼吸暂停现象交替出现（表 8-3）。其特点是有规律的呼吸几次后，突然停止呼吸，间隔 10～60 秒，又开始呼吸。为呼吸中枢兴奋性显著降低的表现。产生机制同潮式呼吸，但比潮式呼吸更严重，多在临终前出现。

3. 深度异常

（1）深度呼吸：又称库斯莫呼吸（Kussmaul respiration），是一种深而规则的大呼吸（表 8-3）。见于糖尿病酮症酸中毒和尿毒症酸中毒等。

（2）浅快呼吸：是一种浅表而不规则的呼吸，有时呈叹息样。见于呼吸肌麻痹、某些肺与胸膜疾病，如肺炎、胸膜炎、肋骨骨折等，也可见于濒死病人。

4. 声音的异常

（1）蝉鸣样呼吸：表现为吸气时有一种高音调似蝉鸣样的音响。多见于喉头水肿、痉挛、喉头异物等。

（2）鼾声呼吸：表现为呼气时发出粗大的鼾声。由于气管或支气管内有较多的分泌物蓄积所致，多见于昏迷病人。

5. 呼吸困难（dyspnea）　呼吸困难是指病人自感空气不足，表现为呼吸费力。可出现发绀、鼻翼扇动、端坐呼吸，辅助呼吸肌参与呼吸活动，造成呼吸频率、深度、节律的异常。临床分为三种形式：

（1）吸气性呼吸困难：其特点是吸气显著困难、吸气时间延长，出现三凹征（吸气时胸骨上窝、锁骨上窝、肋间隙或腹上角出现凹陷）。由于上呼吸道部分梗阻，气流不能顺利进入肺，吸气时呼吸肌收缩，肺内负压极度增高所致。常见于气管阻塞、气管异物、喉头水肿等。

（2）呼气性呼吸困难：其特点是呼气费力，呼气时间延长。由于下呼吸道部分梗阻、气流呼出不畅所致。常见于支气管哮喘、阻塞性肺气肿等。

（3）混合性呼吸困难：其特点是吸气和呼气均感费力，呼吸浅而快。由于广泛性肺部病变使呼吸面积减少，影响换气功能所致。常见于肺部感染，大量胸腔积液和气胸等。

（二）呼吸异常的护理

1. 心理护理　合理解释及安慰病人，使之情绪稳定，产生安全感，主动配合治疗护理。

2. 环境护理　调节室内的温湿度适宜，环境安静、空气清新，禁止吸烟；取合适的体位，卧床休息，以减少耗氧量。

3. 加强观察　观察病人呼吸的频率、节律、深度、声音、形态有无异常；观察病人有无咳嗽、咳痰、呼吸困难及胸痛的表现；观察用药的效果及不良反应。

4. 保持呼吸道通畅　及时清除呼吸道分泌物，根据医嘱给予吸氧或使用人工呼吸机，必要时吸痰。

5. 给药治疗　根据医嘱给予药物治疗。

6. 健康教育　讲解有效咳嗽和正确呼吸方法，说服病人戒烟戒酒。

三、呼吸的测量方法

【目的】

（1）判断呼吸有无异常。

（2）动态监测呼吸变化，了解病人呼吸功能情况。

（3）协助诊断，为预防、治疗、康复、护理提供依据。

【操作步骤】

步骤	相关知识说明
1. 评估及解释	
（1）询问病人的年龄、意识、病情、治疗情况及呼吸测量影响因素	➡ 评估病人在 30 分钟内有无活动、情绪激动等影响呼吸的因素存在
（2）向病人说明目的、过程及方法，病人能理解	
（3）征询病人合作意向，病人愿意合作	➡ 体现对病人的关爱和尊重
2. 准备	
（1）护士：着装整洁，洗手，戴口罩	➡ 减少细菌污染
（2）用物：有秒针的表、记录本、笔、必要时备棉花。手消毒液	
（3）环境：室温适宜、光线充足、环境安静	
3. 核对　用物携至床旁，核对病人	➡ 确认病人

续表

步骤	相关知识说明
4. 体位 协助取舒适体位	➡ 精神放松
5. 测量 护士于测量脉搏之后，手指仍保留在诊脉部位似诊脉状，观察病人胸或腹的起伏	➡ 避免引起病人的紧张 ➡ 女性以胸式呼吸为主；男性和儿童以腹式呼吸为主
6. 计数 正常呼吸测量 30 秒，乘以 2，即为呼吸频率。异常呼吸或婴儿应测 1 分钟；危重病人呼吸微弱，可用少许棉丝置于病人鼻孔前，观察棉丝被吹动的次数，计时 1 分钟	➡ 同时观察呼吸的深度、节律、声音、形态及有无呼吸困难
7. 记录 按次/分记录	➡ 呼吸绘制见第十八章

【注意事项】

测呼吸前可不必过多解释，避免病人察觉及紧张，从而保证测量的准确性。

【健康教育】

（1）向病人及其家属解释呼吸监测的重要性，学会正确测量呼吸的方法。

（2）指导病人精神放松，并使病人具有识别异常呼吸的判断能力。

（3）教会病人对异常呼吸进行自我护理。

四、促进呼吸功能的护理技术

（一）清除呼吸道分泌物的护理技术

1. 有效咳嗽 咳嗽是一种防御性呼吸反射，可排出呼吸道内的异物、分泌物，具有清洁、保护和维持呼吸道通畅的作用。适用于神志清醒尚能咳嗽的病人。促进有效咳嗽的主要措施：指导病人取坐位或半卧位，屈膝，上身前倾，双手抱膝或在胸部和膝关节上置一枕头用两肘夹紧，深吸气后屏气 3 秒（有伤口者，护理人员应将双手压在切口的两侧），然后病人腹肌用力及两手抓紧支持物（脚和枕），用力做爆破性咳嗽，将痰咳出。痰液黏稠不易咳出时，可给予雾化吸入、祛痰药等。

2. 叩击（percussion） 指用手叩击胸背部，借助振动，使分泌物松脱而排出体外。适用于久病卧床、无力咳痰，体弱的病人。叩击的手法是：病人取坐位或侧卧位，操作者将手固定呈背隆掌空状态（即手背隆起，手掌中空，手指弯曲，拇指紧靠示指）有节奏地自下而上，由背外侧向脊柱侧轻轻叩打。边叩边鼓励病人咳嗽。注意不可在裸露的皮肤、肋骨上下、脊柱、乳房等部位叩打。

3. 体位引流（postural drainage） 置病人于特殊体位将肺与支气管所存积的分泌物，借助重力作用使其流入大气管并咳出体外，称体位引流。主要适用于支气管扩张、肺脓肿等有大量脓痰者，可起到重要的治疗作用。对高血压、心力衰竭、高龄、极度衰弱等病人应禁忌。其实施要点如下：

（1）病人患侧肺处于高位，其引流的支气管开口向下，便于分泌物顺体位引流而咳出，临床上应根据病变部位不同采取相应的体位进行引流。

（2）嘱病人间歇深呼吸并尽力咳痰，护理人员轻叩相应部位，提高引流效果。

（3）痰液黏稠不易引流时，可给予蒸汽吸入、超声雾化吸入、祛痰药，利于排出痰液。

（4）时间与次数，即每日 2～4 次，每次 15～30 分钟，宜选择在空腹时进行。

（5）在体位引流时应注意观察：①病人的反应，如出现头晕、面色苍白、出冷汗、血压下降等，应停止引流；②引流液的色、质、量，并记录，如引流液大量涌出，应注意防止窒息；如引流液每日小于 30 ml，可停止引流。

4. 吸痰法（aspiration of sputum） 是利用机械吸引的方法，经口、鼻、人工气道将呼吸道内分泌物吸出，以保持呼吸道通畅，以预防吸入性肺炎、肺不张、窒息等并发症的一种方法。适用于无力咳嗽、排痰的病人，如年老体弱、危重、昏迷、麻醉后未清醒、人工气道病人等。

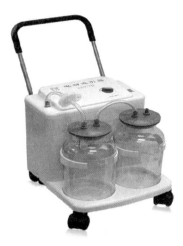

图 8-12　电动吸引器

临床上常用的吸痰装置有中心负压吸引装置、电动吸引器两种。医院设有中心负压装置，吸引器管道连接到各病室床单位，利用负压吸引原理，连接导管吸出痰液。使用时只需连接吸痰管，开启开关，即可吸痰。电动吸引器（图 8-12）主要是由马达、偏心轮、气体过滤器、压力表、储液瓶等组成，瓶塞上有两个不锈钢管，并通过橡胶管相互连接。接通电源后，马达带动偏心轮，从吸气孔吸出瓶内空气，并由排气孔排出，这样不断循环转动，使瓶内产生负压，将痰吸出。

紧急情况下，可采用 50～100ml 注射器吸痰，或者口对口吸取呼吸道分泌物。采用口对口吸取呼吸道分泌物时，操作者将病人下颌托起，使其头后仰并捏住病人鼻孔，口对口吸出呼吸道分泌物，以解除呼吸道梗阻症状。

【目的】
（1）清除呼吸道分泌物，保持呼吸道通畅。
（2）促进呼吸功能，改善肺通气。
（3）预防并发症发生。

【操作步骤】

步骤	相关知识说明
1. 评估及解释 （1）询问病人的年龄、病情、意识、治疗情况及有无将呼吸道分泌物排出的能力 （2）向病人及家属解释吸痰的目的、方法、注意事项及配合要点，病人能理解 （3）征询病人合作意向，病人愿意合作	➡ 体现对病人的关爱和尊重
2. 准备 （1）护士：衣帽整洁、修剪指甲、洗手、戴口罩 （2）用物 　　治疗盘内备：有盖罐 2 只（试吸罐和冲洗罐，内盛无菌生理盐水）、一次性无菌吸痰管数根、无菌纱布、无菌血管钳或镊子、无菌手套、弯盘必要时备压舌板、开口器、舌钳 　　治疗盘外备：电动吸引器或中心吸引器，必要时备电插板 （3）环境：温湿度适宜、光线充足、环境安静	
3. 核对　备齐用物至病人床旁，核对床号、姓名	
4. 调节　接通电源，打开开关，检查吸引器性能，调节负压	➡ 成人 300～400mmHg（40.0～53.3kPa）；儿童＜300mmHg（40.0kPa）；婴幼儿 100～200mmHg；新生儿＜100mmHg
5. 检查　病人口、鼻腔，取下活动义齿	➡ 若口腔吸痰有困难，可经鼻腔吸引；昏迷病人可用压舌板或张口器帮助张口
6. 体位　病人头部转向一侧，面向操作者	
7. 试吸　连接吸痰管，试吸生理盐水，以润滑冲洗吸痰管	➡ 检查吸痰管是否通畅，并可润滑导管前端
8. 吸痰　一手反折吸痰导管末端，另一手用无菌血管钳（镊）或戴无菌手套持吸痰管前端，插入口咽部（10～15cm），放松导管末端，采取左右旋转向上提拉的手法，先吸口咽部分泌物，再吸气管内分泌物	➡ 插管时不可有负压，以免引起呼吸道黏膜损伤 ➡ 若气管切开吸痰，注意无菌操作，先吸气管切开处，再吸口（鼻）部 ➡ 利于呼吸道分泌物充分吸出 ➡ 每次时间不超过 15 秒
9. 冲洗　吸痰管退出时，用生理盐水冲洗管腔	➡ 避免吸痰管被阻塞 ➡ 一根吸痰管只使用一次
10. 观察　吸痰效果，气道是否通畅；病人的反应，如面色、呼吸、心率、血压等；吸出液的色、质、量	➡ 随时动态观察

续表

步骤	相关知识说明
11. 安置病人 拭净脸部分泌物, 体位舒适, 整理床单位	
12. 整理用物 吸痰管按一次性用物处理, 吸痰管的玻璃接管插入盛有消毒液的试管中浸泡	➡ 吸痰用物根据吸痰操作性质每班更换或每日更换1～2次
13. 记录 洗手记录	➡ 记录病人病情和痰液情况等

【注意事项】

（1）吸痰前, 检查电动吸引器性能是否良好, 连接是否正确。

（2）吸痰时动作轻柔、敏捷。婴幼儿使用吸痰管要细, 动作要轻柔, 负压不可过大, 以免损伤黏膜。插管时不可有负压, 以免损伤呼吸道黏膜。吸痰时, 吸痰管应左右旋转、缓慢上移、向上提出的手法, 以利于呼吸道分泌物的充分吸引。

（3）吸痰时间不宜超过15秒, 以免造成缺氧。

（4）进行气道内吸痰的病人, 在吸痰前后应给予2分钟的纯氧, 提高血氧含量, 再行操作。

（5）吸痰过程中严格执行无菌操作, 治疗盘内吸痰用物每天更换1～2次。

（6）如痰液黏稠时, 可配合蒸汽吸入、雾化吸入、叩击等振动气管, 使痰液松动易于吸出; 如果病人出现缺氧症状如发绀、心率减慢时, 应立即停止吸痰。

（7）储液瓶内的吸出液应及时倾倒, 一般不应超过2/3满, 以防痰液吸入仪器内损坏机器。

【健康教育】

（1）教会清醒病人吸痰时正确配合的方法, 向病人及其家属讲解呼吸道疾病的预防保健知识。

（2）告知病人呼吸道有分泌物时应及时吸出, 确保气道通畅, 改善呼吸, 纠正缺氧。

（二）氧气疗法

氧气疗法（oxygenic therapy）指通过给氧, 提高动脉血氧分压（PaO_2）和动脉血氧饱和度（SaO_2）, 增加动脉血氧含量（CaO_2）, 纠正由各种原因造成的缺氧状态, 促进新陈代谢, 以维持机体生命活动的一种治疗方法。

1. 缺氧的分类和氧疗适应证

（1）低张性缺氧: 表现为动脉血氧分压降低, 导致动脉血氧含量减少, 组织供氧不足。由于吸入氧气分压过低, 外呼吸功能障碍, 静脉血分流入动脉血所致。常见于慢性阻塞性肺部疾病、先天性心脏病、高山病等。

（2）血液性缺氧: 是由于血红蛋白数量减少或性质发生改变, 从而造成血氧含量降低或血红蛋白结合的氧不易释放所致。常见于一氧化碳中毒、贫血、高血红蛋白血症等。

（3）循环性缺氧: 是当全身性和局部性循环性缺氧时, 使得循环血流量减少, 导致组织供氧量减少。常见于休克、心力衰竭、栓塞等。

（4）组织性缺氧: 是当组织中毒、细胞损伤、呼吸酶合成障碍时, 导致组织细胞利用氧异常。常见于氰化物中毒、大量放射线照射等。

2. 缺氧程度判断（表8-4） 根据病人缺氧症状及程度、血气分析结果（表8-4）判断。当病人的动脉血氧分压PaO_2<6.67kPa（50mmHg）时, 则应给予吸氧。

表8-4 缺氧程度

程度	表现			血气分析		
	发绀	呼吸困难	意识	SaO_2	PaO_2	$PaCO_2$
轻度	轻	不明显	清楚	>80%	9.33～6.67kPa	>6.67kPa
中度	明显	明显	正常/烦躁	60%～80%	6.67～4.67kPa	>9.33kPa
重度	显著	严重, 很明显	昏迷/半昏迷	<60%	4.67kPa以下	>12.00kPa

3. 供氧装置 供氧装置有氧气筒及氧气压力表和管道氧气装置（中心供氧装置）两种。
（1）氧气筒及氧气压力表装置（图 8-13）

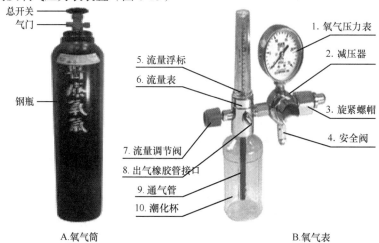

A.氧气筒　　　　　　　　　　　　　B.氧气表

图 8-13 氧气筒及氧气表

1）氧气筒：氧气筒为圆柱形无缝钢筒，筒内可耐高压达 14.7MPa（150kg/cm^2）的氧，容纳氧气 6000L。氧气筒由钢瓶、总开关和气门三部分组成。使用时将总开关向逆时针方向旋转 1/4 周，即可放出足够的氧气；气门与氧气表相连，是氧气自筒内输出的途径。

2）氧气表：是由压力表、流量表、减压器、湿化瓶及安全阀组成。压力表是用于指示氧气筒内氧气的压力，以 MPa 或 kg/cm^2 表示，压力越大，表面氧气筒内氧气越多。减压器是一种自动减压装置，可将氧气筒内的压力减低至 0.20～0.30MPa（2～3kg/cm^2），使流量平稳，保证安全。流量表用来测量每分钟氧气及观察氧气流量的作用，瓶内装入 1/3～1/2 冷开水或蒸馏水；安全阀是确保用氧安全的装置，当氧气流量过大，压力过高时，安全阀的内部活塞即自行上推，使过多的氧气由四周小孔流出。

装表法：将氧气表装在氧气筒上，以备急用。方法是：打开总开关（逆时针转 1/4 周），使小量气体从气门流出，随即迅速关好总开关，以达到清洁该处的目的，避免灰尘吹入氧气表内；然后将氧气表稍后倾置于氧气筒气门上，用手初步旋紧，再用扳手拧紧，使氧气表直立于氧气筒旁；接好湿化瓶；将橡胶管一端接氧气表，检查氧气表下的流量调节阀关好后，旋开总开关，再旋开流量调节阀，检查氧气流出是否通畅、有无漏气以及全套装置是否适用，最后关上流量调节阀，推至病室备用。因此装表法可简单归纳为一吹（尘）、二上（表）、三紧（拧紧）、四查（检查）。

氧气筒内的氧气供应时间可按下列公式计算：

$$可供时间=\frac{[压力表压力-5(kg/cm^2)]\times氧气筒容积(L)}{kg/cm^2\times氧流量(L/min)\times60min}$$

氧气浓度与流量的关系：

$$吸氧浓度（\%）=21+4\times氧流量（L/min）$$

（2）中心供氧装置：医院的氧气由一个集中供应站供给，由管道将氧气送到门诊、急诊室、手术室、各个病区等。供应站设总开关控制，各用氧单位有固定在墙上的氧气插孔，配有氧气表取氧，打开氧气表即能使用。

装表法：①将流量表安装在中心供氧装置氧气插孔处，连接湿化瓶；②打开流量开关，调节流量，检查指示浮标达到既定刻度、全套装置无漏气后即可使用。

4. 氧疗方法

A. 鼻氧管给氧法

鼻氧管给氧法是将鼻氧管前端插入鼻孔内约 1cm，导管环固定稳妥即可。此法比较简单，病人感觉舒适，容易接受。

【目的】

（1）纠正各种原因造成的缺氧状态，提高动脉血氧分压（PaO_2）和动脉血氧饱和度（SaO_2），增加动脉血氧含量（CaO_2）。

（2）促进组织的新陈代谢，维持机体生命活动。

【操作步骤】

步骤	相关知识说明
1. 评估及解释	
（1）询问病人的年龄、病情、意识、治疗情况，心理状态及合作程度	
（2）向病人及其家属解释吸氧法的目的、方法、注意事项及配合要点，病人能理解	➡ 体现对病人的关爱和尊重
（3）征询病人合作意向，病人愿意合作	
2. 准备	
（1）护士：着装整洁，修剪指甲，洗手，戴口罩	
（2）用物：供氧装置一套、氧气记录单、笔等。治疗盘内备鼻氧管、小药杯（内盛冷开水）、纱布、弯盘、棉签、扳手	
（3）环境：清洁，舒适，注意安全，严防明火、高温	
3. 核对　携物至床旁，核对床号、姓名	➡ 确认病人
4. 清洁检查　用湿棉签清洁双侧鼻腔并检查	➡ 检查鼻腔有无分泌物堵塞及异常
5. 连接　将鼻导管与湿化瓶的出口相连接	➡ 湿化瓶内盛放 1/3～1/2 满的冷开水或蒸馏水
6. 调节　根据病情遵医嘱调节氧流量	➡ 轻度缺氧 1～2L/min，中度缺氧 2～4L/min，重度缺氧 4～6L/min，小儿 1～2L/min
7. 湿润　将鼻氧管前端放入盛有冷开水的小药杯中湿润，并检查鼻氧管是否通畅	
8. 插管　将鼻氧管插入病人鼻孔 1cm	
9. 固定　将导管环绕病人耳部向下，在下颌下固定，根据情况调节松紧度	➡ 松紧适宜，防止因导管太紧引起病人不适或皮肤损伤
10. 记录　用氧时间、氧流量、病人反应	
11. 观察　观察缺氧症状、实验室指标、氧气装置是否通畅、有无出现氧疗副作用	
12. 停止用氧　用氧结束，先取下鼻导管，再关闭流量开关	
13. 安置病人　协助病人取舒适体位	
14. 卸表	
（1）氧气筒：关氧气筒总开关，放出余气，关流量开关后卸表	➡ 一关（总开关及流量表）、二扶（压力表）、三松（氧气筒气门与氧气表连接处）、四卸（氧气表）
（2）中心供氧：先关流量开关，再取下流量表	
15. 处理用物，记录	➡ 一次性用物消毒后集中处理，湿化瓶等定期消毒更换，防止交叉感染
	➡ 记录停氧时间及效果

【注意事项】

（1）严格遵守操作规程，注意安全用氧，切实做好"四防"，即防震、防火、防热、防油。在搬运氧气筒时，避免倾倒、撞击、防止爆炸；氧气易燃，氧气筒应放于阴凉处，周围严禁烟火和易燃品，至少离火源 5 米、离暖气 1 米，以防引起燃烧；氧气表及螺旋口上勿涂油，也不可用带油的手进行装卸，避免引起燃烧；氧气筒上应挂有"严禁烟火"的标志。

（2）使用氧气时，应先调节流量而后应用；使用后先拔出导管，再关闭氧气开关；中途改变流量时，先将氧气和鼻导管分离，调节好流量后再连接，以免一旦关错开关，大量氧气突然冲入呼吸道而损伤肺组织。

（3）在用氧过程中可根据病人呼吸、脉搏、血压、精神状态、皮肤颜色及湿度、血气分析等有无改善来衡量氧疗效果，从而选择适当的用氧浓度。

（4）氧气筒内氧气不可用尽，压力表上指针降至 0.5MPa（5kg/cm^2）时，即不可再用，以防灰尘进入筒内，于再次充氧时引起爆炸。

（5）对未用或已用空的氧气筒，应分别悬挂"满"或"空"的标志，以便及时调换氧气筒，避免急用时搬错而影响抢救速度。

【健康教育】

（1）向病人及其家属解释氧疗的重要性。

（2）指导正确使用氧疗的方法及注意事项。

（3）积极宣传呼吸道疾病的预防保健知识。

B. 鼻塞给氧

将氧气橡胶管连接鼻塞（图 8-14）直接塞入鼻前庭，为病人供氧。此法对病人鼻咽部刺激性小，且两侧鼻孔可交替使用。适用于长期用氧病人。

C. 面罩给氧

将面罩（图 8-15）置于病人的口鼻部，氧气自下端输入，呼出的气体从面罩两侧孔排出。氧流量为 6～8L/min。适用于张口呼吸且病情较重、躁动不安病人。

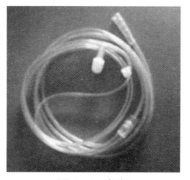 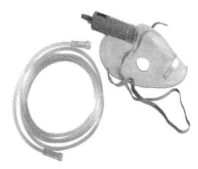

图 8-14 鼻塞　　　　　　　　　图 8-15 面罩

D. 氧气头罩给氧

将病人头部置于头罩（图 8-16）里，罩面上有多个孔，可以保持罩内一定的氧浓度、温度和湿度。头罩与颈部之间要保持适当的空隙，防止二氧化碳潴留及重复吸入。此法安全、适用，便于观察用于新生儿、婴幼儿供氧。

E. 氧气枕法

氧气枕为方形橡胶枕，枕的一角有一橡胶管，上有调节器可调节氧流量（图 8-17）。氧气枕充入氧气，连接湿化瓶即可使用。此法用于家庭氧疗、危重病人的抢救或转运途中。

5. 家庭供氧方法　随着便携式供氧装置的面世和家庭用氧源的发展，一些慢性呼吸系统疾病和持续低氧血症的病人可以在家中进行氧疗。家庭氧疗一般采用制氧器、小型氧气瓶及氧气枕等方法，对改善病人的健康状况，提高他们的生活质量和运动耐力有显著疗效。

（1）氧立得：是一种便携式制氧器（图 8-18），于 1990 年问世。原理为制氧剂 A 和催化剂 B 在反应仓中与水产生化学反应制造出氧气。优点是：①纯度高：制氧纯度高，完全符合医用标准，纯度＞99.0%；②供氧快：立用立得，方便快捷；③易操作：制氧器结构简单，易学易会；④易携带：制氧器小巧轻灵（加水后仅 500g），便于携带。缺点是：维持时间短（一次反应制出氧气仅维持 20 分钟），因此病人如需反复用氧，要不断更换制剂。

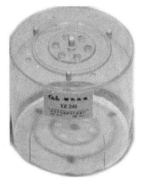

图 8-16　氧气头罩

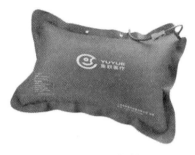

图 8-17　氧气枕

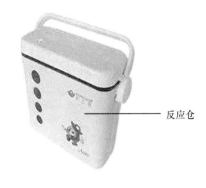

反应仓

图 8-18　氧立得

（2）小型氧气瓶：小型瓶装医用氧，同医院用氧一样，系天然纯氧。具有安全、小巧、经济、实用、方便等特点。有各种不同容量的氧气瓶，如 2L、2.5L、4L、8L、10L、12L、15L 等。尤其适用于冠心病、肺心病、哮喘、支气管炎、肺气肿等慢性疾病病人的家庭氧疗。

6. 氧疗监护

（1）缺氧症状：当病人烦躁不安转为安静、心率变慢、呼吸平稳、血压上升、皮肤红润温暖，说明缺氧症状改善。

（2）实验室检查：主要观察氧疗后 PaO_2（正常值 12.6～13.3kPa 或 95～100mmHg）、$PaCO_2$（正常值 4.7～5.0kPa 或 35～45mmHg）、SaO_2（正常值 95%）等。

（3）氧气装置：是否漏气，管道是否通畅。

（4）氧疗的副作用及预防：当氧浓度高于 60%、持续时间超过 24 小时，可出现氧疗副作用。常见的副作用有以下几方面：

1）氧中毒：其特点是肺实质改变，病人常表现为胸骨后灼热感、干咳、恶心、呕吐、烦躁不安、进行性呼吸困难，继续增加吸氧浓度仍不能使动脉血氧分压上升。预防措施：避免长时间、高浓度氧疗；经常做血气分析，动态观察氧疗的效果。

2）肺不张：如果病人呼吸道被分泌物完全堵塞，堵塞下段的空气被逐渐吸收；当病人吸入高浓度氧气后，肺泡内氮气被大量置换，其所属肺泡内的氧气被肺循环血液迅速吸收，引起吸入性肺不张。病人可表现为烦躁、呼吸及心率增快、血压升高，甚至出现呼吸困难、发绀、昏迷。预防措施：鼓励病人做深呼吸，多咳嗽；经常改变卧位、姿势，加强排痰。

3）呼吸道分泌物干燥：如持续吸入未经湿化且浓度较高的氧气，支气管黏膜则因干燥气体的直接刺激而产生损害，使分泌物黏稠、结痂、不易咳出。预防的关键是加强吸入气体中的湿化，定期做雾化吸入。

4）眼晶状体后纤维组织增生：仅见于新生儿，以早产儿多见。在早期出现的视网膜血管收缩尚属可逆；如持续数小时，则造成视网膜血管不可逆地阻塞、视网膜纤维化甚至失明。因此，给新生儿吸氧时，应严格控制氧浓度和吸氧时间。

5）呼吸抑制：多见于 Ⅱ 型呼吸衰竭者（PaO_2 降低、$PaCO_2$ 增高）。由于 $PaCO_2$ 长期处于高水平，呼吸中枢失去了对二氧化碳的敏感性，呼吸的调节主要依靠缺氧对外周化学感受器的刺激来维持，当吸入高浓度的氧气之后，解除了缺氧对呼吸的刺激作用，使呼吸中枢抑制加重，甚至呼吸停止。因此，预防的关键是对 Ⅱ 型呼吸衰竭者病人应给予低浓度、低流量（1～2L/min）持续吸氧，维持 PaO_2 在 8kPa（60mmHg）为宜。

第四节　血压的评估与护理

血压（blood pressure，BP）是血液在血管内流动时对血管壁的侧压力，通常指的是动脉血压。

在一个心动周期中，动脉血压随着心室的收缩和舒张而发生规律性的波动。当心室收缩时，动脉血压上升达最高值称收缩压（systolic pressure）。当心室舒张时，动脉血压下降达最低值称舒张压（diastolic pressure）。收缩压与舒张压之差为脉压。在一个心动周期中，动脉血压的平均值称为平均动脉压，约等于舒张压加 1/3 脉压或 1/3 收缩压加 2/3 舒张压。

一、正常血压及其生理性变化

（一）血压的形成

在循环系统中，足够的血容量是形成血压的前提，心脏射血和外周阻力是形成血压的基本因素。大动脉的弹性对血压的形成也起着重要作用。

在心动周期中，心室收缩所释放的能量分为两部分：一部分是动能（推动血液在血管中流动），另一部分是势能（形成对血管壁的侧压，并使主动脉和大动脉管壁扩张）。如果不存在外周阻力，心室收缩释放的能量将全部表现为动能，迅速向外周流失，动脉血压不能形成，只有在存在外周阻力的情况下，左心室射出的血量（60～80ml/次）仅 1/3 流向外周，其余 2/3 暂时储存于主动脉和大动脉内，形成较高的收缩压。心室舒张，主动脉和大动脉管壁弹性回缩，将储存的势能转化为动能，推动血液继续流动，维持一定的舒张压高度。

（二）影响血压形成的因素

（1）每搏输出量：在心率和外周阻力不变时，如果每搏输出量增大，心缩期射入主动脉的血量增多，收缩压明显升高。因此，收缩压的大小主要反映每搏输出量的大小。

（2）心率：在每搏输出量和外周阻力不变时，心率增快，心舒期缩短，心室舒张末期主动脉内存留的血量增多，舒张压明显升高。因此，心率主要影响舒张压。

（3）外周阻力：在心输出量不变而外周阻力增大时，心舒期中血液向外周流动的速度减慢，心室舒张末期存留在主动脉中血量增多，舒张压明显升高。因此，舒张压的高低主要反映外周阻力的大小。而外周阻力的大小受小动脉和微动脉的口径和血液黏度的影响，阻力血管口径变小，血液黏度增加，外周阻力则增大。

（4）主动脉和大动脉管壁的弹性：大动脉管壁弹性对血压起缓冲作用。动脉管壁硬化时，大动脉的弹性作用减弱，故收缩压升高，舒张压降低，脉压增大。

（5）循环血量和血管容积：正常情况下，循环血量和血管容积相适应，才能保持一定水平的体循环充盈压。如果循环血量减少或血管容积扩大，血压便会下降。

（三）血压的生理性变化

1. 正常血压　正常成人安静状态下血压范围为：收缩压 90～139mmHg（12.0～18.5kPa），舒张压为 60～89mmHg（8.0～11.8kPa），脉压为 30～40mmHg（4.0～5.3kPa）。kPa 与 mmHg 换算：1kPa=7.5mmHg；1mmHg=0.133kPa。

2. 生理变化

（1）年龄：随着年龄的增长，收缩压和舒张压均有逐渐增高的趋势，但收缩压的升高比舒张压的升高更为显著（表8-5）。

表 8-5　各年龄组的血压平均值

年龄	血压	年龄	血压
1 个月	84mmHg/54mmHg	14～17 岁	120mmHg/70mmHg
1 岁	95mmHg/65mmHg	成年人	120mmHg/80mmHg
6 岁	105mmHg/65mmHg	老年人	140～160mmHg/80～90mmHg
10～13 岁	110mmHg/65mmHg		

（2）性别：女性在更年期前，血压低于男性，更年期后，血压升高，差别较小。

（3）昼夜和睡眠：血压在一天中的波动呈现双峰双谷的现象。在凌晨2～3时血压最低，在上午6～10时及下午4～8时血压各有一个高峰，晚上8时开始血压又会下降。而当睡眠不佳时，血压会稍增高。

（4）体型：高大、肥胖者血压较高。

（5）体位：站立时血压高于坐位，坐位时血压高于卧位时的血压，这是与重力引起的代偿机制有关。

（6）环境：寒冷环境血压可升高，高温环境血压可下降。

（7）部位：一般右上肢血压高于左上肢血压 10～20mmHg，是由于右侧肱动脉来自于主动脉弓的第一大分支无名动脉，能量的消耗而导致右上肢血压高于左上肢。下肢血压高于上肢血压20～40mmHg，是由于股动脉的管径比肱动脉粗，血管内的血流量大而造成。

（8）其他因素：情绪激动、剧烈运动、兴奋、疼痛、吸烟等均可使血压升高。

二、异常血压的评估与护理

（一）异常血压的观察

1. 高血压（hypertension）　指成年人收缩压≥140 mmHg（18.6kPa）和（或）舒张压≥90 mmHg（12.0kPa）称高血压。临床上，以原因不明的原发性高血压为多见；少数（5%左右）为继发性高血压，如肾小球肾炎、嗜铬细胞瘤、颅内压增高等可致血压升高。中国高血压分类标准 2010版（表8-6）。

表 8-6　中国高血压分类标准（2010 版）

分级	收缩压		舒张压
正常血压	<120mmHg	和	<80mmHg
正常高值	120～139mmHg	和（或）	80～89mmHg
高血压	≥140mmHg	和（或）	≥90mmHg
高血压1级（轻度）	140～159mmHg	和（或）	90～99mmHg
高血压2级（中度）	160～179mmHg	和（或）	100～109mmHg
高血压3级（重度）	≥180mmHg	和（或）	≥110mmHg
单纯收缩期高血压	≥140mmHg	和	<90mmHg

注：收缩压和舒张压不在同一级别者，按较高的级别分类。

2. 低血压（hypotension）　收缩压低于 90 mmHg（12.0 kPa），舒张压低于 60 mmHg（8.0 kPa）称低血压，常见于休克、大量失血、心肌梗死等。

3. 脉压的变化

（1）脉压增大：常见于主动脉瓣关闭不全、动脉硬化、甲状腺功能亢进等。

（2）脉压减小：常见于主动脉瓣狭窄、心包积液、末梢循环衰竭等。

（二）血压异常病人的护理

病人一旦出现血压异常，护士应保持冷静，寻找原因，并从以下几方面做好护理。

1. 环境护理　给病人提供适宜的环境，注意环境的温度、湿度、通风、噪声及照明等，以保证环境的安静、整洁与舒适。

2. 饮食护理　协助病人选择低盐、低脂、低胆固醇、高维生素、富含纤维素的易消化食物。

WHO 推荐，每人每日食盐的摄入为 6g。

3. 生活规律 嘱病人注意生活规律，养成定时排便的习惯、保证足够的睡眠、注意保暖、避免冷热刺激。

4. 控制情绪 不良的情绪会诱发高血压。因此病人提高自我修养，保持情绪稳定。

5. 适当运动 鼓励病人坚持运动，每次持续 30 分钟左右中等强度的运动，如快走、慢跑、游泳、太极拳等，每周 3～5 次。注意运动应循序渐进，量力而行。

6. 做好监测 对需要密切观察病情的病人要做到四定：即定时间、定部位、定体位、定血压计；注意药物的作用及不良反应；观察是否有并发症的发生。

7. 健康教育 教会病人测量血压计并会判断异常血压；养成良好的生活习惯，戒烟戒酒，健康饮食，修身养性。

三、血压的测量方法

（一）血压计的种类与构造

1. 血压计的种类 血压计主要有水银血压计（立式和台式两种，立式可随意调节高度）（图 8-19）、无液血压计（图 8-20）、电子血压计（图 8-21）三种。

2. 血压计的构造 由三部分组成。

（1）输气球和压力阀门：输气球可以向袖带气囊内充气，压力阀门可以调节压力大小。

（2）袖带：袖带是由长方形扁平的橡胶气囊和外层布套组成，目前国内气囊的规格为长 22cm，宽 12cm。橡胶气囊上有两根橡胶管，其中一根连输气球，另一根与压力表相接。袖带的宽度和长度一定要合适，原则上，宽度应比被测肢体的直径宽 1/5，长度应能完全包绕肢体。袖带太窄，须加大力量才能阻断动脉血流，测得数值偏高；袖带太宽，大段血管受阻，测得数值偏低。

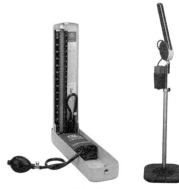
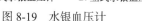

A. 台式水银血压计　　B. 立式水银血压计

图 8-19　水银血压计

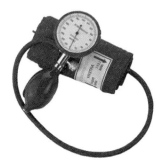

图 8-20　无液血压计

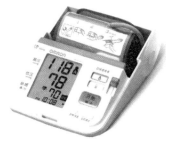

图 8-21　电子血压计

（3）测压计：①水银血压计（mercury manometer），又称汞柱血压计。由玻璃管、标尺、水银槽三部分组成。在血压计盒盖内固定一根玻璃管，管面上标有刻度。玻璃上端盖以金属帽与大气相通，玻璃管下端和水银槽（贮有水银 60g）相通。水银血压计的优点是测得数值准确可靠，但较笨重且玻璃管部分易破裂。②无液血压计（aneroid manometer），又称弹簧式血压计。外形呈圆盘状，正面盘上标有刻度，盘中央有一指针提示血压数值。其优点是携带方便，但可信度差。③电子血压计（electronic manometer），袖袋内有一换能器，有自动采样电脑控制数字运算和自动放气程序。数秒钟内可得到血压的值及脉搏数值。其优点是操作方便，不用听诊器，省略放气系统，排除听觉不灵敏、噪声干扰等造成的误差，但准确性较差。

（二）血压的测量

【目的】

（1）判断血压有无异常。

（2）动态监测血压变化，间接了解循环系统的功能状况。

（3）协助诊断，为预防、治疗、康复、护理提供依据。

【操作步骤】

步骤	相关知识说明
1. 评估及解释 （1）询问病人的年龄、意识、病情及治疗情况、影响血压测量的因素等 （2）向病人说明测血压目的、过程及方法，病人能理解 （3）征询病人合作意向，病人愿意合作	➡ 30 分钟内有无吸烟、活动、情绪波动；有无偏瘫、功能障碍等影响血压变化的因素 ➡ 体现对病人的关爱和尊重
2. 准备 （1）护士：着装整洁，洗手，戴口罩 （2）用物：血压计、听诊器、记录本、笔 （3）环境：室温适宜、光线充足、环境安静	➡ 减少细菌污染 ➡ 检查血压计及听诊器
3. 核对 携用物至床旁，核对病人床号、姓名	➡ 确定病人
4. 选择测量部位	
上肢肱动脉测量法 （1）体位：病人取坐位或仰卧位，被测肢体（肱动脉）应和心脏处于同一水平。坐位时平第 4 肋软骨，仰卧位时平腋中线 （2）缠袖带：卷袖露臂，手掌向上，肘部伸直。放妥并打开血压计，开启汞槽开关，水银柱处于"0"点，驱尽袖带内空气，平整地缠于上臂中部，袖带下缘距肘窝 2～3cm，松紧以能放入一指为宜 （3）置听诊器：戴听诊器，将胸件贴于肱动脉搏动最明显处（图 8-22） 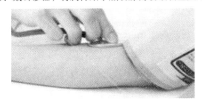 图 8-22 置听诊器	➡ 如肱动脉位置高于心脏水平，测得血压值偏低；反之，测得血压值偏高 ➡ 必要时脱袖，以免衣袖过紧影响血流，测量不准。袖带过松，有效测量面积变窄，使血压测量值偏高；袖带过紧，使血压测量值偏低 ➡ 避免胸件塞于袖带下，以免局部受压较大和听诊时有干扰声
下肢腘动脉测量法 （1）体位：病人取仰卧位、俯卧位或侧卧位，协助卷裤或脱去一侧裤子，露出大腿部 （2）缠袖带：将袖带缠于大腿下部 （3）置听诊器：将听诊器胸件置于腘动脉搏动最明显处	➡ 一般不采用屈膝仰卧位 ➡ 袖带下缘距腘窝 3～5cm ➡ 避免胸件塞于袖带下
5. 充气 关闭气门，一手固定听诊器，一手挤压输气球，充气至动脉搏动音消失（表示袖带内压力大于心脏收缩压，使血流阻断）再升高 20～30mmHg	➡ 打气不可过猛、过快，以免水银溢出和病人不适
6. 放气 缓慢放气，以每秒 4mmHg（0.5kPa）速度下降，注意动脉搏动变化时汞柱所指刻度。当听诊器中出现第一声搏动声，此时水银柱所指的刻度，即为收缩压；随后搏动声继续存在并增大，直到声音突然变弱或消失，此时水银柱所指的刻度即为舒张压	➡ 放气太慢，静脉充血，舒张压值偏高；放气太快，未注意到听诊间隔，影响测量准确性 ➡ 眼睛视线保持与水银柱弯月面同一水平。视线低于水银柱弯月面则读数偏高；反之，读数偏低 ➡ WHO 规定成人应以动脉搏动音消失作为判断舒张压的标准
7. 整理 测量后排尽袖带内余气，关闭压力活门，整理袖带放入盒内，将血压计的盒盖右倾 45°，关闭水银槽开关。协助病人穿衣，取舒适体位，洗手	➡ 妥善整理，防止玻璃管碎裂，以防汞槽内汞液溢出
8. 记录 收缩压/舒张压，如 120/80mmHg	➡ 当变音与消失音之间有差异时，两读数都应记录，方式是收缩压/变音/消失音，如 120/80/60mmHg

【注意事项】

（1）测量前应检查血压计及听诊器是否符合要求：袖带的宽窄是否合适，水银是否充足，玻璃管有无裂缝，玻璃管上端是否和大气相通，橡胶管和输气球有无老化、漏气，听诊器是否完好等。

（2）保护血压计：充气不可过快、过高，如水银柱里出现气泡，应调节或检修，不可带气泡测量，用毕应及时关闭水银柱下面的开关。

（3）需要密切观察血压时，应做到四定：定时间、定部位、定体位、定血压计。

（4）正确选择测量肢体：偏瘫病人应选择健侧肢体；一侧肢体正在输液或施行过手术，应选择对侧肢体测量。

（5）发现血压听不清或有异常时应重测：重测时，注意使水银柱降至"0"点，让病人休息片刻后再测，必要时做双侧对照。

（6）防止产生误差：①设备方面：袖带过窄，测得的血压值偏高；袖带过宽、橡胶管过长、水银量不足等可使测得的血压值偏低。②病人方面：手臂位置低于心脏、吸烟、进食、运动、膀胱充盈等，可使测得的血压值偏高；手臂位置高于心脏，可使测得的血压值偏低。③操作过程：袖带缠得过松，测量者的眼睛视线低于水银柱弯月面，可使测得的血压值偏高；反之，测得的血压值偏低。放气速度太慢，可使测得的舒张压偏高；放气速度太快，听不清声音的变化，影响所测数据。

【健康教育】

（1）向病人及其家属解释血压的正常值及测量血压时的注意事项。

（2）教会病人正确测量血压，以便病人及时掌握自己血压的动态变化。

（3）教会病人正确判断降压药物的治疗效果，学会自我调整用药。

（4）指导病人养成良好的生活习惯，提高自我保健能力。

知识拓展

生命体征测量方法的研究新观点

1. **体温** 燕云等对 100 名健康成年人对其进行双侧腋温研究，结果显示 87% 的人体腋温存在左高右低。

2. **脉搏** 陶籁琴等研究表明，即一般情况下，对于没有心脏基础病变的窦性心律者，采用测量 15 秒，所得数值×4 的方法即可得到准确脉率；对于窦性心动过缓病人，至少测 30 秒，所得数值×2 计算脉率。李霞等经过对照研究，结果也证明，在临床上对于一般病人测脉时间可以为 15 秒，所得数值×4，即可得到准确脉率。

3. **血压** 刘归云等对 50 例病人进行对比实验，发现无液血压计组与水银血压计组测量值差异有统计学意义，认为两者不能相互替代。赵远莲等对 100 例住院病人，同时应用腕式血压计和台式血压计量血压，发现腕式血压计所测得的血压值高于台式血压计，收缩压约高 9mmHg，舒张压约高 8.25mmHg。郑毕霞等研究认为，腕式血压计所测血压值偏高。

案例 8-1 分析

1. 该病人体温 40℃。再根据临床资料 1 显示：3 天来体温持续在 39～40℃。因此该病人出现了体温过高，热型为稽留热。病人的脉搏 90 次/分，心率 120 次/分，结合临床资料 2 显示：听诊心率快慢不一，心律完全不规则，心音强弱不等，该病人为脉搏短绌；病人的呼吸为 28 次/分，因此为呼吸过速；病人血压为 150/100mmHg，血压高。

2. 为该病人测量生命体征时，体温过高应在进行物理降温后半个小时再测量体温；脉搏短绌时应注意两名护士同时测量，一人测心率，一人测脉率；测量呼吸时注意转移病人注意力；为该病人测量血压时应做到四固定，注意注气、放气、避免测量血压出现误差等环节。

思　考　题

1. 病人，男性，51 岁。发热 1 周，体温在 39～40℃波动，日差不超过 1℃，拟诊为发热待查。于上午 8 时入院。测体温 40.3℃，脉搏 110 次/分，呼吸 28 次/分，血压 135/90mmHg，神志清楚，面色潮红，口唇干裂，精神不振，体质消瘦。病人卧床不起，食欲差。上午 8：20 时给予退热剂后，体温降至 38.9℃，大量出汗，口干。下午 2：00 时体温升至 39.8℃。请问：

（1）该病人属于何种热型？

（2）发热的程度如何？

（3）对该病人应采取哪些护理措施？

2. 病人，男性，70 岁，因心房纤颤入院治疗。入院时测心率 190 次/分，脉搏 100 次/分，且心律不规则，心率快慢不一，心音强弱不等。请问：

（1）病人的情况属于哪一种脉搏异常？

（2）如何为病人测量脉搏？

（3）测量后应如何记录？

3. 病人，女性，65 岁，因脑外伤入院。体格检查：体温 38.5℃，脉搏 100 次/分，呼吸 20 次/分，血压 140/90mmHg，意识不清，并有痰鸣音且无力咳出。请问：

（1）应采用何种方法帮助病人排出痰液？

（2）实施该方法时应注意什么？

4. 病人，女性，50 岁，自感胸闷不适，嘴唇青紫，呼吸困难，查血气：PaO_2 40mmHg，SaO_2 65%。请问：

（1）判断此病人缺氧的程度？

（2）病人使用氧疗时应注意什么？

（陈雪霞）

第九章　营养与饮食

【目标要求】

识记：能正确列举七大营养素的种类及主要功能；能正确说出医院饮食的种类、原则及适用范围；能陈述鼻饲法的适应证、禁忌证及注意事项；能说出要素饮食的并发症及注意事项；能说出中国居民平衡膳食宝塔的内容要点。

理解：能正确解释下列概念：基本饮食、治疗饮食、试验饮食、要素饮食、鼻饲法、肠内营养、肠外营养；能举例说明饮食、营养和健康、疾病痊愈之间的关系；能根据病情的不同为病人正确选择不同的治疗饮食及用法；能举例说明常用试验饮食的临床意义及应用方法；能正确说明肠外营养的禁忌证、并发症及注意事项。

运用：能运用正确的方法对病人的营养状态进行评估；能按照饮食护理常规对病人进行饮食护理；能正确规范地实施鼻饲法操作。

案例 9-1　导入

病人，男性，56 岁，因车祸致颅脑损伤急诊收入院。入院时检查，体温 38℃，脉搏 96 次/分，呼吸 22 次/分，血压 160/100mmHg。意识不清，昏迷，格拉斯哥昏迷（GCS）评分 9 分，既往有高血压病史 3 年，糖尿病 1 年。其母亲 5 年前死于高血压脑出血。

住院 24 小时后医嘱予鼻饲饮食，选择肠内营养混悬液（能全力）给病人补充营养。

问题：

1. 护士如何对该病人进行营养评估？
2. 为病人实施鼻饲及营养维持时应特别注意哪些方面？

饮食（diet）是营养的来源，营养是健康的保证。从字义上看，"营"是谋求，"养"是养生。营养（nutrition）是人体摄取、消化、吸收、代谢和利用食物中营养物质的生物学过程。合理的饮食与营养不仅能维持机体正常生长发育和各种生理功能，提高机体免疫力和抵抗力，而且能够预防疾病，增进健康，促进康复。因此，护士应具备营养与饮食的相关知识，才能准确评估病人营养状况和需要，制订合理的饮食治疗计划，并采取适宜的供给途径，以满足病人对饮食与营养的需要。

第一节　营养的基本知识

一、人体对营养的需要

人体为了维持生命与健康，保证生长发育和活动能力，每天必须摄取一定量的食物，从中获得各种营养素和能量。营养素（nutrient）是指食物中能被人体消化、吸收和利用的成分，主要功能是供给能量，构成和修补组织，调节生理功能等。人体需要的营养素有六大类，即蛋白质、脂肪、碳水化合物、矿物质、维生素、水。此外，由于膳食纤维（dietary fiber）在预防胃肠道疾病、降低胆固醇吸收、调节血糖及控制体重等方面的重要作用，被称为"第七营养素"。

（一）能量

能量（energy）是机体进行各种生命活动所必需的物质基础，人体所需的能量主要来自蛋白质、脂肪和碳水化合物三大产热营养素，这些物质在体内经过代谢释放出能量。它们的产热量分别为蛋白质 16.7kJ/g（4kcal/g）、脂肪 37.6kJ/g（9kcal/g）、碳水化合物 16.7kJ/g（4kcal/g）。中国营养学会建议三大产热营养素占膳食总热能的比例分别为：蛋白质 10%～15%，脂肪 20%～30%，碳水化合物 50%～65%。

人体对能量的需要量受性别、年龄、劳动强度、环境等因素影响。人体能量摄入与消耗应平衡，成人的能量消耗包括基础代谢、体力活动和食物热效应。对处于正常生长发育阶段的儿童，还需要增加生长发育所需要的能量。食物热效应（thermic effect of food，TEF）又称食物特殊动力作用（specific dynamic action，SDA），指人体摄食后对食物进行消化、吸收、代谢和转化等额外消耗的能量。根据中国营养学会推荐的中国 18～50 岁居民膳食的能量需要量（EER），包括：①从事轻体力劳动，男性 9.41MJ/d，女性 7.53 MJ/d；②从事中体力劳动，男性 10.88MJ/d，女性 8.79MJ/d；③从事重体力劳动，男性 12.55MJ/d，女性 10.04 MJ/d。孕中期每天需相应增加 1.26MJ，孕后期增加 1.88 MJ。乳母每天增加 2.09 MJ。

在国际上以焦耳（J）为能量单位，由于能量数值较大，常以千焦（kJ）或兆焦（MJ）作为单位（1MJ=1000kJ）；营养学上还使用卡（cal）或千卡（kcal）作为能量单位。两者的换算关系如下：1kJ=0.239kcal，1kcal=4.184kJ。

（二）营养素

1. 蛋白质（protein） 是维持机体生命的重要物质基础，由 20 多种氨基酸组成。主要生理功能是构成和修复人体组织，调节生理功能，供给热能，维持血浆渗透压等。正常人体内 16%～19% 是蛋白质，且一直处于分解与合成的动态平衡中，成人每天约有 3%的蛋白质被更新。蛋白质是人体氮的唯一来源，通过测氮元素可估算动物性蛋白质的含量，即 16g 氮元素相当于 100g 蛋白质。与人体有关的 20 余种氨基酸中，其中一部分可在人体内合成，称为非必需氨基酸；另有 9 种氨基酸在体内不能合成或合成速度不能满足机体需要，必须由食物提供，称为"必需氨基酸"。即成人有 8 种：色氨酸、蛋氨酸、苏氨酸、亮氨酸、异亮氨酸、缬氨酸、赖氨酸、苯丙氨酸；婴儿因体内组氨酸合成不能满足其生长发育需要，故有 9 种。

蛋白质主要来源有肉类、水产类、乳类、蛋类、豆类等。根据中国居民膳食营养素参考摄入量（RNI）推荐，18 岁以上成人摄入量男性为 65g/d，女性 55 g/d，或者按 1.0g/（kg·d）计算。孕中期妇女额外增加 15g/d，孕后期增加 30g/d，乳母则增加 25g/d。优质蛋白质应占蛋白质总摄入量的 30%～50%。

2. 脂肪（fat） 是人体组织细胞的重要组成成分，包括中性脂肪和类脂质，占成人体重的 14%～19%。中性脂肪由一分子甘油结合三分子脂肪酸而成三酰甘油，又称甘油三酯。按饱和程度可将脂肪酸分为饱和脂肪酸和不饱和脂肪酸，不饱和脂肪酸在体内无法合成，必须从食物中摄取，称为必需脂肪酸，包括亚油酸和 α-亚麻酸。脂肪在体内分解可大量产热，在三大产热营养素中产能最高。脂肪的主要生理功能有储存和提供能量、参与构成组织细胞、促进脂溶性维生素的吸收利用、维持人体体温等。脂肪主要来源于食用油、肉类、蛋黄、鱼肝油、芝麻、花生、豆类等。

3. 碳水化合物（carbohydrate） 又称糖类，是人体最主要且最经济的能量来源，还参与组织细胞构成，具有节氮、解毒和抗生酮作用等功能。联合国粮农组织/世界卫生组织（FAO/WHO）根据化学结构的不同，将碳水化合物分为糖（包括单糖、双糖、糖醇）、寡糖（包括异麦芽低聚糖、其他寡糖）和多糖（包括淀粉、非淀粉多糖）。单糖是不能再被水解为更小分子的糖，是最简单的糖分子，主要有葡萄糖、果糖和半乳糖。常见的双糖有蔗糖、麦芽糖、乳糖和海藻糖。糖醇是单糖的衍生物，有甜味且不影响胰岛素分泌，常用于糖尿病、肥胖等人群膳食中，常见的有山梨醇、甘露醇、木糖醇等。多糖是由 10 个或以上单糖分子组成的高分子聚合物，淀粉是植物储存葡萄糖的形式，人类消化酶可将淀粉降解为葡萄糖。糖原又称动物淀粉，几乎只存在于动物组织中，肝脏是储存糖原的主要器官，人体内酶可将糖原分解为葡萄糖。碳水化合物主要来源于粮谷类和根茎类中的薯类，少量来自于食糖。添加糖不超过总能量的10%。

膳食纤维是指不能被人体小肠消化和吸收的、以多糖类为主的大分子碳水化合物，包括纤维素、半纤维素、果胶、树胶、木质素等。主要来源于谷、薯、豆类、蔬菜及水果等植物性食物。植物成熟度越高则膳食纤维含量越多，谷类加工越精细者膳食纤维含量就越少。每日膳食纤维的适宜摄入量为25g/d。

4. 维生素（vitamin，Vit） 是维持人体正常生理活动所必需的一类低分子有机化合物。维生素既不参与组织构成也不供给热量，但若缺乏其中一种或几种，都将对整个机体代谢产生影响，甚至发生疾病。大部分维生素在体内不能合成或合成量不足，必须从食物中摄取。根据其溶解性，维生素可分为两大类：脂溶性维生素，如维生素A、维生素D、维生素E、维生素K；非脂溶性维生素，如维生素C、维生素B族、叶酸、泛酸等（表9-1）。

5. 矿物质（minerals） 也称无机盐，是人体内以无机物形式存在的各种元素。包括含量较多的7种常量元素（钙、镁、钾、钠、磷、氯、硫）和含量甚微的微量元素（铁、铜、锌、碘、硒、钼、铬、钴等，此8种又称必需微量元素）。钙是人体含量最多的矿物质，其中99%集中在骨骼和牙齿中，1%分布在体液及软组织中。铁是人体内含量最多的微量元素，其中70%存在于血红蛋白和肌红蛋白中，30%以铁蛋白形式存于肝、脾和骨髓中（表9-1）。

6. 水（water） 是构成细胞和体液的重要组成成分，具有调节体温、促进血液流动、促进营养物质消化吸收、运送代谢产物、调节酸碱平衡等多种功能。正常成人体液约占体重的60%，其中细胞内液占体重的40%，细胞外液占体重的20%。新生儿体内含水量最多，约占体重的80%。自然界的一切生命都离不开水，断水比断食更易危及生命安全，仅断食人体依靠消耗自身组织可维持生命1周甚至更长时间，但若断水造成人体缺水至全身水分的10%就会导致死亡。

人体需水量受年龄、机体代谢、体力活动、气温、膳食等因素影响，水的来源包括三方面，饮用水和其他饮料、食物中的水、代谢水（也称内生水，每天约产生300ml）。中国居民膳食营养素适宜摄入量推荐，成人在温和气候条件和轻体力活动水平下，每天饮水量男性为1.7L，女性为1.5L。男性总摄入量3.0L/d，女性2.7 L/d。

表 9-1 维生素和矿物质的生理功能、来源及成人每日供给量

	营养素	生理功能	主要来源	每日供给量
脂溶性维生素	维生素A（视黄醇）	维持正常视觉功能和上皮细胞生长与分化；促进生长发育、维持生殖功能；过量可致中毒	动物肝脏、奶油、蛋黄、鱼卵、鱼肝油、有色蔬菜及水果	男性：800μgRE 女性：700μgRE （视黄醇活性当量）
	维生素D	调节钙磷代谢，促进钙磷吸收，调节免疫功能，过量可致中毒	鱼肝油、海鱼、动物肝脏、蛋黄、奶油、皮肤光照合成	RNI：10μg UL：50μg
	维生素E（生育酚）	抗氧化作用；维持生育功能；保持红细胞完整性；参与DNA、辅酶Q的合成	植物油、谷类、豆类、坚果类、绿叶蔬菜	AI：14mg
	维生素K	参与凝血因子的合成；参与骨代谢	绿叶蔬菜、肠道菌群合成	AI：80μg
水溶性维生素	维生素B_1（硫胺素）	构成辅酶，参与碳水化合物代谢，维持神经、肌肉特别是心肌的正常生理功能	动物内脏、肉类、豆类、花生及未加工的谷类等	男性RNI：1.4mg 女性RNI：1.2mg
	维生素B_2（核黄素）	构成体内多种辅酶；激活维生素B_6；保持皮肤黏膜完整性；影响铁代谢	动物肝、心及肾、禽蛋类、奶类、豆类、绿色蔬菜	男性RNI：1.4mg 女性RNI：1.2mg
	维生素B_6	构成多种辅酶参与代谢，尤其是氨基酸代谢	禽畜肉、动物肝脏、豆类、鱼类	RNI：1.4mg
	维生素B_{12}（钴胺素）	构成辅酶，提高叶酸利用率，促进红细胞发育和成熟	肉类、鱼类、禽类、蛋类、贝壳类	RNI：2.4mg

续表

营养素		生理功能	主要来源	每日供给量
	维生素C（抗坏血酸）	保护细胞膜，防治坏血病；抗氧化作用；促进铁吸收；提高机体免疫力；解毒作用	新鲜蔬菜和水果	ERA：100mg UL：2000mg
	叶酸	参与核酸及蛋白质合成，促进红细胞生成	绿叶蔬菜、酵母、动物肝肾、蛋类、豆类、梨、柑橘等	RNI：400μgDFE（叶酸当量）
矿物质	钙	构成骨骼和牙齿；激活多种酶反应；维持神经、肌肉的兴奋性；参与凝血过程；维持细胞膜结构和功能	奶及奶制品、虾皮、海带、豆类、坚果类、芝麻酱	RNI：800mg UL：20 000mg
	磷	构成骨骼和牙齿；参与多种酶、辅酶的合成；参与能量及糖脂代谢；调节酸碱平衡	瘦肉、禽类、蛋类、黄豆、木耳、核桃	RNI：720mg
	镁	促进骨骼生长；激活多种酶的活性；调节胃肠道功能；影响甲状旁腺分泌	海参、榛子、西瓜子、鲍鱼、小米、芥菜、黄豆	RNI：330mg
	铁	构成血红蛋白、肌红蛋白及细胞色素A；参与红细胞形成及成熟；促进抗体产生；促进药物在肝脏的解毒	动物肝脏、全血、禽畜肉、鱼类、黑木耳、芝麻酱	男性RNI：12mg 女性RNI：20mg UL：42mg
	锌	参与构成多种酶；促进生长发育和组织再生；促进食欲；参与免疫；保护视力	贝壳类海产品、红肉、动物内脏、奶、蛋类、坚果类	男性RNI：15mg UL：45mg 女性RNI：11.5mg UL：37mg
	碘	参与甲状腺素的合成	海产品、碘盐	RNI：120μg UL：600μg

注：RNI（推荐摄入量）；UL（可耐受最高摄入量）；AI（适宜摄入量）；ERA（平均需要量）。

二、饮食、营养与健康的关系

人类通过摄取食物获得所需营养，合理的饮食与营养是人体维持健康的物质基础。饮食不当，可致营养失衡，导致疾病发生。

（一）合理饮食对健康的作用

1. 促进生长发育　科学的饮食、合理的营养对人体生长发育起着决定性的作用，是维持生命活动的重要物质基础。某些营养素的缺乏可阻碍生长发育，如胎儿期缺碘可致呆小病（克汀病）。

2. 构成机体组织　各种营养素是构成机体组织的物质基础，如糖类参与构成神经组织，糖脂、磷脂是构成细胞膜的重要成分，蛋白质是构成人体细胞的重要成分，水是构成细胞和体液的重要成分，钙磷是构成骨骼的主要成分等。

3. 供给能量　机体进行生命活动所需的能量主要来自食物中的碳水化合物、蛋白质和脂肪，这些物质在体内代谢释放出能量，以维持体温、心跳、呼吸、肌肉活动及血液循环等。

4. 调节人体功能　神经系统、内分泌系统及酶类共同调节人体的活动，各种营养素是构成这些调节系统的物质基础。缺乏某种营养素常影响人体正常功能，如小儿缺钙可致佝偻病，老人缺钙导致骨质疏松。此外，适量蛋白质、水和矿物质中的各种离子对内环境的稳定也起着重要的调节作用。

（二）不合理饮食对健康的影响

饮食不当致某些营养素摄入过多或过少均可损害健康。

1. 营养不良　食物短缺可造成营养素全面摄入不足，偏食或未及时补充人体生长需要的某些营养素，或因某些疾病导致无法消化吸收，可造成营养缺乏性疾病，如缺铁性贫血、甲状腺肿、佝偻病等。

2. 营养过剩　热量摄入过多超过机体代谢需要，可导致肥胖、糖尿病、心血管病等疾病发生。

（三）中国居民平衡膳食宝塔

健康饮食的核心是平衡膳食、合理营养。平衡膳食（balanced diet）是指膳食中所含的营养素种类齐全、比例恰当、数量充足，所供营养素与机体的需要保持平衡。合理营养（rational nutrition）即是全面均衡的营养，机体获得的能量及营养素能满足机体各项活动所需。平衡膳食是合理营养的根本途径。

国家卫生和计划生育委员会在 2016 年 5 月发布了《中国居民膳食指南（2016）》，这是由中国营养学会的专家在《中国居民膳食指南（2007）》的基础上修订的，是我国发布的第 4 版膳食指南，为人们通过调整膳食结构、均衡营养、合理运动等促进健康提供了具体指导建议，该指南适用于 2 岁以上的所有健康人群。其中的"中国居民平衡膳食宝塔"（图 9-1）把推荐的各类食物分类、膳

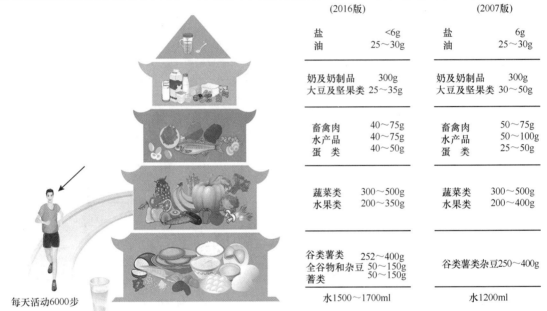

	（2016版）		（2007版）
盐	<6g	盐	6g
油	25～30g	油	25～30g
奶及奶制品	300g	奶及奶制品	300g
大豆及坚果类	25～35g	大豆及坚果类	30～50g
畜禽肉	40～75g	畜禽肉	50～75g
水产品	40～75g	水产品	50～100g
蛋 类	40～50g	蛋 类	25～50g
蔬菜类	300～500g	蔬菜类	300～500g
水果类	200～350g	水果类	200～400g
谷类薯类	252～400g		
全谷物和杂豆	50～150g	谷类薯类杂豆	250～400g
薯类	50～150g		
水1500～1700ml		水1200ml	

每天活动6000步

图 9-1　中国居民平衡膳食宝塔

食比例及每日合理摄入量等转化为直观的宝塔图形，展示了中国居民膳食指南核心内容，便于记忆和执行。膳食指南上标注的"量"，是针对轻体力活动水平的健康成年人而制订，对其他人群的建议量可以参阅指南书。"中国居民平衡膳食餐盘"（图 9-2）和"中国儿童平衡膳食算盘"（图 9-3）两个辅助图形则是对膳食宝塔所传达的信息给予补充。膳食餐盘描述了一餐膳食的食物组成和大致比例，直观地展现了平衡膳食的合理组合与搭配。儿童平衡膳食算盘是儿童膳食指南核心推荐内容的体现，"算盘"简单勾画了儿童平衡膳食模式的合理组合搭配和食物基本份数。其食物份量适用 8～11 岁儿童（中等身体活动水平）。

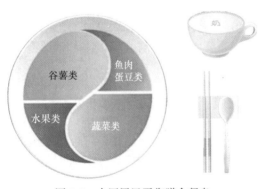

图 9-2　中国居民平衡膳食餐盘

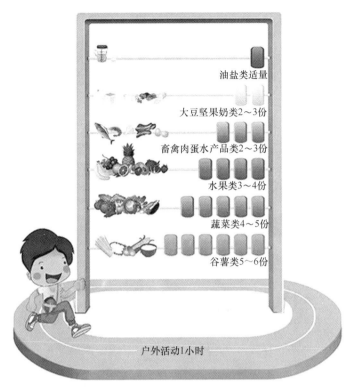

图 9-3 中国儿童平衡膳食算盘

三、饮食、营养与疾病痊愈的关系

患病时机体常伴有营养素及能量的失衡，针对性的饮食治疗可有效改善病人的营养状况，促进疾病康复。

（一）补充额外损失及消耗的营养素

机体在疾病应激状态时，可导致能量的过度消耗及某些特定营养素的损失，此时若能及时、合理地调整营养素的摄入，增强机体抵抗力，有助于促进组织修复和疾病痊愈。如严重烧伤病人能量消耗增加，蛋白质及水分大量丢失，若给予高能量、高蛋白饮食并保证足够水分的摄入，能纠正病人的营养失衡，促进创面愈合。

（二）辅助诊断和治疗疾病

临床上，通过调整饮食能够辅助疾病诊断或疾病治疗。如大便隐血试验饮食可协助诊断有无消化道出血；增加营养摄入可改善营养不良，控制热量摄入可使肥胖病人体重减轻，限制蛋白质摄入以减轻急性肾炎病人肾脏负担，限制水和钠的摄入以减轻心力衰竭病人心脏负担等。根据疾病特点来提供特殊饮食支持，如要素饮食、胃肠外营养等，可为疾病的康复奠定良好基础。

第二节 医院饮食

医院饮食可分为三大类，即基本饮食、治疗饮食和试验饮食，以适应不同病情的需要。

一、基本饮食

基本饮食（basic diet）包括普通饮食（general diet）、软质饮食（soft diet）、半流质饮食（semi-liquid diet）和流质饮食（liquid diet）四种（表9-2）。基本饮食是医院一切膳食的基本烹调形式，其他各种膳食均在此基础上发展而来。

表9-2 医院基本饮食

分类	应用范围	食物特点	用法	适用食物
普通饮食	病情较轻或恢复期；胃肠功能正常；体温正常；无饮食限制者	普通食物；营养平衡；美观可口；易消化，无刺激	每日3餐；每日总能量为2200～2600kcal，蛋白质70～90g	一般食物均可
软质饮食	咀嚼不便；胃肠功能差；低热；术后恢复期；老人及幼儿	普通食物碎、烂、软；易消化、易咀嚼；少油炸、少油腻、少粗纤维及强烈刺激性调料	每日3～4餐；每日总能量为2200～2400kcal，蛋白质60～80g	软饭、面片、切碎煮熟的菜、肉等
半流质饮食	口腔及消化道疾病；中等发热；身体虚弱；手术后病人	食物呈半流质；易咀嚼、吞咽和消化；纤维少，营养丰富；少量多餐	每日5～6餐；每日总能量为1500～2000kcal，蛋白质50～70g	软面条、馄饨、蛋羹、肉沫、菜沫、嫩豆腐等
流质饮食	咀嚼困难；急性消化道疾患；大手术后；高热；病情危重、全身衰竭病人	食物呈液状；易吞咽、易消化；营养素、热能不足；只能短期使用	每日6～7餐，每2～3小时1次，每次200～250ml，每日总能量为800kCal左右，浓流质可达1600kCal，蛋白质40～50g	米汤、米面糊、菜汁、果汁、牛奶、豆浆、稀藕粉等

二、治疗饮食

治疗饮食（therapeutic diet）是指在基本饮食的基础上，根据病情需要适当调整总能量和某种营养素，从而达到辅助治疗目的的饮食（表9-3）。

表9-3 治疗饮食

类别	适用范围	饮食原则及用法
高热量饮食	用于能量消耗较高的病人，如甲状腺功能亢进、高热、结核病、严重烧伤、肝胆疾病、体重不足者及产妇等	基本饮食基础上加餐2次，可进食牛奶、豆浆、鸡蛋、藕粉、蛋糕、巧克力及甜食等。总热量约为3000kCal/d
高蛋白饮食	用于高代谢性及蛋白质消耗性疾病，如烧伤、结核病、恶性肿瘤、贫血、甲状腺功能亢进、大手术后、低蛋白血症、孕妇及乳母等	基本饮食基础上增加富含蛋白质的食物，尤其是优质蛋白。摄入量为1.5～2.0g/（d·kg），总量不超过120g/d。总热量为2500～3000kCal/d
低蛋白饮食	用于限制蛋白摄入的病人，如急性肾炎、肾衰竭、尿毒症、肝性脑病等	成人饮食中蛋白质含量不超过40g/d，视病情可减至20～30g/d。尽量选用优质蛋白，如鱼类、乳类、禽蛋类。肾功能不全者忌用豆制品，应摄入动物性蛋白；肝性脑病以植物性蛋白为主
低脂肪饮食	用于高脂血症、高血压、肝胆胰疾患、动脉硬化、冠心病、肥胖症及腹泻等病人	少油，禁用肥肉、奶油、蛋黄、动物脑等；高脂血症及动脉硬化病人不必限制植物油（椰子油除外）；脂肪总量＜50g/d，肝胆胰病人＜40g/d，尤其应限制动物脂肪的摄入
低胆固醇饮食	用于高胆固醇血症、高脂血症、动脉硬化、高血压、冠心病等病人	胆固醇摄入量＜300mg/d，禁用或少用含胆固醇高的食物，如动物内脏、脑、蛋黄、鱼子、肥肉等
低盐饮食	用于心功能不全、急/慢性肾炎、肝硬化腹水、高血压、水钠潴留等病人	每日食盐量＜2g，不包括食物内自然存在的氯化钠。禁用腌制食品，如咸菜、咸蛋、火腿、香肠、咸鱼、酱菜、虾米等

续表

类别	适用范围	饮食原则及用法
无盐低钠饮食	同低盐饮食,但一般用于水肿较重病人	无盐饮食除食物内自然含钠量外,烹调时不加食盐或酱油。低钠饮食中含钠量<0.5g/d。禁食腌制食品,限制含钠高的食物和药物,如油条、挂面、汽水、碳酸氢钠药物等
高纤维素饮食	用于便秘、肥胖症、冠心病、高脂血症、糖尿病等病人	选用含纤维素多的食物,如粗粮、韭菜、芹菜、卷心菜、蘑菇、海带、豆类、竹笋、水果等
少渣饮食	用于急/慢性肠炎、伤寒、痢疾、食管胃底静脉曲张、肠道肿瘤、食管狭窄及消化道手术等病人	禁用或限用含纤维素多的食物,不用强刺激调味品及坚硬、带碎骨的食物;肠道疾患少用油脂

三、试 验 饮 食

试验饮食(test diet)亦称诊断饮食,指在特定时间内,通过对饮食内容的调整,以协助疾病的诊断和提高实验检查结果正确性的一种饮食(表9-4)。

表9-4 试验饮食

类别	适用范围	饮食原则及用法
隐血试验饮食	用于大便隐血试验的准备,以协助诊断消化道有无出血	试验期为3天,期间禁止食用易造成隐血试验假阳性结果的食物,如肉类、肝脏、动物血、含铁丰富的药物或食品、深色蔬菜等。可进食牛奶、豆制品、土豆、白菜、米饭、面条、馒头等。第4天开始留取粪便做隐血试验
肌酐试验饮食	用于协助检查、测定肾小球的滤过功能	试验期为3天,试验期间禁食肉类、禽类、鱼类、忌饮茶和咖啡,全日主食在300g以内,限制蛋白质的摄入(蛋白质总量<40/d),以排除外源性肌酐的影响;蔬菜、水果、植物油不限,热量不足可添加藕粉或含糖的点心等。第3天留取24小时尿测尿肌酐清除率,抽血查血肌酐含量
尿浓缩功能试验饮食(干饮食)	用于检查肾小管的浓缩功能	试验期1天,控制全天饮食中的水分,总量在500~600ml。可进食含水分少的食物,如米饭、馒头、面包、炒鸡蛋、土豆、豆腐干等,烹调时,尽量不加水或少加水;避免食用过甜、过咸或含水量高的食物蛋白质供给量为1g/(kg·d)
甲状腺[131]I试验饮食	用于协助测定甲状腺功能,排除外源性摄入碘对检查结果的影响	试验期为2周,试验期间禁用含碘食物及药物,如海带、海蜇、紫菜、海参、虾、加碘食盐等,禁用碘做局部消毒。2周后做[131]I功能测定
胆囊B超检查饮食	用于需行B超检查有无胆囊、胆管、肝胆管疾病病人	检查前3日禁食牛奶、豆制品、糖类等易产气食物,检查前1日晚应进食无脂肪、低蛋白、高碳水化合物的清淡饮食。检查当日早晨禁食,做B超。若要了解胆囊收缩功能,则在第一次B超后,如胆囊显影良好,进食高脂肪餐(如油煎荷包蛋2个或高脂肪的便餐,脂肪含量为25~50g);30~45分钟后第二次B超检查观察,若效果不明显,可再等待30~45分钟后再次检查

第三节 病人营养状况的评估

护士通过对主客观营养指标的评价来判断服务对象的营养状况、膳食组成,发现现存的和潜在的营养问题,有利于护士制订合适的饮食护理方案,选择正确有效的饮食护理措施,以改善服务对象的营养状况,促进疾病康复。

一、影响因素的评估

影响饮食和营养的因素较多，可分为身体因素、心理因素及社会因素。

（一）身体因素

1. 生理因素

（1）年龄：人在不同生长发育的不同阶段对能量和营养素的需要量是不同的（表 9-5）。婴幼儿时期生长速度快，对蛋白质的需求量大，若蛋白质供给不足，则影响其生长发育。而老年人由于代谢减慢，对能量的需求减少，但由于骨质疏松风险增加，对钙的需求增加。

表 9-5　人体不同时期营养需求

不同时期	生理特点	营养需要特点	特殊问题
婴儿期	生长速度快，代谢旺盛，但消化吸收功能尚不完善	需高能量、高蛋白、高维生素、高矿物质饮食，以乳类为主	母乳喂养的婴儿需要补充维生素 D、维生素 K、铁；1 岁以内的婴儿不可食用蜂蜜，以防止造成致命性中毒
幼儿期（1～3 岁）与学龄前期（3～6 岁）	生长速度减慢，需要的能量相应减少，脑的发育对蛋白质需要量增加	幼儿需以谷类为主，奶、蛋、鱼、禽、肉、蔬菜、水果为辅的混合饮食，摄入足够脂肪酸；学龄前儿童需要充足的钙	注意避免吃零食当饭、挑食、偏食或暴饮暴食、饥饱不均等不良饮食习惯
学龄前儿童（6～12 岁）	生长速度处于比较慢且稳定的状态，需要的能量较前减少，智力发展需要脂肪酸	饮食应富含蛋白质、矿物质、维生素 A 和维生素 B_2 和脂肪酸；早餐食量应相当于全日量的 1/3	目前,学龄前儿童患肥胖症有增加的趋势，需引起重视
青春期	生长发育又加速，需要增加能量供应，碳水化合物是能量的主要来源	对蛋白质、钙、铁的需要量增加；需要复合维生素 B 来支持高代谢活动；摄入足够碘以确保甲状腺的功能	注意补铁，以满足男孩肌肉发育所需及女孩月经丢失的铁量；防止青春期女孩过度节食
青年与中年期	生长发育停滞，对多数营养素和能量的需要都会减少	注意全面均衡的饮食与营养，补充钙、铁、锌等营养素	女性的孕期和哺乳期，对蛋白质、钙、铁、维生素等营养素的需求量会大大增加；注意防止肥胖症发生
老年期	新陈代谢慢，所需热能减少，但对钙的需要量增加	减少脂肪、胆固醇、甜食等摄入，注意供给充足的优质蛋白、钙、铁、锌等，坚持长期喝牛奶	老年人由于牙齿脱落或使用义齿常造成进食困难；口渴感觉可能会下降，易导致液体摄入不足或脱水，应鼓励多饮水

（2）性别：男女因身体组织构成比例和生殖功能的差异，以及承担的社会角色不同，对能量与营养素的需求有一定差别。男性一般肌肉组织多，对能量和蛋白质的需求高。女性因为月经，对铁的需求量比男性高。

（3）活动量：肌肉运动对代谢速率的影响比其他任何因素都强，活动量越大，新陈代谢越快，对能量与营养素的需求越大。静坐的生活方式则对能量的需求减少，若摄入能量过多，会导致体重超重和肥胖问题的发生。

（4）身高和体重：营养学中能量和营养素的供应通常按照体重来计算，一般体格健壮、高大的个体对能量和营养素的需求量较高。

（5）特殊生理状况：处于妊娠期和哺乳期的女性对能量和水分的需求显著增加，应增加供给。妊娠期应增加对蛋白质、铁、碘、叶酸等摄入量，在孕期后 3 个月尤其要补充钙的摄入。哺乳期女性每日需额外增加 500kcal 热量摄入，蛋白质增加到 65g/d，同时注意 B 族维生素、维生素 C 的摄入。

2. 病理因素

（1）疾病影响：疾病可改变机体对饮食和营养的摄取、消化、吸收及代谢。疾病导致的疼痛不适可引起焦虑、恐惧、悲哀等情绪反应，导致食欲缺乏。有些疾病可引起病人味觉、嗅觉异常，引起食欲下降而致营养失衡。

患病后的用药对饮食的影响是多方面的，有的药物可增进食欲，如盐酸赛庚啶、胰岛素、类固醇类药物；有的药物可降低食欲，如非肠溶性红霉素、氯贝丁酯等。有的药物可影响营养素的吸收，如苯妥英钠可干扰维生素 D 的吸收和代谢。

（2）食物过敏：某些人进食特定的食物如虾、蟹等会发生腹泻、哮喘、荨麻疹等过敏反应。有的则由于体内缺乏某种特定酶而对特定食物不耐受，如缺乏乳糖酶的人进食乳及乳制品可发生腹泻、酸性便等不耐受表现。有些人缺乏遗传性葡萄糖-6-磷酸脱氢酶（G6PD），进食蚕豆可引起急性溶血反应，病人出现血红蛋白尿、黄疸、贫血等症状体征。

（二）心理因素

1. 食欲（appetite） 是指个体想要并期待进食的一种心理反应。当食欲得到满足时，个体会产生愉悦、满足的感觉。饥饿感是产生食欲的最基本因素。饥饿感是身体对食物的需要所激发的一种生理反应，饥饿感引起食欲，但有时在摄取足够食物后仍可有食欲。

2. 情绪因素 愉快、轻松的情绪状态会促进食欲。不良的情绪如焦虑、抑郁、恐惧、悲哀等通常使人食欲减退，进食量少，甚至产生神经性厌食。部分人在感到抑郁、紧张、孤独时，选择通过不断进食来缓解自身压力，导致摄入过量而使体重超重或肥胖。

3. 认知因素 个体对营养的理解、认识和分析等可影响食物选择、烹饪方式等，对饮食与营养的认知可来源于个体的饮食体验、家庭或社会饮食传统等。

（三）社会因素

1. 经济状况 经济状况直接影响人们对食物的购买力，从而影响其营养状况。经济条件好者容易满足对营养的需求，但需预防营养过剩；经济条件差者应注意防止营养不良。

2. 饮食习惯 人们对食物的喜好各有不同，表现在对食物的选择、烹调方式、进食时间和方式等习惯上各有千秋。饮食习惯受味觉偏好、地理位置、宗教文化、传统习俗、经济条件等影响。如我国有"东酸西辣，南甜北咸"的饮食特色。饮食习惯不佳，如偏食、大量吃零食等可造成某些营养素摄入过少或过剩；嗜好饮酒者可引起食欲减退，导致营养不良；素食者可能有蛋白质、脂溶性维生素摄入不足的风险。

3. 生活方式 生活节奏快者往往易于接受成品或半成品的快餐式食物，或到餐馆就餐。生活节奏慢者则会花更多时间自己准备餐食，获得更舒适的进餐体验。若长期轮夜班者，饮食安排需适应夜班工作。

4. 进餐环境 进餐时环境安静整洁、空气清新、餐具洁净、食物的色香味俱全等均可促进食欲。

5. 宗教信仰 不同民族和宗教信仰的人对食物的种类、制作方式、进食习惯等常有特殊要求。如回族人禁止吃猪肉，佛教徒很少摄入动物性食物，可能会引起某些营养素的缺乏。

6. 营养知识 丰富正确的营养知识有助于人们合理膳食、均衡营养，如果不了解食物营养成分及每日需要量等基本营养知识，或存在营养知识的误区，有可能出现不同程度的营养失调。

二、营养评估的方法

营养评估（nutritional assessment）是通过人体测量、营养资料收集、生化检查及综合营养评定方法等手段，判断人体营养状况，确定营养不良的类型及程度，估计营养不良所致后果的危险性，并检测营养支持的疗效。全面的营养评估比较费时且需更专业的营养知识，通常由营养师或全科医师承担。护士进行营养评估的目的在于发现营养不良的风险及识别营养不良的个体，以便采取合理的干预措施，或为营养师的进一步介入提供参考。

目前临床上常用的营养评价方法有人体测量指标，包括体重、体质指数（BMI）、皮褶厚度和臂围测量等；饮食情况调查，尤其是近 3 个月的饮食情况；疾病对病人营养状况的影响等。这些指标能从某个方面反映病人的营养状况。为了快速、准确、全面地评价病人的营养状况，世界各地的研究机构推出了营养不良评定工具，即对上述各项指标进行评估，然后采用评分的方法进行综合评估，以评价病人的营养状况。

（一）营养风险筛查

营养风险（nutrition risk）是指营养因素导致不良临床结局的风险。欧洲肠外肠内营养学会（European society parenteral and enteral nutrition，ESPEN）对营养风险的定义是，"现存的或潜在的营养和代谢状况所导致的疾病或手术后出现相关的临床结局的机会"。有营养风险的病人通过营养支持可能改善临床结局。

根据美国营养师协会的定义，营养风险筛查（nutritional risk screening）是发现病人是否存在营养问题和是否需要进一步进行全面营养评估的过程。美国肠外肠内营养学会（ASPEN）对其定义是"营养风险筛查是识别与营养问题相关特点的过程，目的是发现个体是否存在营养不足和有关营养不足的危险"。

目前临床上有多种营养风险筛查工具可供选择，常用的有：

1. 营养风险筛查 2002（Nutritional Risk Screening，NRS 2002）　该量表是欧洲肠外肠内营养学会（ESPEN）于 2002 年推出的有客观依据的住院病人营养风险筛查工具，总分 0～7 分，若评分≥3 分，或有胸腔积液、腹水、水肿且血清白蛋白<35g/L 时，表示有营养不良或营养不良风险，应进行营养支持。此表的特点是使用简便、无创、费用低，通过问诊及简便测量，可在 3 分钟内迅速完成，已在国内外住院病人中广泛应用。

2. 主观全面营养评价法（Subjective Global Assessment，SGA）　是采用半定量的方法，根据病史和体格检查对营养状况进行的主观评估方法。1987 年由德国人 Destsky 提出，其开创性地将人的主观感受、整体状态纳入评价标准，后由美国肠外肠内营养学会推荐使用。总分 8～40 分，分值越高，营养不良可能性越大。因 SGA 在很大程度上依赖评价者对有关指标的主观判断，大大影响了其准确性，更适合于接受专门训练的专业人员使用。

3. 简易营养评价法（Mini Nutrition Assessment，MNA）　是 20 世纪 90 年代由 Guigoz 研发的简单、无创的人体营养评定方法，可作为老年住院病人营养评估的首选工具，也适用于家庭照护的老年病人。量表由 4 个部分共 18 个问题组成，总分 30 分，MNA≥24 分，提示营养状况良好；17≤MNA≤23.5，提示存在发生营养不良的危险性；MNA<17，提示营养不良。

（二）体格检查

通过对病人的外貌、皮肤、毛发、指甲、骨骼和肌肉等方面的评估，可初步判断病人的营养状况（表 9-6）。

表 9-6　不同营养状况的身体征象

部位	营养良好	营养不良
外貌	体态均匀、精神佳、有活力	消瘦、发育不良、倦怠、易疲劳、缺乏兴趣
皮肤	红润有光泽、皮下脂肪丰满、弹性好	苍白无光泽、干燥、皮下脂肪少、弹性差
毛发	浓密、有光泽	干燥、无光泽、稀疏、易脆
指甲	粉色、有光泽、坚实	甲床苍白、无光泽、易断裂
口唇	红润、无裂口	肿胀、口角裂隙、口角炎症
肌肉和骨骼	肌肉结实、有弹性、骨骼无畸形	肌肉松弛无力、皮下脂肪菲薄、裂间隙及锁骨上窝凹陷、肩胛骨和髂骨突出

（三）人体测量

人体测量通过个体的生长发育来了解其营养状况，是简便易行、安全有效的营养评估方法，能识别轻、中度营养不良，可以监测营养状况的变化，但对于短时间内的营养失调不太敏感，不能发现某些营养素的缺乏。测量的主要项目有身高、体重、皮褶厚度和上臂围等。

1. 身高、体重 身高和体重是综合反映生长发育及营养状况的最重要的指标。准确测量出身高、当前体重（current body weight，CBW），按公式计算出标准体重（ideal body weight，IBW），并计算实测体重占标准体重的百分比。以此来判断体重是否正常。

（1）标准体重的计算公式：我国常用的标准体重计算公式为 Broca 公式的改良公式，即

男性标准体重（kg）＝身高（cm）－105

女性标准体重（kg）＝身高（cm）－105－2.5

（2）计算实测体重占标准体重的百分数：

$$\frac{实际体重－标准体重}{标准体重}\times100\%$$

百分数在±10%为正常范围，增加 10%～20%为超重，超过 20%为肥胖，减少 10%～20%为消瘦，低于 20%为明显消瘦。

（3）体质指数（body mass index，BMI）：又称体重指数，是目前国际上常用的衡量人体胖瘦程度及蛋白质-热能营养不良的可靠指标。可根据 BMI 值判断体型是否肥胖的标准（表 9-7）。

$$体质指数（BMI）＝体重（kg）/身高平方（m^2）$$

2. 皮褶厚度 皮褶厚度是皮下脂肪的厚度，反映身体脂肪含量，是判断肥瘦程度及个体营养状况好坏的指标。WHO 推荐选用肱三头肌部、肩胛下部（左肩胛下角下方 2cm 处）和脐旁（距脐左侧1cm 处）三个测量点。最常用的测量部位为肱三头肌部。

表 9-7 根据 BMI 值判断体型的标准

分级	中国标准	亚洲标准	WHO 标准
偏瘦	＜18.5	＜18.5	＜18.5
正常	18.5～23.9	18.5～22.9	18.5～24.9
超重	≥24	≥23	≥25
偏胖	24～27.9	23～24.9	25～29.9
肥胖	≥28	25～29.9	30～34.9
重度肥胖	—	≥30	35～39.9
极重度肥胖	—	—	≥40

肱三头肌（triceps skinfold，TSF）皮褶厚度测量方法：①测试对象自然站立，充分暴露测量手臂；②测量部位确定：取右（或左）上臂背侧肩峰与尺骨鹰嘴（肘部骨性突起）连线的中点处；③用左手拇指和示指、中指将中点处皮肤和皮下组织夹提起来（不能提夹肌肉）；④在皮褶提起点下方 1cm 处用皮褶计测量其厚度；⑤连测 3 次取平均值，读数精确到 0.1mm。正常参考值为：男性 12.5mm，女性 16.5mm。所测数据与同年龄的正常值相比较，较正常值少 24%以下为轻度消耗，25%～34%为中度消耗，35%～40%为重度消耗。

3. 上臂围（mid-arm circumference，MAC） 可评价机体脂肪、蛋白及能量代谢情况，是快速而简便的评价指标。测量的是上臂中点位置的周长。读数精确到 0.1cm。正常参考值为：男性 27.5cm，女性 25.8cm。测量值大于标准值 90%为营养正常，90%～80%为轻度营养不良，80%～60%为中度营养不良，＜60%为严重营养不良。

（四）实验室检验

实验室检验可以检测各种营养素的水平，提供客观的营养评价数据。目前常用的检查包括血清蛋白、尿素氮、肌酐、淋巴细胞总数等。

1. 血清蛋白（serum protein） 血清蛋白水平可反映机体脏器内蛋白质存储量。血清蛋白种类很多，包括血红蛋白、白蛋白、转铁蛋白等。白蛋白在血浆蛋白中含量最多，正常值 35～50g/L，由于其半衰期长（18～20 天），若白蛋白水平降低说明蛋白质已发生长期消耗。转铁蛋白半衰期短（8～10 天），是反映蛋白质短期消耗的敏感指标，正常值 2～4g/L。

2. 尿素氮（urea nitrogen） 测量尿素氮主要用于评价氮平衡情况，以评价机体营养摄入与分解代谢之间是否匹配。通过计算病人 24 小时摄入氮量与总氮丧失量的差值来判断氮平衡情况。一般以 100g 蛋白质含 16g 氮计算。氮平衡的计算公式（其中的 3.5g 为每日必然丢失氮值）如下：

氮平衡=24 小时蛋白质摄入量（g）/6.25-[24 小时尿素氮（g）+3.5]

3. 尿肌酐（urinary creatinine） 肌酐是肌酸的代谢产物，其排出量与肌肉总量、体表面积和体重密切相关，反映蛋白质的代谢水平比氮平衡、白蛋白等指标灵敏。蛋白质营养不良、肌肉消瘦、消耗性疾病时肌酐生成减少，尿中排出降低。需结合身高计算肌酐身高指数（CHI）来评价。

4. 总淋巴细胞计数（total lymphocyte count，TLC） 是评价细胞免疫功能的简易方法。TLC 降低提示脏器蛋白质不足。总淋巴细胞计数=白细胞计数×淋巴细胞百分比，正常值为（2.5～3.0）$\times 10^9$/L，（1.2～2.0）$\times 10^9$/L 为轻度营养不良，（0.8～1.2）$\times 10^9$/L 为中度营养不良，小于 0.8$\times 10^9$/L 为中度营养不良。

第四节　病人一般饮食的护理

护士通过营养评估了解病人的饮食习惯，确定病人的营养状况及对营养素的需要，结合疾病性质特点，必要时与营养师协作，为病人制订合理的营养护理计划，协助病人进食，以促进疾病尽快康复。

一、病人的饮食管理

病人入院后，由主管医生根据病情及营养评估结果开写饮食医嘱，护士根据医嘱填写饮食通知单，交给营养室或配餐室，并转抄于病区饮食单上，作为分发病人饮食的依据，同时交代病人遵医嘱进食。

因病情需要而更改饮食时，如高蛋白饮食改为普通饮食、手术前禁食等，需由医生开写医嘱，护士根据医嘱填写饮食更改通知单或饮食停止通知单，交给营养室或订餐室，由其做出相应处理，同时向病人做好解释和宣教，在病人的床尾或床头上做好标记。

二、病人的饮食护理

（一）病人进食前护理

1. 饮食教育 由于营养及疾病知识的缺乏，病人可能对于医院提供的饮食尤其是限制性的饮食不理解，难以接受。护士应根据病人理解能力，结合营养知识及疾病特点，给病人做好解释，说明饮食调整的意义，尽量用一些病人易于接受的食物代替限制性的食物，以使其理解并接受饮食护理计划。

2. 环境准备 清洁舒适的进食环境能使病人心情愉悦，促进食欲，因此，应尽量营造一个清洁、整齐、空气新鲜、气氛轻松愉快的就餐环境。

（1）去除不良气味及不良视觉印象。如饭前半小时移去便器、开窗通风。

（2）暂停非紧急的检查、治疗和护理。

（3）同病室有重危或呻吟的病人，应用隔帘或屏风遮挡。

（4）集体进餐，可促进食欲，应鼓励有条件者去病房餐厅进餐。

3. 护士准备

（1）洗净双手，衣帽整洁。

（2）核对病人及饮食单，协助配餐员分发饮食。

（3）掌握特殊饮食要求，并仔细核对，防止差错。对于需禁食、延后进食者应告知原因，取得配合，根据需要在床尾挂上标记，并做好交接班。

4. 病人准备

（1）减轻或去除疼痛、疲劳、不良姿势等各种导致不舒适的因素。

（2）协助洗手、漱口或口腔护理，以促进食欲。

（3）协助病人采取舒适的进食姿势。病情允许，可协助下床进食；不便下床者，可安排坐位或半坐卧位，放置床上桌；卧床病人可予以侧卧位或仰卧位（头转向一侧），以便于进食及防止误吸。

（4）将治疗巾或餐巾围于病人胸前，以保护衣服及被服清洁。

（5）减少病人不良心理状态，焦虑、忧郁病人应给予心理指导，可允许家属陪伴用餐。

（二）病人进食中护理

1. 再次核对病人及饮食单，避免拿错餐食　分发食物要及时，外带食物需检查，符合治疗需要的才可以进餐。

2. 病人进食期间应巡视病人，同时鼓励或协助病人进食

（1）检查督促治疗饮食、试验饮食的实施情况，如对禁食或限量饮食者，做好交接班等，对病人进行健康宣教，取得病人理解和合作。征求病人对于饮食的意见，及时向营养室反馈，以尽量满足病人的饮食需求。

（2）鼓励卧床病人自行进食，并将食物、餐具等放在病人易于取到的位置，必要时给予协助。

（3）对不能自行进食者给予喂食。喂食要耐心，温度适宜，防止烫伤；速度得当，避免呛咳；饭和菜、固体和液体食物应轮流喂食。

（4）对双目失明或眼睛被遮盖的病人，除遵循上述喂食要求外，应告知喂食内容以增加进食兴趣。若病人要求自己进食，可按时钟平面图放置食物，并告知方向、食物名称，利于病人取用食物。如 6：00 时放饭，12：00 时放汤，3：00 和 9：00 时放菜等，并帮助病人确认（图 9-4）。

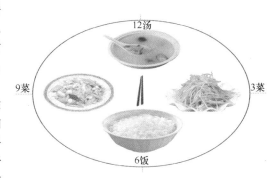

图 9-4　失明病人食物摆放平面图

3. 特殊问题的处理

（1）恶心、呕吐：病人若在进食过程中出现恶心，可嘱病人暂停进食，鼓励其做深慢呼吸或张口呼吸。若发生呕吐，应迅速协助病人将头偏向一侧，防止呕吐物进入气管内；提供盛装呕吐物的容器；尽快清除呕吐物，更换污染被服；协助病人漱口或给予口腔护理，以去除口腔异味；开窗通风，去除室内不良气味；休息片刻后再询问病人是否继续进食。若病人不愿继续进食，可将剩余食物保存，待其愿意进食时给予。观察呕吐物的性质、颜色、量和气味等，并做好护理记录。

（2）呛咳和噎食：嘱病人尤其是儿童和老年人在进食时细嚼慢咽，不要边吃边嬉笑打闹。若病人发生呛咳，可轻拍背部；如出现严重呛咳，不能发声、呼吸困难、面色青紫、表情惊惧、双手乱抓或抽搐，提示噎食，病人可因气道堵塞缺氧死亡，护士需争分夺秒清除气管及口腔内食物。对意识清醒者，鼓励其用力咳吐出食物；或将病人置于侧卧位，头低45°，拍其胸背部，协助吐出食物。若出现窒息表现，应立即采用海姆立克手法（Heimlich maneuver）进行急救。同时通知医生，做好相应的急救准备。

（三）病人进食后护理

（1）及时撤去餐具，督促和协助病人洗手、漱口或做口腔护理，以保持餐后的清洁和舒适。

（2）评估病人进食情况并做好记录，如进食的种类、数量、进食时和进食后的反应，以判断其进食是否达到营养要求。

（3）对暂时需禁食或延迟进食的病人应做好交接班。

案例 9-1　临床资料

　　营养评估：家属报告，该病人刚进行过体检，其身高 172cm，体重 75kg，平素喜好吃猪肉、牛肉，吃海鲜过敏。每餐至少两碗米饭，少量蔬菜，喜食咸菜。常年饮酒，饮白酒 6 两/日，抽烟 20 支/日。不按医嘱服用降糖、降压药物，感觉好时，不吃药物。测量上臂围 31cm，肱三头肌皮褶厚度 18mm，化验：白蛋白 28g/L，转铁蛋白 1.8 g/L。蛋白质排出增加，呈负氮平衡。

第五节　病人的特殊饮食护理

对于病情危重、消化道吸收功能障碍、不能经口或不愿正常进食的病人，为保证其营养素的摄取与消化吸收，维持细胞代谢并改善病人的营养状态，促进康复，临床上常采用特殊方式进行营养支持，包括肠内营养和肠外营养。

一、肠　内　营　养

肠内营养（enteral nutrition，EN）是采用口服或管饲等方式，经胃肠道提供能量及营养素的营养支持方式。依据营养制剂成分的不同，可分为要素饮食、非要素饮食、组件饮食等。根据管饲导管插入的部位不同，可分为鼻胃管、鼻肠管、胃造瘘管、肠造瘘管等。

（一）要素饮食

要素饮食（elemental diet）又称元素饮食，是一种人工精制、营养素齐全、无需消化、可被肠道直接吸收的水溶性营养剂。它的主要成分包括游离氨基酸、单糖、脂肪酸、维生素、无机盐和微量元素等。要素饮食可经口服、鼻饲、胃或空肠造瘘等方式摄入。

【目的】

临床营养治疗中常用于提高危重病人的能量及氨基酸等营养素摄入，以改善病人营养状况，促进伤口愈合及疾病康复，以达到辅助治疗目的。

【适应证】

（1）超高代谢病人，如严重创伤、严重烧伤、严重化脓性感染、多发性骨折等。

（2）某些术前准备或术后营养不良的病人。

（3）消化及吸收不良病人，如慢性胰腺炎、肠炎、腹泻、消化道瘘、短肠综合征等病人。

（4）肿瘤及其他消耗性疾病引起的慢性营养不良者。

（5）其他，如免疫功能低下者。

【禁忌证】

（1）3 个月内婴儿。

（2）消化道出血者。

（3）糖尿病及胃切除术后病人慎用。

【使用方法】

（1）口服法：适用于病情较轻且能经口进食的病人。初始剂量为 50ml/次，渐增至 100ml/次，一般每日 6～10 次。因一般要素饮食口味欠佳，可添加果汁、菜水、肉汤等调味。

（2）管喂法：主要有以下三种输注方式。

1）分次注入：将配制好的要素饮食用注射器通过鼻胃管注入胃内，每日 4～6 次，每次 250～400ml。此法操作方便，费用低廉，但易引起恶心、呕吐、腹胀、腹泻等消化道症状。适用于病情较轻、经胃内喂养者。

2）间歇滴注：将配制好的要素饮食放入输液吊瓶内，经输注管缓慢注入，每日 4～6 次，每次 400～500ml，每次输注持续时间为 30～60 分钟。此法反应少，多数病人能接受。

3）连续滴注：装置与间歇滴注相同，在 12～24 小时内持续滴入，或用肠内营养泵保持恒速滴入。速度开始以 40～60 ml/h 逐渐递增至 120ml/h，最多可达 150ml/h。浓度可由 5% 逐渐调至 20%～25%，可用增温器使温度保持在 41～42℃。多用于经空肠喂养的病人。

【并发症】

（1）机械性并发症：如鼻咽部和食管黏膜损伤、管道阻塞等，与营养管硬度大、置入方法不当、输注过程护理不当等有关。

（2）感染性并发症：如营养液在配制过程受污染、营养液误吸入肺、营养造瘘管脱出滑入腹腔等，可致肠道感染、吸入性肺炎、急性腹膜炎等。

（3）胃肠道并发症：病人可出现恶心、呕吐、腹胀、腹痛、腹泻、便秘等并发症。

（4）代谢性并发症：如因输注速度改变病人可出现高血糖、低血糖、水电解质紊乱等。

【注意事项】

（1）掌握适应证，根据病人病情配制适宜的浓度和剂量，一般原则是从浓度低、剂量小、速度慢开始，逐渐增加，待病人能耐受后，再稳定配餐标准、用量和速度。

（2）严格按无菌操作程序配制要素饮食。配制用具均需进行消毒灭菌。

（3）已配制好的溶液应放在 4℃ 的冰箱中保存，并在 24 小时内用完，以防止放置时间过长被细菌污染而变质。

（4）滴注前后应用温开水或生理盐水冲净管腔，以防食物积滞在管腔中发生腐败变质。

（5）要素饮食不能高温蒸煮，但可适当加温。口服温度一般为 37℃ 左右，鼻饲、经造瘘口注入的温度为 41～42℃。

（6）输注过程中应注意观察巡视病人，若发现恶心、呕吐、腹胀、腹泻等症状，应及时查明原因，进行相应处理。

（7）应用期间加强疗效观察，定期评估营养指标变化，如体重、皮褶厚度、生化指标等，并及时做好护理记录。

（8）停用要素饮食时须逐渐减量，防止骤停引起低血糖反应。

（二）鼻饲法

鼻饲法（nasogastric gavage）是将胃管经鼻腔插入胃内，从管内注入流质食物、水分和药物，以维持病人营养和治疗需要的技术。鼻饲法是临床最常用的管饲饮食方法。

【目的】

经胃管输注食物、药物等以维持病人营养和治疗的需要。

【适应证】

（1）不能经口进食者，如昏迷、口腔疾患、口腔手术后的病人。

（2）不能张口的病人，如破伤风病人。

（3）拒绝进食的病人，如精神病病人、痴呆症病人。

（4）其他，如存在营养不良风险的失能老人、早产婴儿、病情危重者。

【禁忌证】

（1）食管梗阻、食管癌的病人。

（2）食管、胃底静脉曲张病人。

【操作步骤】

步骤	相关知识说明
1. 评估及解释	
（1）询问病人病情、意识状态、治疗情况、鼻腔通畅情况	➡ 评估病人是否适合实施操作技术
（2）向病人说明目的、过程及方法，病人能理解	
（3）征询病人合作意向，病人愿意合作	➡ 体现对病人的关爱和尊重
2. 准备	
（1）护士：衣帽整洁，洗手，戴口罩	➡ 减少细菌污染
（2）用物：治疗车上层备一次性无菌鼻饲包、清洁手套、弯盘、手电筒、棉签、液体润滑剂，胶布，别针，橡皮圈，听诊器，鼻饲液（38～40℃），温开水，pH 试纸、按需准备松节油、漱口或口腔护理用物、手消毒液；治疗车下层备生活垃圾桶，医用垃圾桶	➡ 一次性无菌鼻饲包内含：治疗碗、镊子、止血钳、压舌板、纱布、普通胃管或硅胶胃管或新型胃管 1 根、50ml 注射器/20ml 注射器、治疗巾
（3）环境：清洁无异味	

插入胃管

步骤	相关知识说明
1. 核对　用物携至床旁，核对床号、姓名	➡ 严格查对制度，确认病人，避免差错
2. 摆体位	
（1）协助病人取半坐位或坐位	
（2）无法坐起者，取右侧卧位	➡ 减轻病人咽反射，利于插管
（3）昏迷病人，取去枕平卧位，头后仰	➡ 根据解剖原理，利于胃管插入
3. 检查鼻腔　戴手套，用手电筒观察病人鼻腔黏膜，分别堵住一侧鼻孔，嘱病人用鼻吹气，检查鼻腔是否通畅。如有眼镜或义齿，协助取下妥善放置	➡ 观察是否肿胀、炎症，有无鼻中隔偏曲、鼻息肉等。选择利于插管侧 ➡ 防止义齿脱落、误咽
4. 清洁鼻腔　选择通畅一侧鼻腔，并用棉球蘸温水清洁	➡ 鼻腔通畅，便于插管
5. 插管	
（1）打开鼻饲包，铺治疗巾于病人颌下，并放置好弯盘	
（2）测量胃管长度，并做标记（图 9-5）	➡ 测量插管长度的方法：鼻尖-耳垂-胸骨剑突处的距离；前额发际至胸骨剑突处 ➡ 一般成人插入长度为 45～55cm。有反流、误吸者，可延长插管长度至 55cm 以上，以使胃管末端到达胃幽门后
（3）用蘸有液体润滑油的纱布或棉签润滑胃管前端	➡ 不能使用脂溶性润滑剂，以免误入气管发生呼吸系统并发症
（4）一手持镊子，一手用纱布托住胃管，沿选定的一侧鼻孔轻轻插入	➡ 镊子尖端勿触及病人鼻腔，动作轻柔，避免损伤
（5）当插至咽喉部（插入 10～15cm）时：	
1）清醒病人：嘱病人做吞咽动作，每吞咽一次可插入 5～10cm，将胃管插入至预定长度（图 9-6）	➡ 护士随吞咽动作插入食管。吞咽动作可使会厌关闭喉入口，避免误入气管；还可帮助胃管迅速进入食管，减轻不适感。必要时，可嘱病人饮少量温开水

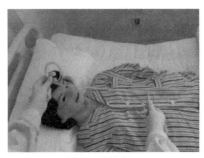

图 9-5　测长度

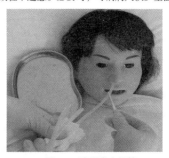

图 9-6　清醒病人插管

步骤	相关知识说明
2）昏迷病人：将病人头部托起，使下颌靠近胸骨柄，插入至预定长度（图 9-7）	➡ 下颌靠近胸骨柄可增大咽喉通道的弧度，利于胃管顺利通过会咽部 ➡ 颈椎骨折病人禁用此法

续表

步骤	相关知识说明
（6）观察并处理插管中的问题	➡ 通过食管的三个狭窄处易受到阻力：食管入口处，距切牙约15cm；平气管分叉处，距切牙约25cm；穿过膈肌的食管裂孔处，距切牙约40cm
1）如插入不畅，病人有咽反射，应检查口腔，若胃管盘在口咽部，则将胃管抽回少许，再慢慢插入	
2）如遇有恶心、呕吐时，可暂停插入，嘱病人做深呼吸或张口呼吸	➡ 降低迷走神经兴奋性，减轻胃肌收缩
3）如病人出现呛咳、呼吸困难、面色发绀等现象，表明胃管误入气管，应立即拔管，休息片刻后再插入	
6. 确认　可用4种方法配合使用证实胃管是否插入胃内：	
（1）连接注射器于胃管末端，回抽时见有胃液，用pH试纸测量pH≤5	➡ 胃内容物pH一般在1.0～5.5，肠内容物pH常大于6
（2）置听诊器于病人胃部，用注射器快速将10ml空气从胃管注入，能听到气过水声	➡ 此法单用并不能确保胃管在胃内
（3）将胃管末端放入盛水的治疗碗中，无气泡逸出。如有大量气泡逸出，表示误入气管	➡ 此法单用并不能确保胃管在胃内
（4）对上述方法无法判断的病人可拍摄X线片	➡ X线检查被认为是胃管置入定位的金标准
7. 固定，标记外露胃管长度　用胶布固定胃管于鼻翼及面颊部（图9-8）	➡ 防止胃管脱落
	➡ 有助于判断胃管是否脱出

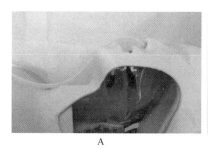

A　　　B

图9-7　昏迷病人插管

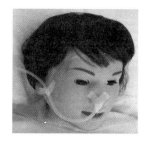

图9-8　鼻饲管固定

8. 注入鼻饲液	
（1）确定胃管在胃内，用注射器注入少量温开水	➡ 每次注入鼻饲液前须先确认胃管是否在胃内，并判断胃内是否有潴留等，再注入鼻饲液
	➡ 温开水起润滑管腔作用，防止鼻饲液黏附管壁
（2）缓慢注入鼻饲液或药物，并观察病人反应	➡ 每次鼻饲量不超过200ml，间隔时间大于2小时
（3）每次抽吸鼻饲液时，应反折胃管末端或盖上管盖，灌注前排尽注射器内的空气	➡ 防止胃内容物反流，防止空气进入胃内导致腹胀
（4）鼻饲完后，再注入少量温开水	➡ 冲净胃管，避免鼻饲液积存于管腔中变质引起胃肠炎症或堵塞管腔
（5）嘱病人维持原体位20～30分钟	➡ 有助于防止呕吐
9. 固定，指导　将胃管末端反折后盖上管盖，用纱布包好，用别针固定于枕旁或病人衣领。指导留置胃管注意事项	➡ 防止食物反流，防止胃管脱落
	➡ 使病人理解配合
10. 整理	
（1）清洁鼻孔、口腔，协助取舒适卧位	
（2）整理床单位	
（3）洗净鼻饲用的注射器，用一次性敷料包裹备用	➡ 鼻饲用物每天更换消毒
11. 脱手套，洗手，记录	➡ 记录插管长度、时间、鼻饲液种类、鼻饲量及病人反应
拔管	➡ 拔管时机：停止鼻饲时；长期鼻饲病人定期更换胃管时，应在晚间鼻饲注入后拔管，次晨从另一侧鼻孔插入。普通胃管每周更换一次，硅胶胃管每月更换一次
1. 准备　铺治疗巾，置弯盘于病人颌下，轻揭固定的胶布	➡ 胃管末端夹紧勿松开，避免液体反流
2. 拔管　戴清洁手套，纱布包裹近鼻孔处胃管，嘱病人深呼吸，随着呼气时拔出，到咽喉处快速拔出	➡ 在咽喉处快速拔出，避免残留液体滴入气管

续表

步骤	相关知识说明
3. 整理	
（1）将拔出胃管置于弯盘，移出病人视线	➡ 减少病人视觉刺激
（2）清洁鼻孔、口腔，擦去胶布痕迹，协助病人漱口，取舒适卧位	➡ 可用松节油等清除胶布痕迹
（3）整理床单位，清理用物	
（4）脱手套，洗手、记录	➡ 记录拔管时间、病人反应等

【注意事项】

（1）插管时动作轻柔，注意避免损伤鼻腔和食管黏膜，尤其是在通过食管 3 个狭窄部位时。

（2）每次鼻饲前应确认胃管在胃内，用少量温开水冲管后再灌食。鼻饲完后再注入少量温开水冲洗胃管，防止鼻饲液黏附管壁。

（3）注入鼻饲液的温度为 38～40℃，速度不可过快；每次灌食量不超过 200ml；间隔时间不少于 2 小时。如注入药物时，应先将药片碾碎，溶于水中后方可注入。若注入新鲜果汁，应与奶液分开，以防产生凝块，堵塞鼻饲管。鼻饲过程中，避免注入空气，以免造成腹胀。

（4）营养液应现配现用，暂时不用应放置 4℃冰箱保存，24 小时后不可再用。

（5）长期鼻饲者应行口腔护理每日 2 次，并根据需要定期更换胃管。

（6）密切观察鼻饲营养后的并发症，如有无腹泻、腹胀、胃潴留等情况。

知识拓展

确认胃管在胃内的方法

准确判断胃管是否置入胃内是保证鼻饲安全的重要环节，有研究发现三种传统判断方法在临床实际运用中准确性有一定的局限性，不宜单独采取肉眼观察胃内抽出物或者听诊气过水声等方法进行判断。有时需要将多种方法结合起来，才能更有效地判断。

以下几种证实胃管在胃内的方法有越来越多的临床证据支持，可作为临床置管时的参考。

1. X 线检查　X 线检查被认为是胃管置入定位的金标准，有指南规定，盲插的任何型号胃管在首次喂养前均需进行 X 线检查，以确保胃管位置正确。但此法费用较高、操作不便，未能在国内广泛使用。建议对不能抽出胃内容物或者 pH 试纸判断鼻胃管位置失败时，将 X 线作为首选的判断手段。

2. 抽出物 pH 检测　根据胃内容物呈酸性、肠内容物为碱性的特点，对胃管内抽出物进行 pH 检测。胃内容物的 pH 一般在 1.0～5.5，结合肉眼观察胃内容物的外观特点，可以帮助准确判断胃管是否在胃内。将未服用胃酸抑制剂者 pH≤4，服用胃酸抑制剂 pH≤6，作为判断胃管在胃内的标准。

3. 抽出物胆红素检测　胃内胆红素约 1.5 mg/dl，肠内约 10 mg/dl，肺组织为 0mg/dl，抽出物胆红素检测有助于判断胃管是否在胃内。

4. 二氧化碳浓度测定法　胃管插入到 30cm 长时，用二氧化碳浓度测定仪抽吸胃管内空气，若有任何颜色改变则提示胃管已误入呼吸道。此法适用于呼吸机辅助的成年病人插管。

【健康教育】

（1）安抚病人，减轻焦虑。

（2）为病人及家属讲解鼻饲的目的、操作配合要点。

（3）为病人及家属讲解鼻饲液注入的温度、时间、量。

（4）告知病人及家属如有不适，应及时通知医护人员。

二、肠外营养

肠外营养（parenteral nutrition，PN）是指通过静脉途径供给机体所需的能量和营养素，以维持新陈代谢、促进康复的一种营养支持方法。由于肠外营养不受病人食欲和消化功能的影响，在病人不能进食、没有消化酶参与下仍能使病人获得所需营养，从而能够维持机体正常功能。自1968年美国外科医师 Dudrick 与 Wilmore 始创"静脉高营养法"以来，肠外营养已广泛应用于临床。

若全部营养素都通过静脉途径补充称为全胃肠外营养（total parenteral nutrition，TPN）。

（一）目的

用于各种原因引起的不能经胃肠道摄入营养、胃肠道需要充分休息、消化吸收障碍及存在超高代谢的病人，以满足病人对能量及营养素的需求，从而维持机体新陈代谢，促进康复。

（二）适应证

（1）不能或不宜经胃肠道进食的病人。如食管胃肠先天畸形、重症急性胰腺炎、消化道瘘、肠梗阻、短肠综合征等。

（2）消化道需要休息或消化、吸收不良者。如严重腹泻、消化道大出血、严重胃肠水肿、溃疡性结肠炎、局限性回肠炎等。

（3）高分解代谢的病人。如大面积烧伤、严重创伤、严重感染等。

（4）补充治疗。如营养不良者术前准备、妊娠剧吐、吸收不良综合征、神经性厌食、慢性感染、恶性肿瘤等。

（三）禁忌证

（1）胃肠道功能正常，能适应肠内营养。

（2）严重呼吸、循环衰竭病人。

（3）严重水电解质平衡紊乱、酸碱失衡病人。

（4）无存活希望、已进入临终期、不可逆昏迷等病人。

（四）应用方法

1. 营养液配制 肠外营养液的配制必须严格遵守无菌操作与查对制度，营养液的混合、灌注都必须在专门配液室的净化工作台上操作。目前临床上使用肠外营养液多主张采用全合一营养液混合方法（total nutrient admixture，TNA，all-in-one），即将病人全天所需的各种营养物质注入3L袋中，混合后再进行静脉输注。这种方法使肠外营养输入更加方便，而且热氮比例平衡、多种营养素同时进入体内对合成代谢更合理。并且可减少滴注过程中的换液次数，减少污染机会。为了减少配制过程中人为因素导致的污染，最好使用自动配液混合器。

2. 营养液输入途径 可采用经中心静脉或周围静脉输入营养液。若营养治疗时间持续2周以上，需输入高浓度和高渗（>900mOsm/L）营养液，应选择中心静脉，临床上多采用PICC（经外周中心静脉置管）或经锁骨下静脉、颈外静脉将输液导管送入上腔静脉的方法。若营养治疗时间在2周以内，营养液的渗透压低于600mOsm/L，可选择周围静脉。

（五）肠外营养注意事项

1. 严格无菌操作 营养液配制、穿刺置管、输注过程等均应严格遵守无菌操作原则，防止污染。

2. 导管护理

（1）导管进皮处保持干燥，纱布敷料每24～48小时更换1次，透明敷料5～7天更换1次，必要时随时更换。每周做1次细菌培养。

（2）静脉导管与滴注导管接头应连接牢固，并用无菌敷料包裹，防止导管脱落与污染。

（3）输液导管及输液袋每12～24小时更换1次。

（4）禁忌经静脉营养管道抽血、输血、监测中心静脉压等。

（5）加强巡视，防止导管扭曲、堵塞或脱出。导管留置期间采用正压脉冲冲管和正压封管。3L袋内液体不可滴空，以防发生空气栓塞。

3. 输液速度

（1）开始输注营养液时速度宜慢，再逐渐增加。一般成人首日输液速度 60ml/h，次日 80 ml/h，第三日 100ml/h。输液浓度也应从低浓度开始，逐渐增加，以防止发生高血糖症。

（2）保持滴速恒定，不可突然大幅度改变滴入速度或突然换用无糖溶液，以免发生低血糖。用输液泵能较好地控制输液速度。

（3）停用胃肠外营养时应在 2～3 天内逐渐减量。

4. 加强监测，动态评估营养状况

（1）密切观察病情变化，监测生命体征，注意有无并发症发生，若发现病人出现寒战、高热或恶心、心慌、出汗等症状时，应及时查明原因，报告医生，采取相应处理措施。

（2）定期检查营养学指标，如体重、血常规、血糖、肝肾功能、氮平衡等，并与之前检测结果进行比较分析，评估营养支持的效果，以便及时调整营养液配方，防止并发症发生。

（六）常见并发症的预防及护理

1. 置管并发症 与中心静脉置管有关的并发症有气胸、血胸、臂丛神经损伤、胸导管损伤、颈动脉或锁骨下动脉损伤、空气栓塞、导管扭结或折断等。

预防：护士应熟悉穿刺部位的组织解剖；熟练掌握正确的穿刺技术；经常巡视，及时发现异常情况。

2. 感染并发症 感染是完全肠外营养最严重的并发症之一，特别是导管相关性败血症。导致感染的常见原因有：穿刺时无菌操作不严、导管护理不当、营养液污染、导管放置时间过长等。当发现病人突发寒战、高热而又无明确诱因时，应立即更换输液器和营养液，取血、营养液做细菌培养；若观察 8 小时仍不缓解，则应拔除导管，同时剪下导管头端做细菌培养，作为选用抗生素的参考。

预防：使用 3L 袋在超净工作台配制营养液；采用全封闭式输液系统；置管时应严格无菌技术操作；做好穿刺点皮肤护理，按需更换敷料。

3. 代谢并发症 长期肠外营养可导致代谢紊乱，应加强病情动态监测，及时调整营养治疗方案。常见的并发症有高血糖症、低血糖症、脂肪代谢异常、氨基酸代谢异常、水和电解质失衡、微量元素缺乏症、肝脏毒性损害等。其中以高血糖症和低血糖症最为严重。

（1）高血糖症（hyperglycemia）的预防与处理：由于输入葡萄糖总量过多、速度过快或机体糖利用率下降可导致高血糖症。严重者可出现高渗性非酮性昏迷。

处理：一旦发生高血糖症，立即换用等渗或低渗盐水溶液或 5%葡萄糖溶液加适量胰岛素，并调整营养液组成和输入速度，密切监测血糖和电解质。

预防：逐渐增加葡萄糖液的浓度和输注速度，使机体有一个适应过程，以分泌足够的胰岛素；输高渗营养液时，应根据血糖、尿糖监测结果适当应用外源性胰岛素；可用脂肪乳满足部分能量需求，以减少葡萄糖的用量。

（2）低血糖症（hypoglycemia）的预防与处理：低血糖症往往出现在全胃肠外营养液输入的突然中断或滴注速度突然减慢时。病人表现为发抖、心悸、多汗、饥饿感等症状，严重时出现运动失调、昏迷或抽搐。

处理：立即停用外源性胰岛素；轻者进食糖水或糖果，严重者除静脉注射 50%葡萄糖溶液 50～100ml 外，还应继续给予 5%～10%葡萄糖溶液静脉滴注。

预防：不要突然中断或突然减慢营养液的输入；应用外源性胰岛素应根据血糖、尿糖的监测给予及时调整。

与肠外营养相比，肠内营养是一种更符合生理、更经济、更安全的营养支持方式。只要病人胃肠道功能完整或部分功能尚存，均应首选肠内营养，并提倡早期肠内营养。肠外营养应用一段时间后，根据病人情况可逐步过渡到肠内营养。

案例 9-1 分析

1. 护士评估此病人营养状况：可通过家属调查病人饮食习惯、利用营养风险筛查工具确认病人是否存在营养问题，同时综合考虑体格检查结果、人体测量指标及实验室检查数据，分析疾病影响。从家属反馈资料看，病人饮食习惯不符合高血压、糖尿病饮食要求。体格检查示体型偏胖（BMI 值 25），上臂围值及肱三头肌皮褶厚度测量显示营养过剩。化验结果显示蛋白质短期消耗大，白蛋白偏低。现病人中度昏迷，低热，机体能量消耗增加，又无自理能力，需提供营养支持。

2. 应特别注意

（1）实施鼻饲法时要考虑为昏迷病人摆平卧位头后仰，当胃管插至 10～15cm 时，应注意使下颌靠近胸骨柄，再缓慢插入。

（2）插入期间注意观察病人的有无恶心、胃管盘在口腔或呼吸困难的情况出现，并及时处理。

（3）可用至少 3 种方法检验胃管是否在胃内。

（4）掌握鼻饲相关注意事项，注意鼻饲管的护理及更换等。

（5）保证病人营养均衡、合理等。

思 考 题

1. 病人，男性，58 岁，因突然出现右侧肢体麻木无力，口眼歪斜，说话不清，继而倒地不省人事，被紧急送往医院，以急性脑卒中收入院。病人住院 2 天后仍昏迷，医生决定给予鼻饲营养。请问：

（1）对该病人进行营养评估时可参考哪些指标？

（2）润滑胃管时为什么要用水溶性润滑剂而不是油性润滑剂？

（3）如何将胃管顺利插入该昏迷病人胃内？

2. 病人，男性，67 岁，因不明原因出现消瘦、乏力、贫血等症状于门诊就医，有直肠肿瘤家族史，医生建议行大便隐血试验。请问：

（1）大便隐血试验的目的是什么？

（2）护士应如何指导该病人调整饮食以完成大便隐血试验？

（唐红英）

第十章 排　泄

【目标要求】

识记：能描述排尿、排便解剖与生理作用；能列举排尿、排便的评估内容。

理解：能解释尿潴留、尿失禁、多尿、少尿、尿闭、便秘、腹泻、大便失禁、粪便嵌塞、导尿术、留置导尿术、灌肠术、肛管排气的概念；能举例说明影响排尿、排便的影响因素；能解释异常排尿、排便的原因；会解释留置导尿术病人的护理要点；能比较大量不保留灌肠、小量不保留灌肠、保留灌肠的异同点。

运用：能对病人的异常排尿、排便进行准确评估；运用不同的护理措施对异常排尿、排便病人进行护理及健康教育；规范进行导尿术、留置导尿术、灌肠术等技术操作，能发现问题并进行各种意外的判断及处理。

排泄是机体将新陈代谢所产生的废物排出体外的生理过程，是人体的基本生理需要之一，也是维持生命活动的一个必要条件。人体排泄废物的途径有皮肤、呼吸道、消化道及泌尿道，其中消化道和泌尿道是主要的排泄途径。许多因素直接或间接地影响人体正常的排泄功能，使机体出现健康问题，而每一个体的排泄形态及影响因素也不尽相同。因此，护士应掌握与排泄有关的护理知识和技术，帮助或指导病人维持正常的排泄功能，满足其排泄的需要，使之获得最佳的健康和舒适状态。

第一节　排尿的护理

案例 10-1　导入

某孕妇，29 岁。G_1P_0，银行职员，独生女，平素娇惯任性。2017 年 1 月 2 日 14：00 因孕 39 周发生先兆临产入院。入院时体温 36.0℃，脉搏 84 次/分，呼吸 20 次/分，血压 125/80mmHg。16：02 时在会阴侧切下自娩 1 女婴，2 小时后返回病房。22：00 时该产妇自述膀胱区胀痛难忍，不能自行排尿。查体发现：耻骨上膨隆，扪及囊性包块，叩诊实音。

问题：

1. 请分析该产妇发生了什么问题？
2. 针对该问题如何为该产妇进行护理？
3. 若遵医嘱为该产妇进行导尿，导尿过程中应注意什么？

一、与排尿有关的解剖与生理

（一）与排尿有关的结构与功能

泌尿系统由肾脏、输尿管、膀胱及尿道组成。

肾脏位于腹膜后、脊柱两侧，在第 12 胸椎和第 3 腰椎之间，左肾通常比右肾位置稍高半个到一个锥体。输尿管是连接肾和膀胱的细长肌性管道，左右各一，成人输尿管全长 20～30cm，有三个狭窄，分别位于起始部、跨骨盆入口缘和穿膀胱壁处。膀胱为中空器官，位于小骨盆内、耻骨联合后方。膀胱空虚时，其顶部不超过耻骨联合上缘；充盈时，膀胱体和顶部上升，腹膜随之上移，膀胱前壁与腹前壁相贴，故可在耻骨上行膀胱的腹膜外手术或耻骨上膀胱穿刺。膀胱的肌层由三层纵横交错的平滑肌组成，称为膀胱逼尿肌。尿道是尿液排出体外的通道，始于膀胱底部，延伸至身体表面，在膀胱处的开口称为尿道内口，在体表的开口称为尿道外口。尿道内口周围有尿道内括约肌，尿道穿过生殖膈处有尿道外括约肌。男性尿道长 18～20cm，有三个狭窄，即尿道内口、膜部和尿道外口；两个弯曲，即耻骨下弯和耻骨前弯。耻骨下弯固定不变，而耻骨前弯则随阴茎位置的不同而变化，如将阴茎向上提起，耻骨前弯即可消失。女性尿道长 4～5cm，尿道外口位于阴蒂下方，与阴道口、肛门相邻，较男性尿道短、粗、直，比男性更容易发生尿道感染。

肾脏的主要生理功能是产生尿液、排泄人体代谢的终末产物、过剩盐类、有毒物质和药物。同时调节水电解质及酸碱平衡，从而维持人体内环境的相对稳定。此外，肾脏还具有内分泌的功能如合成和分泌促红细胞生成素、前列腺素、激肽类物质等。输尿管的生理功能是将尿液由肾脏输送至膀胱。膀胱的主要生理功能是贮存尿液和排泄尿液。尿道的主要生理功能是将尿液从膀胱排出体外。男性尿道还与生殖系统有密切的关系。

（二）排尿活动

肾脏生成尿液是一个连续不断的过程，而膀胱的排尿则是间歇进行的。排尿活动是受大脑皮质控制的反射活动，当尿液在膀胱内储存达到 400～500ml 时，才能刺激膀胱壁的牵张感受器，冲动沿盆神经传入，引起脊髓骶段的初级排尿中枢兴奋。同时，冲动也到达脑干和大脑皮质的高级排尿中枢，产生尿意。若环境条件允许排尿，排尿反射进行，冲动沿盆神经传出，引起膀胱逼尿肌收缩，尿道内括约肌松弛，尿液进入后尿道，尿液刺激尿道感受器，冲动再次沿盆神经传到脊髓骶段初级排尿中枢，进一步加强排尿活动，使尿道外括约肌松弛，尿液经尿道排出。若环境条件不允许，排尿反射将受到大脑皮质的抑制。

二、排尿的评估

（一）正常排尿的评估

正常情况下，排尿受意识控制，无痛苦，无障碍，可自主随意进行。

1. 尿量与次数　尿量是反应肾脏功能的重要指标之一。一般成人白天排尿 3～5 次，夜间 0～1 次，正常情况下每次尿量为 200～400ml，24 小时的尿量为 1000～2000ml，平均在 1500ml 左右。尿量和排尿次数受多方面因素的影响。

2. 颜色　正常新鲜尿液呈淡黄色或深黄色，是由于尿胆原和尿色素所致。当尿液浓缩时，可见量少色深。尿液的颜色还受某些食物、药物的影响，如进食大量胡萝卜或服用核黄素，尿液的颜色呈深黄色。在病理情况时，尿液的颜色可有以下变化：

（1）血尿：血尿颜色的深浅，与尿液中所含红细胞量多少有关，血尿轻者尿色正常，仅显微镜下红细胞增多，称为镜下血尿；尿液中含红细胞量多时呈洗肉水色、浓茶色或红色，称为肉眼血尿。血尿常见于急性肾小球肾炎、输尿管结石、泌尿系统肿瘤、结核及感染等。

（2）血红蛋白：大量红细胞在血管内破坏，血红蛋白经肾脏排出形成血红蛋白尿，呈浓茶色、酱油样色、隐血试验阳性。常见于溶血、恶性疟疾和阵发性睡眠性血红蛋白尿。

（3）胆红素尿：尿呈深黄色或黄褐色，振荡尿液后泡沫也呈黄色。见于阻塞性黄疸和肝细胞性黄疸。

（4）乳糜尿：因尿液中含有淋巴液，故尿呈乳白色。见于丝虫病。

3. 透明度　正常新鲜尿液清澈透明，放置后可出现微量絮状沉淀物，系黏蛋白、核蛋白、盐类及上皮细胞凝结而成。蛋白尿不影响尿液的透明度，但振荡时可产生较多且不易消失的泡沫。新鲜尿液发生混浊有以下原因：

（1）正常情况：尿液含有大量尿盐时，尿液冷却后可出现微量絮状沉淀物使尿液混浊，但加热、加酸或加碱后，尿盐溶解，尿液即可澄清。

（2）异常情况：尿液中含有大量脓细胞、红细胞、上皮细胞、细菌或炎性渗出物时，排出的新鲜尿液即呈白色絮状混浊，此种尿液在加热、加酸或加碱后，其浑浊度不变，见于泌尿系统感染。

4. 气味 正常尿液气味来自尿内的挥发性酸。尿液久置后，因尿素分解产生氨，故有氨臭味。若新鲜尿有氨臭味，疑有泌尿系感染。糖尿病酮症酸中毒时，因尿中含有丙酮，故有烂苹果气味。

5. 酸碱反应 正常人尿液呈弱酸性，一般尿液 pH 为 4.5～7.5，平均为 6。饮食的种类可影响尿液的酸碱性，如进食大量蔬菜时，尿可呈碱性，进食大量肉类时，尿可呈酸性。酸中毒病人的尿液可呈强酸性，严重呕吐病人的尿液可呈强碱性。

6. 比重 成人在正常情况下，尿比重波动于 1.015～1.025，一般尿比重与尿量成反比。尿比重的高低主要取决于肾脏的浓缩功能。若尿比重经常为 1.010 左右，提示肾功能严重障碍。

（二）影响排尿的因素

1. 心理因素 心理因素对正常排尿的影响很大，如果无合适的环境和机会时，排尿活动就会受到大脑皮质的抑制；当个人处于过度的焦虑和紧张的情境中，有时会出现尿频、尿急，有时也会抑制排尿出现尿潴留。另外，排尿还受暗示的影响，任何听觉、视觉或其他身体感觉的刺激均可引起排尿反射的增强或抑制，如有的人听见流水声就想排尿。

2. 个人习惯 长期的生活习惯使个体形成各自的排尿习惯，如姿势、环境、时间等，排尿的姿势更换、时间不够充裕和环境不合适将会影响排尿活动的完成。

3. 文化因素 通过文化教育形成了一种社会规范，排尿应该在隐蔽的场所进行。当个体在缺乏隐蔽的环境中，就会产生许多压力，而影响正常的排尿。

4. 液体和饮食的摄入 肾脏具有维持液体平衡的功能，如果其他影响体液平衡的因素不变，液体的摄入量和种类将直接影响尿量和排尿的频率，摄入量多，尿量就多。摄入液体的种类也影响排尿，如咖啡、茶、酒类饮料有利尿作用；有些食物的摄入也会影响排尿，如含水量多的水果、蔬菜等可增加液体摄入量，使尿量增多。饮用含盐较高的饮料或食物则会造成水钠潴留，使尿量减少。

5. 气候变化 夏季炎热，身体出汗量大，体内水分减少，血浆晶体渗透压升高，可引起抗利尿激素分泌增多，促进肾脏的重吸收功能，导致尿液浓缩和尿量减少；冬季寒冷，身体外周血管收缩，循环血量增加，体内水分相对增加，反射性地抑制抗利尿激素的分泌，而使尿量增加。

6. 治疗及检查 外科手术、外伤均可导致失血、失液，若补液不足机体处于脱水状态，尿量减少。手术中使用麻醉剂可干扰排尿反射，改变病人的排尿形态，导致尿潴留。因外科手术或外伤使输尿管、膀胱、尿道肌肉损伤而失去功能，不能控制排尿，发生尿潴留或尿失禁。某些诊断性检查前要求病人禁食禁水，因而体液减少影响尿量。有些检查（如膀胱镜检查）可能造成尿道损伤、水肿与不适，导致排尿形态的改变。某些药物直接影响排尿，如利尿剂增加尿量，止痛剂、镇静剂影响神经传导而干扰排尿。

7. 疾病 神经系统的损伤和病变，使排尿反射的神经传导和排尿的意识控制障碍，出现尿失禁；肾脏的病变使尿液的生成障碍，出现少尿或无尿；泌尿系统的肿瘤、结石或狭窄也可导致排尿障碍，出现尿潴留。

8. 其他因素 妇女在妊娠时，可因子宫增大压迫膀胱致使排尿次数增多。在月经周期中排尿形态也有改变，行经前，大多数妇女有液体潴留、尿量减少的现象，行经开始，尿量增加。老年人因膀胱肌肉张力减弱，出现尿频。老年男性前列腺肥大压迫尿道，可出现排尿困难。婴儿因大脑发育不完善，其排尿是反射作用所产生，不受意识控制，2～3 岁后才能自我控制。

（三）常见的异常排尿

1. 多尿（polyuria） 指 24 小时尿量超过 2500ml 者。

原因：正常情况下饮用大量液体、妊娠时；病理情况下由于内分泌代谢障碍或肾小管浓缩功能不全引起，见于糖尿病、尿崩症、肾衰竭等病人。

2. 少尿（oliguria） 指 24 小时尿量少于 400ml 或每小时尿量少于 17ml 者。

原因：发热、液体摄入过少、休克等病人体内血液循环不足。如心脏、肾脏、肝脏功能衰竭等病人。

3. 无尿（anuria）**或尿闭**（urodialysis） 指 24 小时尿量少于 100ml 或 12 小时内无尿者。

原因：严重血液循环不足，肾小球滤过率明显降低所致。如严重休克、急性肾衰竭、药物中毒等病人。

4. 膀胱刺激征（bladder irritation syndrome） 主要表现为尿频、尿急、尿痛，三者同时出现。尿频指单位时间内排尿次数增多，主要是由于膀胱炎症或机械性刺激引起；尿急指病人突然有强烈尿意，不能控制需立即排尿，主要是由于膀胱三角或后尿道的刺激，造成排尿反射活动异常强烈；尿痛指排尿时感到尿道疼痛，主要为病损区域受刺激所致。有膀胱刺激征时常伴有血尿。

原因：膀胱及尿道或前列腺感染；机械性刺激。

5. 尿潴留（retention of urine） 指尿液大量存留在膀胱内而不能自主排出。

当尿潴留时，膀胱容积可增至 3000～4000ml，膀胱高度膨胀，可至脐部。病人主诉下腹胀痛，排尿困难。体检可见耻骨上膨隆，扪及囊样包块，叩诊呈实音，有压痛。引起尿潴留的常见原因有：

（1）机械性梗阻：膀胱颈部或尿道有梗阻性病变引起的尿道受压，造成排尿受阻。如前列腺肥大或肿瘤压迫、尿道结石、尿道狭窄及肿瘤等。

（2）动力性梗阻：由于控制排尿的中枢或周围神经受损害，而膀胱、尿道并无器质性梗阻病变，如颅脑或脊髓肿瘤等引起控制排尿的周围神经损害；使用麻醉剂、骨盆手术或中枢神经手术所致控制排尿的骨盆神经损伤或功能障碍；抗胆碱药、抗抑郁药、抗组胺药等也会影响排尿。

（3）其他：各种原因引起的不能用力排尿或不习惯卧床排尿，包括某些心理因素，如焦虑、窘迫使得排尿不能及时进行。由于尿液存留过多，膀胱过度充盈，致使膀胱收缩无力，造成尿潴留。

6. 尿失禁（incontinence of urine） 指排尿失去意识控制或不受意识控制，尿液不自主地流出。根据尿失禁的原因分为：

（1）持续性尿失禁：即尿液持续地从膀胱或尿道瘘流出，膀胱处于空虚状态。

原因：外伤、手术或先天性疾病引起的膀胱颈和尿道括约肌的损伤，以及妇科手术、产伤所致的阴道瘘。

（2）充溢性尿失禁：膀胱过度充盈，膀胱内达到一定压力时，即可不自主溢出尿液。

原因：神经系统病变，如脊髓损伤早期的脊髓休克阶段、脊髓肿瘤等导致的膀胱瘫痪等使膀胱逼尿肌失去正常张力；下尿路梗阻，如前列腺增生、膀胱颈梗阻及尿道狭窄等使膀胱排尿出口梗阻而引起尿液潴留。

（3）压力性尿失禁：当咳嗽、打喷嚏或举重时腹内压升高，膀胱内压高于尿道阻力，不自主地由尿道口溢出少量尿液。常见于直立体位时发生的尿失禁。

原因：尿道括约肌张力减低、骨盆底部尿道肌肉及韧带松弛，致使尿道阻力下降。如多次分娩或绝经后女性；根治性前列腺切除术后的病人，手术可能损伤尿道外括约肌等。

（4）急迫性尿失禁：病人反复的少量不自主排尿，常伴有尿频、尿急。

原因：膀胱局部炎症或激惹致膀胱功能失调，如下尿路感染、子宫脱垂等；此外还见于脑血管意外、肿瘤、帕金森等中枢神经系统疾病，由于大脑皮质对脊髓排尿中枢的抑制减弱，引起膀胱逼尿肌不自主收缩或反射亢进，致膀胱收缩不受限制。

案例 10-1 临床资料

该产妇产程较长约 14 小时，分娩的疼痛使其特别紧张，产后约 3 小时即有尿意，但排不出，之后尿意越来越强烈，并感到耻骨上胀痛难忍，多次排尿，但排不出，产妇烦躁不安。

三、异常排尿的护理

（一）尿潴留病人的护理

1. 心理护理 与病人做好沟通，消除其焦虑、紧张情绪。

2. 提供隐蔽的排尿环境 关闭门窗，屏风遮挡，请无关人员回避。适当调整治疗、护理时间，使病人安心排尿。

3. 调整体位和姿势 酌情协助卧床病人取适当的习惯体位姿势排尿，如卧床病人略抬高上身或坐起。对需绝对卧床休息或某些手术病人，应事先做床上排尿训练。

4. 诱导排尿 用听流水声或用温水冲洗会阴；亦可采用针刺中极、曲骨、三阴交穴或艾灸关元、中极穴等方法诱导排尿。

5. 热敷、按摩 适当按摩、热敷下腹部可放松肌肉，促进排尿。若病人病情允许，可用手按压膀胱协助排尿。切记用力适度，以防膀胱破裂。

6. 健康教育 向病人讲解尿潴留相关知识，指导其养成定时排尿的习惯。

7. 其他 必要时根据医嘱处理，如采用导尿术。

（二）尿失禁病人的护理

1. 心理护理 无论什么原因引起的尿失禁，都会给病人造成很大的心理压力，如精神苦闷、忧郁、丧失自尊等。他们期望得到他人的帮助和理解，同时尿失禁也给生活带来许多不便。医护人员应尊重理解病人，给予安慰、开导和鼓励，使其树立恢复健康的信心，积极配合治疗和护理。

2. 皮肤护理 尿失禁的病人可使用尿垫，床上铺橡胶单和中单；经常用温水清洗会阴部皮肤，勤换衣裤、床单、尿垫等以保持局部皮肤清洁干燥，减少异味。根据皮肤情况，定时按摩受压部位，防止压疮的发生。

3. 外部引流 必要时应用接尿装置引流尿液。女病人可用女式尿壶紧贴外阴部接取尿液；男病人可用尿壶接尿，也可用阴茎套连接集尿袋，接取尿液，但此法不宜长时间使用，每天要定时取下阴茎套和尿壶，清洗会阴部和阴茎，并将局部暴露于空气中。

4. 重建正常的排尿功能

（1）持续的膀胱训练：向病人及家属说明膀胱训练的目的，并说明训练的方法和所需的时间，以取得病人和家属的配合。安排排尿时间表。定时使用便器，建立规律的排尿习惯，初始时白天每隔1～2小时使用便器一次，夜间每隔4小时使用便器一次。以后间隔时间逐渐延长，以促进排尿功能的恢复。使用便器时，用手按压膀胱，协助排尿，注意用力要适度。

（2）摄入适当的液体：如病情允许，指导病人每日白天摄入液体2000～3000ml。因多饮水可以增加对膀胱的刺激促进排尿反射的恢复，还可预防泌尿系统的感染。入睡前限制饮水，减少夜间尿量，以免影响病人休息。

（3）肌肉力量的锻炼：指导病人进行骨盆底部肌肉的锻炼，以增强控制排尿的能力。具体方法是病人取立、坐或卧位，试做排尿（排便）动作，先慢慢收紧盆底肌肉，再缓缓放松，每次10秒左右，连续10遍，每日进行数次。以不感觉疲乏为宜。病情许可时，可做抬腿运动或下床走动，增强腹部肌肉的力量。

5. 导尿术 对长期尿失禁的病人，可行留置导尿，避免尿液浸渍皮肤，发生皮肤破溃。定时排放尿，锻炼膀胱壁肌肉张力，重建膀胱储存尿液的功能。

四、与排尿有关的护理技术

导尿术（catheterization）是在严格无菌操作下，用导尿管经尿道插入膀胱引流尿液的方法。导尿容易引起医源性感染，因为在导尿的过程中因操作不当极易造成膀胱、尿道黏膜的损伤及细菌侵入，若细菌侵入，将很快扩散至整个泌尿系统，导致泌尿系统的感染。因此，只有在必要的情况下，才执行导尿技术，导尿时必须严格遵守无菌技术原则。

（一）一次性导尿术

【目的】

（1）为尿潴留病人引流出尿液，以减轻痛苦。

（2）协助临床诊断。如留取未受污染的尿标本做细菌培养；测量膀胱容量、压力及检查残余尿；进行尿道或膀胱造影等。

（3）为膀胱肿瘤病人进行膀胱化疗。

【操作步骤】

步骤	相关知识说明
1. 评估及解释	
（1）询问病人病情、临床诊断、生命体征、意识状态、心理状况、评估膀胱充盈度及会阴部皮肤黏膜情况	➡ 评估病人是否适于实施操作技术
（2）向病人说明目的、过程、方法、注意事项及配合要点，病人能理解	
（3）征询病人合作意向，病人愿意合作	➡ 体现对病人的关爱和尊重
2. 准备	
（1）护士：衣帽整洁，洗手，戴口罩	➡ 减少细菌污染
（2）用物：一次性导尿包（包括初次消毒、再次消毒和导尿用物）、弯盘、手消毒液、一次性垫巾或橡胶单和治疗巾、浴巾；生活垃圾桶、医疗垃圾桶	➡ 初次消毒用物：小方盘、内装数个消毒液棉球袋、镊子、纱布、手套 ➡ 再次消毒及导尿用物：手套、弯盘、孔巾、气囊尿管、镊子 2 把、内装 4 个消毒液棉球袋、润滑油棉球袋、标本瓶、纱布、集尿袋、自带无菌液体的 10ml 注射器、方盘、外包治疗巾
（3）环境：关闭门窗、遮挡屏风，保持合适的温度，光线充足	➡ 保护病人隐私，保暖
3. 核对准备	
（1）用物携至床旁，核对床号、姓名、腕带	➡ 严格查对制度，确认病人，避免差错
（2）依具体情况嘱病人清洗外阴或协助清洗	➡ 防感染
（3）便盆置床尾同侧床旁椅子上，打开便盆巾	➡ 方便操作，节省时间、体力
（4）站在病人右侧，松开床尾盖被	
4. 摆体位	
（1）帮助病人脱去对侧裤腿，盖在近侧腿部，并盖上浴巾，对侧腿用盖被遮盖	➡ 保暖
（2）病人取仰卧屈膝位，两腿略外展，露出外阴	➡ 方便护士操作
5. 垫巾开包　将一次性垫巾垫于病人臀下，弯盘置于近外阴处；核对打开导尿包，取出初次消毒用物，操作者一手戴手套，将消毒棉球倒入小方盘	➡ 保护床单不被污染
6. 消毒导尿	
女性病人	
（1）初步消毒：一手持镊子夹取消毒棉球消毒阴阜、大阴唇，另一戴手套的手分开大阴唇，消毒小阴唇、尿道口、肛门；污棉球置弯盘内；消毒完毕，脱下手套置弯盘内，将小方盘和弯盘移至床尾	➡ 每个棉球只限用一次，血管钳不可接触皮肤黏膜区域 ➡ 由外向内、自上而下消毒
（2）打开导尿包：手卫生消毒后，将导尿包放在病人两腿之间，按无菌原则打开治疗巾	➡ 嘱病人勿动肢体，保持安置的体位，避免无菌区域污染
（3）戴无菌手套，铺孔巾：按无菌原则戴手套，取出孔巾，铺在病人的外阴处并暴露会阴部	➡ 扩大无菌区域，利于无菌操作

续表

步骤	相关知识说明
（4）整理用物，润滑尿管：按操作顺序整理用物，取出导尿管，用润滑棉球润滑导尿管前段，依需要将导尿管与集尿袋连接，取消毒棉球放弯盘内	➡ 润滑尿管可减轻尿管对黏膜的刺激和插管时的阻力
（5）再次消毒：将弯盘置于外阴处，一手分开并固定小阴唇，一手持镊子夹取消毒棉球，消毒尿道口、小阴唇、尿道口；污棉球、镊子、弯盘放床尾弯盘内	➡ 消毒原则：由内向外，自上而下；每个棉球只用一次，避免已消毒的部位污染
（6）导尿：方盘置于孔巾口旁，嘱病人张口呼吸，用另一镊子对准尿道口插管，插入深度4～6cm，见尿再插入1～2cm（图10-1），松开固定小阴唇的手下移固定尿管，将尿液引流至集尿袋内	➡ 插管时，使病人放松，使尿道括约肌松弛，有助于插管；动作要轻柔，避免损伤尿道黏膜
男性导尿	
（1）初步消毒：一手持镊子夹消毒棉球依次消毒阴阜、阴茎、阴囊，另一手戴手套取无菌纱布裹阴茎后将包皮后推暴露尿道口，自尿道口向外向后旋转消毒尿道口、龟头、冠状沟；污棉球置弯盘内；消毒完毕，脱下手套置弯盘内，将小方盘和弯盘移至床尾	➡ 每个棉球只限用一次，血管钳不可接触皮肤黏膜区域 ➡ 包皮和冠状沟易藏污垢，仔细擦拭
（2）同女性导尿（2）～（4）	
（3）再次消毒：将弯盘置于外阴处，一手用纱布包住阴茎向后推包皮暴露尿道口，一手持镊子夹取消毒棉球，消毒尿道口、龟头、冠状沟；污棉球、镊子、弯盘放床尾弯盘内	➡ 消毒原则：由内向外；每个棉球只用一次，避免已消毒的部位污染
（4）导尿：方盘置于孔巾口旁，一手持无菌纱布包住阴茎并提起，使之与腹壁成60°角，嘱病人张口呼吸，另一手用镊子持尿管缓插入20～22cm，见尿再插入1～2cm（图10-2），将尿液引流至集尿袋内	➡ 插管时，阴茎与腹壁成60°角插管，耻骨前弯消失，利于插管；病人放松使肌肉和尿道括约肌松弛，有助于插管；动作要轻柔，避免损伤尿道黏膜

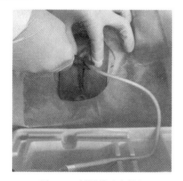

图10-1 插尿管（女性）

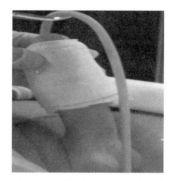

图10-2 阴茎与腹壁成60°角插管

步骤	相关知识说明
7. 引流尿液 尿液引流至集尿袋合适量	➡ 注意观察病人的反应及询问其感觉
8. 取标本 如需做尿培养，用无菌标本瓶中段尿5ml，盖好瓶盖，放稳妥处	➡ 保护标本，避免碰洒、污染
9. 操作后处理	
（1）导尿完毕，轻轻拔出导尿管撤下孔巾，擦净外阴，撤出病人臀下的一次性垫巾等导尿用物置于医用垃圾桶内，脱手套，消毒双手，协助病人穿好裤子；整理床单位	➡ 促进病人舒适，并保护隐私
（2）清理用物，测量尿量，尿标本贴标签送检	➡ 及时送检
（3）消毒双手，记录	➡ 记录尿液的性质、量、导尿时间、病人的情况及反应

【注意事项】

（1）在操作过程中注意保护病人隐私，并适当保暖，防止病人着凉。

（2）严格执行查对制度和无菌技术操作原则。

（3）老年女性尿道口回缩，插管时应仔细观察、辨认，避免误入阴道；如导尿管误入阴道，应另换无菌导尿管重新插管。

（4）男性尿道有三个狭窄，尿道内口、膜部、尿道外口，插管时避免损伤。

（5）对膀胱高度膨胀且极度虚弱的病人，第一次放尿不得超过 1000ml。因为大量放尿可使腹腔内压急剧下降，血液大量滞留在腹腔内，导致血压下降而虚脱；又因为膀胱内压突然降低，导致膀胱黏膜急剧充血，发生血尿。

【健康教育】

（1）向病人说明导尿的目的。

（2）向病人说明会阴清洁的重要性，并介绍相关疾病知识。

（3）向说明病人配合技巧。

（二）留置导尿术

留置导尿术（retention catheterization）是在导尿后，将导尿管保留在膀胱内，引流尿液的方法。

【目的】

（1）抢救危重病人时正确记录每小时尿量、测量尿比重，以观察病人的病情变化。

（2）为避免盆腔手术中误伤病人盆腔内脏器，需排空膀胱，使膀胱保持空虚。

（3）某些泌尿系统疾病手术后留置导尿管，便于引流和冲洗，并减轻手术后张力，促进切口的愈合。

（4）为尿失禁或会阴部有伤口的病人引流，保持会阴的清洁干燥。

【操作步骤】

步骤	相关知识说明
1. 评估及解释	
（1）询问病人病情、临床诊断、意识状态、生命体征、心理状况、膀胱充盈度及会阴部皮肤黏膜情况	➡ 评估病人是否适于实施操作技术
（2）向病人说明目的、过程、方法、注意事项和配合要点，病人能理解	
（3）征询病人合作意向，病人愿意合作	➡ 体现对病人的关爱和尊重
2. 准备	
（1）护士：衣帽整洁，洗手，戴口罩	➡ 减少细菌污染
（2）用物：同导尿术；拔尿管时另备一副无菌手套，10ml 无菌注射器，无菌纱布、弯盘	
（3）环境：关闭门窗、遮挡屏风	➡ 保护病人隐私，保暖
3. 留置导尿	
（1）核对准备	➡ 同导尿术
（2）摆体位	➡ 同导尿术
（3）消毒、导尿：同导尿术进行初步消毒、再次消毒会阴部和尿道口，连接集尿袋，插入尿管	➡ 同导尿术 ➡ 严格按无菌操作进行，防止泌尿系统污染
（4）固定尿管：见尿再插入 7~10cm，注射器连接气囊腔接口，注入无菌溶液 10ml。轻拉有阻力感，证实尿管已固定于膀胱内（图 10-3）	➡ 插管时，嘱病人张口呼吸，使尿道括约肌松弛利于插管；保证气囊腔插入膀胱内

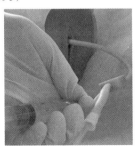

图 10-3 向气囊腔注无菌溶液

续表

步骤	相关知识说明
（5）固定集尿袋：夹毕引流管，撤出孔巾，擦净外阴，用安全别针将集尿袋的引流管固定于床缘，集尿袋固定在床沿下，开放导尿管	➡ 尿袋妥善地固定在低于膀胱的高度 ➡ 别针固定要稳妥，避免伤害病人，又不能使引流管脱出 ➡ 引流管要留出足够长度，便于翻身；留置期间防止泌尿系统逆行感染
（6）操作后处理：撤出的导尿用物弃于医用垃圾桶，脱手套；协助病人穿好裤子，取舒适卧位，整理床单位；洗手，记录	➡ 保护病人隐私，使其舒适 ➡ 记录留置尿管的时间，引流尿液的量、性质，病人的反应
4. 拔尿管	➡ 依据尿管材质决定尿管更换频次
（1）遵医嘱核对，解释，取得病人同意	
（2）戴无菌手套，用无菌注射器抽出气囊内液体，拔管置于弯盘内，擦净会阴	➡ 抽出的液体量需与注入的液体量相同
（3）整理床单位，清理用物	➡ 污物按医疗废弃物的种类处理
（4）洗手、记录	➡ 记录拔管时间及病人感受

【注意事项】

（1）留置尿管在插管前要证实其气囊不漏气。

（2）插留置尿管见尿后再插入 7～10cm，再行注入液体，确保气囊在膀胱内。

（3）气囊导尿管固定时防止过度牵拉尿管，以免膨胀的气囊卡在尿道内口，压迫膀胱壁或尿道而导致黏膜损伤。

（4）做好留置尿管病人的护理。

1）防止泌尿系统逆行感染的措施。①保持尿道口清洁：女病人用消毒液棉球擦拭外阴及尿道口，男病人用消毒液棉球擦拭尿道口、龟头及包皮，每天 1～2 次；②及时排空集尿袋，并记录尿量，集尿袋通常每周更换 1～2 次，若尿液颜色、性状改变，需及时更换；③集尿袋始终低于耻骨联合水平，防止尿液逆流；④酌情更换导尿管，一般为 1～4 周更换 1 次。

2）若无病情禁忌，鼓励病人每日摄入水分 2000ml 以上，达到自然冲洗尿路的目的。

3）训练膀胱反射功能，可采用间歇性夹管方式。夹闭导尿管，每 3～4 小时开放一次，使膀胱定时充盈排空，促进膀胱功能的恢复。

4）注意倾听病人的主诉并观察尿液情况，发现尿液混浊、沉淀、有结晶时，应及时处理，每周检查尿常规一次。

【健康教育】

（1）向病人说明留置导尿的目的。

（2）向病人说明留置尿管期间的防止泌尿系统逆行感染的措施。

（3）向说明病人配合技巧。

知识拓展

导尿管的更换

王丽鹃等学者在 2013 年 10 月至 2014 年 10 月对 130 例导尿病人的尿路感染发生率相关因素进行对比分析，发现：导尿管相关尿路感染与导尿管留置时间、集尿管更换时间、导尿管更换时间、年龄分布密切相关。故提出，导尿管更换时间最好是每 2 周更换 1 次，每周更换及≥5 周更换感染率增加；集尿袋的更换时间最好是 2～7 天；留置尿管的病人中，年龄≤30 岁者感染率为 12.5%，而年龄≥60 岁者感染率为 50.0%，预防留置导尿管相关尿路感染应针对这些环节采取相应措施。

案例 10-1　分析

1. 产妇自然分娩后膀胱区胀痛难忍，不能自行排尿。评估膀胱区发现：耻骨上膨隆，扪及囊性包块，叩诊实音，结合其主诉可知：该产妇出现了尿潴留。

2. 发生尿潴留后，首先采取非侵入性措施解决，如消除其焦虑和紧张情绪；提供隐蔽的排尿环境；抬高上身或坐起排尿；听流水声或用温水冲洗会阴等诱导排尿；按摩、热敷膀胱区。若上述措施不能，则遵医嘱用药物或导尿的方法解决。

3. 在操作过程中严格无菌操作，动作轻柔，注意保护隐私；对膀胱高度膨胀者，首次放尿不得超过 1000ml；插尿管时，如导尿管误入阴道，应另换无菌导尿管重新插管。

（三）膀胱冲洗

膀胱冲洗（bladder irrigation）是利用三通的导尿管，将溶液灌入到膀胱内，再借用虹吸原理将灌入的液体引流出来的方法。

【目的】

（1）对留置导尿管的病人，保持其尿液引流通畅。

（2）清除膀胱内的血凝块、黏液、细菌等异物，预防感染。

（3）向膀胱内灌注药物，治疗某些膀胱疾病，如膀胱炎、膀胱肿瘤。

【操作步骤】

步骤	相关知识说明
1. 评估及解释	
（1）询问病人病情、意识状态、生命体征、临床诊断、意识状态、合作程度和心理状况	➡ 评估病人是否适于实施操作技术
（2）向病人说明目的、过程、方法、注意事项和配合要点，病人能理解	
（3）征询病人合作意向，病人愿意合作	➡ 体现对病人的关爱和尊重
2. 准备	
（1）护士：衣帽整洁，洗手，戴口罩	➡ 减少细菌污染
（2）用物：遵医嘱准备的冲洗溶液、无菌膀胱冲洗装置、消毒液、棉签、开瓶器、输液架、便盆及便盆巾；未留置尿管者，另备留置导尿用物、手消毒液	➡ 常用冲洗溶液：生理盐水、0.02%呋喃西林溶液、3%硼酸液、0.1%新霉素溶液；溶液温度为38～40℃，若为前列腺肥大摘除术后病人，用4℃左右生理盐水
（3）环境：关闭门窗、遮挡屏风、合适室温	➡ 保护病人隐私，保暖
3. 留置导尿	
（1）核对病人床号、姓名、腕带等信息	➡ 严格查对，确认病人
（2）导尿、固定	➡ 按留置导尿术留置尿管，排空膀胱，有利于药液与膀胱壁充分接触，并保持有效浓度
4. 连接冲洗装置	
（1）开启冲洗液瓶铝盖中心部分，常规消毒瓶塞	
（2）打开膀胱冲洗装置，将冲洗导管针头插入瓶塞，将冲洗液倒挂于输液架上，液面距床面约60cm，排气后夹闭导管	➡ 液面保持一定高度，以便产生一定压力，使液体能够顺利滴入膀胱
（3）分开导尿管与集尿袋引流管接头连接处，消毒导尿管口和引流管接头	
（4）将导尿管和引流管分别与"Y"形管的两个分管相连接，"Y"形管的主管连接冲洗导管	➡ 应用三腔管导尿时，可免用"Y"形管
5. 冲洗膀胱	
（1）夹闭引流管，开放冲洗管，使溶液滴入膀胱，调节滴速	➡ 滴速60～80滴/分，利于药液与膀胱壁充分接触，保持有效浓度，不宜过快，以免病人尿意强烈，膀胱收缩，迫使冲洗液从导尿管侧溢出尿道外
（2）待病人有尿意或滴入溶液200～300ml后，夹闭冲洗管，放开引流管，将冲洗液全部引流出来后，再夹闭引流管（图10-4）	
（3）按需要如此反复冲洗。在冲洗过程中，经常询问病人感受，观察病人反应及引流液性状	➡ 若病人出现不适或有出血情况，立即停止冲洗，并与医生联系

续表

步骤	相关知识说明

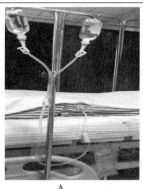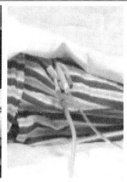

A   B

图 10-4　膀胱冲洗

6. 冲洗后处理　冲洗完毕，取下冲洗管，消毒导尿管口和引流 ➡ 可根据治疗需要，注药完毕拔除导尿管
接头并连接；清洁外阴部，固定好导尿管

7. 整理用物　协助病人取舒适卧位，整理床单位，清理物品， ➡ 按医疗废物分类处理

8. 洗手，记录 ➡ 记录冲洗液名称、冲洗量、引流量、引流液性质、冲洗过
程中病人反应等

【注意事项】

（1）严格执行无菌技术操作。

（2）一般滴速为 60～80 滴/分，不宜过快，以免病人尿意强烈，膀胱收缩，迫使冲洗液从导尿管侧溢出尿道外。

（3）冲洗时嘱病人深呼吸，尽量放松，以减少疼痛。若病人有腹痛、腹胀、膀胱收缩剧烈等情形，应暂停冲洗。

（4）冲洗过程注意病人反应，若出现头晕、血压下降、引流出血性液体等，应立即停止，报告医生给予处理。

【健康教育】

（1）向病人说明膀胱冲洗的目的，鼓励其主动配合。

（2）向病人告知冲洗过程中如有不适及时与护士沟通。

（3）向病人说明配合技巧。

（4）向病人说明摄取足够水分的重要性，每天饮水量应维持在 2000ml 左右，以产生足够的尿量冲洗尿路，达到以防感染发生的目的。

第二节　排便的护理

案例 10-2　导入

病人，男性，82 岁。因意外摔倒致左股骨骨折入院治疗。以往患有高血压 3 级。入院第 4 天，病人主诉食欲不振，腹痛、腹胀，有便意，多次试排便无果。体格检查：腹部紧张硬实，左下腹触及包块。医嘱：灌肠。

问题：

1. 对该病人的灌肠的目的是什么？

2. 根据病人情况，你认为应采取哪种灌肠方式？为什么？

一、与排便有关的解剖和生理

（一）与排便有关的结构和功能

参与排便活动的主要器官是大肠。大肠分盲肠、结肠、直肠和肛管四个部分，全长约 1.5 米，直径约 5cm。盲肠内有回盲瓣，既可控制回肠内容物进入盲肠的速度，又可防止大肠内容物逆流。结肠围绕在小肠周围。直肠在正常情况下是没有粪便的。肛管长约 4cm，其对外开口称为肛门，肛门被内、外括约肌所包绕。肛门内括约肌为平滑肌，有协助排便作用；肛门外括约肌为骨骼肌，可控制排便活动。大肠除了具有形成粪便并排出体外的功能外，还可吸收水分、电解质，利用肠内细菌制造维生素。

（二）大肠的运动

大肠的运动形式有三种，即袋状往返运动、分节或多袋推进运动和蠕动。

1. 袋状往返运动　由环行肌不规则的自发收缩引起的，空腹时最常见。作用是使结肠袋中的内容物向两个相反的方向做短距离的往返移动，但不向前推进，有利于研磨及混合肠内容物，使其与肠黏膜充分持久接触，促进水和电解质的吸收。此运动形式在空腹时最常见。

2. 分节推进运动和多袋推进运动　分节推进运动是指环行肌有规则的收缩，将一个结肠袋的内容物推移到邻近肠段，缓慢地把粪便推向远端。如果在一段结肠同时发生多个结肠袋协同收缩，并使肠内全部或一部分内容物向更远处推移，这种运动称为多袋推进运动。此运动形式在进食后结肠受到拟副交感神经药物刺激时会增加。

3. 蠕动　由一些稳定向前的收缩波所组成，收缩波远端的平滑肌舒张，近段的平滑肌则保持收缩状态，从而使该肠段排空并闭合。快速、推进较远的蠕动，称为集团蠕动，也称集团运动。通常从横结肠开始，可使肠内容物迅速进入乙状结肠和直肠，从而引起排便感。集团蠕动是食物进入胃内和十二指肠引起胃-结肠反射和十二指肠-结肠反射引起的，即食物进入胃内和十二指肠，通过内在神经神经丛的传递，反射性地引起结肠集团蠕动。常发生于进食后，尤其早餐后 60 分钟，可利用此反射来训练排便习惯。

（三）排便活动

直肠除排便前和排便时通常无粪便。当肠蠕动将粪便推入直肠时，刺激直肠壁内的感受器，其兴奋冲动经盆神经和腹下神经传至脊髓腰骶段的初级排便中枢，同时上传到大脑皮质，引起便意和排便反射。若环境条件许可，大脑皮质发出冲动至初级排便反射中枢，使降结肠、乙状结肠和直肠收缩，肛门内括约肌舒张。此外由于支配腹肌和膈肌的神经兴奋，腹肌、膈肌收缩，腹内压增加，共同促进粪便排出体外。

排便活动受大脑皮质的控制，意识可以促进或抑制排便。个体经过一段时间的排便训练后，便可以自主地控制排便。如果个体经常有意识遏制便意，便会造成排便困难。

二、排便的评估

（一）正常排便的评估

当食物由口进入胃和小肠经过消化吸收后，残渣储存于大肠内，残渣中的一部分水分被大肠吸收，其余均经细菌发酵和腐败菌作用后形成粪便。通常情况下，粪便的性质与性状可以反映整个消化系统的功能状况。因此护士通过对病人排便活动及粪便的观察，可以及早发现和鉴别消化道疾病，有助于诊断和选择治疗、护理措施。

1. 排便次数　排便是人体基本生理需要，排便次数因人而异。一般成人每天排便 1～3 次。婴幼儿每天排便 3～5 次。成人排便每天超过 3 次或每周少于 3 次，应视为排便异常，如腹泻、便秘。

2. 排便量　每日排便量与膳食种类、数量、摄入液体量、大便次数及消化器官的功能有关。

正常成人每天排便量为 100~300g，进食低纤维、高蛋白质等精细食物者粪便量少而细腻。进食大量蔬菜、水果等粗粮者粪便量较多。当消化器官功能紊乱时，也会出现排便量的改变。

3. 形状与软硬度 正常人的粪便为成形软便。便秘时粪便坚硬、呈栗子样；消化不良或急性肠炎可为稀便或水样便；肠道部分梗阻或直肠狭窄，粪便常呈扁条形或带状。

4. 颜色 正常成人的粪便颜色呈黄褐色或棕黄色。婴儿的粪便呈黄色或金黄色。因摄入食物或药物种类的不同，粪便颜色会发生变化，如食用大量绿叶蔬菜，粪便可呈暗绿色；摄入动物血或含铁制剂，粪便可呈无光样黑色。如果粪便颜色改变与上述情况无关，表示消化系统有病理变化存在。如柏油样便提示上消化道出血；陶土色便提示胆道梗阻；暗红色血便提示下消化道出血；果酱样便见于肠套叠、阿米巴痢疾；粪便表面粘有鲜红色血液见于痔疮或肛裂；白色"米泔水"样便见于霍乱、副霍乱。

5. 内容物 粪便内容物主要为食物残渣、脱落的大量肠上皮细胞、细菌及机体代谢后的废物。粪便中混入少量黏液，肉眼不易查见。若粪便中混入或粪便表面附有血液、脓液或肉眼可见的黏液，提示消化道有感染或出血发生。肠道寄生虫感染病人的粪便中可查见蛔虫、蛲虫、绦虫节片等。

6. 气味 正常时粪便气味因膳食种类而异，强度由腐败菌的活动性及动物蛋白质的量而定。肉食者味重，素食者味轻。严重腹泻病人因未消化的蛋白质与腐败菌作用，粪便呈碱性反应，气味恶臭；下消化道溃疡、恶性肿瘤病人粪便呈腐败臭；上消化道出血的柏油样粪便呈腥臭味；消化不良、乳儿糖类未充分消化或吸收脂肪酸产生气体，粪便呈酸性反应，气味为酸臭味。

（二）影响排便因素的评估

1. 年龄 年龄可影响人对排便的控制。2~3 岁以下的婴幼儿，神经肌肉系统发育不全，不能控制排便。老年人随年龄增加，腹壁肌肉张力下降，胃肠蠕动减慢，肛门括约肌松弛等导致肠道控制能力下降而出现排便功能的异常。

2. 食物与液体摄入 均衡饮食与足量的液体是维持正常排便的重要条件。富含纤维的食物可提供必要的粪便容积，加速食糜通过肠道，减少水分在大肠内的再吸收，使大便柔软而容易排出。每日摄入足量液体，可以液化肠内容物使食物能顺利通过肠道。当摄食量过少、食物中缺少纤维或水分不足时，无法产生足够的粪便容积和液化食糜，食糜通过肠道速度减慢、时间延长，水分的再吸收增加，导致粪便变硬、排便减少而发生便秘。

3. 疾病 肠道本身的疾病或身体其他系统的病变均可影响正常排便。如大肠癌、结肠炎可使排便次数增加；脊髓损伤、脑卒中等可致排便失禁。

4. 治疗和检查 某些治疗和检查会影响个体的排便活动，如腹部、肛门部位手术，因肠壁肌肉的暂时麻痹或伤口疼痛而造成排便困难；胃肠 X 线检查常需灌肠或服用钡剂，也可影响排便。

5. 药物 有些药物能治疗或预防便秘和腹泻。如缓泻药可刺激肠蠕动，减少肠道水分吸收，促进排便；但是如药物剂量掌握不正确，可能导致相反的结果。有些药物则可能干扰排便的正常形态，如长时间服用抗生素，可抑制肠道正常菌群生长而导致腹泻；麻醉剂或止痛药，可使肠运动能力减弱而导致便秘。

6. 心理因素 心理因素是影响排便的重要因素。精神抑郁，身体活动减少，肠蠕动减少易导致便秘。而情绪紧张、焦虑可导致迷走神经兴奋，肠蠕动增加而致吸收不良、腹泻的发生。

7. 社会文化因素 社会文化教育影响个人的排便观念和习惯。排便是个人隐私的观念已被大多数社会文化所接受。当个体因排便问题需要医务人员帮助而丧失隐私时，个体就可能压抑排便的需要而造成排便功能异常。

8. 活动 活动可维持肌肉的张力，刺激肠道蠕动，有助于维持正常的排便功能。各种原因所致长期卧床、缺乏活动的病人，可因肌肉张力减退而导致排便困难。

9. 个人排泄习惯 在日常生活中，许多人都有自己固定的排便时间；使用某种固定的便具；排便时从事某些活动如阅读等。当这些生活习惯由于环境的改变无法维持时，可能影响正常排便。

（三）常见的异常排便

1. 便秘（constipation） 是指正常的排便形态改变，排便次数减少，排出过干过硬的粪便，且伴有排便困难。

（1）原因：某些器质性病变；排便习惯不良；中枢神经系统功能障碍；排便时间或活动受限制；强烈的情绪反应；各类直肠肛门手术；某些药物不合理的使用；饮食结构不合理，饮水量不足；滥用缓泻剂、栓剂、灌肠；长期卧床或活动减少等，均可抑制肠道功能而导致便秘的发生。

（2）症状和体征：头痛、腹痛、腹胀、消化不良、乏力、食欲不佳、舌苔变厚，粪便干硬，触诊腹部较硬实且紧张，有时可触及包块，肛诊可触及粪块。

2. 粪便嵌塞（fecal impaction） 指粪便持久滞留堆积在直肠内，坚硬不能排出。常发生于慢性便秘的病人。

（1）原因：便秘未能及时解除，粪便滞留在直肠内，水分被持续吸收而乙状结肠推进的粪便又不断加入，最终使粪块变得又大又硬不能排出，发生粪便嵌塞。

（2）症状和体征：病人有排便冲动，腹部胀痛，直肠肛门疼痛，肛门处有少量液化的粪便渗出，但不能排出粪便。

3. 腹泻（diarrhea） 指正常排便形态改变，频繁排出松散稀薄的粪便甚至水样便。任何原因引起肠蠕动增加，肠黏膜吸收水分障碍，胃肠内容物迅速通过胃肠道，水分不能在肠道内被及时的吸收；又因肠黏膜受刺激，肠液分泌增加，进一步增加了粪便的水分。因此，当粪便到达直肠时仍然呈液体状态，并排出体外，形成腹泻。

（1）原因：饮食不当或使用泻剂不当；情绪紧张焦虑；消化系统发育不成熟；胃肠道疾患；某些内分泌疾病如甲亢等均可导致肠蠕动增加，发生腹泻。

（2）症状和体征：疲乏、肠痉挛、腹痛、恶心、呕吐、肠鸣、有急于排便的需要和难以控制的感觉。粪便松散或呈液体样。

4. 排便失禁（fecal incontinence） 指肛门括约肌失去意识的控制而不自主地排便。

（1）原因：神经肌肉系统的病变或损伤如瘫痪；胃肠道疾患；精神障碍、情绪失调等。

（2）症状和体征：病人不自主地排出粪便。

5. 肠胀气（flatulence） 指胃肠道内有过量气体积聚，不能排出。一般情况下，胃肠道内的气体只有 150ml 左右。胃内的气体可通过口腔嗝出，肠道内的气体部分在小肠被吸收，其余的可通过肛门排出，不会导致不适。

（1）原因：食入产气性食物过多；吞入大量空气；肠蠕动减少；肠道梗阻及肠道手术后。

（2）症状和体征：病人表现为腹部膨隆，叩诊呈鼓音、腹胀、痉挛性疼痛、呃逆、肛门排气过多。当肠胀气压迫膈肌和胸腔时，可出现气急和呼吸困难。

> **案例 10-2　临床资料 1**
> 　　该病人骨折固定后只能卧床休息，进食量较平时减少，不喜好吃水果，排便只能卧床姿势，谨慎用力排便。

三、异常排便的护理

（一）便秘病人的护理

1. 帮助病人重建正常的排便习惯 指导病人选择一种适合自身排便的时间，理想的时间是晨起或餐后 2 小时，因此时胃结肠反射最强，每天固定在此时间排便；排便时应集中精力，不易做分散注意力的事情如看书、看手机等；不随意使用缓泻剂及灌肠等方法。

2. 合理安排膳食 多摄取可促进排便的食物和饮料。如多食用蔬菜、水果、粗粮等高纤维食物；

餐前提供开水、柠檬汁等热饮料，促进肠蠕动，刺激排便反射；适当提供润肠通便的食物如蜂蜜、黑芝麻、香蕉、梅子汁等；多饮水，病情许可时每日液体摄入量不少于 2000ml；适当食用油脂类的食物。

3. 鼓励病人适当运动 按个人需要拟订规律的活动计划并协助病人进行运动，如散步、做操、打太极拳等。卧床病人可进行床上活动或被动运动。此外，还应指导病人进行增强腹肌和盆底部肌肉的运动，以增加肠蠕动和肌张力，促进排便。

4. 提供适当的排便环境 为病人提供单独隐蔽的环境及充裕的排便时间。如拉窗帘或屏风遮挡，避开查房、治疗护理和进餐时间，以消除紧张情绪，保持心情舒畅，利于排便。

5. 采取适宜的排便姿势 床上使用便盆时，除非有特别禁忌，最好采取坐姿或抬高床头，利用重力作用增加腹内压促进排便。病情允许时让病人下床上厕所排便。对于手术病人，在手术前应有计划地训练其在床上使用便器。

6. 腹部环形按摩 排便时用手自右沿结肠解剖位置向左环行按摩，可促使降结肠的内容物向下移动，并可增加腹内压，促进排便。指端轻压肛门后端也可促进排便。

7. 遵医嘱给予口服缓泻药物 缓泻剂可使粪便中的水分含量增加，刺激肠蠕动，加速肠内容物的运行，而引起导泻的作用。但使用缓泻剂时应根据病人的特点及病情选用。对于老人、小孩应选择作用缓和的泻剂，慢性便秘的病人可选用蓖麻油、番泻叶、酚酞（果导）、大黄等接触性泻剂。

使用缓泻剂可暂时解除便秘，但长期使用或滥用又使个体养成对缓泻剂的依赖，导致慢性便秘的发生。

8. 使用简易通便剂 常用的简易通便剂有开塞露、甘油栓等。其作用机制是软化粪便，润滑肠壁，刺激肠蠕动促进排便。

9. 灌肠 以上方法均无效时，遵医嘱给予灌肠。

（二）粪便嵌塞病人的护理

（1）早期可使用栓剂、口服缓泻剂来润肠通便。

（2）必要时先行油类保留灌肠，2～3 小时后再做清洁灌肠。

（3）进行人工取便：通常在清洁灌肠无效后按医嘱执行。术者戴上手套，将涂润滑剂的示指慢慢插入病人直肠内，触到硬物时注意大小、硬度，然后机械地破碎粪块，一块一块地取出，操作时应注意动作轻柔，避免损伤直肠黏膜。心脏病、脊椎受损者用人工取便易刺激其迷走神经，需特别谨慎。操作中病人心悸、头昏时必须立刻停止。

（4）向病人及家属讲解有关排便的知识，建立合理的膳食结构。协助病人建立并维持正常的排便习惯，防止便秘的发生。

（三）腹泻病人的护理

1. 去除原因 如为肠道感染，遵医嘱给予抗生素治疗。

2. 卧床休息，减少肠蠕动，注意腹部保暖 对不能自理的病人应及时给予便盆，消除焦虑不安的情绪，使之达到身心充分休息的目的。

3. 膳食调理 鼓励病人饮水，酌情给予清淡的流质或半流质食物，避免油腻、辛辣、高纤维食物。严重腹泻时可暂行禁食。

4. 注意补充水电解质，防治水和电解质的紊乱 按医嘱给予止泻剂、口服补盐液或静脉输液。

5. 维持皮肤完整性 特别是婴幼儿、老人、身体衰弱者，每次便后用软纸轻擦肛门，温水清洗，并在肛门周围涂油膏保护局部皮肤。

6. 密切观察病情 记录排便的性质、次数、量等，必要时留取标本送检。病情危重者，注意生命体征变化。如疑为传染病按肠道隔离原则护理。

7. 心理支持 因粪便异味及沾污的衣裤、床单、被套、便盆均会给病人带来不适，因此要及时协助病人清洗沐浴、更换衣裤、床单、被套，使病人感到舒适。便盆清洗干净后，置于易取处，方便病人取用。

8. 健康教育　向病人讲解有关腹泻的知识，指导病人注意饮食卫生，养成良好的卫生习惯。

（四）排便失禁病人的护理

1. 心理护理　排便失禁的病人心理紧张，常感到自卑和忧郁，期望得到理解和帮助。护理人员应尊重理解病人，给予心理安慰、支持和指导。帮助其树立信心，配合治疗、护理。

2. 保护皮肤　臀下垫铺橡胶单和棉布中单或一次性尿布，每次便后用温水洗净肛门周围及臀部皮肤，保持皮肤清洁干燥。必要时，肛门周围涂搽软膏以保护皮肤，避免破损感染。注意观察骶尾部皮肤变化，防止压疮的发生。

3. 帮助病人重建控制排便的能力　了解病人排便时间，按其排便规律，定时给予便器，逐渐形成规律排便习惯；与医生协调定时应用导泻栓剂或灌肠，以刺激定时排便；教会病人进行肛门括约肌及盆底部肌肉收缩锻炼，指导病人取立、坐或卧位，试做排便动作，慢慢收缩肌肉，再慢慢放松，每次 10 秒左右，连续 10 次，每次锻炼 20～30 分钟，每日数次。以病人感觉不疲乏为宜。

4. 其他　如无禁忌，保证病人每天摄入足量的液体。及时更换污湿的衣裤被单，定时开窗通风，以保持床褥、衣服清洁干燥，室内空气清新。

（五）肠胀气病人的护理

（1）指导病人养成细嚼慢咽的良好饮食习惯。

（2）去除引起肠胀气的原因，如勿食产气食物和饮料，积极治疗肠道疾患等。

（3）鼓励病人适当活动。协助病人下床活动如散步，卧床病人可做床上活动或变换体位。以促进肠蠕动，减轻肠胀气。

（4）轻微胀气时，可行腹部热敷或腹部按摩、针刺疗法。严重胀气时，遵医嘱给予药物治疗或行肛管排气。

> **案例 10-2　临床资料 2**
> 　　该病人住院后 4 天未排便，食欲不佳，治疗限制不能下床，血压波动在 170～180mmHg/105～115mmHg，腹胀、腹痛日渐明显，时有便意，数次使用床上便器排便，配合按摩腹部，仍未能排便。医嘱：灌肠。

四、与排便有关的护理技术

（一）灌肠术

灌肠术（enema）是将一定量的液体由肛门经直肠灌入结肠，以帮助病人清洁肠道、排便、排气或由肠道供给药物或营养，达到确定诊断和治疗疾病的方法。

根据灌肠的目的可分为保留灌肠和不保留灌肠。不保留灌肠根据灌入的液体量分为大量不保留灌肠和小量不保留灌肠。如果为了达到清洁肠道的目的，而反复使用大量不保留灌肠，则为清洁灌肠。

1. 大量不保留灌肠术

【目的】

（1）软化和清除粪便、解除肠胀气。

（2）清洁肠道，为肠道手术、检查或分娩做准备。

（3）稀释并清除肠道内的有害物质，减轻中毒。

（4）为高热病人降温。

【操作步骤】

步骤	相关知识说明
1. 评估及解释	
（1）询问病人病情、临床诊断、意识状态、治疗情况、心理状况、理解和配合能力、排便情况、肛周皮肤	➡ 评估病人是否适于实施操作技术
（2）向病人说明目的、过程、方法、注意事项和配合要点，病人能理解	
（3）征询病人合作意向，病人愿意合作	➡ 体现对病人的关爱和尊重
2. 准备	
（1）护士：衣帽整洁，洗手，戴口罩	➡ 减少细菌污染
（2）用物：一次性肠道灌肠器、润滑剂、棉签、橡胶及治疗巾或一次性治疗巾、弯盘、便盆、便盆巾、输液架、水温计、屏风、灌肠溶液、一次性手套、手消毒液	➡ 灌肠溶液：常用 0.1%～0.2%肥皂液，生理盐水；用量：成人每次为 500～1000ml，小儿 200～500ml；溶液温度一般为 39～41℃，降温时用 28～32℃，中暑用 4℃生理盐水
3. 核对　用物携至床旁，核对床号、姓名、腕带，嘱病人排尿	➡ 严格执行查对制度，确认病人，避免出现差错
4. 摆体位	
（1）协助病人取左侧卧位，双膝屈曲，褪裤至膝部，臀部移至床沿	➡ 该姿势使乙状结肠、降结肠处于下方，利用重力作用使灌肠液顺利流入乙状结肠和降结肠
（2）垫橡胶单和治疗巾于臀下，置弯盘于臀边，盖好被子，只暴露臀部	➡ 保暖，维护病人隐私，使其舒适
5. 备肠道灌肠器	
（1）将灌肠液注入肠道灌肠器内，挂于输液架上，液面高于肛门 40～60cm	➡ 保持一定灌注压力和速度，液面过高，压力过大，液体流入速度过快，不易保留
（2）润滑肛管前端，排尽管内气体，夹管	
6. 插管灌肠	
（1）戴一次性手套，一手垫卫生纸分开肛门，暴露肛门口，嘱病人深呼吸，一手将肛管轻轻插入直肠 7～10cm。固定肛管，开放管夹，使液体缓缓流入（图 10-5）	➡ 使病人放松，便于插入肛管；顺应肠道解剖，勿用力，以防损伤肠黏膜；如插入受阻，可退出少许，旋转后缓缓插入；小儿插入深度为 4～7cm

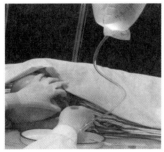

图 10-5　大量不保留灌肠

步骤	相关知识说明
（2）密切观察液面下降和病人的情况	➡ 如液面下降过慢或停止，可移动肛管或挤捏肛管；如病人感觉腹胀或有便意，可嘱其张口深呼吸以放松腹部肌肉，并降低灌肠筒的高度以减慢流速或暂停片刻；如病人出现脉速、面色苍白、出冷汗、剧烈腹痛、心慌气促，立即停止灌肠，联系医生，给予处理
7. 拔管	
（1）待灌肠液即将流尽时夹管，用卫生纸包裹肛管轻轻拔出，放入弯盘内，擦净肛门，脱下手套，消毒双手	➡ 避免拔管时空气进入肠道及灌肠液和粪便随管流出
（2）协助病人取舒适的卧位，嘱其尽量保留 5～10 分钟后，再排便	➡ 使灌肠液在肠中有足够的作用时间，以利粪便充分软化容易排出；降温灌肠，液体要保留 30 分钟，排便后 30 分钟，测量体温并记录
8. 排便	
（1）对不能下床的病人，给予便器，将卫生纸、呼叫器放于易取处	

续表

步骤	相关知识说明
（2）扶助能下床的病人上厕所排便	
（3）排便后及时取出便器，擦净肛门，协助穿裤	
9. 整理	
（1）整理床单位，开窗通风	➡ 保持病房的整洁，去除异味
（2）观察大便性状，必要时留取标本送检	
（3）清理用物，按医疗废弃物种类处理	
（4）洗手，在体温单大便栏目内记录灌肠时间，灌肠液的种类、量，病人的反应	➡ 如灌肠后解便一次为 1/E；灌肠后无大便记为 0/E；自行排便一次，灌肠后又排便一次记为 11/E

【注意事项】

（1）妊娠、急腹症、严重心血管疾病等病人禁灌肠。

（2）应准确地掌握溶液的温度、浓度、流速、压力和溶液的量。

（3）灌肠中途病人如有腹胀或便意时，应嘱病人做深呼吸，或降低液面高度，后暂停片刻，以减轻腹压。

（4）为伤寒病人灌肠时溶液不得超过 500ml，压力要低（液面不得超过肛门 30cm）。

（5）为高热病人灌肠后不要马上排便，尽可能保持 30 分钟以上再排便。30 分钟后测量体温做好记录，若体温未降，告知医生处理。

（6）为肝昏迷病人灌肠时，应禁用肥皂水，以减少氨的产生和吸收；充血性心力衰竭和水钠潴留病人禁用生理盐水灌肠。

【健康教育】

（1）向病人及家属讲解维持正常排便习惯的重要性。

（2）指导病人及家属保持健康生活习惯以维持正常排便。

（3）指导病人如何配合才能收到良好的灌肠效果。

（4）告知病人及家属如有不适，应及时通知医护人员。

2. 小量不保留灌肠术

适用于腹部或盆腔手术后的病人及危重病人、年老体弱、小儿、孕妇等。

【目的】

（1）软化粪便，解除便秘。

（2）排除肠道内的气体，减轻腹胀。

【操作步骤】

步骤	相关知识说明
1. 评估及解释	
（1）询问病人病情、意识状态、治疗情况、心理状况、理解和配合能力、排便情况、肛周皮肤	➡ 评估病人是否适于实施操作技术
（2）向病人说明目的、过程及方法，病人能理解	
（3）征询病人合作意向，病人愿意合作	➡ 体现对病人的关爱和尊重
2. 准备	
（1）护士：衣帽整洁，洗手，戴口罩	➡ 减少细菌污染
（2）用物：注洗器或 100ml 注射器或小容量灌肠筒、肛管、温开水 5～10ml、止血钳、润滑剂、棉签、弯盘、卫生纸、遵医嘱准备灌肠液、橡胶单及治疗巾或一次性治疗巾、便盆和便盆布、水温计、屏风、灌肠液、一次性手套、手消毒液	➡ 灌肠溶液："1、2、3"溶液（50%硫酸镁 30ml、甘油 60ml、温开水 90ml）；甘油 50 ml 加等量温开水；各种植物油 120～180ml。溶液温度为 38℃
（3）环境：关闭门窗，屏风遮挡	
3. 核对 用物携至床旁，核对床号、姓名，嘱病人排尿	➡ 严格执行查对制度，确认病人，避免出现差错
4. 摆体位	

步骤	相关知识说明
（1）协助病人取左侧卧位，双膝屈曲，褪裤至膝部，臀部移至床沿	➡ 该姿势利用重力作用使灌肠液顺利流入乙状结肠和降结肠
（2）垫橡胶单和治疗巾于臀下，置弯盘于臀边，盖好被子，只暴露臀部	
5. 插管注灌肠液	
（1）用注射器抽吸药液，连接肛管，润滑肛管前端，排气夹管	➡ 减少插管时的阻力和对黏膜的刺激
（2）戴一次性手套，左手垫卫生纸分开臀裂，暴露肛门，嘱病人深呼吸，右手将肛管轻轻插入直肠 7～10cm	➡ 使病人放松，利于插管
（3）固定肛管，松开血管钳，缓缓注入溶液，注毕夹管，取下注射器再吸取溶液，松夹后再行灌注，如此反复直至溶液注完	➡ 注入速度不得过快过猛，以免刺激肠黏膜，引起排便反射注意观察病人反应
（4）注入温开水 5～10ml，抬高肛管尾端，使管内溶液全部流入	➡ 如用小容量灌肠筒，液面距肛门低于 30cm
6. 拔管	
（1）血管钳夹闭肛管尾端或反折肛管尾端，用卫生纸包住肛管轻轻拔出，放入弯盘内	
（2）擦净肛门，协助病人取舒适卧位。嘱其尽量保留溶液 10～20 分钟再排便	➡ 使灌肠液在肠中有足够的作用时间，以利粪便充分软化容易排出
7. 排便 同大量不保留灌肠	
8. 整理 同大量不保留灌肠	

【注意事项】
（1）灌肠时插管深度为 7～10cm，压力宜低，灌肠液注入的速度不宜过快。
（2）更换注射器时，反折肛管尾段，防止空气进入肠道，引起腹胀。

【健康教育】
同大量不保留灌肠。

3. 保留灌肠术

保留灌肠术指将一定量的药液灌入到直肠或结肠内，通过肠黏膜吸收达到治疗目的的方法。

【目的】
镇静、催眠及治疗肠道感染。

【操作步骤】

步骤	相关知识说明
1. 评估及解释	
（1）询问病人病情、肠道病变部位、疾病诊断、意识状况、心理状况、排便情况、理解配合能力	➡ 评估病人是否适于实施操作技术
（2）向病人说明目的、过程、方法及配合要点，病人能理解	
（3）征询病人合作意向，病人愿意合作	➡ 体现对病人的关爱和尊重
2. 准备	
（1）护士：衣帽整洁，洗手，戴口罩	➡ 减少细菌污染
（2）用物：注洗器、量杯、肛管（20 号以下）、温开水 5～10ml、灌肠液、止血钳、润滑剂、棉签、一次性手套、橡胶单、弯盘、治疗巾、卫生纸、手消毒液	➡ 灌肠溶液：种类及剂量遵医嘱准备，镇静、催眠用 10%水合氯醛；抗肠道感染用 2%小檗碱、0.5%～1%新霉素或其他抗生素溶液；灌肠溶液量不超过 200ml，溶液温度 38℃
（3）环境：关闭门窗，屏风遮挡	
3. 核对 用物携至床旁，核对床号、姓名，嘱病人排尿、排便	➡ 严格查对制度，确认病人，避免出现差错；排便后灌入药液利于药液吸收
4. 摆体位	
（1）根据病情选择不同的卧位，臀部抬高 10cm（用枕头垫起）	➡ 慢性细菌性痢疾，病变部位多在直肠或乙状结肠，取左侧卧位；阿米巴痢疾病变多在回盲部，取右侧卧位，以提高疗效
	➡ 抬高臀部防止药液溢出

续表

步骤	相关知识说明
（2）垫橡胶单和治疗巾于臀下，置弯盘于臀边，盖好被子，只暴露臀部	
5. 插管注灌肠液	
（1）用注洗器抽吸药液，连接肛管，润滑肛管前端，排气夹管	➡ 减少插管时的阻力和对黏膜的刺激
（2）戴一次性手套，左手垫卫生纸分开臀裂，暴露肛门，嘱病人深呼吸，右手将肛管轻轻插入直肠 15～20cm	➡ 需用细肛管、插入较深
（3）固定肛管，松开血管钳，缓缓注入溶液，注毕夹管，取下注洗器再吸取溶液，松夹后再行灌注，如此反复直至溶液注完（图 10-6）	➡ 注入药液速度慢、量少，使药液充分被吸收，达到治疗目的 ➡ 注意观察病人反应

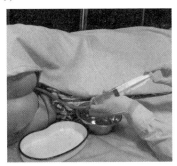

图 10-6　保留灌肠

（4）注入温开水 5～10ml，抬高肛管尾端，使管内溶液全部流入

6. 拔管

（1）血管钳夹闭肛管尾端或反折肛管尾端，用卫生纸包住肛管轻轻拔出，放入弯盘内

（2）擦净肛门，用卫生纸在肛门处轻轻按揉，嘱病人尽量忍耐，保留药液在 1 小时以上　➡ 使灌肠液在肠中有足够的吸收时间，以利于达到治疗目的

7. 整理

（1）整理床单位，清理用物，按医疗废弃物种类处理

（2）洗手，观察病人反应，并做好记录　➡ 记录灌肠时间，灌肠液种类、量，病人的反应

【注意事项】

（1）保留灌肠前一定要嘱病人排便。对灌肠目的和病变部位应了解清楚，以便于掌握病人的卧位和插入肛管的深度。

（2）为保留药液，减少刺激，保留灌肠时肛管要细且插入要深，液量要少，压力要低，灌入速度宜慢。

（3）肛门、直肠、结肠等手术的病人，大便失禁的病人，不宜做保留灌肠。

【健康教育】

（1）向病人及家属讲解有关的疾病知识，指导建立良好的健康行为。

（2）指导病人如何配合才能收到良好的灌肠效果。

（3）告知病人及家属如有不适，应及时通知医护人员。

（二）口服高渗溶液清洁肠道

高渗溶液，在肠道内造成高渗环境，使肠道内水分大量增加，从而软化粪便，刺激肠蠕动，加速排便，达到清洁肠道的目的。适用于直肠、结肠检查和手术前肠道准备。

【方法】

（1）甘露醇法：病人术前 3 天进半流质饮食，术前 1 天进流质饮食，术前 1 天下午 2：00～4：00 口服甘露醇溶液 1500ml（20%甘露醇 500ml+5%葡萄糖溶液 1000ml 混匀）。一般服用后 15～

20 分钟即反复自行排便。

（2）硫酸镁法：病人术前 3 天进半流质饮食，每晚口服 50%硫酸镁溶液 10～30ml。术前 1 天进流质饮食，术前 1 天下午 2：00～4：00，口服 25%硫酸镁溶液 200ml（50%硫酸镁溶液 100ml+5%葡萄糖盐水 100ml），然后再口服温开水 1000ml。一般服后 15～30 分钟，即可反复自行排便，2～3 小时内可排便 2～5 次。

护士应观察病人的一般情况，注意排便次数及粪便性质，确定是否达到清洁肠道的目的并记录。

（三）简易通便法

【目的】

帮助老年人体弱和久病卧床便秘者解除便秘。

【方法】

（1）开塞露法：开塞露用甘油或山梨醇制成，装在塑料容器内，使用时将封口端剪去，先挤出少许液体润滑开口处，病人左侧卧位，放松肛门外括约肌，将开塞露的前端轻轻插入肛门后再将药液全部挤入直肠内，保留 5～10 分钟后排便。

（2）甘油栓法：甘油栓是用甘油和明胶制成的栓剂。使用时手垫纱布或戴手套，捏住甘油栓底部轻轻插入肛门至直肠内，抵住肛门处轻轻按摩，保留 5～10 分钟排便。

（3）肥皂栓法：将普通肥皂削成圆锥形（底部直径约 1cm、长为 3～4cm），使用时手垫纱布或戴手套，将肥皂栓蘸热水后轻轻插入肛门。如有肛门黏膜溃疡、肛裂及肛门剧烈疼痛者，不宜使用肥皂栓通便。

（四）肛管排气术

肛管排气术指将肛管从肛门插入直肠，以排除肠腔内积气的方法。

【目的】

帮助病人解除肠腔积气，减轻腹胀。

【操作步骤】

步骤	相关知识说明
1. 评估及解释	
（1）询问腹胀情况、临床诊断、生命体征、疾病诊断、意识状态、心理状况、理解配合能力	➡ 评估病人是否适于实施操作技术
（2）向病人说明目的、过程、方法及配合要点，病人能理解	➡ 体现对病人的关爱和尊重
（3）征询病人合作意向，病人愿意合作	
2. 准备	
（1）护士：衣帽整洁，洗手，戴口罩	➡ 减少细菌污染
（2）用物：肛管、玻璃接头、橡胶管、玻璃瓶（内盛水 3/4 满，瓶口系带）、润滑油、棉签、胶布、一次性手套、卫生纸、手消毒液	
（3）环境：关闭门窗，屏风遮挡	
3. 核对　用物携至床旁，核对床号、姓名、病情	➡ 严格执行查对制度，确认病人，避免出现差错
4. 摆体位	
（1）协助病人取左侧卧位	
（2）垫橡胶单和治疗巾于臀下，置弯盘于臀边，盖好被子，只暴露臀部	➡ 此体位有利于肛肠内气体排出
5. 插管排气	
（1）将玻璃瓶系于床边，橡胶管一端插入玻璃瓶液面下，另一端与肛管相连	➡ 防止空气进入直肠内，加重腹胀 ➡ 观察气体排出的情况
（2）戴手套，润滑肛管，嘱病人张口呼吸，将肛管轻轻插入直肠 15～18cm，用胶布将肛管固定于臀部，橡胶管留出足够长度用别针固定在床单上（图 10-7）	➡ 减少肛管对直肠的刺激 ➡ 便于病人翻身

续表

步骤	相关知识说明
（3）观察和记录排气情况，如排气不畅，帮助病人更换体位或按摩腹部	➡ 若有气体排出，可见瓶内液面下有气泡逸出；更换体位或按摩腹部促进气体排出

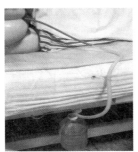

图 10-7　肛管排气

6. 拔管

（1）保留肛管不超过 20 分钟，拔出肛管，清洁肛门	➡ 长时间留置肛管，会降低肛门括约肌的反应，甚至导致肛门括约肌永久性松弛
（2）协助病人取舒适的体位，询问病人有无减轻	➡ 需要时，2～3 小时后再行肛管排气

7. 整理

（1）整理床单位，清理用物，按医疗废弃物种类处理	
（2）洗手，观察病人反应，并做好记录	➡ 记录排气时间及效果，病人的反应

【健康教育】

（1）向病人及家属讲解有关容易引起肠胀气的知识，指导建立良好的健康行为。

（2）指导病人如何配合方能收到良好的排气效果。

（3）告知病人及家属如有不适，应及时通知医护人员。

（4）向病人解释肛管排气的意义。

> **案例 10-2　分析**
>
> 1. 结合病人主诉腹胀，有便意，排便困难，查体发现左下腹触及包块分析，对该病人灌肠的目的是促进粪便，解除便秘。
>
> 2. 由于病人 82 岁年纪较大，且伴有高血压 3 级，应选用小量不保留灌肠。因小量不保留灌肠适用于腹部或盆腔手术后的病人及危重病人、年老体弱、小儿、孕妇等解除便秘及肠胀气的问题，与大量不留灌肠相比，其灌入液体量少，对人体刺激较小。

思　考　题

1. 病人，男性，76 岁，因脑出血，意识丧失、昏迷，出现尿失禁，遵医嘱为病人进行留置导尿。请问：

（1）为病人进行留置导尿的目的是什么？

（2）在留置导尿期间，如何预防泌尿系统逆行感染？

2. 某焊接工人，男性，55 岁，在高温下连续工作 4 小时，主诉全身乏力，头痛、头晕、少汗，经检查：面色潮红，体温 40℃，脉搏 114 次/分，呼吸 24 次/分，诊断为中暑。医嘱：行大量不保留灌肠。请问：

（1）为该病人灌肠的目的是什么？

（2）你准备选用什么样的溶液？

（3）灌肠过程中应注意什么？

（高欢玲）

第十一章 冷、热疗法

【目标要求】

识记：能正确陈述冷、热疗法、继发效应的定义；能说出影响冷、热疗法效果的因素。

理解：能区别冷、热疗法的生理效应和继发效应；能列举冷、热疗法的目的及禁忌证。能比较各种冷、热疗法。

运用：能结合不同病情实施冷、热疗法；掌握冷、热疗法的注意事项，避免护理安全事件发生。

案例 11-1 导入

病人，男性，53 岁。以"咳嗽、胸痛 3 天"为主诉入院。入院前 3 天剧烈运动后，立即冲凉，而后出现咳嗽、胸痛。门诊以"大叶性肺炎"收住入院。体格检查：体温 39.8℃，脉搏 96 次/分，呼吸 20 次/分，血压 120/70mmHg。

问题：

1. 针对病人发热的情况，应采取哪些物理降温措施？

2. 为病人实施物理降温措施时应注意什么？

冷、热疗法是临床上常用的物理治疗方法，通过用冷或热作用于人体的局部或全身，可达到止血、止痛、消炎和增进舒适等作用。冷、热疗法实施的效果常常受到多种因素影响，如果实施不当会给机体带来负面影响，因此护士应正确实施冷、热疗法，使用时应密切观察病人的反应并及时对治疗效果进行评价，以达到保证病人安全、促进疗效、减少损伤发生的目的。

第一节 概 述

一、概 念

冷、热疗法（cold and heat therapy）是利用低于或高于人体温度的物质作用于体表皮肤，通过神经传导引起皮肤和内脏器官血管的收缩或舒张，从而改变机体各系统体液循环和新陈代谢，达到治疗目的的方法。

人体能产生冷热感觉是依赖分布于身体各个部位的冷热觉感受器，但身体各个部位的感受器分布并不均匀。冷觉感受器（cold receptor）位于真皮上层，比较集中于躯干上部和四肢，温觉感受器（warm receptor）位于真皮下层。冷觉感受器的数量较温觉感受器多 4～10 倍，因此机体对冷刺激的反应比热刺激敏感。当温觉感受器及冷觉感受器受到强烈刺激时，机体痛觉感受器（pain receptor）也会兴奋，使机体产生疼痛，并产生保护性动作，避免机体受损。

二、生理效应与继发效应

冷、热疗法虽然作用于皮肤表面，但通过神经传导可引起皮肤和内脏器官血管的收缩或舒张，从而改变机体各系统体液循环和新陈代谢，使机体产生局部或全身的反应，即生理效应和继发效应。

（一）生理效应

冷、热疗法的应用使机体产生一系列的生理效应，并且用热和用冷所产生的生理效应不同（表11-1）。

（二）继发效应

用冷或用热超过一定时间，产生与生理效应相反的作用，这种现象称为继发效应（secondary effects）。如热疗可使血管扩张，但持续用热30～45分钟后，局部血管则收缩；同样持续用冷30～60分钟后，局部血管则扩张。继发效应是机体的防御反应，使机体避免长时间用冷或用热对组织的造成损伤。因此，冷、热治疗应控制适当的时间，以20～30分钟为宜，目的是防止产生继发效应。如需反复使用冷、热疗法，中间应休息1小时左右，让组织有一个复原过程。

表 11-1　冷热疗法的生理效应

生理指标	生理效应	
	用热	用冷
血管扩张/收缩	扩张	收缩
细胞代谢率	增加	减少
需氧量	增加	减少
毛细血管通透性	增加	减少
血液黏稠度	降低	增加
血液流动速度	增快	减慢
淋巴流动速度	增快	减慢
结缔组织伸展性	增强	减弱
神经传导速度	增快	减慢
体温	上升	下降

三、影响冷、热疗法的因素

实施冷、热疗法的效果受到多种因素影响，如不同的应用方式、面积、时间、温度、部位，则冷、热疗法的效果不同。另外，冷热疗法的效果存在个体差异。

（一）方式

冷、热应用方式主要有干法和湿法两种。以冷疗为例，高热降温时用冰袋、冰囊为干冷疗法，温水擦浴和冷湿敷为湿冷疗法，方式不同对机体产生的效果不同，主要是因为水是一种良好的导体，其传导能力及渗透力比空气强，因此，湿冷法比干冷法具有穿透力强、不易使病人皮肤干燥、体液丢失较少等特点；而干冷法具有维持时间较长、不会浸软皮肤、冻伤危险性较小及病人更易耐受等特点。在临床应用中，应根据病变部位和病情特点进行选择不同方式，同时注意防止冻伤、烫伤。

（二）面积

冷、热疗法应用的面积影响着冷热疗法的效果。面积越大，效果就较越强；反之，则越弱。冷、热疗法使用面积和范围应综合考虑病人的病情和身体耐受情况。尤其身体虚弱病人，使用面积越大，病人的耐受性越差，且会引起全身反应，如大面积热疗法，导致广泛性周围血管扩张，血压急剧下降，病人容易发生晕厥；而大面积冷疗法，导致血管收缩，周围皮肤的血液分流至内脏血管，使病人血压升高。

（三）时间

冷、热应用的时间对治疗效果有直接影响，在一定时间内其效应是随着时间的增加而增强，以达到最大的治疗效果，但需注意，时间过长机体会产生继发效应，影响治疗效果，甚至还可引起不良反应，如疼痛、皮肤苍白、冻伤、烫伤等。

（四）温度

机体治疗前体表的温度与冷、热疗法的温度相差越大，机体对冷、热刺激的反应越强；反之，则越小。其次，环境温度也可影响冷热效应，当环境温度高于或等于身体温度时进行热疗，传导散热被抑制，热效应会增强，而如环境温度低于身体温度，热效应降低；而在干燥冷环境中用冷，散热会增加，冷效应会增强。

（五）部位

身体不同部位对冷热疗法的刺激反应程度不同。血液循环良好的部位，应用冷、热疗法的效果较强。因此，临床上为高热病人物理降温，将冰袋、冰囊放置在颈部、腋下、腹股沟等体表大血管流经处，以增加散热。不同厚度的皮肤对冷、热反应的效果不同，皮肤较厚的区域，如脚、手，对冷、热的耐受性大；而皮肤较薄的区域，如前臂内侧、颈部，对冷、热的敏感性强，冷、热疗法效果比较好。皮肤的不同层次对冷、热反应也不同，皮肤浅层，冷觉感受器较温觉感受器浅表且数量也多，故浅层皮肤对冷较敏感。

（六）个体差异

部分特殊人群由于神经系统发育不成熟或感觉障碍等原因对冷热的敏感性较差，容易受伤，如婴幼儿由于神经系统发育尚未成熟，对冷、热刺激的耐受性较低；老年人、昏迷、血液循环障碍、血管硬化等病人由于感觉功能减退，对冷、热刺激的敏感性降低，反应比较迟钝，其对冷、热的敏感性降低，因此给婴幼儿、老年人、感觉迟钝的病人实施冷热疗法时应注意控制温度，密切观察病情，防止病人烫伤或冻伤。另外，由于女性基础代谢率低于正常成年男子、产热量低于男性，故女性比男性更怕冷；深肤色者对冷、热刺激更为耐受；长期居住在热带地区者对热的耐受性较高，而长期居住寒冷地区者对冷的耐受性较高。

第二节　冷、热疗法

一、常用的冷疗法

（一）目的

机体受到冷的刺激后，外周感受器和中枢神经兴奋，机体产生血管收缩、血流减慢、血量减少等生理效应，从而达到止血、止痛、消炎、降温等目的。

1. 减轻局部充血或出血　冷疗可使局部血管收缩，毛细血管通透性降低，减轻局部充血；冷疗还可使血流减慢，血液的黏稠度增加，有利于血液凝固而控制出血。适用于局部软组织损伤的初期、扁桃体摘除术后、鼻出血等。

2. 减轻肿胀和疼痛　冷疗使血管收缩，毛细血管的通透性降低，渗出减少，从而减轻组织肿胀，也能缓解肿胀压迫神经末梢所引起的疼痛；同时，冷疗可抑制细胞的活动，减慢神经冲动的传导，降低神经末梢的敏感性而减轻疼痛。适用于急性损伤初期、牙痛、烫伤等。

3. 控制炎症扩散　冷疗可使局部血管收缩，血流减少，细胞的新陈代谢和细菌的活力降低，从而限制炎症的扩散。适用于炎症早期。

4. 降低体温　低于皮肤温度的物质与皮肤接触，通过传导与蒸发等的物理作用，使体温降低。适用于高热、中暑等病人。

（二）禁忌

1. 血液循环障碍　休克、全身微循环障碍、周围血管病变、动脉硬化、神经病变、糖尿病、水肿等病人，因机体循环不良、组织营养不足，若使用冷疗，则血管进一步收缩，加重血液循环障碍，导致局部组织缺血缺氧而变性坏死。

2. 组织损伤、破裂或有开放性伤口处　因冷疗可降低血液循环，增加组织损伤，且影响伤口愈合，因此开放性损伤，尤其是大范围组织损伤，应禁止用冷疗法。

3. 慢性炎症或深部化脓病灶　因冷疗使局部血流减少，从而妨碍炎症的吸收。

4. 对冷过敏　对冷过敏者使用冷疗可出现红斑、荨麻疹、关节疼痛、肌肉痉挛等过敏症状。

5. 慎用冷疗法的情况　昏迷、感觉异常、年老体弱、婴幼儿、关节疼痛、心脏病、哺乳期产妇胀奶等病人应慎用冷疗法。

6. 冷疗的禁忌部位

（1）心前区：用冷疗法可导致反射性心率减慢、心房纤颤或心室纤颤及房室传导阻滞。

（2）腹部：用冷疗法易引起腹泻。

（3）枕后、耳廓、阴囊处：用冷疗法易引起冻伤。

（4）足底：用冷疗法可导致反射性末梢血管收缩影响散热或引起一过性冠状动脉收缩。

（三）方法

1. 冰袋（ice bags）

【目的】

降温、镇痛、止血、消炎。

【操作步骤】

步骤	相关知识说明
1. 评估及解释	
（1）询问病人病情、意识状态、治疗情况，局部皮肤情况及活动能力	➡ 评估病人是否适于实施该项操作技术
（2）向病人说明目的、过程及方法，病人能理解	
（3）征询病人合作意向，病人愿意合作	➡ 体现对病人的关爱和尊重
2. 准备	
（1）护士：衣帽整洁，洗手，戴口罩	➡ 减少细菌污染
（2）用物：治疗盘内备冰袋或冰囊、布套、毛巾。治疗盘外备：冰块、帆布袋、木槌、脸盆及冷水、勺，手消毒液。治疗车备有医疗垃圾桶和生活垃圾桶	
（3）环境：室温适宜，酌情关闭门窗，避免对流风直吹病人	
3. 备冰袋	
（1）备冰：用木槌将大冰块敲成小冰块，将小冰块放入盆内用冷水冲去棱角	➡ 避免棱角引起病人不适及损坏冰袋
（2）装袋排气：检查冰袋有无破损，将冰块装至袋内 1/2～2/3 满，排尽袋内空气并夹紧袋口	➡ 使冰袋与皮肤接触良好 ➡ 空气可加速冰的融化，且使冰袋呈球状而无法与皮肤完全接触，影响治疗效果
（3）检查：用毛巾擦干冰袋，倒提，检查	➡ 检查冰袋有无破损、漏水
（4）装套：将冰袋装入布套	➡ 避免冰袋与病人皮肤直接接触，也可吸收冷凝水气
4. 核对 携带物至床旁，核对病人床号、姓名	➡ 严格执行查对制度，确认病人，避免差错
5. 放置部位	
（1）高热降温：置冰袋于前额、头顶部和体表大血管流经处（颈部两侧、腋窝、腹股沟等）	➡ 放置前额时，应将冰袋悬吊在支架上，以减轻局部压力，但冰袋必须与前额皮肤接触
（2）扁桃体摘除术后：将冰囊置于颈前颌下	➡ 放置在冷敷局部（图11-1）时，袋口朝身体外侧

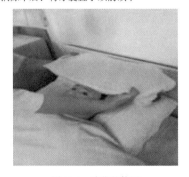

图 11-1 冰袋的使用

6. 观察 观察效果与反应，冷敷时间不超过30分钟	➡ 局部皮肤出现发紫，麻木感，则停止以防产生继发效应

续表

步骤	相关知识说明
7. 整理	
（1）撤去治疗用物	
（2）协助病人取舒适体位	
（3）整理床单位，清理用物	➡ 冰袋内冰水倒空，倒挂晾干，吹入少量空气，夹紧袋口备用；布袋送洗
（4）洗手、记录	➡ 记录用冷疗法的部位、时间、效果、反应

【注意事项】

（1）密切观察病人局部及全身情况，防止发生冻伤。倾听病人主诉，如有异常立即停止用冷。

（2）检查冰袋是否夹紧、有无漏水，保持布袋干燥。如果冰块融化，应及时更换。

（3）如为病人进行降温，冰袋使用 30 分钟后需测体温，当体温降至 39℃以下，应取下冰袋，并在体温单上做好记录。

【健康教育】

（1）向病人及家属介绍使用冰袋的目的、方法及作用。

（2）介绍使用冰袋的注意事项。

2. 冰帽（ice caps）

【目的】

头部降温，降低脑组织代谢，减轻脑组织损害，预防脑水肿。

【操作步骤】

步骤	相关知识说明
1. 评估及解释	
（1）了解病情、意识状态、治疗情况及头部状况	➡ 评估病人是否适于实施该项操作技术
（2）向病人或家属说明冰帽使用的目的、过程及方法，病人或家属能理解	
（3）征询病人或家属合作意向，病人或家属愿意合作	➡ 体现对病人的关爱和尊重
2. 准备	
（1）护士：衣帽整洁，洗手，戴口罩	➡ 减少细菌污染
（2）用物：冰帽、冰块、帆布袋、木槌、盆及冷水、勺、海绵、水桶、肛表，手消毒液，医疗垃圾桶，生活垃圾桶	
（3）环境：室温适宜，酌情关闭门窗	
3. 备冰帽（同冰袋法）	
4. 核对 携用物至床旁，核对病人床号、姓名	➡ 严格查对制度，确认病人，避免差错
5. 放置冰帽 头部置冰帽中，后颈部、双耳廓垫海绵；排水管放水桶内（图 11-2）	➡ 防止枕后、外耳冻伤

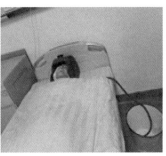

图 11-2 冰帽的使用

续表

步骤	相关知识说明
6. 观察　效果与反应	➡ 维持肛温在33℃左右，不可低于30℃，以防心室纤颤等并发症出现
7. 整理	
（1）撤去治疗用物	
（2）协助病人取舒适体位，整理床单位	
（3）对用物进行处理	➡ 方法同冰袋
（4）洗手、记录	➡ 记录冰帽使用的时间、效果、反应

【注意事项】

（1）密切观察病人身体情况及头部皮肤色泽，注意监测肛温，肛温不得低于30℃。

（2）观察冰帽有无破损、漏水，观察冰块是否融化，并及时更换或添加。

（3）用冷时间不得超过30分钟，以防产生继发效应。

【健康教育】

（1）向病人及家属解释冰帽使用的目的、作用、方法。

（2）向病人和家属介绍使用冰帽的注意事项。

> 知识拓展
>
> ### 新型冰帽的使用
>
> 　　随着科技的发展，目前有很多新型的医用冰帽被研制出来并在临床中应用。主要有以下两种：一是由可吸水材料制作成的医用冰帽。其内层由高吸水性树脂材料制成，选用10%盐水灌入，液体不容易形成块状，更加柔软舒适、低温维持时间长。表层为PVC防水材料制作的防漏层，防漏层两侧缝制拉链，不用时拉开拉链，展开平铺在冰柜中冷冻备用。使用时将拉链拉上，衬上棉垫后为病人戴上即可。二是医用电冰帽。医用电冰帽是借助电冰箱的原理经过创新的医用物理降温器械，由箱体和冰帽经蛇形软管连接而成。箱体内具有制冷系统、控制和测温系统、音乐报警系统，由蛇形软管连接的箱体和冰帽形成电冰帽封闭的制冷循环，达到人体头部降温的目的，操作简单，清洁卫生，广泛应用于临床。

3. 冷湿敷（cold moist compress）

【目的】

消炎、止痛、消肿、止血。

【操作步骤】

步骤	相关知识说明
1. 评估及解释	
（1）了解病情、意识状态、治疗情况，局部皮肤及活动能力	➡ 评估病人是否适于实施该项操作技术
（2）向病人说明冷湿敷使用目的、过程及方法，病人或家属能理解	
（3）征询病人合作意向，病人愿意合作	➡ 体现对病人的关爱和尊重
2. 准备	
（1）护士：衣帽整洁，洗手，戴口罩	➡ 减少细菌污染
（2）用物：治疗盘内备：手套、敷布2块、凡士林、纱布、棉签、一次性治疗巾；治疗盘外备：盛放冰水的容器，手消毒液。必要时备换药用物。治疗车下备医疗垃圾桶、生活垃圾桶	
（3）环境：室温适宜，酌情关闭门窗，必要时床帘遮挡	
3. 核对　携用物至床旁，核对病人床号、姓名	➡ 严格查对制度，确认病人，避免差错

续表

步骤	相关知识说明
4. 患处准备　病人取舒适卧位，暴露患处，垫一次性治疗巾于受敷部位下，受敷部位涂凡士林，上盖一层纱布	➡ 保护皮肤及床单位 ➡ 必要时床帘遮挡，维护病人隐私
5. 冷敷 （1）戴上手套后，将敷布浸入冰水中，拧敷布至半干，抖开敷于患处（图 11-3）	➡ 浸透敷布 ➡ 拧至不滴水为度 ➡ 若冷敷部位为开放性伤口，需按无菌技术处理伤口

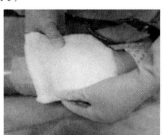

图 11-3　冷湿敷

步骤	相关知识说明
（2）每 3～5 分钟更换一次敷布，持续 15～20 分钟	➡ 既要保证冷敷效果，又要防止产生继发效应
6. 观察病人	➡ 观察冷敷局部皮肤变化及全身反应
7. 整理 （1）擦干冷敷部位，擦掉凡士林 （2）协助病人取舒适体位，整理床单位 （3）用物处理 （4）洗手、记录	 ➡ 消毒后备用 ➡ 记录冷敷的部位、时间、效果、病人的反应等

【注意事项】

（1）注意观察冷湿敷局部皮肤情况及病人反应。

（2）若为高热病人进行降温，则在冷湿敷 30 分钟后测量体温，观察降温效果。

【健康教育】

（1）向病人及家属解释冷湿敷的目的、作用、方法。

（2）说明冷湿敷的注意事项及治疗效果。

4. 温水拭浴（tepid water sponge bath）**或乙醇拭浴**（alcohol sponge bath）

【目的】

通过全身用冷的方法，为高热病人降温。

【操作步骤】

步骤	相关知识说明
1. 评估及解释 （1）了解病情、意识状态、治疗情况，有无乙醇过敏史、皮肤状况及活动能力	➡ 评估病人是否适于实施该项操作技术
（2）向病人说明温水拭浴或乙醇拭浴目的、过程及方法，病人及家属能理解	
（3）征询病人合作意向，病人愿意合作	➡ 体现对病人的关爱和尊重
2. 准备 （1）护士：衣帽整洁，洗手，戴口罩	➡ 减少细菌污染
（2）用物：治疗盘内备大毛巾、小毛巾、热水袋及套、冰袋及套；治疗盘外备脸盆内盛放 32～34℃温水，2/3 满或盛放 30℃，25%～35% 乙醇溶液 200～300ml，手消毒液。必要时备干净衣裤、便器。治疗车下备医疗垃圾桶、生活垃圾桶	➡ 乙醇是一种易挥发的液体，拭浴时在皮肤上迅速蒸发，吸收和带走机体大量的热，而且乙醇具有刺激皮肤使血管扩张的作用，因而散热能力较强。当病人不适用乙醇拭浴时选择温水拭浴
（3）环境：室温适宜，酌情关闭门窗，必要时床帘遮挡	

续表

步骤	相关知识说明
3. 核对　携用物至床旁，核对病人床号、姓名	➡ 严格查对制度，确认病人，避免差错
4. 放置冰袋、热水袋　冰袋置于头部，热水袋置足底	➡ 头部置冰袋，以助降温并防止头部充血而头痛；热水袋置足底，以促进足底血管扩张减轻头部充血，使病人感到舒适
5. 拭浴双上肢　病人取平卧位，脱去衣服，大毛巾垫手臂下，小毛巾浸入温水或乙醇中，拧至半干，缠于手上成手套状，以离心方向拭拭，拭浴毕，用大毛巾擦干皮肤（图11-4）。拭浴顺序为： （1）颈外侧→肩→上臂外侧→前臂外侧→手背 （2）侧胸→腋窝→上臂内侧→前臂内侧→手心	➡ 保护床单位，毛巾套拭浴增加病人的舒适感 ➡ 擦腋窝、肘窝、手心处稍用力并延长停留时间，以促进散热
6. 拭浴腰背部　病人取侧卧位，按同样方法拍拭。顺序为：从颈下肩部→臀部。擦拭毕，穿好上衣（图11-5）	
7. 拭浴双下肢　病人取仰卧位，脱去裤子，按同样方法拍拭（图11-6），之后穿好裤子。拭浴顺序为： （1）外侧：髂骨→下肢外侧→足背 （2）内侧：腹股沟→下肢内侧→内踝	

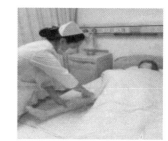

图11-4　拍拭上肢　　　　　图11-5　拍拭背部　　　　　图11-6　拍拭下肢

（3）后侧：臀下→大腿后侧→腘窝→足跟	➡ 擦腹股沟、腘窝处稍用力并延长停留时间，以促进散热
8. 时间　每侧（四肢、腰背部）3分钟，全过程20分钟以内；同时观察病人情况	➡ 以防产生继发效应 ➡ 若出现寒战、面色苍白、脉搏呼吸异常，立即停止拭浴，及时处理
9. 整理 （1）拭浴毕，取下热水袋，协助病人取舒适体位 （2）整理床单位，开窗，拉开床帘 （3）用物处理 （4）洗手、记录	➡ 用物处理后备用 ➡ 记录时间、效果、反应 ➡ 拭浴30分钟后测量体温，若低于39℃，取下头部冰袋，降温后体温记录在体温单上

【注意事项】
（1）擦浴过程中，注意观察局部皮肤情况及病人反应。
（2）胸前区、腹部、后颈、足底为拭浴的禁忌部位。
（3）新生儿及血液病高热病人禁用乙醇拭浴，因新生儿应用乙醇拭浴时易引起乙醇吸收而中毒，血液病病人如用乙醇进行拭浴易加重其出血倾向。
（4）拭浴时，以拍拭（轻拍）方式进行，避免用摩擦方式。

【健康教育】
（1）向病人及家属解释全身用冷的目的、作用、方法。
（2）说明全身用冷应达到的治疗效果。

案例11-1　临床资料1
　　针对病人上述情况，护士遵医嘱对病人进行乙醇拭浴，乙醇拭浴后30分钟，护士为该病人测量体温，体温为38.2℃，护士则将病人冰袋取下。

二、常用的热疗法

（一）目的

1. 保暖 热疗可使局部血管扩张，促进血液循环，使体温升高，使病人感到舒适。适用于年老体弱、早产儿、危重、末梢循环不良等病人。

2. 缓解疼痛 热疗可增强结缔组织伸展性，使肌肉松弛，增加关节的活动范围，缓解肌肉僵硬、关节强直所致的疼痛；同时，热疗可降低痛觉神经兴奋性，改善血液循环，加速致痛物质排出和炎性渗出物吸收，解除对神经末梢的刺激和压迫，因而可减轻疼痛。适用于腰肌劳损、肾绞痛、胃肠痉挛等病人。

3. 促进炎症的消散和局限 热疗使局部血量增多，白细胞数量增多，吞噬能力增强和新陈代谢增加，增强机体的抵抗力和修复力；同时，使局部血管扩张，血液循环加快，促进组织中毒素、废物的排出。炎症早期用热，可促进炎性渗出物吸收与消散；炎症后期用热，可促进白细胞释放蛋白溶解酶，使炎症局限。一般适用于睑腺炎（麦粒肿）、乳腺炎等病人。

4. 缓解深部组织的充血 热疗使皮肤血管扩张，皮肤血流量增多，平时大量呈闭锁状态的动静脉吻合支开放，全身循环血量的重新分布，减轻深部组织的充血。

（二）禁忌证

1. 未明确诊断的急性腹痛 热疗虽能减轻疼痛，但易掩盖病情真相，贻误诊断和治疗，有引发腹膜炎的危险。

2. 面部危险三角区的感染 面部危险三角区血管丰富，静脉无静脉瓣，且与颅内海绵窦相通。热疗可使局部血管扩张，血流增多，导致细菌和毒素进入血液循环，促进炎症扩散，易造成颅内感染和败血症。

3. 出血性疾病和脏器出血 出血性疾病的病人，用热会增加出血的倾向。热疗可使局部血管扩张，增加脏器的血流量和血管的通透性而加重出血。

4. 软组织损伤或扭伤的初期（48 小时内） 热疗可促进血液循环，加重皮下出血、肿胀、疼痛。

5. 其他

（1）心、肝、肾功能不全者：大面积热疗使皮肤血管扩张，减少对内脏器官的血液供应，加重病情。

（2）急性炎症，如牙龈炎、中耳炎、结膜炎：热疗可使局部温度升高，有利于细菌繁殖及分泌物增多，加重病情。

（3）金属移植物部位、人工关节：金属是热的良好导体，用热易造成烫伤。

（4）恶性病变部位：热疗加速正常与异常细胞的新陈代谢而加重病情，同时又促进血液循环增加肿瘤扩散、转移的可能性。

（5）孕妇：热疗可影响胎儿的正常生长。

（6）睾丸：用热会抑制精子发育并破坏精子。

（7）皮肤湿疹：热疗使病人痒感增加而不适，也可使皮肤受损加重。

（8）麻痹、感觉异常者、婴幼儿、老年人等慎用热疗。

（三）方法

1. 热水袋（hot water bags）

【目的】

保暖、解痉、镇痛、舒适。

【操作步骤】

步骤	相关知识说明
1. 评估及解释	
（1）了解病情、意识状态、治疗情况，局部皮肤状况及活动能力	➡ 评估病人是否适于实施该项操作技术
（2）向病人说明热水袋使用目的、过程及方法，病人能理解	
（3）征询病人合作意向，病人愿意合作	➡ 体现对病人的关爱和尊重
2. 准备	
（1）护士：衣帽整洁，洗手，戴口罩	➡ 减少细菌污染
（2）用物：治疗盘内备热水袋及套、水温计、毛巾。治疗盘外备：盛水容器、热水，手消毒液。治疗车下备医疗垃圾桶、生活垃圾	
（3）环境：室温适宜，酌情关闭门窗，避免对流风直吹病人	
3. 测量、调节水温	➡ 成人调节水温为 60~70℃；昏迷、老人、婴幼儿、感觉迟钝，循环不良等病人，水温应低于50℃
4. 灌热水袋	
（1）灌水：检查热水袋有无破损。放平热水袋、去塞、一手持袋口边缘，一手灌水。灌水1/2~2/3满	➡ 边灌边提高热水袋，使水不致溢出 ➡ 灌水过多，热水袋膨胀变硬，柔软舒适感下降
（2）排气：热水袋逐渐放平，排出袋内空气并拧紧塞子	➡ 以防影响热的传导
（3）检查：用毛巾擦干热水袋，倒提，检查有无漏水	
（4）装套：将热水袋装入布套（图11-7）	➡ 可避免热水袋与病人皮肤直接接触，防止烫伤，增进舒适

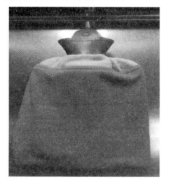

图 11-7 热水袋套上布套

步骤	相关知识说明
5. 核对 携用物至床旁，核对病人床号、姓名	➡ 严格查对制度，确认病人，避免差错
6. 放置 将热水袋放置在热敷局部，袋口朝身体外侧	➡ 避免液体渗漏烫伤身体
7. 时间 热疗时间不超过30分钟，观察效果与反应、热水温度等	➡ 保证热疗温度不过低，达到治疗效果，并避免产生继发效应 ➡ 如皮肤出现潮红、疼痛，应停止使用，并在局部涂凡士林以保护皮肤
8. 整理	
（1）撤去治疗用物	
（2）协助病人取舒适体位，整理床单位	➡ 热水倒空，倒挂，晾干，吹气，旋紧塞子，放阴凉处；布袋送洗
（3）对用物进行处理	
（4）洗手、记录	➡ 记录热敷部位、时间、效果、病人反应

【注意事项】

（1）加强巡视，密切观察病人，定期检查局部皮肤情况，避免烫伤发生，必要时床边交班。

（2）如为炎症部位热敷，为避免压力过大引起局部疼痛，热水袋应灌水不超过1/3满。

（3）年老体弱、感觉障碍等病人使用热水袋时，应再包一块大毛巾或放于两层毯子之间，以防烫伤。

【健康教育】

（1）向病人及家属解释使用热水袋的目的、作用、方法。

（2）说明使用热水袋的注意事项及应达到的治疗效果。

> **案例 11-1 临床资料 2**
>
> 经过 2 天的治疗后，病人咳嗽、胸痛缓解，但自觉寒冷，手脚冰凉，无其他不适。体格检查：体温 35.8℃，脉搏 65 次/分，呼吸 16 次/分，血压 118/62mmHg。护士遵医嘱给病人使用热水袋保暖。

2. 红外线灯及烤灯（infrared lamp & hot lamp）

红外线灯或烤灯通过辐射热照射身体，促进血液循环，放松肌肉，增强对关节组织炎症的吸收能力，缓解关节炎症状，促进软组织损伤愈合。常用于婴儿红臀、会阴部伤口及植皮供皮区等照射治疗。

【目的】

消炎、镇痛、解痉、促进创面干燥结痂、保护肉芽组织生长。

【操作步骤】

步骤	相关知识说明
1. 评估及解释	
（1）了解病情、意识状态、治疗情况，局部皮肤状况及活动能力	➡ 评估病人是否适于实施该项操作技术
（2）向病人说明红外线灯或烤灯使用的目的、过程及方法，病人能理解	
（3）征询病人合作意向，病人愿意合作	➡ 体现对病人的关爱和尊重
2. 准备	➡ 减少细菌污染
（1）护士：衣帽整洁，洗手，戴口罩	
（2）用物：红外线灯或鹅颈灯，手消毒液。必要时备有色眼镜	
（3）环境：室温适宜，酌情关闭门窗，必要时床帘遮挡	
3. 核对 携用物至床旁，核对床号、姓名	➡ 严格查对制度，确认病人，避免差错
4. 暴露 暴露患处，体位舒适，清洁治疗局部皮肤	➡ 必要床帘遮挡，维护病人隐私
5. 调节 调节灯距、温度，一般灯距为 30～50cm，温热以护士用手试温为宜（图 11-8）	➡ 防止烫伤

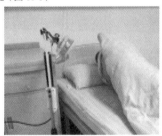

图 11-8 烤灯的使用

步骤	相关知识说明
6. 照射时间 照射 20～30 分钟，期间采取适当的防护措施	➡ 以防产生继发效应
	➡ 前胸、面颈照射时应戴有色眼镜或用纱布遮盖，以保护眼睛
7. 观察 每 5 分钟观察治疗效果与反应	➡ 如出现过热、心慌、头昏感觉及皮肤发红、疼痛等，则停止使用，报告医生
8. 整理	➡ 将烤灯及红外线灯擦拭整理后备用
9. 洗手、记录	➡ 记录热疗部位、时间、效果、病人反应

【注意事项】

（1）为意识不清、局部感觉障碍、血液循环障碍、瘢痕者等进行治疗时应加大灯距，防止烫伤。

（2）前胸、面颈照射时，应戴有色眼镜或用纱布遮盖，因为眼内含有较多的液体，对红外线吸收较强，一定强度的红外线直接照射可引发白内障。

（3）红外线多次治疗后，治疗部位皮肤可出现网状红斑、色素沉着等。

（4）使用时避免触摸灯泡，或用布覆盖烤灯，以免发生烫伤或火灾。

【健康教育】

（1）向病人及家属解释红外线灯及烤灯使用的目的、作用、方法。

（2）说明使用红外线灯及烤灯的注意事项及治疗效果。

3. 热湿敷（hot moist compress）

【目的】

解痉、消炎、消肿、止痛。

【操作步骤】

步骤	要点与说明
1. 评估及解释	
（1）了解病情、意识状态、治疗情况，局部皮肤、伤口情况及活动能力	➡ 评估病人是否适于实施该项操作技术
（2）向病人说明热湿敷使用的目的、过程及方法，病人能理解	
（3）征询病人合作意向，病人愿意合作	➡ 体现对病人的关爱和尊重
2. 准备	
（1）护士：衣帽整洁，洗手，戴口罩	➡ 减少细菌污染
（2）用物：治疗盘内备敷布2块、手套、凡士林、纱布、棉签、一次性治疗巾、棉垫、水温计；治疗盘外备热水瓶、脸盆内盛放热水，手消毒液，必要时备大毛巾、热水袋、屏风、换药用物。治疗车下备医疗垃圾桶、生活垃圾桶	
（3）环境：室温适宜，酌情关闭门窗，必要时床帘遮挡	
3. 核对 携用物至床旁，核对病人床号、姓名	➡ 严格查对制度，确认病人，避免差错
4. 患处准备 暴露患处，垫一次性治疗巾于受敷部位下，受敷部位涂凡士林，上盖一层纱布	➡ 保护皮肤及床单位 ➡ 必要时床帘遮挡，维护病人隐私
5. 热湿敷	
（1）戴上手套后将敷布浸入热水中	➡ 水温为50~60℃，拧至不滴水为度，放在手腕内侧试温，以不烫手为宜
（2）将敷布拧至半干	
（3）抖开，折叠敷布敷于患处，上盖棉垫	➡ 及时更换盆内热水维持水温，若病人感觉过热，可掀起敷布一角散热。若热敷部位有伤口，需按无菌技术处理
（4）每3~5分钟更换一次敷布，持续15~20分钟	➡ 以防产生继发效应
6. 观察	➡ 观察皮肤颜色，全身情况，以防烫伤
7. 整理	
（1）敷毕，轻轻拭干热敷部位，协助病人取舒适体位，整理床单位	➡ 勿用摩擦方法擦干，因皮肤长时间处于湿热气中容易破损
（2）用物处理	➡ 消毒后备用
8. 洗手、记录	➡ 记录湿热敷部位、时间、效果及病人反应

【注意事项】

（1）若病人热敷部位病情允许，可用热水袋放置在敷布上再盖以大毛巾，以维持温度。

（2）面部热敷者，应间隔30分钟方可外出，以防感冒。

（3）密切观察热敷局部皮肤及全身情况，防止发生烫伤等不良反应。

【健康教育】

（1）向病人及家属解释热湿敷的目的、作用、方法。

（2）说明热湿敷的注意事项及治疗效果。

4. 热水坐浴（hot site bath）

【目的】

消炎、消肿、止痛，促进引流，用于会阴部、肛门疾病及手术后的护理。

【操作步骤】

步骤	要点与说明
1. 评估及解释	
（1）了解病情、意识状态、治疗情况，局部皮肤、伤口情况及活动能力	➡ 评估病人是否适于实施该项操作技术
（2）向病人说明热水坐浴的目的、过程及方法，病人能理解	
（3）征询病人合作意向，病人愿意合作	➡ 体现对病人的关爱和尊重
2. 准备	
（1）护士：衣帽整洁，洗手，戴口罩	➡ 减少细菌污染
（2）用物：坐浴椅、消毒坐浴盆（图11-9）、热水瓶、水温计、药液（遵医嘱配制）、毛巾、无菌纱布、手消毒液。必要时备屏风、换药用物。治疗车下备医疗垃圾桶、生活垃圾桶	
（3）环境：室温适宜，酌情关闭门窗，必要时床帘遮挡	
3. 核对　携用物至床旁，核对病人床号、姓名	➡ 严格查对制度，确认病人，避免差错
4. 配药、调温　遵医嘱配制药液置于浴盆内1/2满，调节水温	➡ 水温40～45℃，避免烫伤
5. 置浴盆于坐浴椅上（图11-10）	

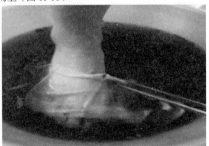
图11-9　足部浸泡

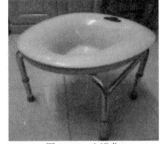
图11-10　坐浴盆

步骤	要点与说明
6. 遮挡、暴露　床帘遮挡，暴露患处	➡ 保护病人隐私
7. 坐浴	
（1）协助病人裤子脱至膝盖部后取坐位	➡ 便于操作，促进舒适
（2）嘱病人用纱布蘸药液清洗外阴部皮肤	➡ 应先让病人适应水温
（3）坐入浴盆中，持续15～20分钟	➡ 臀部完全泡入水中 ➡ 随时调节水温，在冬季尤其注意室温与保暖，防止病人着凉
8. 观察　效果与反应	➡ 若出现面色苍白、脉搏加快、晕眩、软弱无力，应停止坐浴
9. 整理	
（1）坐浴毕，用纱布擦干臀部，协助穿裤，卧床休息	
（2）开窗、拉开床帘、整理床单位，用物处理	➡ 用物消毒后备用
（3）洗手、记录	➡ 记录坐浴的时间、药液、效果、病人反应

【注意事项】
（1）以下情况的病人不宜坐浴：女性病人经期、妊娠后期、产后2周内、阴道出血和盆腔急性炎症等，以免引起感染。
（2）坐浴部位若有伤口，必须按无菌方法处理伤口，坐浴盆、溶液等必须无菌。
（3）坐浴前先排尿、排便，因热水可刺激肛门、会阴部易引起排尿、排便反射。
（4）坐浴过程中，密切观察病人生命体征，有异常时应停止坐浴，及时报告医生。

【健康教育】
（1）向病人及家属解释热水坐浴的目的、作用、方法。
（2）说明热水坐浴的注意事项及治疗效果。

5. 温水浸泡（warm soak）

【目的】

消炎、镇痛、清洁、消毒创口，用于手、足、前臂、小腿部感染。

【操作步骤】

步骤	要点与说明
1. 评估及解释	
（1）了解病情、意识状态、治疗情况，局部皮肤、伤口情况及活动能力	➡ 评估病人是否适于实施该项操作技术
（2）向病人说明温水浸泡的目的、过程及方法，病人能理解	
（3）征询病人合作意向，病人愿意合作	➡ 体现对病人的关爱和尊重
2. 准备	
（1）护士：衣帽整洁，洗手，戴口罩	➡ 减少细菌污染
（2）用物：治疗盘内备长镊子、纱布；治疗盘外备热水瓶、药液（遵医嘱）、浸泡盆（根据浸泡部位选用），手消毒液。必要时备换药用物。治疗车下备医疗垃圾桶、生活垃圾桶	
（3）环境：室温适宜，酌情关闭门窗	
3. 核对　携用物至床旁，核对病人床号、姓名、腕带	➡ 严格查对制度，确认病人，避免差错
4. 配药、调温　配制药液置于浸泡盆内 1/2 满，调节水温	➡ 水温 43～46℃
5. 暴露患处　取舒适体位	
6. 浸泡　将肢体慢慢放入浸泡盆，必要时用长镊子夹纱布轻擦创面（图 11-9）	➡ 使病人逐渐适应
7. 持续时间　30 分钟以内	➡ 以防发生继发效应
8. 观察　效果与反应	➡ 局部皮肤有无发红、疼痛等
	➡ 如水温不足，应先移开肢体后加热水，以免烫伤
9. 擦干浸泡部位	➡ 如有伤口按无菌技术处理伤口
10. 整理	
（1）撤去治疗用物	
（2）协助病人取舒适体位	
（3）整理床单位	
（4）对用物进行处理	➡ 用物消毒后备用
11. 洗手、记录	➡ 记录浸泡时间、药液、效果、病人反应

【注意事项】

（1）浸泡部位若有伤口，应按无菌方法处理伤口，浸泡盆、药液等用物必须无菌。

（2）浸泡过程中，随时调节水温，并注意观察局部皮肤及全身情况。

【健康教育】

（1）向病人及家属解释温水浸泡的目的、作用、方法。

（2）说明温水浸泡的注意事项及治疗效果。

案例 11-1　分析

1. 针对病人目前的情况，可实施的降温措施有：在额头、颈部、腋下等大血管流经处应用冰袋或使用毛巾冷湿敷；还可为病人实施温水拭浴或乙醇拭浴等。

2. 为病人实施物理降温措施应注意以下事项：

（1）使用冰袋时应注意密切观察病人全身情况及用冷部位局部情况，防止冻伤。倾听病人主诉，有异常立即停止用冷；及时检查冰袋有无漏水，是否夹紧；冰块融化后应及时更换，保持布袋干燥。

（2）冷湿敷时应注意：密切观察冷湿敷局部皮肤情况及病人反应；敷布湿度得当，以不滴水为度。

（3）温水拭浴或乙醇拭浴时应注意：擦浴过程中，注意观察局部皮肤情况及病人反应；胸前区、腹部、后颈、足底为拭浴的禁忌部位；拭浴时，以拍拭（轻拍）方式进行，避免用摩擦方式。

（4）上述降温措施实施后30分钟应测量体温，观察降温效果。

思 考 题

1. 病人，女性，20岁，右前臂浅Ⅱ度烫伤5天，创面湿润。请问：

（1）为减轻疼痛，可为病人实施哪些措施？

（2）实施上述措施时，应注意什么？

2. 病人，男性，45岁，痔疮术后，遵医嘱行热水坐浴。请问：

（1）热水坐浴前应做好哪些准备工作？

（2）热水坐浴时应注意什么？

（林　婷）

第十二章　给　药　法

【目标要求】

识记:能列举药物的种类和常用给药医嘱的外文缩写;能描述各种给药方法的途径及给药原则;能正确说出常用过敏试验液的配制浓度、注入剂量和试验结果判断;正确说出青霉素过敏反应的原因和预防措施;正确陈述破伤风抗毒素脱敏注射的原理和方法。

理解:能解释以下概念:口服给药法、皮内注射法、皮下注射法、肌内注射法、静脉注射法、雾化吸入法;能举例说明病区药物保管的要求和领取的方法;能比较不同给药方法;能解释各类雾化吸入器的工作原理及功能;能正确识别青霉素过敏性休克的临床表现。

运用:能根据不同病情,熟练运用以下护理技术:口服药的发放、注射药物的抽吸、各种注射法的操作并遵循注射原则;能正确为病人操作各类雾化吸入器;能准确配制青霉素皮内试验液并能正确判断试验结果;能准确配制头孢菌素类药物皮内试验液并能正确判断试验结果;能运用所学知识配合医生对青霉素过敏性休克的病人实施急救措施。

案例 12-1　导入

病人,男性,58 岁,有慢性支气管炎病史 12 年,2 周前因受凉后流涕、咽痛,而后转为发热、咳嗽、咳痰伴喘息,痰量多且黏稠不易咳出,自服止咳糖浆、甘草片等未见缓解,夜间加重影响睡眠,来社区就诊。病人吸烟史 30 年,每日 20 支左右,体格检查:体温 39℃,脉搏 92 次/分,呼吸 22 次/分,血压 124/80mmHg,精神差,双肺呼吸音粗,可闻及少量散在的细湿啰音及喘鸣音,心律齐,未闻及杂音。辅助检查:血常规 WBC12×10⁹/L,中性粒细胞 78%。X 线片显示上下肺纹理增粗,紊乱。遵医嘱给予抗感染、止咳、化痰、解痉、平喘等药物治疗。医嘱:阿莫西林 0.5g po bid;化痰片 0.5g po tid;氨茶碱 0.1g po bid;青霉素皮试;青霉素 80万单位 im q6h;生理盐水 50ml,庆大霉素 8 单位,盐酸氨溴索注射液 15mg,地塞米松 5mg,雾化吸入 bid。

问题:

1. 该病人的医嘱中包含哪些给药方式?如何执行该病人的医嘱?
2. 作为病人的责任护士,除了执行药物治疗的医嘱外,还应为病人提供哪些健康宣教?

药物治疗是临床最常用的治疗方法之一。通过药物疗法能达到预防疾病、治疗疾病、协助诊断的目的。护士是药物疗法的主要执行者,在执行药物疗法中承担着多重角色:执行医嘱时是合作者和监督者;在药物保管时是管理者;在给药过程中是实施者和咨询者。为了合理、安全、准确地给药,护士必须严格遵守给药的原则,了解相关的药理学知识,掌握正确的给药方法和技术,指导病人合理用药并评估用药后的疗效和反应,使药物治疗达到最佳效果。

第一节　给药的基本知识

在给药的过程中,护士要熟悉药物的种类,掌握药物取和保管的方法,掌握不同种类给药途径的要点,合理安排给药时间,严格遵守给药原则,对病人进行全面、安全的给药护理。

一、药物的种类、领取和保管

表 12-1　常用药物种类的外文缩写与中文译意

缩写	拉丁文/英文	中文译意
Inj	*injectio*/injection	注射剂
tab	*tabella*/tablet	片剂
comp	*compositus*/compound	复方
pil	*pilula*/pill	丸剂
lot	*lotio*/lotion	洗剂
mist	*mistura*/mixture	合剂
tr	*tincture*/tincture	酊剂
pulv	*pulvis*/powder	粉剂/散剂
ext	*extractum*/extract	浸膏
cap	*capsula*/capsule	胶囊
sup	*suppositorium*/suppository	栓剂
syr	*syrupus*/syrup	糖浆
ung	*unguentum*/ointment	软膏

（一）药物的种类

医院常用药品的种类根据其性质和给药的途径不同，主要分为四种类型，临床工作中常使用药品的外文缩写（表 12-1）。

1. 内服药　分为固体剂型和液体剂型，固体剂型包括片剂、丸剂、散剂、胶囊等；液体剂型包括口服液、酊剂和合剂等。

2. 外用药　分为膏剂、擦剂、搽剂、酊剂、洗剂、滴剂、粉剂、栓剂、膜剂等。

3. 注射药　分为水溶液、混悬液、油溶液、结晶、粉末针剂等。

4. 其他　粘贴敷片、植入慢溶药片、泡腾片等。

（二）药物的领取

药物的领取必须凭医生的处方。通常，门诊病人药物由门诊药房负责配备，病人按医生处方在门诊药房直接领取；住院病人药物由住院药房（中心药房）负责配备，由病区护士领取或医院传输通道送至病区。各医院的规定不一，大致包括：

1. 病区　病区内均设有药柜，用于储备一定数量的常用药，由专人管理，按期领取和补充药物；病人使用的贵重药物和特殊药物凭医生的处方领取，依照具体情况保存在病人处或药柜内；病区内也备有固定数量的剧毒药和麻醉药（如吗啡、哌替啶等），严格加锁保管，使用后凭医生的专用处方领取补充。

2. 中心药房　医院内设有中心药房，中心药房的人员负责摆药，由病区护士核对领取或通过传输通道送至病区，按时发给病人服用。有些医院设置中心配药室为全院病区准备输液药物，并配备专人到病区送药。

（三）病区内药物的保管

1. 药柜放置　药柜应放在通风、干燥、光线明亮处，避免阳光直射，保持整洁，由专人负责，定期清点、检查药品质量，确保病人用药安全。

2. 分类放置　药品应按内服、外用、注射、剧毒等分类放置。先领先用，防止药物因积压失效造成药品的浪费。贵重药、麻醉药、剧毒药应有明显标记，加锁保管，专人负责，使用专本登记，并实行严格交班制度。

3. 标签明显　药品应贴有明显标签。标签要求：内服药标签为蓝色边、外用药为红色边、剧毒药和麻醉药为黑色边。标签字迹清楚，标签上应标明药名（中英文对照）、浓度、剂量及生产日期。

4. 定期检查　药物要定期检查，如沉淀、混浊、异味、潮解、霉变等现象，或标签模糊、脱落、辨认不清，应立即停止使用并报药剂科补充。

5. 妥善保存　根据药物的性质采取相应的保管方式。

（1）易挥发、潮解或风化的药物：如乙醇、碘酊、过氧乙酸、糖衣片、酵母片等，应装瓶密封保存。

（2）易氧化和遇光变质的药物：如维生素 C、氨茶碱、盐酸肾上腺素等，应装在棕色瓶内或避光容器内，置于阴凉处保存。如硝普钠、盐酸左氧氟沙星等在输液时应使用避光输液器。

（3）遇热易破坏的某些生物制品和药品：如抗毒血清、疫苗、白蛋白等；胰岛素、青霉素皮试液等，应置于干燥阴凉（约 20℃）处或于 2～10℃冰箱中冷藏保存。

（4）易燃易爆的药物：如乙醇、乙醚、环氧乙烷等，必须单独存放，密闭瓶盖置于阴凉处，远离明火。

（5）易过期的药物：如各种抗生素、胰岛素等，应按有效期先后，有计划的使用，避免因药物过期造成浪费。

（6）病人个人专用的贵重或特殊药物应单独存放，注明床号、姓名。

二、给药的时间与途径

（一）给药的时间

适当的给药时间间隔是维持血药浓度稳定、保证药物无毒而有效的必要条件。给药次数与给药时间取决于药物的半衰期，以能够维持药物在血液中的有效浓度为最佳时间间隔，同时要考虑药物的特性及人体的生理节奏。临床工作中常用外文缩写来描述给药时间、给药部位和给药的次数等，医院常见外文缩写见表 12-2。

表 12-2　医院常用给药时间及途径的外文缩写与中文译意

缩写	拉丁文/英文	中文译意
qd	*quaque die*/every day	每日 1 次
bid	*bis in die*/twice a day	每日 2 次
tid	*ter in die*/three times a day	每日 3 次
qid	*quater in die*/four times a day	每日 4 次
qh	*quaque hora*/every hour	每小时 1 次
q2h	*quaque secundo hora*/every 2 hours	每 2 小时 1 次
q4h	*quaque quarta hora*/every 4 hours	每 4 小时 1 次
q6h	*quaque sexta hora*/every 6 hours	每 6 小时 1 次
qm	*quaque mane*/every morning	每晨 1 次
qn	*quaque nocte*/every night	每晚 1 次
qod	*quaque omni die*/every other day	隔日 1 次
am	*ante meridiem*/before noon	上午
pm	*post meridiem*/afternoon	下午
12n	/12 clock at noon	中午 12 时
12mn	/midnight	午夜
ac	*ante cibum*/before meals	饭前
pc	*post cibum*/after meals	饭后
hs	*hora somni*/at bed time	临睡前
prn	*pro re nata*/at necessary	需要时（长期）
sos	*si opus sit*/one dose if necessary	需要时（限用一次，12 小时内有效）
st	*statim*/immediately	立即
DC	/discontinue	停止
R，RP	*recipe*/prescription	处方/请取
ID	*injectio intradermica*/intradermic	皮内注射
H	*injectio hypodermica*/hypodermic	皮下注射
IM/im	*injectio muscularis*/intramuscular	肌内注射
IV/iv	*injectio venosa*/intravenous	静脉注射

续表

缩写	拉丁文/英文	中文译意
Ivgtt/ivdrip	*injectio venosa gutta*/intravenous drip	静脉滴注
po	*per os*/oral medication	口服
OD	*oculus dexter*/right eye	右眼
OS	*oculus sinister*/left eye	左眼
OU	*oculus unitus*/both eyes	双眼
AD	*auris dextra*/right ear	右耳
AS	*auris sinistra*/left ear	左耳
AU	*arues unitas*/both ears	双耳

（二）给药的途径

给药途径影响药物的吸收和分布，因此会影响药物的疗效。护士要结合药物的性质、剂型、机体组织对药物的吸收情况和治疗需要等，选择不同的给药途径。常用的给药途径有：①消化道给药，如口服、舌下含服、直肠黏膜给药等；②呼吸道给药，超声雾化吸入；③注射给药，如皮内、皮下、肌内、静脉注射等；④局部给药，外用给药，眼、耳、口鼻等滴药法，膀胱灌注等。因动、静脉注射直接将药物送入血液循环，发挥药效最快，其他给药方式均有一定的体内吸收过程，其吸收快慢的顺序为：气雾吸入＞舌下含服＞直肠给药＞肌内注射＞皮下注射＞口服给药＞皮肤给药。

三、影响药物作用的因素

药物发挥疗效不仅取决于药物的药理作用和理化性质，还受个体、给药途径、饮食营养等因素的影响。为了保证每位病人都能够达到最佳的治疗效果，护士必须掌握影响药物作用的各种因素，指导给药的过程。

（一）药物因素

1. 药物剂型　同一药物的不同剂型由于吸收量与吸收速度均不同，从而影响药物作用的快慢和强弱。如注射药比口服药吸收快；口服药比外用药吸收快。注射给药时，水溶液比混悬液、油剂吸收快；口服给药时，液体制剂比固体制剂吸收快。

2. 药物剂量　剂量是指用药量。药物的剂量大小与效应强弱之间关系密切，药物必须达到一定的剂量才会产生效应。在安全用药范围内，药物剂量增加，药效增强；剂量减少，药效减弱。临床规定的药物治疗量或有效剂量，是指能对机体产生预期效应而不引起毒性反应的剂量。当剂量超过一定限度时则会产生中毒反应，因此，护士在使用安全范围小的药物时，应特别注意监测中毒反应情况，如洋地黄等。有些药物，如氯化钾溶液，静脉用药时特别注意控制静脉输液时的速度，速度过快会造成单位时间内进入人体内的药量过大，引起毒性反应。

3. 给药途径与时间　不同的给药途径能影响药效的强弱和起效的快慢，甚至个别药物会出现质的差别，如硫酸镁口服产生导泻与利胆作用，而用于局部热湿敷可消炎去肿，注射则产生镇静和降压作用。合理安排用药时间同样对药物疗效有重要的影响。给药的时间间隔应以药物的半衰期作为参考依据，尤其是抗生素类药物更应该以维持药物在血中的有效浓度为最佳选择。对于肝肾功能不良的病人，要适当调整用药的时间，防止血药浓度波动过大或药物蓄积中毒。医院常用给药时间与安排如下（表 12-3）。

表 12-3 医院常用给药时间与安排

给药时间	安排	给药时间	安排
qm	6am	q2h	6am, 8am, 10am, 12n, 2pm
qd	8am	q3h	6am, 9am, 12n, 3pm, 6pm
bid	8am, 4pm	q4h	8am, 12n, 4pm, 8pm, 12mn
tid	8am, 12n, 4pm	q6h	8am, 2pm, 8pm, 2am
qid	8am, 12n, 4pm, 8pm	qn	8pm

4. 联合用药 联合用药指为了增强治疗效果，减少不良反应而采取的两种或两种以上药物同时或先后应用。联合用药使药物原有作用增强，称为协同作用；因药物之间的相互作用使预期作用降低，称为拮抗作用。合理的联合用药可以使药物发挥协同作用，如异烟肼和乙胺丁醇合用能增强抗结核作用，乙胺丁醇还可延缓异烟肼耐药性的产生。不合理的联合用药出现药物的拮抗作用，如强心苷类药物与糖皮质激素合用有拮抗作用，增加心脏对强心苷的敏感性，导致心室颤动。因此，护士应从药效学、药动学及机体情况等方面分析、判断联合用药是否合理，指导病人安全用药。临床工作中要高度重视静脉联合用药，并严格遵守"常见药物配伍禁忌"规定。

（二）机体因素

个体的生理、病理、心理行为因素均会影响药物疗效的发挥。

1. 生理因素

（1）年龄与体重：一般来说，药物用量与体重成正比，也与生长发育和机体功能状态有关，如儿童的生理功能及调节机制尚未发育完善，对药物的反应比较敏感。而老年人的肝、肾等器官功能减退也影响到药物的代谢、排泄，因而对药物的耐受性降低。因此，对14岁以下儿童和60岁以上老年人，应根据《中华人民共和国药典》中老幼剂量折算表，参考成年人剂量酌情减量。

（2）性别：男女性别不同对药物的反应一般无明显的差异。但是，女性用药要注意四个特殊期：月经期、妊娠期、分娩期和哺乳期。在月经期和妊娠期，子宫对泻药、子宫收缩药等刺激性较强的药物非常敏感，容易造成月经量过多，早产或流产；妊娠期用药需特别注意，某些药物可以通过胎盘屏障进入胎儿体内，引起中毒和胎儿畸形，如甲氨蝶呤易引起流产、无脑儿、腭裂；白消安可引起多发性畸形；苯妥英钠、苯巴比妥可能会引起兔唇等。因某些药物也可以通过乳汁进入婴儿体内引起中毒，妇女在哺乳期用药也要特别谨慎。

2. 病理因素 疾病可影响机体对药物的敏感性，也可改变药物在体内的代谢过程，从而影响药物的疗效。在病理因素中，应特别注意肝肾功能受损程度。肝功能受损时肝药酶活性降低，药物代谢速度变慢，会造成药物作用增强，半衰期延长，甚至蓄积中毒。因此，如吗啡、地西泮、苯巴比妥、苯妥英钠、洋地黄毒苷等主要在肝脏代谢的药物要注意减量、慎用或禁用。同样，肾功能受损时，药物的代谢过程减慢，半衰期也会延长，如氨基糖苷类抗生素、头孢唑林、呋塞米等主要在肾脏代谢的药物，应减少剂量或延长给药间隔时间，避免引起蓄积中毒。

3. 心理行为因素 心理行为因素在某种程度上也可影响药物的疗效，例如，病人的情绪、对药物的信赖程度、对药物疗效的配合程度、医护人员的语言及暗示作用等都会影响药物的治疗作用。病人情绪愉快、乐观，则药效倍增。病人如认为某种药品无效，可能会采取不配合态度。相反病人对药物信赖，甚至使某些本无作用的药物起到一定的"治疗作用"，这就是"安慰剂"在心理层面对病人的治疗作用。因此，护士在给药过程中，要充分调动病人的主观能动性，更好地取得病人的配合，发挥良好的药效。

（三）饮食因素

饮食可以影响药物的吸收与排泄，进而影响药物的疗效。

1. 饮食能促进药物的吸收，增强药效　高脂肪饮食可以促进脂溶性维生素 A、维生素 D、维生素 E 的吸收，因此维生素 A、维生素 D、维生素 E 宜在餐后服用；酸性食物可增加铁剂的溶解度，促进铁的吸收。粗纤维食物能促进肠蠕动，增强驱虫剂的作用。

2. 饮食能干扰药物的吸收，降低疗效　铁剂不能与茶水、高脂肪饮食同时服用，因茶水中的鞣酸与铁结合成铁盐妨碍铁的吸收；脂肪抑制胃酸分泌，也影响铁的吸收；补钙时不同时进食菠菜，因菠菜的草酸与钙结合成草酸钙而影响钙的吸收。

3. 饮食能改变尿的 pH，影响药物疗效　动物性食物在体内代谢产生酸性物质，豆制品、蔬菜和牛奶等在体内代谢产生碳酸氢盐，代谢产物排出时会影响尿液 pH，从而影响药物疗效。如氨苄西林在酸性体液环境中杀菌力增强，在治疗泌尿系统感染时，应嘱病人多食荤食，使尿液呈酸性，增强抗菌作用。磺胺类药物在碱性尿液中抗菌较强，应嘱病人多食素食以碱化尿液或多饮水。

四、给药的原则

给药原则是一切用药的总则，护士在执行药疗时必须严格遵守。

（一）遵医嘱准确给药

作为安全给药的前提，给药技术是非独立性的护理操作，必须严格遵照医嘱进行。同时，护士应对医嘱进行严格核对，保证准确给药。对于有疑问的医嘱或错误医嘱要及时与医生核对清楚，切不可盲目执行，更不可擅自更改医嘱。

（二）严格执行查对制度

查对制度是给药过程中必不可少的程序之一，护士必须严格遵守。通过查对，护士对药物的质量、有效期等仔细地检查，确保药物在有效期内且没有变质。对疑有变质或已超过有效期的药物，应立即停止使用。在临床工作中，具体查对制度包括：

三查：操作前、操作中、操作后查（查七对的内容）。

七对：床号、姓名、药名、浓度、剂量、用法、时间。

五个准确：将准确的药物，按准确的剂量，通过准确的途径，在准确的时间给予准确的病人。

（三）安全正确用药

（1）有效沟通：给药前要与病人进行有效的沟通，解释药物的作用及给药途径以取得合作，并做好用药指导，提高病人合理用药的能力。

（2）准确掌握给药时间、方法：给药前应充分评估病人的病情、治疗方案、过敏史和所用药物的性质，遵医嘱选择正确的给药时间和给药途径。

（3）口服类药物备好后及时分发，注射类药物溶解后及时给药，避免因久置引起药物污染或药效降低。

（4）对易发生过敏反应的药物，给药前先了解过敏史，遵医嘱做过敏试验，结果阴性方可使用，用药过程中要加强观察。

（四）密切观察用药反应

给药后护士要密切观察药物的疗效和不良反应，尤其是易引起过敏反应或副作用较大的特殊药物，做好观察记录。如用硝苯地平治疗心绞痛时，应观察心绞痛发作的次数、强度、心电图等。

第二节　口　服　给　药

口服给药法（administering oral medication）是药物经口服后通过胃肠道吸收入血液循环，达到局部治疗和全身治疗目的的一种方法。口服给药是临床上最常用的给药方法，具有方便、经济、安全和适用范围广的优点。但口服给药吸收较慢，药效易受胃内容物的影响，药物产生效应的时间较长，因此不适用于急救、意识不清、呕吐频繁及禁食的病人。

【目的】

减轻症状、治疗疾病、维持正常生理功能、协助诊断和预防疾病。

【操作步骤】

步骤	相关知识说明
1. 评估及解释	
（1）询问病人的病情、年龄、意识状态及过敏史、病人的吞咽能力、有无口腔、食管疾患，有无恶心、呕吐状况；是否配合服药及遵医行为；病人对药物的相关知识了解程度	➡ 评估病人是否适于实施操作技术
（2）向病人及家属解释给药目的和服药的注意事项，病人能理解	
（3）征询病人合作意向，病人愿意合作	➡ 体现对病人的关爱和尊重
2. 准备	
（1）护士：衣帽整洁，修剪指甲，洗手，戴口罩	
（2）用物：发药车（内备药匙、药杯、量杯、滴管、研钵等器具）、医嘱药物，服药本、小药卡、饮水管、水壶（内盛温开水）等	➡ 口服药物由中心药房负责准备，病区护士负责把服药车送至中心药房，中心药房的药剂师按医生处方负责摆药、核对，再由外勤人员或病区护士将服药车送至病房
（3）环境：环境清洁、安静、光线充足	
3. 发药	
（1）携用物至床旁，核对病人床号、姓名，得到准确回答后方可发药	➡ 按常规给药时间及时发药；按床号顺序发药
（2）取舒适体位，解释服药目的及注意事项	➡ 如病人不在或因故暂时不能服药，应将药物带回保管，适时再发或交接给下一班护士
（3）打开药袋，核对并准备药品	➡ 按照服药本核对药物，准确无误后才能发药
（4）提供温开水，协助病人服药，确认病人服下	➡ 对不能自行服药的危重病人要进行喂药；鼻饲病人需将药物碾碎溶解后，从胃管给药
（5）服药后再次核对病人信息，将药袋按要求做相应的处理，清洁药车	➡ 防止交叉感染
4. 观察与记录，洗手	➡ 观察药物疗效，若病人出现异常反应，及时与医生联系，酌情处理；记录药物名称、剂量、服药的时间及药物疗效、副作用等

【注意事项】

（1）严格执行查对制度和无菌操作原则。

（2）发药时，不能同时取出两个人的药物，避免发错药物。耐心向病人解释药物的作用和用法，做好用药指导。增加或停用某种药物时，应及时告知病人。服药后密切观察用药反应，发现异常，及时报告医生处理。

（3）口服的药物通常用 40～60℃温开水送下，勿用茶水或奶制品等服药。

（4）婴幼儿、鼻饲或上消化道出血病人所用的固体药，发药前需将药片研碎。

（5）注意药物之间的配伍禁忌。

【健康教育】

（1）对牙齿有腐蚀作用或对牙齿染色的药物，如酸类和铁剂，服用时应避免与牙齿接触，可用吸水管吸入，服用后及时漱口。

（2）健胃药及增进食欲的药物宜在饭前服；助消化药及对胃黏膜有刺激性的药物宜在饭后服；催眠药在睡前服；驱虫药在空腹或半空腹服用。

（3）服用对呼吸道黏膜有安抚作用的药物如止咳糖浆，服后不宜立即饮水，以免冲淡药液，降低疗效。几种药物与止咳糖浆同服，最后服用止咳糖浆。

（4）缓释片、肠溶片、胶囊吞服时不可嚼碎；舌下含片应放舌下热窝或两颊黏膜与牙齿之间待其溶化。

（5）抗生素和磺胺类药物要严格按照规定的时间准时给药，以维持有效的血药浓度。磺胺类药物经肾脏排出，尿少时易析出结晶堵塞肾小管，服药后要多饮水。

（6）服强心苷类药物时需加强对病人心率及节律的监测，当脉律低于每分钟 60 次或节律不齐时应暂停服用，并报告医生。

第三节 注 射 给 药

注射给药法（administering injection）是将一定量的无菌药液或生物制剂注入体内的方法。注射给药吸收快，血药浓度迅速升高，适用于因各种原因不宜口服给药或需要药物迅速发生疗效的病人。但注射给药会造成一定程度的组织损伤，引起疼痛、感染等潜在并发症的发生。另外，因药物吸收快，出现不良反应迅速，处理相对困难。因此，护士必须严格掌握各种注射法的规程，确保注射安全、有效。根据病人治疗的需要，注射给药分为皮内注射、皮下注射、肌内注射及静脉注射。

一、注 射 原 则

注射原则（principles of injection）是注射给药的总则，护士必须严格遵守。

（一）严格执行查对制度

（1）严格执行"三查七对"制度，确保准确无误给药。

（2）认真检查药物质量，发现药液混浊、变色、变质、沉淀、过期或安瓿有裂痕、密封瓶瓶口松动等现象均不可使用；如同时注射多种药物，应先确认无配伍禁忌方可使用。

（二）严格遵守无菌操作原则

（1）环境整洁，符合无菌操作基本要求。

（2）护士操作前必须修剪指甲、洗手、戴口罩、衣帽整洁，必要时戴手套，注射后应洗手。

（3）注射器空筒的内壁、活塞体、乳头、针梗、针尖及针栓内壁必须保持无菌。

（4）注射部位必须按要求进行皮肤消毒，并保持无菌。皮肤常规消毒方法：用棉签蘸取 0.5% 碘伏或安尔碘，以注射点为中心向外螺旋式涂擦，直径在 5cm 以上，待干后再同法涂擦一遍。

（三）严格执行消毒隔离制度，预防交叉感染

（1）注射是有创性操作，为防止交叉感染，注射时必须做到一人一套物品，如注射器、止血带、垫巾等。

（2）所用物品需按消毒隔离制度处理；对一次性物品应按规定处理，针头置于锐器盒；注射空筒与活塞分离毁形，置于医用垃圾袋中。均按医院垃圾统一处理，不可随意丢弃。

（四）选择合适的注射器和针头

根据药物剂量、黏稠度和刺激性的强弱选择注射器和针头。一次性注射器必须在有效时间内且包装密闭，挤压不漏气；注射器完整无损，与针头衔接紧密；针头锐利、无钩、不弯曲、不生锈，注射器和针头型号符合注射要求。

（五）选择合适的注射部位

注射部位应避开神经、血管处（静脉注射除外）；局部应无炎症、瘢痕、硬结、皮肤损伤；对需长期注射的病人，有计划的更换注射部位，防止皮下产生硬结。

（六）注射药液现配现用

药液在规定注射时间现用现配，即刻注射，防止溶解时间过长药物被污染或效价降低。

（七）注射前排尽空气

注射前必须排尽注射器内空气，尤其是静脉注射，防止气体进入血管形成空气栓塞；排气时注意防止药液浪费。

（八）注药前检查回血

除皮内注射外，其他注射法在进针后、注药前均应抽动注射器活塞来检查有无回血。静脉注射必须见有回血后方可注入药物。皮下、肌内注射无回血方可注射，如有回血，必须拔出针头重新进针。

（九）掌握合适的进针角度和深度

（1）不同注射法有不同的进针角度和深度要求（图 12-1），注射时要遵循注射要求。如遇水肿、肥胖、脱水等特殊病人，适当调整进针角度和深度。

（2）进针时切忌不可将针梗全部刺入注射部位，防止不慎发生断针时增加处理的难度。

（十）掌握无痛注射技术

（1）有效沟通解除病人思想顾虑，采取有效方法分散其注意力，指导病人深呼吸，放松身心。

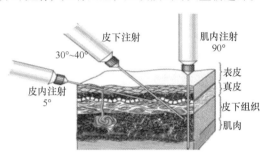

图 12-1 各种注射法进针角度和深度

（2）协助病人取合适体位，以利放松肌肉，便于进针。

（3）注射时做到"二快一慢"，即进针、拔针快，推药速度缓慢且均匀。

（4）使用刺激性较强的药物或油剂时，应选择细长针头，进针要深，以免引起疼痛和硬结。如需同时注射几种药物，一般应先注射刺激性较弱的药物，再注射刺激性强的药物。

二、注射前准备

（一）护士准备

注射前，护士必须洗手、戴口罩，必要时戴手套，保持着装整洁。

（二）用物准备

1. 治疗车上层

（1）治疗盘：又称基础治疗盘，常规放置：①无菌持物钳，放于灭菌后的干燥容器内或浸泡于消毒液中；②皮肤消毒液：常用 0.5%碘伏或安尔碘，75%乙醇溶液；③无菌棉签、无菌纱布或棉球、砂轮、弯盘、启瓶器、静脉注射时备止血带、一次性垫巾等。

（2）注射器及针头（图 12-2）

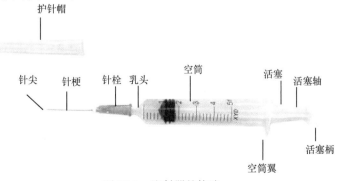

图 12-2 注射器的构造

1）注射器由空筒和活塞组成。空筒前端为乳头，空筒上有刻度，活塞包括活塞体、活塞轴、活塞柄。其中乳头、空筒内壁、活塞体应保持无菌。

2）针头由针尖、针梗和针栓三部分组成。除针栓外，针头其他部位均不得用手碰触，以防污染。

注射器规格、针头型号及用途见表12-4。

表 12-4　注射器规格、针头型号及用途

注射器规格	针头型号	主要用途
1ml	$4^{1/2}$ 号	皮内注射
1ml、2ml	5～6 号	皮下注射
2ml、5ml	6～7 号	肌内注射、静脉注射
5ml、10ml、20ml、50ml、60ml、100ml	6～9 号	静脉注射、静脉采血

（3）遵医嘱用药（油剂、混悬液、结晶和粉剂等）。

（4）其他用物：医嘱卡、无菌盘、手消毒液。

2. 治疗车下层　锐器盒、生活垃圾桶、医用垃圾桶。

（三）抽吸药液

【操作步骤】

步骤	相关知识说明
1. 核对　洗手，戴口罩，核对药物名称、有效期、剂量等	➡ 严格执行无菌操作原则和查对制度
2. 吸取药液	
自安瓿内吸取药液	
（1）消毒及折断安瓿：轻弹安瓿尖端将药液弹至体部，在安瓿颈部用小砂轮划痕，用75%乙醇棉签从划痕处消毒至尖端。用纱布包裹安瓿尖端，沿划痕处折断	➡ 安瓿瓶若自带划痕（安瓿颈部有蓝色标记），则直接消毒后折断 ➡ 防止锐器伤
（2）吸取药液	
1）大安瓿抽吸法：一手拇指和示指持安瓿瓶，一手将注射器针头斜面向下放入安瓿内药液中。前者手的大鱼际与其他手指夹持住注射器空筒，另一只手抽吸活塞，随液面下降调整安瓿的角度，将药液吸取干净（图12-3）	➡ 抽吸药物时，注意注射器使用的原则，不可触及注射器的活塞体部，以免污染药液 ➡ 针头不可触及安瓿外口，针头斜面向下，利于吸药
2）小安瓿抽吸法：一手示指和中指夹持安瓿瓶，一手将注射器针头斜面向下放入安瓿内药液中。前者手的拇指与其他手指夹持住注射器空筒，另一只手抽吸活塞，随液面下降调整安瓿的角度，将药液吸取干净（图12-4）	

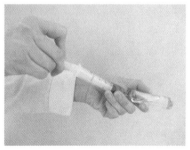 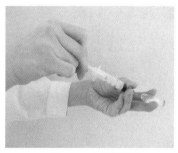

图 12-3　大安瓿吸药　　　　　　　　　图 12-4　小安瓿吸药

自密封瓶吸取药液

（1）消毒瓶塞：除去密闭瓶盖中心部分，常规消毒瓶塞，待干

续表

步骤	相关知识说明
（2）注入空气：注射器内吸入与所需药液等量的空气，一手示指和中指夹持密封瓶的颈部，另一手持注射器将针头插入瓶内（图 12-5）。前者手的拇指与其他手指握住注射器的空筒，注入空气	➡ 增加密封瓶内的压力，利于药物的吸出
（3）抽药：倒转密封瓶，保持针头在液面下，吸取药液至所需量（图 12-6）	
（4）拔针：示指固定针栓，拔出针头。	

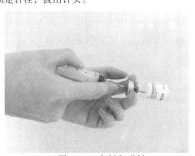
图 12-5 密封瓶进针

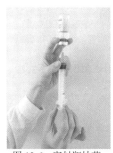
图 12-6 密封瓶抽药

步骤	相关知识说明
3. 排气 将注射器针头垂直向上，轻拉活塞使针头内的药液流回注射器，并使气泡集中于乳头口，轻推活塞，排尽空气	➡ 如注射器型号较大，乳头在一侧，排气时要将注射器乳头一侧向上倾斜，使气泡集中在注射器乳头根部，排尽空气
4. 保存 保持无菌排气毕，再次核对无误后，套上安瓿、密封瓶或护针帽，放入无菌盘内备用	➡ 注意防止锐器伤
5. 整理 再次核对，整理用物，洗手，准备注射	

【注意事项】

（1）严格执行查对制度和无菌操作原则。

（2）用注射器抽药时，注意不能握住活塞体部。针栓不可插入安瓿内吸药，以免污染空筒内壁和药液。

（3）排气时且不可浪费药液以免影响药量的准确性。

（4）药物性质不同抽吸方法不同。混悬剂需摇匀后立即吸取；结晶、粉剂药物要用无菌生理盐水、注射用水或专用溶媒先溶解后再吸取；油剂可稍加温（药液遇热易破坏者除外）或双手对搓药瓶后，用稍粗针头吸取，抽吸时针头斜面要全部浸入药液内，防止空气进入产生不容易消散的气泡。

（5）药液需现用现配，避免药液污染和效价降低。

（6）抽药后的空安瓿或密封瓶不可立即丢弃，以备注射时查对。

三、各种注射方法

（一）皮内注射法

皮内注射法（intradermal injection，ID）是将少量药液或生物制品注射于表皮与真皮之间的方法。

【目的】

（1）进行药物过敏试验，以观察有无过敏反应。

（2）预防接种。

（3）局部麻醉的起始步骤。

【注射部位】

常选用前臂掌侧下段作为注射部位，因该处皮肤薄，易于辨认过敏反应；预防接种常选用上臂三角肌下缘；局麻则选择麻醉处进针。

【操作步骤】

以药物过敏试验为例。

步骤	相关知识说明
1. 评估及解释	
（1）询问病人的病情、治疗情况、用药史及药物过敏史、家族史；评估意识状态、心理状态、对用药的认知及合作程度，注射部位的皮肤状况等	➡ 如病人对药物有过敏史，则不做皮试 ➡ 评估病人是否适于实施操作技术
（2）向病人说明皮内注射的目的、过程及方法，注意事项及配合要点，病人能理解	
（3）征询病人合作意向，病人愿意合作	➡ 体现对病人的关爱和尊重
2. 准备	
（1）护士：衣帽整洁，修剪指甲，洗手，戴口罩	
（2）用物：治疗车上层为基础注射盘、无菌盘、1ml 注射器、4½号针头、医嘱卡、遵医嘱配制抗生素皮试药液，备 0.1%盐酸肾上腺素和 5ml 注射器、一次性橡胶手套（必要时用）、手消毒液；治疗车下层为锐器盒、生活垃圾桶、医用垃圾桶	➡ 基础注射盘内含：内盛有无菌持物钳的无菌容器、75%乙醇溶液或 0.1%洗必泰溶液、无菌棉签、无菌纱布或棉球、砂轮、弯盘、启瓶器
（3）环境：清洁、安静、光线适宜	
3. 抽吸药液 洗手，戴口罩，核对后按医嘱抽取药液，置于无菌盘内	➡ 严格执行无菌操作原则和查对制度
4. 核对 携用物至床旁，核对病人床号、姓名、腕带	➡ 操作前查对
5. 定位 选择注射部位	➡ 选前臂掌侧下段
6. 消毒 用 75%乙醇溶液消毒皮肤，待干	➡ 对乙醇过敏的病人，可使用 0.1%洗必泰溶液。禁忌使用碘伏等深色消毒剂消毒，以免影响对结果的判断
7. 二次核对，排气	➡ 操作中查对：病人床号、姓名、药名、浓度、剂量、给药方法及时间
8. 穿刺、注射 一手绷紧穿刺部位皮肤，一手持注射器，针头斜面向上，与皮肤呈 5°角刺入皮内（图 12-7）。待针头斜面全部进入皮内后，放平注射器，绷皮的手的拇指固定针栓，另一手向皮内注入药液 0.1ml，使局部隆起一半球状皮丘（图 12-8 ）	➡ 进针角度不能过大，否则会刺入皮下 ➡ 皮丘处皮肤变白，显露毛孔，穿刺点不出血为宜

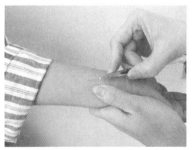 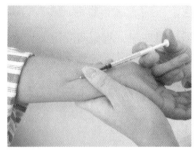

图 12-7　穿刺　　　　　　　　　图 12-8　皮内注射

9. 拔针 注射完毕，迅速拔出针头，嘱病人勿碰触穿刺部位皮肤，勿离开病室或注射室，20 分钟后观察局部反应	➡ 由两名护士同时看试验结果
10. 再次核对	➡ 操作后查对：病人床号、姓名、药名、浓度、剂量、给药方法及时间
11. 操作后处理 协助病人取舒适体位，整理用物，洗手，记录	➡ 所用物品必须按消毒隔离制度处理 ➡ 将过敏试验结果记录在病历上，阳性用红色笔标记"＋"，阴性用蓝色或黑色笔标记"－"

【注意事项】

（1）严格执行查对制度和无菌操作制度。

（2）做药物过敏试验前，护士应详细的询问病人的"三史"。

（3）在为病人做药物过敏试验前，要备好急救药品和吸氧、吸痰设备，防止意外发生。

（4）药物过敏试验结果如为阳性，一定告知病人或家属结果，嘱日后避免使用该种药物。

【健康教育】

（1）拔针后指导病人勿揉搓、碰触穿刺点，以免影响结果的观察；嘱病人勿离开病室（或注射室），等待护士 20 分钟后来观察结果。

（2）告知病人在注射后如有呼吸困难、皮肤红肿瘙痒等任何不适，立即按响床旁呼叫器通知护士，以便及时处理。

案例 12-1 临床资料 1

护士为病人执行医嘱，进行了青霉素的皮肤过敏实验。注射后的 10 分钟，病人的注射部位周围皮肤隆起，出现红肿，病人自觉穿刺点周围瘙痒难忍，又不敢用手搔抓，随即按下呼叫铃来寻求护士的帮助。

（二）皮下注射法

皮下注射法（hypodermic injection，H）是将少量药液或生物制剂注入皮下组织的方法。

【目的】

（1）用于不宜口服给药且需要在一定时间内发生药效者。

（2）预防接种。

（3）局部麻醉用药。

【注射部位】

常选用上臂三角肌下缘、两侧腹壁、后背、大腿前侧及外侧（图 12-9）。

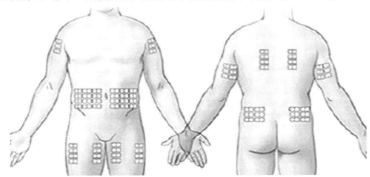

图 12-9 皮下注射常用部位

【操作步骤】

步骤	相关知识说明
1. 评估及解释	
（1）询问病人的病情、治疗情况、询问用药史及药物过敏史；评估病人的意识状态、心理状态、对用药的认知；注射部位的皮肤及皮下组织状况等	➡ 评估病人是否适于实施操作技术
（2）向病人及家属说明皮下注射的目的、过程及方法、注意事项及配合要点、药物作用及副作用，病人能理解	
（3）征询病人合作意向，病人愿意合作	➡ 体现对病人的关爱和尊重

续表

步骤	相关知识说明
2. 准备 （1）护士：衣帽整洁，修剪指甲，洗手，戴口罩、戴手套 （2）用物：治疗车上为基础注射盘、1～2ml 注射器、$5_{1/2}$ 号或 6 号针头、医嘱卡、药液（遵医嘱配制）、一次性橡胶手套（必要时用）、手消毒液；治疗车下为锐器盒、生活垃圾桶、医用垃圾桶 （3）环境：清洁、安静、光线适宜，必要时用屏风遮挡病人	➡ 基础注射盘内含：内盛有无菌持物钳的无菌容器、0.5% 碘伏溶液、75%乙醇溶液、无菌棉签、无菌纱布或棉球、砂轮、弯盘、启瓶器
3. 抽药 核对后抽取药液，置于无菌盘内	➡ 严格执行无菌操作原则和查对制度
4. 核对 携用物至床旁，核对病人床号、姓名、腕带	
5. 定位 选择注射部位	➡ 常选用上臂三角肌下缘、两侧腹壁、后背、大腿前侧、外侧等部位
6. 消毒 常规消毒皮肤，待干	
7. 二次核对，排气	➡ 操作中查对：病人床号、姓名、药名、浓度、剂量、给药方法及时间
8. 穿刺、注射 一手绷紧穿刺部位皮肤，一手持注射器，针头斜面向上，与皮肤呈 30°～40°快速刺入皮下（图 12-10）。松开绷皮的手，轻轻抽动活塞确认无回血，缓慢推注药液（图 12-11）	➡ 进针角度不宜超过 45°，以免刺入肌层 ➡ 皮下刺入针梗的 1/2～2/3，勿全部刺入，以免发生断针 ➡ 确保针头未刺入血管内
9. 拔针、按压 注射完毕，用无菌干棉签轻压穿刺处，快速拔针后按压片刻	➡ 压迫至不出血为止
10. 再次核对	➡ 操作后查对：病人床号、姓名、药名、浓度、剂量、给药方法及时间
11. 操作后处理 协助病人取舒适体位，整理用物，洗手，记录	➡ 所用物品必须按消毒隔离制度处理 ➡ 记录注射的时间、药物的名称、浓度、剂量、用法、病人反应

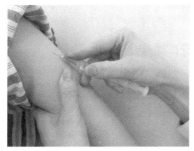

图 12-10　皮下穿刺

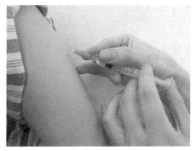

图 12-11　皮下注射

【注意事项】

（1）严格执行查对制度和无菌操作原则。

（2）针头穿刺角度不应超过 45°。但消瘦者皮下脂肪不丰富，可用手捏起局部组织或减小进针角度穿刺，以免刺入肌层。

（3）剂量过大或对皮肤有刺激性的药物一般不做皮下注射。

（4）需长期皮下注射的病人，应有计划的更换注射部位，避免局部组织吸收不良出现硬结。

【健康教育】

（1）对长期皮下注射者，应让病人了解交替使用注射部位的重要性，经常更换注射部位，以促进药物的充分吸收。

（2）教会病人使用胰岛素笔自行注射的方法，注意指导进行局部皮肤的消毒和针头的处理。

（三）肌内注射法

肌内注射法（intramuscular injection，IM）将一定量药液注入肌肉组织的方法。

【目的】

（1）注射不宜口服或静脉注射，且要求比皮下注射更快发生疗效的药物。

（2）注射刺激性较强或剂量较大的药物。

【注射部位】

注射部位多选择肌肉丰厚，远离大血管及神经的部位。其中最常用的部位为臀大肌，其次为臀中肌、臀小肌、股外侧肌及上臂三角肌。

1. 臀大肌注射定位法 臀大肌起自髂后上棘与尾骨尖之间，肌纤维平行向外下方止于股骨上部。坐骨神经起自骶丛神经，自梨状肌下孔出骨盆至臀部，在臀大肌深部走行，约在坐骨结节与大转子之间中点处下降至股部，其体表投影为自大转子尖至坐骨结节中点向下至腘窝（图12-12）。

注射时，为避免损伤坐骨神经，采用以下两种定位方法：

（1）十字法：从臀裂顶点向左侧或右侧划一水平线，从髂嵴最高点做一垂线，将一侧臀部分为四个象限，其外上象限避开内角（髂后上棘至股骨大转子连线），即为注射区（图12-13）。

（2）联线法：从髂前上棘至尾骨做一联线，其外上 1/3 处为注射部位（图12-14）。

2. 臀中肌、臀小肌注射定位法 臀中肌、臀小肌均起自髂骨翼外面，两肌束均呈扇形向下集中形成短腱，止于股骨大转子。其中臀中肌的后下部位位于臀大肌深面，臀小肌位于臀中肌深面（图12-12）。2 岁以下的小儿因臀大肌发育未完善，臀大肌注射时易损伤坐骨神经，因此常选用臀中肌、臀小肌作为注射部位。臀中肌、臀小肌血管、神经分布较少，且脂肪组织较薄，临床应用广泛。定位方法有两种：

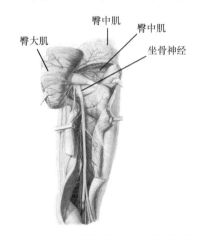
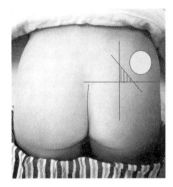
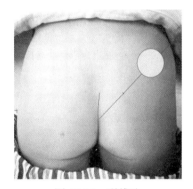

图 12-12　臀部肌肉、坐骨神经解剖　　　图 12-13　十字法　　　　　图 12-14　联线法

（1）三角法：以示指指尖和中指指尖分别置于髂前上棘和髂嵴下缘处，在髂嵴、示指、中指之间形成一个三角形区域，其示指与中指构成的内角为注射区（图12-15）。

（2）三指法：髂前上棘外侧三横指处（以病人的手指宽度为准）（图12-16）。

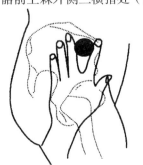
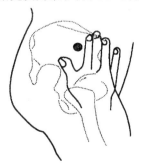

图 12-15　臀中肌、臀小肌三角定位法　　　图 12-16　臀中肌、臀小肌三指定位法

3. 股外侧肌注射定位法　大腿中段外侧。一般成人选择髋关节下 10cm 至膝关节上 10cm，宽约 7.5cm 的范围为注射部位。此处大血管、神经干很少通过，肌肉丰厚范围广，可供多次注射，尤适用于 2 岁以下幼儿。

4. 上臂三角肌注射定位法　取上臂外侧，肩峰下 2～3 横指处。此处肌肉较薄，只可做小剂量注射。

【操作步骤】

步骤	相关知识说明
1. 评估及解释	
（1）询问病人的病情、治疗情况、用药史、过敏史，评估病人意识状态、肢体活动能力、对用药的认知；注射部位的皮肤及肌肉组织状况等	➡ 评估病人是否适于实施操作技术
（2）向病人及家属解释肌内注射的目的、方法、注意事项、配合要点、药物作用及其副作用，病人能理解	
（3）征询病人合作意向，病人愿意合作	➡ 体现对病人的关爱和尊重
2. 准备	
（1）护士：衣帽整洁，修剪指甲，洗手，戴口罩，戴手套	
（2）用物：治疗车上为基础注射盘、无菌盘、2～5ml 注射器、6～7 号针头、医嘱卡、医嘱药液、一次性橡胶手套（必要时用）、手消毒液；治疗车下为锐器盒、生活垃圾桶、医用垃圾桶	➡ 基础注射盘内含：内盛有无菌持物钳的无菌容器、0.5%碘伏溶液、75%乙醇溶液、无菌棉签、无菌纱布或棉球、砂轮、弯盘、启瓶器
（3）环境：清洁、安静、光线适宜，拉围帘或使用屏风遮挡以保护病人隐私	
3. 抽药　核对后按医嘱抽取药液	➡ 严格执行无菌操作原则和查对制度
4. 核对　携用物至床旁，核对病人床号、姓名，腕带	
5. 定位　协助病人取合适体位，选择注射部位	➡ 常选择侧卧位，上腿伸直、下腿稍弯曲，可放松注射部位肌肉，利于注射 ➡ 根据病人病情、年龄、药液性质选择注射部位
6. 消毒　常规消毒皮肤，待干	
7. 二次核对，排气	➡ 操作中查对：病人床号、姓名、药名、浓度、剂量、给药方法及时间
8. 穿刺、注射　一手拇指、示指绷紧穿刺部位皮肤，一手持注射器，中指固定针栓，将针梗的 1/2～2/3 迅速垂直刺入皮肤（图 12-17）。松开绷皮的手，轻轻抽动活塞确认无回血（图 12-18），缓慢推注药液（图 12-19）	➡ 持注射器的手要利用手臂带动手腕的力量将针头垂直刺入 ➡ 勿将全部针梗刺入，以免发生断针 ➡ 确保针头未刺入血管内 ➡ 消瘦者及患儿进针深度酌减

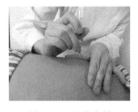　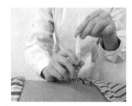　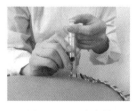　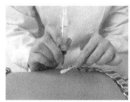

图 12-17　肌内穿刺　　　图 12-18　抽回血　　　　图 12-19　肌内注射　　　图 12-20　拔针按压

步骤	相关知识说明
9. 拔针、按压　注射完毕，用无菌干棉签轻压穿刺处，快速拔针后按压（图 12-20）	➡ 压迫至不出血为止
10. 再次核对	➡ 操作后查对：病人床号、姓名、药名、浓度、剂量、给药方法及时间
11. 操作后处理　协助病人取舒适体位，整理用物，洗手，记录	➡ 所用物品必须按消毒隔离制度处理 ➡ 记录注射的时间、药物的名称、浓度、剂量、用法、病人反应

【注意事项】

（1）严格执行查对制度和无菌操作原则。

（2）两种或两种以上药物同时注射时，注意配伍禁忌。

（3）注射时切勿将针梗全部刺入，防止针梗折断。若针梗折断，先稳定病人情绪，嘱其保持原位不动，固定局部组织，用无菌血管钳夹住断端取出；如断端全部埋入肌肉，立即请外科医生手术取出。对消瘦者和小儿，进针深度应酌减。

（4）对 2 岁以下的婴幼儿选择臀中肌和臀小肌注射时，注意要结合病人手指的长度和宽度定位，以防定位不准。

（5）对需长期注射者，应选用细长针头深部注射，并定期更换注射部位。避免局部吸收不良产生硬结。出现硬结可采用热敷、理疗等方法予以处理。

【健康教育】

（1）臀部肌内注射时，为使臀部肌肉放松，减轻疼痛与不适，可嘱病人取侧卧位、俯卧位、仰卧位或坐位。为使局部肌肉放松，嘱病人侧卧位时上腿伸直，下腿弯曲；俯卧位时足尖相对，足跟分开，头偏向一侧。仰卧位常用于危重及不能翻身的病人。坐位时椅子稍高，便于操作。

（2）对因长期多次注射出现局部硬结的病人，教会病人局部热敷、理疗等处理方法。

（四）静脉注射法

静脉注射法（intravenous injection，IV）是自静脉注入无菌药液的方法。

【目的】

（1）注入不宜口服、皮下注射、肌内注射或需迅速发挥药效的药物。

（2）注入药物做协助临床检查，如血管造影前注入造影剂。

（3）静脉营养治疗。

【注射部位】

（1）四肢浅静脉：上肢常用贵要静脉、肘正中静脉、头静脉、腕部及手背静脉；下肢常用大隐静脉、小隐静脉及足背静脉（图 12-21）。

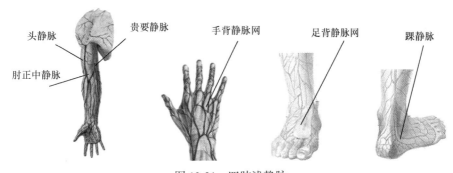

图 12-21 四肢浅静脉

（2）头皮静脉：小儿头皮静脉极为丰富，分支甚多，互相沟通交错成网，且静脉表浅易见，易于固定，方便患儿肢体活动，故患儿静脉注射多采用头皮静脉。常用的小儿头皮静脉有额静脉、颞浅静脉、耳后静脉、枕静脉等（图 12-22）。

（3）股静脉：股静脉位于股三角区，在股神经和股动脉的内侧（图 12-23）。

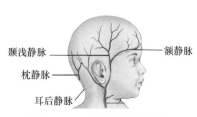

图 12-22 小儿头皮静脉网

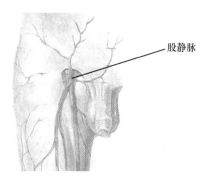

图 12-23 股静脉

【操作步骤】

步骤	相关知识说明
1. 评估及解释	
（1）询问病人的病情、治疗情况、用药史、过敏史；观察病人意识状态、心理状态、对给药的认识程度；穿刺部位的皮肤状况、静脉充盈度及管壁弹性	➡ 评估病人是否适于实施操作技术
（2）向病人及家属解释静脉注射的目的、方法、注意事项、配合要点、药物的作用及副作用，病人能理解	
（3）征询病人合作意向，病人愿意合作	➡ 体现对病人的关爱和尊重
2. 准备	
（1）护士：衣帽整洁，修剪指甲，洗手，戴口罩，戴手套	
（2）用物：治疗车上层为基础注射盘、注射器（规格视药量而定）、6～9 号针头或头皮针、医嘱卡、药液（遵医嘱配制）、一次性手套（必要时用）、无菌手套（股静脉注射时用）、手消毒液；治疗车下为锐器盒、生活垃圾桶、医用垃圾桶	➡ 基础注射盘内含：内盛有无菌持物钳的无菌容器、0.5%碘伏溶液、75%乙醇溶液、无菌棉签、无菌纱布或棉球、砂轮、弯盘、启瓶器、止血带、一次性垫巾
（3）环境：清洁、安静、光线适宜，拉围帘或使用屏风遮挡以保护病人隐私	
3. 静脉注射法	
四肢浅静脉注射	
（1）抽药：核对后按医嘱抽取药液，置于无菌盘内	➡ 严格执行无菌操作原则和查对制度
（2）核对：携用物至病人床旁，核对病人床号、姓名、腕带	➡ 操作前查对
（3）选择静脉：在拟穿刺部位下方垫小垫巾，在穿刺部位上方（近心端）约6cm处扎止血带，选择合适的静脉后放开止血带	➡ 选择粗直、弹性好，易于固定的静脉，避开关节和静脉瓣。对需长期注射者，要注意保护静脉，从远心端向近心端、由小到大选择静脉
（4）消毒：常规消毒皮肤一次，扎止血带，再次消毒皮肤一次，待干	
（5）二次核对，排气	➡ 操作中查对：病人床号、姓名、药名、浓度、剂量、给药方法及时间
（6）穿刺：嘱病人握拳，一手拇指绷紧静脉下端皮肤，一手持注射器，示指固定栓针（若使用头皮针，手持头皮针小翼），针头斜面向上，沿静脉上方或侧方与皮肤呈 15°～30°刺入静脉（图 12-24），沿静脉走向滑行刺入静脉，见回血后将针头沿静脉走行平行推入静脉少许	➡ 穿刺一旦出现局部血肿，立即拔出针头，按压局部。另选静脉重新穿刺
（7）两松一固定：松开止血带，嘱病人松拳，用拇指固定针头（如为头皮针，用胶带固定）	
（8）注射：缓慢注射药液（图 12-25），注射过程中要试抽回血，以检查针头是否仍在静脉内	

步骤	相关知识说明

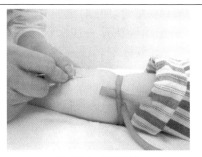

图 12-24　静脉穿刺

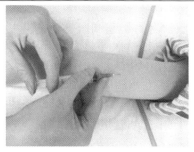

图 12-25　静脉注射

（9）拔针、按压：注射毕，用无菌干棉签放于穿刺点上方快速拔针，按压片刻

➡ 压迫至不出血为止

（10）再次核对

➡ 操作后查对：病人床号、姓名、药名、浓度、剂量、给药方法及时间

（11）操作后处理：协助病人取舒适体位，整理用物，洗手，记录

➡ 记录注射的时间、药物的名称、浓度、剂量、用法、病人反应

　小儿头皮静脉注射

（1）同四肢静脉注射 1～2

（2）选择合适的静脉

（3）消毒：常规消毒皮肤，待干

（4）二次核对，排气

➡ 患儿取仰卧或侧卧位，必要时剃去静脉上方毛发，选择表浅易见、粗直、充盈良好的静脉，常选择的注射部位有小儿的额静脉、颞浅静脉、耳后静脉及枕静脉

➡ 操作中查对：病人床号、姓名、药名、浓度、剂量、给药方法及时间

（5）穿刺：由助手固定患儿头部。术者一手拇、示指固定静脉两端，一手持头皮针小翼沿向心方向平行刺入静脉，见回血后推药少许，无异常则用胶布固定头皮针

➡ 穿刺的角度不宜过大

（6）推注药液：缓慢注射药液，注射过程中要试抽回血，以检查针头是否仍在静脉内

➡ 注射过程中注意约束患儿，以防其抓拽注射部位

➡ 如局部皮肤肿胀隆起，回抽无回血，提示针头滑出静脉，应立即拔针，更换部位重新穿刺

（7）按压：注射毕，用无菌干棉签放于穿刺点上方快速拔针，按压至不出血

（8）同四肢静脉注射 10～11

　股静脉注射

（1）同四肢静脉注射 1～2

（2）体位：协助病人取仰卧位，注射一侧下肢伸直略外展、外旋

（3）部位及消毒：在腹股沟中内 1/3 交界处，用左手触得股动脉搏动最明显处，股静脉位于股动脉内侧 0.5cm 处，常规消毒局部皮肤，消毒操作者左手示指和中指或左手戴无菌手套

（4）二次核对，排气

（5）确定穿刺部位：用左手示指中指扪及股动脉最明显处并固定

➡ 操作中查对：病人床号、姓名、药名、浓度、剂量、给药方法及时间

（6）穿刺、注射：右手持注射器，针头和皮肤呈 90°或 45°，在股动脉内侧 0.5cm 处刺入，抽动活塞见有暗红色回血则提示针头进入股静脉，固定针头，缓慢推注药液

➡ 进针深度根据左手示指、中指指腹感觉静脉的深浅位置来调整，抽吸回血如为鲜红色，提示针头进入股动脉，应立即拔出针头，按压止血 5～10 分钟，至不出血，以免引起出血或形成血肿

（7）拔针、按压：注射毕，迅速拔出针头，局部用无菌纱布加压止血 3～5 分钟后，用胶布固定于皮肤

（8）同四肢静脉注射 10～11

【注意事项】

（1）严格执行查对制度和无菌操作原则。

（2）静脉注射一般选择粗直、弹性好静脉，避开关节和静脉窦。为保护病人的血管，应有计划地自远心端至近心端选择血管。

（3）股静脉穿刺时如回血呈鲜红色，表示误入动脉，应立即拔针，用无菌纱布压迫 5～10 分钟，至不出血后，改用另一侧股静脉再行穿刺。有出血倾向的病人禁止进行股静脉穿刺。

（4）小儿头皮静脉穿刺时，与家属进行有效沟通，协助约束患儿，防止抓挠注射部位。

（5）经静脉注射对组织刺激性强的药物时，一定要确认针头在血管内后方可推注药液，以免药液外渗导致组织坏死。先用 0.9%氯化钠注射液穿刺，注入少量生理盐水，证实针头在静脉内，再换上药液进行注射。

（6）静脉注射时根据病情及药物的性质调整注入药物的速度。如静脉出现烧灼感、触痛等异常感觉，可用 50%硫酸镁溶液湿敷局部，或报告医生处理。若需要长时间、微量、均匀、精确地注射药物，有条件的医院可选用微量注射泵，更为安全可靠。

案例 12-1　临床资料 2

病人经上述治疗 5 天后，主述症状未见缓解，到社区复诊。复诊查体结果与 5 天前无明显差异，血常规白细胞 $12.8×10^9$/L，中性粒细胞 76%。考虑病人高龄、病史长，经常口服抗生素导致体内可能产生耐药菌，将病人转上级医院呼吸专科。入院后做病原菌药敏试验后，医嘱：静脉注射头孢哌酮、舒巴坦钠及激素治疗，口服氨茶碱解痉平喘、雾化吸入化痰及止咳治疗，2 周后病情缓解。

【静脉注射失败的常见原因】

（1）针头未刺入血管内（穿刺过浅，或静脉滑动）。临床现象：无回血，注入药物局部隆起，主诉疼痛。

（2）针头斜面未全部进入血管内，部分药液溢出至皮下。临床现象：可有回血，穿刺部位局部隆起，主诉疼痛。

（3）针头刺破对侧血管壁，针头斜面部分在血管内，部分在对侧血管壁外。临床现象：可有回血，因部分药液溢出至深层组织局部无隆起，主诉疼痛。

（4）针头穿破对侧血管壁。临床现象：无回血，注入药液无隆起，主诉疼痛。

【特殊病人的静脉穿刺要点】

（1）肥胖病人：肥胖病人皮下脂肪较厚，静脉位置较深，虽在皮肤表面不容易识别但相对固定。注射前先用指腹摸清血管走向后由静脉上方进针，进针角度稍加大（30°～40°）。

（2）水肿病人：穿刺前，可沿静脉解剖位置，用手按揉局部，以暂时驱散皮下水分，使静脉充分显露后再行穿刺。

（3）脱水病人：血管充盈不良，穿刺困难。可做局部热敷、按摩，待血管充盈后再穿刺。

（4）老年病人：老年人皮下脂肪减少，静脉易滑动且脆性较大，针头难以刺入或易穿破血管对侧。注射时，可用手指分别固定穿刺段静脉上下两端，再沿静脉走向穿刺，妥善固定针头。

第四节　雾化吸入法

雾化吸入法（inhalation）是应用雾化装置将药液分散成细小的液滴以气雾状喷出，经鼻或经口从呼吸道吸入，达到湿化呼吸道黏膜、祛痰、解痉、消炎等目的的治疗方法。吸入药物除了对呼吸道局部有治疗作用外，还可通过肺组织吸收而对全身产生疗效。雾化吸入用药具有吸收迅速、药物用量小、不良反应轻的优点，临床应用广泛。常用的雾化吸入法有超声波雾化吸入法，氧气雾化吸入法和手压式雾化吸入法等。

一、超声波雾化吸入法

超声波雾化吸入法（ultrasonic nebulization）是应用超声波声能产生高频震荡，将药液变成细小的雾滴，再由呼吸道吸入的方法，预防和治疗呼吸道疾病。其雾量大小可以调节，雾滴小而均匀，药液可随深而慢的呼吸到达终末支气管和肺泡，疗效显著。

【目的】

（1）湿化呼吸道：常用于呼吸道湿化不足、痰液黏稠、气道不畅者稀释和松解黏稠分泌物协助祛痰；也可作为气管切开术后常规治疗手段。

（2）改善通气功能：解除支气管痉挛，保持呼吸道通畅。

（3）控制呼吸道感染：消除炎症，减轻呼吸道黏膜水肿，常用于咽喉炎、支气管扩张、肺炎、肺脓肿、肺结核及胸部手术后等病人的呼吸道感染。

（4）预防呼吸道感染：常用于胸部手术后的病人。

【超声波雾化器构造及原理】

（1）构造：①超声波发生器：通电后发出高频电能，其面板上有电源和雾量调节开关，指示灯及定时器。②水槽与晶体换能器：水槽内盛冷蒸馏水，其底部有一晶体换能器，接收发生器输出的高频电能，并将其转化为超声波声能。③雾化罐与透声膜：雾化罐内盛药液，底部为透声膜，声能可透过此膜作用于药液，使变成小雾滴喷出。④螺纹管和口含嘴或面罩。

（2）作用原理：超声波发生器通电后输出高频电能，水槽底部晶体换能器将其转换为超声波声能，声能震动并透过雾化罐底部的透声膜，使水槽内的药液表面张力破坏而成为细微雾滴，通过螺纹管和口含嘴在病人深吸气时进入呼吸道。

【常用雾化的药物种类及作用】

（1）抗生素：常用庆大霉素、卡那霉素等，用于控制呼吸道感染，消除炎症。

（2）平喘药：常用氨茶碱、沙丁胺醇（舒喘灵）等，用于解除支气管痉挛。

（3）祛痰药：常用 α-糜蛋白酶、盐酸氨溴索等，用于稀释痰液，帮助祛痰。

（4）糖皮质激素：常用地塞米松等，与抗生素合用可增加抗炎效果，减轻呼吸道黏膜水肿。

【操作步骤】

步骤	相关知识说明
1. 评估及解释	
（1）询问病人的病情、治疗情况、用药史、过敏史；评估病人意识状态、肢体活动能力、对治疗计划的了解程度；呼吸道是否通畅；面部及口腔黏膜有无感染、溃疡等	➡ 评估病人是否适于实施操作技术
（2）向病人及家属解释超声波雾化吸入法的目的、方法、注意事项及配合要点，病人能理解	
（3）征询病人合作意向，病人愿意合作	➡ 体现对病人的关爱和尊重
2. 准备	
（1）护士：衣帽整洁，修剪指甲，洗手，戴口罩	
（2）用物：超声波雾化吸入器（图 12-26）一套、一次性治疗巾、水温计、弯盘、冷蒸馏水、生理盐水、药液、锐器盒、医用垃圾桶、生活垃圾桶	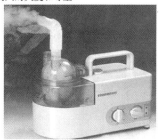
（3）环境：环境清洁、安静，光线、温湿度适宜	图 12-26　超声波雾化吸入器

续表

步骤	相关知识说明
3. 检查	➡ 检查雾化器各部件是否完好，有无松动、脱落等异常情况
4. 连接雾化器主件与附件	
5. 加冷蒸馏水于水槽内	➡ 水量根据不同的雾化器而定，要求浸没雾化罐底部的透声膜。水槽和雾化罐内切忌加温水或热水，水槽内无水时不可开机，以免损坏仪器。注意水槽底部的晶体换能器和雾化罐底部的透声膜薄而脆，操作中注意不要损坏
6. 加药 将药液用生理盐水稀释至 30～50ml 后倒入雾化罐内，检查无漏水后，将雾化罐放入水槽，盖紧水槽盖	
7. 核对 携用物至病人床旁，核对病人床号、姓名、腕带，协助病人取舒适体位	➡ 操作前查对：病人床号、姓名、药名、浓度、剂量、给药方法及时间
8. 开始雾化	
（1）接通电源，打开电源开关（指示灯亮），预热 3～5 分钟	
（2）调整定时开关至所需时间	➡ 一般时间为 15～20 分钟
（3）打开雾化开关，调节雾量	➡ 大档雾量 3L/min，中档雾量 2L/min，小档雾量 1L/min
（4）二次核对	➡ 操作中查对：病人床号、姓名、药名、浓度、剂量、给药方法及时间
（5）接口含嘴放于病人口中或面罩罩于口鼻部，指导病人做闭口深呼吸，直至药液吸完为止	➡ 教会病人用口吸气，用鼻呼气
（6）再次核对	➡ 操作后查对：病人床号、姓名、药名、浓度、剂量、给药方法及时间
9. 结束雾化	
（1）治疗毕，取下口含嘴或面罩	
（2）关雾化开关，再关电源开关	➡ 连续使用雾化器时，中间要间隔 30 分钟
10. 操作后处理	
（1）协助病人擦干面部，清洁口腔，协助其取舒适卧位，整理床单位	
（2）清理用物，倒净水槽内的水，擦干水槽。将雾化罐、口含嘴、螺纹管浸泡于消毒液内 1 小时，再洗净晾干备用	➡ 一次性口含嘴及螺纹管按医疗垃圾处理
（3）洗手、记录	➡ 记录雾化开始和持续的时间，病人反应及雾化效果等

【注意事项】

（1）严格执行查对制度及消毒隔离原则。

（2）超声波雾化吸入器在使用前，要检查仪器各部件有无松动、损坏等情况。

（3）超声波雾化吸入器水槽内应保持足够的水量（虽有缺水保护装置，但不可在缺水状态下长时间开机），如水量不足，应关机后更换或添加冷蒸馏水。水温不宜超过 50℃。

（4）注意保护水槽底部晶体换能器和雾化罐底部的透声膜，在操作及清洗过程中，动作要轻，防止损坏。

（5）雾化后，观察病人痰液排出是否困难。若因黏稠的分泌物经湿化后膨胀致痰液不易咳出时，应予以拍背协助病人排痰，必要时吸痰。

（6）连续使用超声波雾化吸入器时，中间间隔 30 分钟。

【健康教育】

（1）向病人介绍超声波雾化吸入器的作用原理及使用方法，取得病人的主动配合。

（2）教给病人深呼吸配合雾化的方法及有效咳痰的方法。

二、氧气雾化吸入法

氧气雾化吸入法（oxygen nebulization）是利用一定压力的氧气气流，使药液冲为雾状，随吸气进入呼吸道的方法。

【目的】

同超声雾化吸入法。

【氧气雾化器的构造及原理】

（1）结构：氧气雾化吸入器又称射流式雾化器，其结构包含氧气面罩或口含嘴、雾化药托、雾化吸氧管。

（2）原理：氧气雾化吸入器的基本原理是借助高速氧气气流通过毛细管口并在管口产生负压，将药液由相邻的小管吸出，所吸出的药液又被毛细管口高速的气流撞击成细小的雾滴，呈气雾喷出，随病人呼吸进入呼吸道而达到治疗的作用。

【操作步骤】

步骤	相关知识说明
1. 评估及解释 同超声波雾化吸入法	
2. 准备	
（1）护士：衣帽整洁，修剪指甲，洗手，戴口罩	
（2）用物：治疗车上层为氧气雾化吸入器（图 12-27）、氧气装置一套（湿化瓶勿放水）、弯盘、药液（遵医嘱配制）、生理盐水；治疗车下层为锐器盒、医用垃圾桶、生活垃圾桶	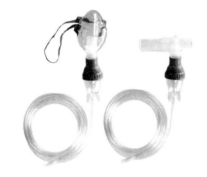
（3）环境：环境清洁、安静，光线、温湿度适宜，避开明火	图 12-27 氧气雾化吸入装置
3. 检查、加药 检查氧气雾化器，将医嘱药液稀释至 5ml，注入雾化器的药杯内	➡ 检查雾化器各部件是否完好，有无松动、脱落、漏气等异常情况
4. 核对 携用物至床旁，核对病人床号、姓名、腕带，协助病人取舒适体位	➡ 操作前查对
5. 连接 将雾化器接气口连接于氧气筒或中心吸氧装置的输氧管上	➡ 氧气湿化瓶内勿放水，以免液体进入雾化吸入器内使药液稀释
6. 调节氧气流量 一般为 6～8L/min	➡ 操作中严禁接触烟火和易燃品
7. 二次核对	➡ 操作中查对：病人床号、姓名、药名、浓度、剂量、给药方法及时间
8. 开始雾化 指导病人手持雾化器，将吸嘴放入口中紧闭嘴唇深吸气，屏气 1～2 秒，再用鼻呼气，如此反复至药液吸完	➡ 深吸气使药液充分到达细支气管和肺内，可提高治疗效果
9. 再次核对	➡ 操作后查对：病人床号、姓名、药名、浓度、剂量、给药方法及时间
10. 结束雾化 取下雾化器，关闭氧气开关	
11. 操作后处理	
（1）协助病人擦干面部，清洁口腔，取舒适卧位，整理床单位	
（2）清理用物	➡ 一次性雾化吸入器用后按规定消毒处理
（3）洗手、记录	➡ 记录雾化开始与持续时间，病人的反应及效果

【注意事项】

（1）严格执行查对制度，消毒隔离制度。使用前，先检查雾化吸入器各部件是否完好。

（2）正确使用供氧装置，注意用氧安全。严禁接触烟、明火或易燃品。

（3）观察病人痰液排出情况，如痰液仍未咳出，可予以拍背、吸痰，以协助排痰。

【健康教育】

同超声雾化吸入法。

三、手压式雾化器雾化吸入法

手压式雾化器雾化吸入法（hand pressure nebulization）是利用拇指按压雾化器顶部，使药液从喷嘴喷出，形成雾滴作用于口腔及咽部气管、支气管黏膜的治疗方法。

【目的】

适用于支气管哮喘、喘息性支气管炎的对症治疗。通过吸入拟肾上腺素类药、氨茶碱或沙丁胺醇等支气管解痉药来改善通气功能。

【操作步骤】

步骤	相关知识说明
1. 评估及解释　同超声雾化吸入法 2. 准备 （1）护士：衣帽整洁，修剪指甲，洗手，戴口罩 （2）用物：按医嘱准备手压式雾化器（内含药物） （3）环境：环境清洁、安静，光线、温湿度适宜 3. 检查　手压式雾化吸入器（图 12-28）是否完好，在有效期内	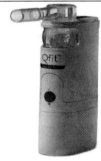 图 12-28　手压式雾化器
4. 核对　携用物至床旁，核对病人床号、姓名、腕带，协助病人取舒适体位	➡ 操作前查对
5. 混匀药物　取下雾化器保护盖，充分摇匀药液 6. 开始雾化 （1）二次核对	➡ 操作中查对：病人床号、姓名、药名、浓度、剂量、给药方法及时间
（2）将雾化器倒置，接口端放入口中，紧闭嘴唇，嘱病人平静呼气	
（3）吸气时开始按压气雾瓶顶部进行喷药，深吸气，屏气，呼气，反复 1～2 次	➡ 尽可能延长屏气时间，10 秒左右为宜，再呼气，使药液充分到达细支气管和肺内可提高治疗效果
（4）再次核对	➡ 操作后查对：病人床号、姓名、药名、浓度、剂量、给药方法及时间
7. 结束雾化　取出雾化器 8. 操作后处理 （1）协助病人清洁口腔，取舒适卧位，整理床单位	
（2）清理用物	➡ 雾化器使用后放在阴凉处保存，塑料外壳定期用温水清洁
（3）洗手、记录	➡ 记录雾化开始与持续时间，病人的反应及效果

【注意事项】

（1）使用前检查雾化器各部件是否完好，有无松动、脱落等异常情况。

（2）每次 1～2 喷，两次使用间隔时间不少于 3～4 小时。

（3）喷雾器使用后做好口含嘴的清洁，放置阴凉处保存。

【健康教育】

（1）指导病人或家属正确使用手压式雾化器给药方法。

（2）帮助病人分析并解释引起呼吸道痉挛的原因和诱因，指导其选择适宜的运动，提高机体免疫力，预防呼吸道感染。

（3）指导病人当疗效不满意时咨询医生，不能随意增加或减少用量或缩短用药间隔时间，以免加重不良反应。

案例 12-1 分析

1. 该病人医嘱中包含口服给药法、皮内注射法、肌内注射法、超声波雾化吸入法四种给药方法。具体执行方法为：口服控制感染的阿莫西林 0.5g，每天 2 次；化痰片 0.5g，每天 3 次；解痉平喘的氨茶碱 0.1g，每天 2 次；为病人做青霉素过敏试验、如不过敏则执行肌内注射青霉素 80 万 U，6 小时 1 次；生理盐水 50ml，庆大霉素 8U，盐酸氨溴索注射液 15mg，地塞米松 5mg，制成配制液，雾化吸入每天 2 次。

2. 对病人进行健康教育：戒烟，饮食上多吃蔬菜、水果、优质蛋白质，增强体质，提高机体抵抗力，保持平衡心态。如果条件允许，家中可备制氧机，每日吸氧 2～3 次，每次 1～2 小时，氧流量 1～2L/min。

（杜 玲）

第五节 局 部 给 药

根据各专科特殊治疗的需要，可采用一些局部用药的方法，主要包括滴药法、插入法、皮肤给药、舌下用药等。

一、滴 药 法

滴药法是将药物滴入某些体腔产生疗效的给药技术。包括滴眼药法、滴耳药法和滴鼻药法三种。

（一）滴眼药法

用滴管或眼药滴瓶将药液滴入结膜囊，以达到消炎、麻醉、收敛、散瞳、缩瞳等治疗或诊断作用。

【操作步骤】

（1）病人取坐位或仰卧位，核对病人床号及姓名。

（2）给药：拭净眼分泌物，嘱病人头稍向后仰，眼向上看（图 12-29）。滴入药液，轻提下眼睑，拭干药液，嘱其闭目 2～3 分钟，棉球紧压泪囊部 1～2 分钟，防止药物经泪点进入鼻腔引起不良反应。

（3）操作后处理：清理用物，洗手，记录。

【注意事项】

滴眼药保质期为开启后 1 个月内，使用超过两种滴眼液时，应间隔 5～10 分钟。

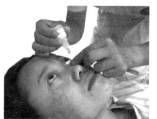

图 12-29 滴眼药法

（二）滴耳药法

滴耳药法指将滴耳剂滴入耳道，以达到清洁、消炎的目的。

【操作步骤】

（1）按需求备齐用物，核对病人床号及姓名。

（2）给药：头偏向健侧，患耳朝上，清除耳道内分泌物。伸直耳道，滴入 2～3 滴药液（图 12-30）。滴药后轻压耳屏，用小棉球塞入外耳道（图 12-31）。嘱病人保持体位 1～2 分钟。

（3）操作后处理：清理用物，洗手，记录。

【注意事项】

（1）药液的温度应同体温相近，以免过冷、过热的药液刺激内耳出现眩晕、恶心、刺痛等不良反应。

（2）拉直耳道时成人应向上方，小儿则向后下方，使外耳道变直。

（三）滴鼻药法

滴鼻药法用于治疗上颌窦、额窦炎，滴入血管收缩剂，达到减少分泌，减轻鼻塞等症状。

【操作步骤】

（1）按需求备齐用物，核对病人床号及姓名。

（2）给药：病人取坐位，头后仰，或取垂头仰卧位。一手推鼻尖显露鼻腔，一手持滴管滴入药液 3～5 滴（图 12-32）。轻捏鼻翼，稍停片刻恢复如常体位，用纸巾擦去外流药液。

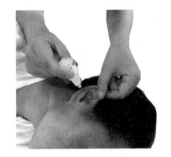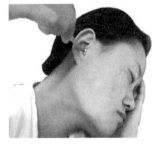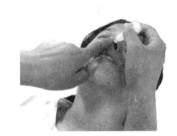

图 12-30　滴耳药法　　　　　图 12-31　滴耳药法　　　　　图 12-32　滴鼻药法（垂头仰卧位）

（3）操作后处理：清理用物，洗手，记录。

【注意事项】

（1）滴管距鼻孔约 2cm 处，避免滴管触碰任何部位造成污染。

（2）注意有无反跳性黏膜充血加剧情况。

二、插 入 法

常用药物为栓剂，栓剂是药物与适宜基质制成的供腔道给药的固体制剂。其熔点为 37℃左右，插入体腔后缓慢融化而产生药效。包括直肠栓剂（rectal suppository）插入法和阴道栓剂（vaginal suppository）插入法。

插入法的主要优点：消除口服药易受胃肠液和肝脏首过作用的破坏；减少药物对胃黏膜的刺激。

（一）直肠栓剂插入法

【目的】

（1）直肠插入甘油栓，软化粪便，以利排除。

（2）栓剂中有效成分被直肠黏膜吸收，而达到全身治疗作用，如解热镇痛栓剂。

【操作步骤】

步骤	相关知识说明
1. 评估及解释	
（1）询问病人的病情、自理能力，以及对用药计划的了解	➡ 评估病人是否适于实施操作技术
（2）向病人及家属解释用药目的及用药和需平卧的时间，病人能理解	
（3）征询病人合作意向，病人愿意合作	➡ 体现对病人的关爱和尊重
2. 准备	
（1）护士：衣帽整洁，修剪指甲，洗手，戴口罩	➡ 减少细菌污染

续表

步骤	相关知识说明
（2）用物：直肠栓剂、指套或手套、卫生纸	
（3）环境：必要时用屏风或围帘遮挡病人	➡ 保护病人隐私
3. 核对 用物携至床旁，核对床号、姓名、腕带	➡ 严格查对，确认病人，避免差错
4. 摆体位 协助病人取侧卧位，膝部弯曲，暴露肛门	➡ 便于操作
5. 戴套 带上指套或手套	➡ 避免污染手指
6. 嘱病人放松 让病人张口深呼吸，尽量放松	➡ 使肛门括约肌松弛
7. 插入栓剂 将栓剂插入肛门，并用示指将栓剂沿直肠壁朝脐部送入 6～7cm（图12-33）	➡ 必须插入肛门括约肌以上，并确定栓剂靠在直肠黏膜上；避免插入粪块中

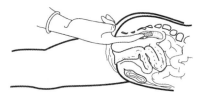

图 12-33 直肠栓剂插入法

步骤	相关知识说明
8. 保持侧卧位 置入栓剂后，保持侧卧位15分钟。若栓剂滑脱出肛门外，应予重新插入	➡ 侧卧可防止栓剂滑脱或融化后渗出肛门外
9. 操作后处理	
（1）协助病人穿裤子，取舒适体位，整理床单位和用物	➡ 不能下床者将便器、卫生纸、呼叫器放于病人易取处 ➡ 注意观察药物疗效
（2）清理用物	
（3）洗手，记录	➡ 记录插入栓剂的时间、栓剂名称、剂量、病人反应等

【注意事项】

（1）严格执行查对制度。

（2）注意保护病人隐私，可教会病人自行操作。

（3）指导病人放松和配合的方法，采取提高用药效果的措施。

（4）说明在置入药物后至少侧卧15分钟的目的。

（二）阴道栓剂插入法

【目的】

自阴道插入栓剂，以起到局部治疗的作用，如插入消炎、抗菌药治疗阴道炎。

【操作步骤】

步骤	相关知识说明
1. 评估及解释	
（1）询问病人的病情、自理能力，以及对用药计划的了解，对隐私部位用药的接受程度和配合治疗情况	➡ 取得病人的配合
（2）向病人及家属解释用药目的及用药后需平卧的时间，病人能理解	
（3）征询病人合作意向，病人愿意合作	➡ 体现对病人的关爱和尊重
2. 准备	
（1）护士：衣帽整洁，修剪指甲，洗手，戴口罩	➡ 减少细菌污染
（2）用物：阴道栓剂、栓剂置入器或手套、治疗巾、卫生棉垫	
（3）环境：必要时用屏风或围帘遮挡病人	➡ 保护病人隐私
3. 核对 用物携至床旁，核对床号、姓名、腕带	➡ 严格查对，确认病人，避免差错

续表

步骤	相关知识说明
4. 摆体位　协助病人取屈膝仰卧位，双腿分开，暴露会阴部	➡ 便于操作
5. 铺单　铺橡胶单及治疗巾于会阴下	➡ 避免污染床单位
6. 戴套取栓　一手带上指套或手套取出栓剂	➡ 避免污染手指
7. 嘱病人放松　让病人张口深呼吸，尽量放松	
8. 置栓　利用置入器或戴上手套将栓剂沿阴道后下方轻轻送入 5cm，达阴道穹隆（图 12-34、图 12-35）	➡ 必须确定阴道后才能置药，避免误入尿道。成年女性阴道长约 10cm，故必须置入 5cm 以上深度，以防滑出 ➡ 确保用药效果 ➡ 如病人愿意自行操作，可教其方法，以便自行操作

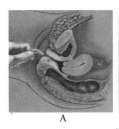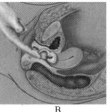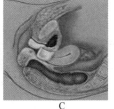

A　　　　　　　　　B　　　　　　　　　C

图 12-34　阴道栓剂插入法

子宫　子宫颈

栓剂

图 12-35　阴道栓剂置入器给药法

步骤	相关知识说明
9. 保持体位　嘱咐病人至少平卧 15 分钟	➡ 确保用药效果 ➡ 药物扩散至整个阴道组织，利于药物吸收
10. 操作后处理 （1）取出治疗巾及橡胶单，为避免药物或阴道渗出物弄污内裤，可使用卫生棉垫 （2）协助病人取舒适卧位，整理床单位及用物 （3）洗手，记录	➡ 记录插入栓剂的时间、栓剂名称、剂量、病人反应等

【注意事项】

（1）严格执行查对工作。

（2）注意保护病人隐私部位。

（3）准确判断阴道口，必须置入足够深度，提高用药效果。

（4）可教会病人自行操作，理解置入药物后至少平卧 15 分钟的目的。

（5）指导病人在治疗期间避免性生活。

三、皮肤给药法

皮肤给药是将药物直接涂于皮肤，以起到局部治疗的作用。皮肤用药有多种剂型，如溶液、油膏、粉剂、糊剂等。

【操作步骤】

步骤	相关知识说明
1. 评估及解释 （1）询问病人病情、自理能力；局部皮肤情况；对局部用药计划的了解等向病人及家属解释用药目的、用药特点和注意点，病人能理解	➡ 取得病人的配合
（2）征询病人合作意向，病人愿意合作	➡ 体现对病人的关爱和尊重
2. 准备 （1）护士：衣帽整洁，修剪指甲，洗手，戴口罩	➡ 减少细菌污染

续表

步骤	相关知识说明
（2）用物：皮肤用药、棉签、弯盘，必要时备清洁皮肤用物	
（3）环境：必要时用屏风或围帘遮挡病人	➡ 保护病人隐私
3. 核对　用物携至床旁，核对床号、姓名、腕带	➡ 严格查对，确认病人，避免差错
4. 清洗　涂搽药物前先用温水与中性肥皂清洁皮肤	➡ 如有皮炎则仅用清水清洁
5. 涂药　根据药物剂型、作用及病情的不同，选择不同的护理方法	➡ 具体见表 12-5
6. 操作后处理	
（1）协助病人取舒适卧位，整理床单位及用物	
（2）洗手，记录	

表 12-5　多种剂型皮肤用药对比表

名称	药液性质	常见药液	作用	用法
溶液剂	一般为非挥发性药物的水溶液	3% 硼酸溶液、利凡诺溶液	有清洁、收敛、消炎等作用，用于急性皮炎伴有大量渗液或脓液者	用塑料布或橡胶单垫于患部下，用钳子夹持沾湿药液的棉球涂抹患处，至清洁后用干棉球抹干。亦可用湿敷法给药
糊剂	含有多量粉末的半固体制剂	氧化锌糊、甲紫糊	有保护受损皮肤、吸收渗液和消炎作用，适用于亚急性皮炎，有少量渗液或轻度糜烂者	用棉签将药糊直接涂于患处，不宜涂得太厚，亦可将糊剂涂在纱布上再贴于受损皮肤处，外加包扎
软膏	药物与适宜基质制成有适当稠度的膏状制剂	硼酸软膏、硫酸软膏	具有保护、润滑和软化痂皮等作用，一般用于慢性增厚性皮损	搽药棒或棉签将软膏涂于患处，不必过厚，如为角化过度的皮损，应略加摩擦。除用于溃疡或大片糜烂受损皮肤外，一般不需包扎
乳膏剂	药物与乳剂型基质制成的软膏	樟脑霜、尿素脂	具有止痒、保护、消除轻度炎症作用	用棉签将乳膏剂涂于患处，禁用于渗出较多的急性皮炎
酊剂和醋剂	不挥发性药物的乙醇溶液为酊剂；挥发性药物的乙醇溶液为醋剂	碘酊、樟脑醋	具有杀菌、消毒、止痒作用，适用于慢性皮炎苔藓样变	用棉签蘸药涂于患处，因药物有刺激性，不宜用于有糜烂面的急性皮炎、黏膜及眼、口的周围
粉剂	一种或数种药物的极细粉均匀混合制成的干燥粉末样制剂	滑石粉、痱子粉	具有干燥、保护皮肤作用，适用于急性或亚急性皮炎而无糜烂渗液的受损皮肤	将药粉均匀地铺洒在受损皮肤处。注意粉剂多次应用后有粉块形成，可用生理盐水湿润后除去。注意观察用药后局部皮肤反应并了解病人主观感觉（如痒感是否减轻或消除），动态的评价用药效果

【注意事项】

（1）说明用药的目的，对病人进行有针对性的解释，强调相应剂型用药的特点。

（2）观察用药后局部皮肤反应情况，尤其注意对小儿和老年病人的观察。

（3）了解病人对用药局部的主观感觉，做好解释工作。

（4）动态性评价用药效果，实施提高用药效果的措施。

四、舌下用药法

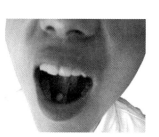

舌下含服（sublingual）指使药剂直接通过舌下毛细血管吸收入血，完成吸收过程的一种给药方式。

用药时应指导病人将此类药物放在舌下，让其自然溶解吸收，不可嚼碎吞下，否则会影响药效（图 12-36）。

舌下给药是近年来发展较快的非胃肠道给药途径，该给药途径的优点：①通过舌下和颊部等毛细血管，经颈静脉和上腔静脉直接流入

图 12-36　舌下给药

心脏进入全身血液循环，不受肝肠首过效应的影响，从而提高生物利用度；②药物直接进入血液循环，可以避免被胃肠道中的酸和酶分解破坏，保持药效；③服用方便，病人依从性较好；④药物释放快，起效快，可迅速达到治疗效果；适用于需要快速而且比较紧急的疾病。如目前常用的硝酸甘油剂，舌下含服一般2～5分钟即可发挥作用，用药后病人心前区压迫感或疼痛感可减轻或消除。

第六节　药物过敏试验法

> **案例 12-2　导入**
>
> 　　病人，女性，43岁，因"突发寒战、高热1日，咳嗽、气急，胸痛半日"入院。体格检查：体温39.7℃，脉搏116次/分，呼吸35次/分，血压120/65mmHg。神志清楚，急性面容，呼吸急促，左上胸呼吸运动减弱，可闻及支气管呼吸音及细湿啰音，白细胞计数16×10^9/L，诊断："大叶性肺炎"。医嘱：青霉素钠50U皮试（－）；0.9%氯化钠溶液250ml+青霉素钠320万U，静脉滴注，bid。
>
> **问题：**
> 　　1. 为该病人进行青霉素皮试前，如何进行给药评估及解释？
> 　　2. 做药物过敏试验时，常规要准备哪种急救药物？其作用是什么？
> 　　3. 该病人青霉素皮试阴性，输液大约10分钟突然出现胸闷、气促、面色苍白、四肢麻木、血压下降等症状，请问该病人可能发生了什么情况？如何处理？

　　药物过敏反应是异常的免疫反应，指有特异体质的病人使用某种药物后产生的不良反应，它与药物的药理作用及用药的剂量无关。药物过敏反应的发病率不高。主要有两种形式：一种是在用药当时就发生，称为速发反应。因反应迅速，故又有Ⅰ型变态反应（immediate hypersensitivity）之称。本型变态反应是通过抗原（致敏原）进入机体后与附着在肥大细胞和嗜碱粒细胞上的IgE分子结合，并触发该细胞释放生物活性物质，引起平滑肌收缩、血管通透性增加、浆液分泌增加等临床表现和病理变化。另一种是迟发反应，它的发生无需抗体或补体参加，在变应原作用下形成致敏淋巴细胞，当再次接触相同变应原时，可表现出一种迟缓的（至少约12小时后才出现反应，24～72小时达高峰）、以单个核细胞浸润和细胞变性坏死为特征的局部变态反应性炎症。如接触性皮炎、移植排斥反应、结核分枝杆菌引起的组织损伤、卡介苗接种等。

　　常见药物易发生过敏反应的有青霉素、链霉素、头孢曲松、氧氟沙星、破伤风抗毒素、普鲁卡因、磺胺类、丹参、鱼腥草、黄芩、右旋糖酐等。以上药物过敏反应轻重不一，症状表现及反应时间长短也不同。

　　为防止过敏反应发生，使用致敏性高的药物前，均应做药物过敏试验，护士应详细询问病人用药史、过敏史、家族过敏史等，过敏试验结果阴性方可用药，但仍应注意用药期观察，防止少数假阴性反应病人用药后的严重过敏性反应。

一、青霉素过敏试验法

　　青霉素（penicillin）是一种高效、低毒、临床应用广泛的重要抗生素。青霉素类抗生素对革兰阳性球菌及革兰阳性杆菌、螺旋体、梭状芽孢杆菌、放线菌以及部分拟杆菌有抗菌作用。青霉素类抗生素的毒性很小，但常见的过敏反应在各种药物中居首位，发生率最高可达3%～6%，其过敏反应的发生与药物剂量大小无关。若对本品高度过敏者，虽极微量亦能引起青霉素过敏性休克。各种给药途径或应用各种制剂均能引起过敏性休克，但以注射用药的发生率最高，所以青霉素皮试或注射给药时都应做好充分的抢救准备。

【目的】

通过青霉素过敏试验，确定病人对青霉素是否过敏，以作为临床应用青霉素治疗的依据。

【操作步骤】

步骤	相关知识说明
1. 评估及解释	
（1）评估病人，询问用药史、过敏史、家族过敏史及乙醇过敏史；病情、治疗情况、用药情况；心理、意识状态、认知程度	➡ 评估病人是否适于实施操作技术
（2）向病人说明目的、方法、注意事项及配合要点，病人能理解	
（3）征询病人合作意向，病人愿意合作	➡ 体现对病人的关爱和尊重
2. 准备	
（1）病人：空腹时不宜进行皮试	➡ 空腹时注射用药，会发生眩晕、恶心等反应，易与过敏反应相混淆
（2）护士：衣帽整洁，修剪指甲，洗手，戴口罩	
（3）用物：按医嘱备青霉素钠（80 万 U/瓶），1ml、5ml 注射器，0.1%盐酸肾上腺素、生理盐水，其他用物同皮内注射法	➡ 备抢救用物：抢救药物、氧气、吸痰器等
（4）环境：注射环境安静、整洁、光线适宜	
3. 皮试液的配制	
（1）核对检查：青霉素钠（80 万 U/瓶），生理盐水（10ml/瓶）。二人核对，并检查药品质量	➡ 严格执行查对制度和无菌操作原则
（2）密封瓶：除去青霉素钠密封瓶铝盖中心部分，用 0.5%碘伏溶液消毒两次，待干	
（3）取 5ml 注射器，准确抽吸生理盐水 4ml，注入密封瓶	➡ 严格无菌操作原则
（4）震荡密封瓶，使药液充分溶解，即为青霉素原液	➡ 配制青霉素原液，含青霉素 20 万 U/ml
（5）取 1ml 注射器，吸取青霉素原液 0.1ml，配制皮试液：	➡ 0.1ml 含青霉素 2 万 U；采用"抽三推二"法配制
1）加生理盐水 0.9ml 至 1ml，充分混匀	➡ 抽一：含青霉素 2 万 U/ml
2）弃去 0.9ml，剩下 0.1ml	➡ 推一：0.1ml 含青霉素 2000U
3）加生理盐水 0.9ml 至 1ml，充分混匀	➡ 抽二：含青霉素 2000U/ml
4）弃去 0.9ml，剩下 0.1ml	➡ 推二：0.1ml 含青霉素 200U
5）加生理盐水 0.9ml 至 1ml，混匀后排尽针头内的空气	➡ 抽三：含青霉素 200U/ml 皮试液标准：以每 ml 含青霉素 200～500U 的生理盐水溶液为标准。
（6）再次核对，将配好皮试液的注射器置于无菌盘内备用	➡ 操作后药物查对。密封瓶放于注射器一边，以便查对
（7）整理治疗台，分类处理用物	
（8）再次洗手	
4. 试验方法　同皮内注射法	➡ 见第十二章第三节。20 分钟后观察试验结果

【结果判断】

通常以 0.1ml 的皮试液含青霉素 20～50U 皮内注射，20 分钟后根据皮丘变化及病人全身情况来判断试验结果，只有过敏试验结果阴性方可使用青霉素治疗。青霉素皮肤试验结果判断（表 12-6）。

表 12-6　青霉素皮肤试验结果判断

结果	局部皮丘反应	全身情况
阴性	皮丘大小无改变，周围无红肿，无红晕	无自觉症状，无不适表现
阳性	皮丘隆起增大，出现红晕，直径大于 1cm，周围有伪足，伴局部痒感	可有头晕、心慌、恶心，甚至发生过敏性休克

【注意事项】

（1）做青霉素过敏试验前必须仔细询问用药史、过敏史和家族过敏史，对青霉素有过敏史者禁止做此项试验。对其他药物、食物、接触物等有过敏史者应慎做。凡初次用药、曾用过药物且停药超过 3 天再用者或在使用中更换不同生产批号的制剂时，均需按常规做过敏试验。

（2）做过敏试验和用药过程中，严密观察病人反应，并备好急救药物与抢救物品，如 0.1%盐酸肾上腺素、氧气等以防发生意外。首次注射后需观察 30 分钟。

（3）青霉素水溶液现用现配，确保浓度与剂量准确。因青霉素水溶液极不稳定，放置过久除引起效价降低外，还可分解产生各种致敏物质。

（4）皮试结果阳性者禁止使用青霉素，并在体温单、病历、医嘱单、护理评估单、床头卡醒目注明，同时将结果告知病人及其家属。

（5）如对皮试结果有怀疑，应在对侧前臂皮内注射生理盐水 0.1ml，做对照试验，确认青霉素皮试阴性方可用药。使用青霉素治疗期间仍需严密观察，防止药物过敏反应的发生。

【健康教育】

（1）青霉素治疗前，病人须详细告知既往药物过敏史、用药史和家族史，以预防过敏反应发生。

（2）保持试验部位皮肤清洗干净，勿抓挠局部，以免皮肤的不洁物引起非特异性反应或感染。

（3）不宜在极度饥饿时应用青霉素，以防空腹时机体对药物耐受性降低，诱发晕针等不良反应。

（4）注射完青霉素，至少在医院观察 20 分钟，如有不适及时通知医护人员。

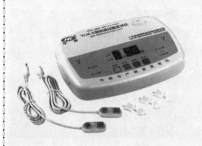

知识拓展

青霉素过敏快速皮试试验仪

青霉素的疗效和优点众所周知，但传统的皮内注射受到器械质量、病人（尤其是儿童）合作、操作人员技能水平及其情绪等诸多因素的影响，且随机性强；皮试液的注入使皮肤组织受到剥离的创伤，对过敏反应产生了一定的影响，所反应的征象也随之改变；再则皮试液一经注入就无法取出，这对高敏病人依然是一种危险。

图 12-37　青霉素过敏快速皮试仪

基于以上原因，临床上青霉素过敏快速皮试仪得到广泛应用。该仪器凸显了无痛注射新概念，利用库仑定律"同性相斥，异性相吸"及电离原理设计制造的，通过电流将青霉素等药物离子进行电离后导入体内，从而从根本上解决了针刺皮试所带来的种种问题（图 12-37）。

仪器具备特点：①对组织无任何损伤，皮试过程毫无痛觉；②设置了皮试全过程的跟踪控制及故障识别报警系统，确保了皮试的准确可靠；③大大缩短了反应时间；④如遇高敏病人，可随时关机停止渗入，从而确保病人的安全；⑤改变原始手工操作的传统皮试方法，科学地将其纳入规范化操作。

【青霉素过敏性休克反应及其处理】

青霉素本身不具有免疫原性，而是制剂中所含的高分子聚合物及其降解产物（青霉噻唑酸、青霉烯酸等）作为半抗原进入人体后，可与蛋白质、多糖及肽类结合形成全抗原，引起过敏反应。青霉素过敏反应包括各种类型的变态反应（Ⅰ、Ⅱ、Ⅲ、Ⅳ型），可表现为皮肤过敏（皮肤荨麻疹，瘙痒，严重者为剥落性皮炎）、血清样反应（一般于用药后 7～12 天出现与血清病相似症状：发热、关节肿痛、全身淋巴结肿大及腹痛等）、各器官或组织的过敏反应（哮喘、腹痛和便血等）及过敏性休克。其中，以皮肤过敏反应和血清样反应为多见，一般反应不严重，多于停药或应用 H_1 受体阻断药可恢复。而过敏性休克（Ⅰ型变态反应）虽然少见，但由于其发生速度快，发展迅猛，可因抢救不及时而死于严重的呼吸衰竭和循环衰竭。因此，临床上应用青霉素药物时护士需积极采取预防过敏性休克发生的措施，一旦发生，必须立配合医生进行抢救。

（1）发生机制：青霉素过敏性休克反应属Ⅰ型变态反应，发生机制如下（图 12-38）。

（2）过敏性休克的临床表现：过敏性休克（anaphylactic shock）是青霉素过敏反应中最严重、最常见的反应，可发生于使用青霉素的整个过程中。青霉素的各种剂型和给药途径均可引起过敏性休克。过敏性休克发生一般极为迅速，大多数在注射后 15 分钟内出现，甚至在注射针头尚未拔出时就会发生。少数病例可于给药后数小时或连续给药过程中出现。临床表现如下：

1）呼吸道阻塞症状：因喉头水肿、支气管痉挛、肺水肿，导致病人胸闷、气促、哮喘与呼吸困难，伴濒死感。

2）循环衰竭症状：因周围血管扩张，有效循环不足，病人出现面色苍白，出冷汗、发绀，脉搏细弱，血压下降。

3）中枢神经系统症状：因脑组织缺氧，病人表现为头晕、眼花、面部及四肢麻木，进而出现意识丧失、抽搐、大小便失禁等。

4）其他过敏症状：表现为荨麻疹、瘙痒，恶心、呕吐、腹痛与腹泻等。

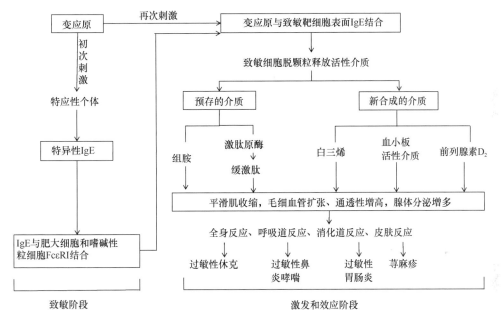

图 12-38 青霉素过敏反应（Ⅰ型）原理

（3）青霉素过敏性休克急救措施

1）立即停药，就地抢救：使病人平卧，注意保暖，同时报告医生。

2）首选盐酸肾上腺素注射：立即皮下注射 0.1%盐酸肾上腺素 1ml，小儿剂量酌减。如症状不缓解，可每隔 30 分钟皮下或静脉注射该药 0.5ml，直至脱离危险期。盐酸肾上腺素是抢救过敏性休克的首选药，具有收缩血管，增加外周阻力，提升血压；兴奋心肌，增加心肌收缩力，增加心输出量；松弛支气管平滑肌，解除支气管痉挛；缓解荨麻疹、神经血管性水肿和皮肤瘙痒等作用。

3）吸氧及对症处理：立即予以高流量氧气吸入。当呼吸受抑制时，应立即进行口对口人工呼吸，并肌内注射尼可刹米或洛贝林等呼吸兴奋剂。有条件者可插入气管导管，借助人工呼吸机辅助或控制呼吸。喉头水肿易导致窒息，应尽快配合施行气管切开。

4）根据医嘱给药：①立即给予地塞米松 5～10mg 静脉推注，或氢化可的松 200～400mg 加5%～10%葡萄糖溶液 500ml 内静脉滴注；②给予抗组胺类药物，如肌肉注射盐酸异丙嗪 25～50mg 或苯海拉明 40mg；③纠酸药物，如碳酸氢钠注射液；④扩充血容量，静脉滴注 10%葡萄糖溶液或平衡溶液，如血压仍不回升，可按医嘱给予升压药物，如多巴胺、去甲肾上腺素等静脉滴注。

5）若发生心脏停搏，立即行心肺复苏，抢救病人。

6）密切观察病情：包括体温、呼吸、脉搏、血压、神志和尿量等变化，并认真做好记录；不断评价治疗与护理的效果，为进一步处置提供依据。病人未脱离危险前不宜搬动。

二、头孢菌素类药物过敏试验法

头孢菌素类药物（cephalosporins）是分子中含有头孢烯的半合成抗生素，属于 β-内酰胺类抗生素，是一类高效、低毒、临床广泛应用的重要抗生素。头孢菌素类药物对细菌的选择作用强，可破坏细菌的细胞壁，并在繁殖期杀菌，而对人几乎没有毒性，且具有抗菌谱广、抗菌作用强、耐青霉素酶、过敏反应较青霉素类少见等优点。

头孢菌素类和青霉素之间呈现不完全的交叉过敏反应，对青霉素过敏者有10%～30%对头孢菌素过敏，而对头孢菌素过敏者绝大多数对青霉素过敏。

【目的】

通过皮肤过敏试验，以作为临床应用头孢菌素治疗的依据。

【操作步骤】

以头孢噻肟钠为例。

步骤	相关知识说明
1. 评估及解释　同青霉素过敏试验法	
2. 准备	
（1）按医嘱准备药物：头孢噻肟钠（0.5g/瓶）	
（2）其他准备：同青霉素过敏试验法	
3. 皮试液的配制	➡ 严格执行查对制度和无菌操作原则
（1）准确抽吸生理盐水 2ml 注入头孢噻肟钠密封瓶，震荡密封瓶使溶解	➡ 配制原液，含头孢噻肟钠 250mg/ml
（2）取 1ml 注射器，吸取头孢噻肟钠原液 0.2ml，配置皮试液：	➡ 原液 0.2ml 含头孢噻肟钠 50mg；采用"抽三推二"法配制
1）加生理盐水 0.8～1ml，充分混匀	➡ 抽一：含头孢噻肟钠 50mg/ml
2）弃去 0.9ml，剩下 0.1ml	➡ 推一：0.1ml 含头孢噻肟钠 5mg
3）加生理盐水 0.9～1ml，充分混匀	➡ 抽二：含头孢噻肟钠 5mg/ml
4）弃去 0.9ml，剩下 0.1ml	➡ 推二：0.1ml 含头孢噻肟钠 0.5mg=500μg
5）加生理盐水 0.9～1ml，混匀后排尽针头内的空气	➡ 抽三：含头孢噻肟钠 500μg/ml 皮试液标准：以每 ml 含头孢噻肟钠 500μg 的生理盐水溶液为标准
（3）核对无误后，将配好的皮试液置于无菌巾内备用	➡ 密封瓶放于一边，以便查对。
4. 试验方法　同皮内注射法	➡ 注入 0.1ml 含头孢噻肟钠 50μg，20 分钟后观察结果

【注意事项】

（1）皮肤试验前必须仔细询问病人用药史、过敏史、家族过敏史和近期饮酒史。

（2）凡初次用药、曾用药且停药 3 天后再用，或更换药物批号时，需重做皮试。

（3）做过敏试验和用药过程中，严密观察病人反应，首次注射后需留观 30 分钟。注意局部和全身反应，倾听病人的主诉，做好急救准备工作。

（4）皮试液应现用现配，确保浓度与剂量准确。

（5）皮试结果阳性者不可使用头孢菌素类药物，应及时报告医生，同时在体温单、病历、医嘱单、护理评估单、床头卡和注射本上醒目注明，并将结果告知病人及其家属，不可再用该种药物。

（6）有关头孢菌素类药物皮试、结果的判断及过敏反应的处理，参见青霉素皮内试验有关内容。

【健康教育】

（1）告知病人及家属，使用头孢类药物治疗前后3天及用药期间，应避免饮酒或摄入含乙醇的饮品，乙醇易导致过敏反应发生。

（2）告知病人及家属，头孢菌素类药物种类较多，每一种药物用药前均需进行皮肤过敏实验，不可通用。

案例 12-2　临床资料

　　病人青霉素治疗3天后，痰培养结果：革兰阳性球菌（＋），药敏试验结果：头孢噻肟钠敏感。医嘱予头孢噻肟钠皮试（－）；0.9%氯化钠溶液250ml＋头孢噻肟钠2.0，静脉滴注，bid。

三、链霉素过敏试验法

链霉素（Streptomycin）是一种氨基糖苷类抗生素，与细菌核糖体30S亚单位结合，抑制细菌蛋白质的合成，主要对革兰阴性细菌及结核杆菌有较强的抗菌作用。细菌与链霉素接触后极易产生耐药性，因此链霉素常和其他抗菌药物或抗结核药物联合应用，以达到减少或延缓耐药性产生的目的。链霉素本身具有毒性作用，主要损害第Ⅷ对脑神经，对听神经毒性较大，长期使用可引起耳聋。链霉素还可引起过敏反应，轻者如皮疹、发热、荨麻疹、血管性水肿等过敏反应，严重者甚至发生过敏性休克。

【操作方法】

1. 物品准备　链霉素粉剂（每瓶1g，100万U）、10%葡萄糖酸钙或5%氯化钙10ml，其他用物同青霉素过敏试验法。

2. 皮试液的配制

皮试液标准：以每ml含链霉素2500U的生理盐水溶液为标准。

配制方法：

（1）配原液：抽取生理盐水3.5ml溶解链霉素粉剂，原液为4ml，含链霉素25万U/ml。

（2）抽取上液0.1ml加生理盐水至1ml，配成液含链霉素2.5万U/ml。

（3）推去0.9ml余0.1ml，0.1ml含链霉素2500万U。

（4）取上液0.1ml加生理盐水至1ml，配成液含链霉素2500万U/ml。

每次稀释时均需将溶液充分摇匀。

3. 试验方法　取上述链霉素皮试液，皮内注射0.1ml（含链霉素250U），观察20分钟后判断结果并记录。结果判断标准同青霉素过敏试验。

【注意事项】

（1）链霉素的毒性反应较常见，表现为全身麻木、肌肉无力、抽搐、眩晕、耳鸣、耳聋等。因钙离子可与链霉素络合，而使中毒症状减轻或消失，急救时可用10%葡萄糖酸钙或5%氯化钙10ml缓慢静脉注射，小儿剂量酌减。病人若有肌肉无力、呼吸困难，宜用新斯的明皮下注射或静脉注射。

（2）链霉素过敏反应较青霉素少见，亦可引起过敏性休克，救治同青霉素过敏性休克处理。

四、破伤风抗毒素过敏试验及脱敏注射法

破伤风抗毒素（tetanus antitoxin，TAT）是由破伤风类毒素免疫的马血浆，经酶消化、盐析制成的液体抗毒素球蛋白制剂，是一种特异性抗体，能中和病人体液中的破伤风毒素，常用于预防和

治疗破伤风。

破伤风抗毒素对于人体是一种异种蛋白，具有抗原性，注射后可引起过敏反应，主要表现为发热、速发型或迟缓型血清病反应，一般不严重。在使用该药前应做过敏试验。

【操作方法】

（1）物品准备：破伤风抗毒素针剂（每支 1ml，1500U），其他用物同青霉素过敏试验法。

（2）皮试液配制：用 1ml 注射器，取破伤风抗毒素原液 0.1ml，加生理盐水稀释至 1ml（含破伤风抗毒素 150U）。

（3）试验方法：取上述破伤风抗毒素试验液，皮内注射 0.1ml（含破伤风抗毒素 15U），观察 20 分钟后判断结果并记录。

（4）结果判断

1）阴性：局部无红肿，全身无异常反应。

2）阳性：皮丘红肿，硬结直径大于 1.5cm，红晕范围直径超过 4cm，有时出现伪足或有痒感。全身过敏反应表现与青霉素过敏反应相类似，以血清病型反应多见。

如皮试结果为阴性，可将所需剂量一次性完成肌内注射；如皮试结果为阳性，可采用脱敏注射法或注射破伤风免疫球蛋白。

【脱敏注射法】

（1）由于破伤风抗毒素的特异性，没有可替代的药物，故对试验结果为阳性的病人，仍需注射破伤风抗毒素。脱敏注射法是针对破伤风抗毒素过敏试验阳性者，采用小剂量多次脱敏注射药液，以达到脱敏目的的方法。

（2）脱敏注射原理：小剂量注射时变应原所致生物活性介质的释放量少，不至于引起临床症状；短时间内连续多次药物注射，可以逐渐消耗体内已经产生的 IgE，最终可以全部注入所需药量而不致发生过敏反应。

（3）破伤风抗毒素脱敏注射方法（表 12-7）。

表 12-7 破伤风抗毒素脱敏注射法

次数	TAT	加生理盐水	注射法	间隔时间
1	0.1ml	0.9ml	肌内注射	20 分钟
2	0.2ml	0.8ml	肌内注射	20 分钟
3	0.3ml	0.7ml	肌内注射	20 分钟
4	余量	稀释至 1ml	肌内注射	20 分钟

采用 TAT 脱敏注射时，预先应按抢救过敏性休克的要求准备好急救物品。

【注意事项】

（1）已出现破伤风或疑似症状时，应在进行外科伤口处理及其他治疗的同时，及时使用破伤风抗毒素治疗。

（2）首次使用 TAT 者须做过敏试验；曾用过 TAT 且间隔时间超过 1 周者，如再次使用，应重做过敏试验。

（3）对 TAT 过敏试验阳性病人，采用脱敏注射法完成总剂量注射（TAT 1500U）。

（4）密切观察病人反应。如发现病人有全身反应，面色苍白、发绀、荨麻疹及头晕、心跳加快等不适或发生过敏性休克，应立即停止注射，并迅速处理；如反应轻微，待反应消退后，酌情增加注射次数，减少每次注射剂量，密切观察病人，以达到顺利注入余量的目的。

（5）凡已接受过破伤风类毒素免疫注射者，应在受伤后再注射一次，以加强免疫，不必注射抗毒素；未接受过类毒素免疫或免疫史不清者，需注射抗毒素预防，但也应同时开始类毒素预防注射，以获得持久免疫。

五、碘过敏试验法

临床上常用碘化物造影剂做肾脏、膀胱、胆囊、支气管、心血管、脑血管等造影检查。由于含碘类造影剂注入体内都有可能产生过敏反应，症状严重程度不一，严重者可致命。因此，在造影前1～2天必须先做过敏试验，结果为阴性者方可做碘造影检查。碘过敏试验有助于预防或减少造影剂反应的产生。

【操作方法】

（1）试验方法

1）口服法：10%碘化钾5ml口含或口服，每日3次，共3天，观察反应。

2）皮内注射法：取碘造影剂0.1ml做皮内注射，观察20分钟后判断结果并记录。

3）静脉注射法：静脉注射碘造影剂（30%泛影葡胺）1ml，观察5～10分钟后判断结果并记录。

（2）结果判断

1）口含或口服试验法：有口麻、头晕、心慌、流泪、恶心、呕吐、荨麻疹等症状为阳性。

2）皮内试验法：局部有红肿、硬块，直径超过1cm为阳性。

3）静脉注射法：有血压、脉搏、呼吸和面色等改变为阳性。

【注意事项】

（1）静脉注射造影剂前必须先做皮内试验，皮试结果阴性时再行静脉注射试验。阴性者方可进行碘剂造影检查。

（2）少数病人过敏试验阴性，但在注射碘造影剂时也会发生过敏反应，故造影时仍需备好急救药物及物品。过敏反应的处理同青霉素过敏反应的处理。

六、普鲁卡因过敏试验法

普鲁卡因属于局部麻醉药，用药后可以使病人在完全清醒而局部无痛感的情况下进行手术，低浓度的普鲁卡因由静脉缓慢滴入后对中枢神经有轻度抑制、镇痛、解痉和抗过敏作用。凡首次应用普鲁卡因，必须做过敏试验。

【操作方法】

（1）试验液的配制：取0.25%普鲁卡因液0.1ml做皮内注射。若为1%的普鲁卡因，则取0.25ml加生理盐水至1ml（含普鲁卡因2.5mg）即为皮试液。

（2）试验方法：取上述普鲁卡因试验液，皮内注射0.1ml（含普鲁卡因0.25mg），观察20分钟后判断结果并记录。

（3）结果判断：同青霉素过敏试验。

【注意事项】

（1）普鲁卡因用量过大或高浓度溶液快速注入血管时，可能引起恶心、出汗、脉速、呼吸困难、颜面潮红、谵妄、兴奋、惊厥等，需严密观察。若发生惊厥可静脉注射巴比妥类药物。

（2）普鲁卡因不宜与葡萄糖溶液配伍，因可使其局麻作用降低。

（3）正在或近日服用免疫抑制剂或抗组胺药物者不宜进行普鲁卡因皮肤试验。

（4）注射普鲁卡因青霉素药物时，除做青霉素皮试，同时应做普鲁卡因皮试。

七、细胞色素C过敏试验法

细胞色素C（Cytochrome C）是一种辅酶，在机体严重缺氧时可进入细胞及线粒体内，增强细胞氧化，提高氧利用，临床用于组织缺氧的急救和辅助用药，如一氧化碳中毒、新生儿窒息、严重休克缺氧、脑缺氧、心脏疾病引起的缺氧等。细胞色素 C 引起过敏反应较少见，在用药前仍需先做过敏试验。

【操作方法】

（1）试验液的配制

1）准备药物：细胞色素 C 注射液（每瓶 15mg，2ml）。

2）配制方法：抽取原液 0.1ml，加 0.9%氯化钠溶液稀释至 1ml（含细胞色素 C 0.75mg），即为皮试液。

（2）试验方法

1）皮内试验：取上述细胞色素 C 皮试液，皮内注射 0.1ml（含细胞色素 C 0.075mg，即 75μg）；观察 20 分钟后判断结果并记录。

2）划痕试验：在前臂掌侧下段皮肤，用 75%乙醇溶液消毒；取细胞色素 C 原液 1 滴，滴于皮肤上，用无菌针头在表皮上划痕两道，长度约 0.5cm，深度以微量渗血为度。20 分钟后观察、判断结果并记录。

（3）结果判断：皮内试验及划痕试验判断方法相同。局部发红，直径大于 1cm，出现丘疹者为阳性。阳性反应者禁用该药。

【注意事项】

（1）药物不良反应较少见，可有局部痉挛、皮疹、发热、口渴及暂时性休克等反应，及时给予停药，行对症处理。

（2）停用药后，如再需继续用药，应再做皮试。因再次做皮试更易发生过敏反应，采取用药量较小的皮内注射法为宜。

案例 12-2　分析

1. 青霉素过敏试验前期重点进行"三史"（过敏史、用药史、家族史）评估及注射部位评估；同时向病人解释操作目的、过程及方法，病人能理解和配合。如有青霉素过敏史，严禁再次使用该药；前期使用该药治疗停用超过 3 天，必须重新进行皮试。

2. 常规准备 0.1%盐酸肾上腺素注射液。盐酸肾上腺素是一种抗休克的血管活性药，用于心脏骤停的抢救和过敏性休克的抢救，也可用于其他过敏性疾病的治疗。盐酸肾上腺素具有收缩血管，增加外周阻力，提升血压；兴奋心肌，增加心肌收缩力增加心排血量；松弛支气管平滑肌，解除支气管痉挛；缓解荨麻疹、神经血管性水肿和皮肤瘙痒等作用。

3. 该病人发生了最严重的青霉素过敏反应——过敏性休克。应立即按照青霉素过敏性休克的急救措施争分夺秒进行抢救。

思　考　题

1. 病人，女性，62 岁，因高血压入院，遵医嘱为病人静脉注射硝普钠，在推注过程中病人主述疼痛，穿刺部位肿胀，抽吸无回血。请问：

（1）病人在注射过程中出现了什么问题？

（2）还有哪些原因可引起静脉注射失败？

2. 病人，男性，54 岁，入院诊断：支气管哮喘。病人咳喘明显，痰液黏稠咳不出。医嘱：超声雾化吸入，bid。所用药物：氨茶碱、沐舒坦各一支，α-糜蛋白酶 1000U，地塞米松 2mg。请问：

（1）所用药物的主要作用是什么？

（2）如何实施雾化吸入操作？

3. 病人，女性，46 岁。5 天前洗澡受凉后出现寒战，体温高达 40℃，伴咳嗽、咳痰，痰量不多，为白色黏痰。门诊给予退热止咳药后，体温仍在 38～40℃之间波动。既往 2 型糖尿病 3 年余。入院查体：体温 39.5℃，脉搏 110 次/分，心率 22 次/分，血压 120/80mmHg。随机血糖 13.6mmol/L。呼吸急促，左上肺叩诊浊音，胸片示左肺纹理增粗。诊断"大叶性肺炎"。请问：

（1）根据病史描述，病人可能需要接受哪些治疗？

（2）如需给药，应该如何对病人进行给药评估？

（3）病人如需做药物过敏试验，护士应该注意哪些问题？

（4）针对该病人情况，应如何做好药物治疗的健康教育？

（张秀霞）

第十三章　静脉输液与输血

【目标要求】

识记：能正确陈述静脉输液的目的、静脉补液原则以及补钾"四不宜"原则、常见输液障碍的种类、静脉输血的目的、自体输血的优点、成分输血的特点。

理解：能正确解释下列概念：静脉输液、输液微粒、输液微粒污染、密闭式输液法、开放式输液法、静脉输血、间接输血法、直接输血法、血型、ABO 血型鉴定、直接交叉配血试验及间接交叉配血试验；能正确解释静脉输液的原理、静脉输液常用溶液的种类及作用、周围静脉输液法、静脉输血法及成分输血的注意事项、输液过程中溶液不滴的原因、常见输液反应及常见输血反应的原因、各种血液制品的种类及作用、ABO 血型系统和 Rh 血型系统、血型鉴定及交叉配血试验的意义。

运用：在进行静脉输液操作中能够准确、合理地选择穿刺部位，并具有保护静脉的意识；能正确计算静脉输液的滴数与时间；具有排除输液过程中出现各种故障的能力；具有判断常见输液、输血反应的能力，并能采取合理有效的护理措施处理各种输液、输血反应；具有为病人做好输血前的各项准备工作的能力；具有完成静脉输液与静脉输血的技术操作能力。

> **案例 13-1　导入**
>
> 　　病人，男性，50 岁。因车祸致腹部创伤，于 2016 年 4 月 2 日入院，昏迷 1 小时。入院时体温 36.50℃，脉搏 100 次/分，呼吸 20 次/分，血压 80/50mmHg。护士遵医嘱为病人建立静脉通路进行输液。
>
> **问题：**
>
> 　　1. 为该病人进行静脉补液的目的是什么？
>
> 　　2. 建立静脉通路后，输液 10 分钟后发现溶液不滴，应如何处理？
>
> 　　3. 数天后，病人病情稳定，护士发现在输液侧手臂出现条索状红线，应采取何种护理措施？

　　静脉输液与输血技术是临床护工最常用、最重要的治疗措施之一，主要用于纠正人体水、电解质及酸碱平衡失调，恢复机体内环境稳定并维持机体正常生理功能。正常情况下，机体内的水、电解质及酸碱度均处于恒定的范围，维持机体内环境的相对稳定，确保机体的正常生理功能。当疾病以及外界事物对机体造成创伤时，机体内的水、电解质以及酸碱平衡会发生变化甚至紊乱，通过静脉输液与输血，一方面可以快速、有效地补充体液及电解质，增加循环血量，改善微循环，维持血压。另一方面还可以通过静脉输入药物，治疗疾病。因此，护士熟练掌握输液与输血的相关理论知识和实践技能，不仅能够有效地协助治疗疾病，挽救病人的生命，还能用精湛的技术和精心的服务赢得病人及家属的信任，树立良好的医护工作者的形象。

第一节　静　脉　输　液

　　静脉输液（intravenous infusion）是将大量无菌溶液或药物直接输入静脉的治疗方法。护士遵医嘱执行静脉输液技术，应了解输入药物的种类及作用、治疗目的以及因输液发生不良反应时的护理措施。

一、静脉输液的原理与目的

（一）静脉输液的原理

静脉输液是利用大气压和液体静压形成的输液系统内压高于人体静脉压的原理将液体输入静脉内。

（二）静脉输液的目的

1. 补充水分及电解质，预防和纠正水、电解质及酸碱平衡紊乱　常用于各种原因引起的体液代谢紊乱或不能进食者。如剧烈呕吐、腹泻、大手术后等。

2. 输入药物，治疗疾病　如输入抗生素以控制感染，输入解毒类药物抢救急性中毒的病人，输入利尿剂用以消除或减轻水肿，降低颅内压等。

3. 增加循环血量，改善微循环，维持血压　常用于救治某些急重症，如大出血、大面积烧伤、休克等病人。

4. 补充营养，供给热能，促进组织修复，增加体重，维持正氮平衡　常用于无法经口进食者、慢性消耗性疾病病人、胃肠道吸收障碍及各种原因禁食的病人。

二、静脉输液的常用溶液与作用

（一）晶体溶液

晶体溶液（crystalloid solution）晶体溶液分子量小，存留在血管内的时间较短，对维持细胞内外水分的相对平衡，纠正机体体液及电解质失调起到重要作用。常用的晶体溶液有：

1. 葡萄糖溶液　供给水分和热能，减少蛋白质的消耗，防止产生酮体，促进钠、钾离子进入细胞内。临床常用的葡萄糖溶液有 5%葡萄糖溶液和 10%葡萄糖溶液。

2. 等渗电解质溶液　供给水分和电解质，维持机体体液容量和渗透压平衡。当机体受到创伤及疾病等原因发生体液丢失时，经常会导致电解质的平衡紊乱。而血浆容量又与血液中钠离子水平密切相关，缺钠时血容量也会下降，因此，在补充液体的同时也应考虑水与电解质的平衡。临床常用的等渗电解质溶液有 0.9%氯化钠溶液（生理盐水）、5%葡萄糖氯化钠溶液和复方氯化钠溶液。

3. 碱性溶液　用于纠正酸中毒，调节酸碱失衡。临床常用的碱性溶液包括：

（1）碳酸氢钠（$NaHCO_3$）溶液：碳酸氢钠在进入人体后，解离成钠离子和碳酸氢根离子，碳酸氢根离子可以和体液中的氢离子结合生成碳酸，碳酸分解为二氧化碳和水，最后排出体外。

使用碳酸氢钠可迅速补碱，且不易加重乳酸血症。但需要注意的是，碳酸氢钠中和酸以后生成的碳酸以二氧化碳的形式经肺呼出，二氧化碳生成过多或排泄不及时，可能会对机体造成一系列影响，如加重全身组织缺氧、抑制心肌收缩力、加重脑组织和肺功能负担等，故呼吸功能不全者应慎用。此外，碳酸氢钠还可提升血中的二氧化碳结合力。临床常用的碳酸氢钠溶液的浓度有 5%和 1.4%两种。

（2）乳酸钠溶液：乳酸钠进入机体后，可解离为钠离子和乳酸根离子，钠离子在血中与碳酸氢根离子结合形成碳酸氢钠。乳酸根离子与氢离子结合生成乳酸。临床上常用的乳酸钠溶液的浓度有 11.2%和 1.84%两种。但休克、肝功能不全、缺氧、右心室衰竭病人或新生儿，对乳酸的利用能力相对较差，易加重乳酸血症，因此不宜使用。

4. 高渗溶液　用于利尿脱水，消除水肿。可在短时间内回收组织水分进入血管，提高血浆渗透压，降低颅内压，改善中枢神经系统的功能。临床上常用的高渗溶液有 20%甘露醇、25%山梨醇和 25%～50%葡萄糖溶液。

（二）胶体溶液

胶体溶液（colloidal solution）分子量大，在血管中存留时间长，对维持血浆胶体渗透压，增加血容量及改善微循环、提高血压有显著效果。临床上常用的胶体溶液包括：

1. 右旋糖酐 常用溶液有中分子右旋糖酐和低分子右旋糖酐两种。中分子右旋糖酐可扩充血容量，提高血浆胶体渗透压；低分子右旋糖酐可改善微循环，降低血液黏稠度，减少红细胞聚集，防止血栓形成。

2. 代血浆 作用与低分子右旋糖酐相似，可增加胶体渗透压及循环血量，它的扩容效果良好，输入后可使循环血量和心排出量显著增加，在体内停留时间比右旋糖酐较长，而且过敏反应少，急性大出血时可与全血共用。常用的代血浆有羟乙基淀粉（706 代血浆）、氧化聚明胶和聚乙烯吡咯酮等。

3. 血液制品 维持机体胶体渗透压，扩大和增加循环血容量，补充蛋白质和抗体，有助于促进组织修复和提高机体免疫力。常用的血液制品有 5%清蛋白和血浆蛋白等。

（三）静脉高营养液

高营养液能供给热能，补充蛋白质，维持正氮平衡，补充维生素和矿物质。其主要成分包括氨基酸、脂肪酸、维生素、矿物质、高浓度葡萄糖或右旋糖酐及水分。主要用于营养摄入不足或不能经消化道供给营养的病人，常用的高营养液包括复方氨基酸、脂肪乳剂等。

根据病人体内水、电解质及酸碱平衡紊乱的程度确定输入溶液的种类和量，通常遵循"先晶后胶""先盐后糖""宁酸勿碱"的原则；在进行补钾的过程中，应遵循以下原则：不宜过浓（浓度不超过 40mmol/L）；不宜过快（不超过 20～40mmol/h）；不宜过多（限制补钾总量：根据血清钾水平，补钾量为 60～80mmol/d，以每克氯化钾相当于 13.4mmol 钾计算，需补充氯化钾 3～6g/d）；不宜过早（见尿后补钾：一般尿量超过 40ml/h 或 500ml/d 方可补钾）；输液过程中应严格控制输液速度，密切观察病人的反应，并根据病人的病情变化及时进行调整。

> **案例 13-1 临床资料 1**
> 病人经进一步支持治疗后，测中心静脉压 4cmH$_2$O，血压 80/60mmHg，心率 110 次/分，尿量 10ml/h。

三、常用输液部位

进行输液时，护士应根据病人的年龄、体位、神志、病情状况、病程长短、溶液种类、输液时间、静脉情况、即将进行的手术部位及病人合作程度等情况来选择合适的穿刺部位。常用的输液部位包括：

1. 周围浅静脉 周围浅静脉是指分布于皮下的肢体末端的静脉，静脉较表浅且安全。上肢常用的浅静脉有手背静脉网、头静脉、贵要静脉、肘正中静脉等。成人输液时的首选部位为手背静脉网；为病人进行采集血标本、静脉推注药液或经外周中心静脉置管（peripherally inserted central catheter，PICC）时常采用肘正中静脉、贵要静脉和头静脉为穿刺部位；紧急输液时采用肘部静脉。下肢常用的浅静脉有足背静脉网、大隐静脉和小隐静脉，由于下肢输液后活动不便，且下肢静脉有静脉瓣，容易形成血栓。小儿常用足背静脉，而成人不主张使用足背静脉，因其易引起血栓性静脉炎。

2. 头皮静脉 头皮静脉是小儿静脉输液常选用的部位，因为其分布较广，并且表浅易见，不易滑动，便于固定。较大的头皮静脉有颞浅静脉、额静脉、枕静脉和耳后静脉。

3. 锁骨下静脉和颈外静脉 需要长期持续输液或需要静脉高营养的病人多选择锁骨下静脉和颈外静脉进行中心静脉插管。因此处静脉管径粗大，利于药液稀释，不易形成静脉炎。将导管从锁骨下静脉或颈外静脉插入，远端留置在右心室上方的上腔静脉。

护士进行静脉输液前要认真为病人选择合适的部位进行穿刺。在选择穿刺部位时需注意以下几点：

（1）为老人和儿童进行穿刺时，因其血管的脆性较大，应尽量避开易活动或凸起的静脉，如手背静脉。

（2）如病人的皮肤表面有感染或渗出，为防止将皮肤表面的细菌带入血管，应避免在此部位进行穿刺。

（3）禁止使用血管透析的端口或瘘管的端口进行输液。

（4）为需要长期输液的病人进行穿刺时，为保护静脉，应有计划地选择和更换输液部位。通常静脉输液部位的选择应先从远心端静脉开始，逐渐向近心端使用。

四、常用静脉输液法

根据进入血管通道器材所到达的位置，可将静脉输液法划分为周围静脉输液法和中心静脉输液法；根据输入的液体是否与大气相通，可将静脉输液法分为密闭式静脉输液法和开放式静脉输液法。

密闭式静脉输液法是将无菌输液器插入原装密闭输液瓶（袋）中进行输液的方法，因采用此方法药液被污染的机会少，因此被临床广泛应用。

开放式静脉输液法是将溶液倒入开放式输液瓶内进行输液的方法。因采用开放式静脉输液法时药液容易被污染，目前临床已很少应用。

（一）密闭式周围静脉输液法

【目的】

同"静脉输液的目的"。

【操作步骤】

步骤	相关知识说明
1. 评估及解释	
（1）询问病人的年龄、病情、意识状态、心肺功能及营养状况等；评估心理状态及配合程度；穿刺部位的皮肤、血管状况及肢体活动度	➡ 评估病人是否适于实施操作技术
（2）向病人及家属解释输液目的、方法、注意事项及配合要点，病人能理解	
（3）征询病人合作意向，病人愿意合作。病人已排尿或排便	➡ 体现对病人的关爱和尊重
2. 准备	
（1）护士：衣帽整洁，洗手，戴口罩	➡ 减少细菌污染
（2）用物：治疗车上层备基础治疗盘用物一套、弯盘、液体及药物（按医嘱准备）、加药用注射器及针头、止血带、胶布（输液贴）、小垫枕、治疗巾、瓶套（视需要而定）、砂轮、开瓶器、输液器一套、输液卡、输液记录单、洗手液。治疗车下层：生活垃圾桶、医用垃圾桶、锐器收集盒。其他：输液架、必要时备小夹板、棉垫及绷带、输液泵	➡ 静脉留置针输液法需另备静脉留置针一套、封管液（无菌生理盐水或稀释肝素溶液）、5ml注射器
（3）环境：整洁、安静、温湿度适宜、光线明亮	
3. 静脉输液法	
头皮针静脉输液法	
（1）核对并检查药物	
1）核对药液瓶签（药名、浓度、剂量）及给药时间和给药途径	➡ 根据医嘱严格执行查对制度，避免医疗事故发生
2）检查药液质量	➡ 检查药液是否在有效期内，瓶盖（拉环）有无松动，瓶身有无裂痕。将输液瓶上下轻摇，对光检查药物有无混浊、沉淀及絮状物等

步骤	相关知识说明
（2）加药	
1）用开瓶器启开输液瓶铝盖的中心部分（或拉开瓶口拉环），常规消毒瓶塞	➡ 消毒范围至铝盖下端瓶颈部
2）根据医嘱加入药物	➡ 加入的药物应合理分配，注意药物之间的配伍禁忌
3）根据病情需要有计划地安排输液顺序	
（3）填写并粘贴输液贴：根据医嘱（输液卡上的内容）填写输液贴，并将填好的输液贴倒贴于输液瓶上	➡ 注意输液贴勿覆盖原有的标签
（4）插输液器：检查输液器质量，无问题后取出输液器，将输液器的针头插入瓶盖直至针头根部，关闭调节器	➡ 检查输液器是否过期，包装有无破损 ➡ 插入时注意保持无菌，勿污染
（5）核对病人：携用物至病人床旁，核对病人床号、姓名及腕带。再次洗手	➡ 保证将正确的药物给予正确的病人，避免差错事故的发生
（6）初次排气：将输液瓶倒挂于输液架上，旋紧输液器与头皮针连接处，一手持头皮针和调节器，一手倒置茂菲滴管，抬高滴管下输液管（图13-1），打开调节器，使液体流入滴管内，当达到1/2～2/3满时，迅速倒转滴管，使液体缓缓下降，当液体流入头皮针管内即可关闭调节器。将输液管末端放入输液器包装内，放置妥当	➡ 高度适中，保证液体压力超过静脉压，以促使液体进入静脉 ➡ 输液前排尽输液管及针头内的气体，防止发生空气栓塞 ➡ 如茂菲滴管下端的输液管内有小气泡不易排除时，可以轻弹输液管，将气泡弹至茂菲滴管内 ➡ 保证输液装置无菌
（7）选择穿刺部位：将小垫枕置于穿刺肢体下，铺治疗巾，在穿刺点上方6～8cm处扎止血带（图13-2）	➡ 根据选择静脉的原则选择穿刺部位 ➡ 注意使止血带的尾端向上 ➡ 止血带的松紧度以能阻断静脉血流而不阻断动脉血流为宜 ➡ 如果静脉充盈不良，可以采取下列方法：按摩血管；嘱病人反复进行握、松拳数次；用手指轻拍血管等
（8）消毒皮肤：按常规消毒穿刺部位的皮肤，消毒范围大于5cm（图13-3），待干，备输液贴	➡ 保证穿刺点及周围皮肤的无菌状态，防止感染
（9）二次核对：核对病人床号、姓名、所用液体的药名、浓度、剂量及给药时间和给药途径	➡ 避免差错事故的发生
（10）再次排气：打开调节器，再次排气后，关闭调节器，确定针头与输液管内空气已排尽	➡ 确保穿刺前茂菲滴管下端输液管内无气泡 ➡ 注意排液于弯盘内
（11）穿刺	
1）嘱病人握拳	➡ 使静脉充盈
2）取下护针帽，左手拇指固定静脉，右手持针柄，按静脉注射法穿刺（图13-4），见回血后使针头与皮肤平行，再沿血管方向进针少许	➡ 沿静脉走行进针，防止刺破血管

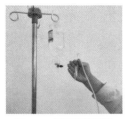
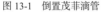
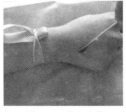
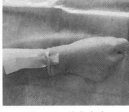
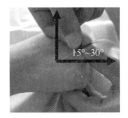

图13-1 倒置茂菲滴管　　　图13-2 扎止血带　　　　图13-3 消毒皮肤　　图13-4 选择进针角度

（12）固定：右手固定针柄不松开，松开止血带，嘱病人松拳，打开调节器。待液体滴入通畅、病人无不适后，用输液贴（或胶布）分别固定针柄（图13-5A）、针眼（图13-5B）和头皮针下段输液管（图13-5C），必要时用夹板固定肢体	➡ 固定可防止由于病人活动导致针头刺破血管或滑出血管外 ➡ 覆盖穿刺部位以防污染 ➡ 将输液管环绕后固定可以防止牵拉输液器针头
（13）调节滴速：根据病人年龄、病情及药液的性质调节输液滴速	➡ 以往输液器的点滴系数为15时，输液速度为成人40～60滴/分，儿童20～40滴/分。目前临床常用的输液器的点滴系数是20（成人输液滴数应为55～80滴/分）
（14）再次核对：核对病人的床号、姓名、药物名称、浓度、剂量，给药时间和给药方法	➡ 避免差错事故的发生

续表

步骤	相关知识说明

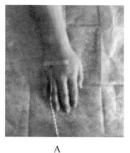 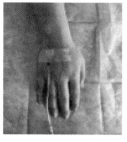 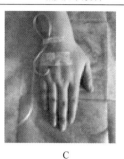

A　　　　　　　　　　B　　　　　　　　　　C

图 13-5　固定

（15）操作后处理

1）安置卧位：撤去治疗巾，取出止血带和小垫枕，整理床单位，协助病人取舒适卧位

2）将呼叫器置于病人易取处

3）整理用物，洗手，摘口罩

4）记录

➡ 在输液单上记录输液开始的时间、滴入药液的种类、滴速、病人的全身及局部状况，并签全名

（16）巡视观察：输液过程中加强巡视，密切观察病人有无输液反应，穿刺部位有无肿胀，及时处理输液故障

（17）更换液体：如为多瓶液体连续输入，则在第一瓶液体输尽前开始准备第二瓶液体

➡ 持续输液应及时更换输液瓶，以防空气进入导致空气栓塞

1）核对第二瓶液体，确保无误

➡ 更换输液瓶时，注意严格无菌操作，防止污染

2）除去第二瓶液体铝盖中心部分，常规消毒

3）确认茂菲滴管中的液体高度至少 1/2 满，拔出第一瓶内输液插头，迅速插入第二瓶内

➡ 对需要 24 小时持续输液者，应每日更换输液器，更换时应严格执行无菌操作

4）检查滴管液面高度是否合适、输液管中有无气泡，待点滴输入通畅后方可离去

（18）输液结束

1）确认全部液体输入完毕后，关闭输液器，轻揭输液贴（或胶布），拔针，嘱病人轻轻按压局部 1～2 分钟至无出血为止，不要环揉。将头皮针头与输液插头剪至锐器收集盒中

➡ 输液完毕后及时拔针，以防空气进入导致空气栓塞

➡ 拔针时勿用力按压局部，以免引起疼痛；按压部位应稍靠皮肤穿刺点以压迫静脉进针点，防止皮下出血

➡ 防止针刺伤

2）协助病人适当活动穿刺肢体，并协助取舒适卧位

3）整理床单位，清理用物

4）洗手，摘口罩，做好记录

➡ 记录输液结束的时间，液体和药物滴入的总量，病人有无全身和局部反应

静脉留置针输液法

➡ 静脉留置针（venous retention needles）又称套管针，对血管壁刺激性小，减少因反复穿刺造成的痛苦和血管损伤，可保护静脉

➡ 适用于需长期输液，静脉穿刺较困难的病人

（1）输液准备：同头皮针静脉输液（1）～（5）

（2）连接留置针与输液器

1）打开静脉留置针及肝素帽或可来福头外包装

➡ 注意检查外包装有效期及有无破损，针头斜面有无倒钩，导管边缘是否粗糙

2）手持外包装将肝素帽或可来福接头对接在留置针的侧管上

➡ 连接时注意严格执行无菌操作

3）将输液器与肝素帽或可来福接头连接

（3）排气：打开调节器，将套管针内的气体排入弯盘中，关闭调节器

➡ 留置针放于留置针盒内

续表

步骤	相关知识说明
（4）选择穿刺部位：将小垫枕置于穿刺肢体下，铺治疗巾，在穿刺点上方 8～10cm 处扎止血带	
（5）消毒皮肤：常规消毒穿刺部位的皮肤消毒直径大于 5cm，待干，备胶布及透明敷贴，并在透明敷贴上注明穿刺日期、时间和穿刺者姓名	➡ 保证穿刺点周围皮肤的无菌状态，防止感染 ➡ 标记日期和时间，为更换套管针提供依据
（6）二次核对：二次核对病人的床号、姓名，药物名称、浓度、剂量，给药时间和给药方法	➡ 避免差错事故的发生
（7）静脉穿刺	
1）取下针套，旋转针芯松动外套管（图 13-6）	➡ 防止套管与针芯粘连
2）右手拇指与示指夹住两翼，再次排气于弯盘中	
3）嘱病人握拳，绷紧皮肤，固定静脉，右手持留置针，在血管的上方，使针头与皮肤呈 15°～30°进针，见回血后压低角度（放平针翼），沿静脉走行再进针 0.2cm	➡ 固定静脉便于穿刺，减轻病人的疼痛
4）送外套管：左手持 Y 接口，右手后撤针芯约 0.5cm，持针座将针芯与外套管一起送入静脉内	➡ 避免针芯刺破血管 ➡ 确保外套管在静脉内
5）撤针芯：左手固定两翼，右手迅速将针芯抽出，放于锐器收集盒中	➡ 避免将外套管带出 ➡ 防止针刺伤
（8）固定	
1）松开止血带，打开调节器，嘱病人松拳	➡ 静脉恢复通畅
2）用无菌透明敷贴对留置针管做密闭式固定，用注明置管日期和时间的透明敷贴固定三叉接口，再用胶布固定插入肝素帽内的输液器针头及输液管（图 13-7）	➡ 固定，避免过松或过紧 ➡ 用无菌透明敷贴是为了避免穿刺点及周围被污染；便于观察穿刺点的情况

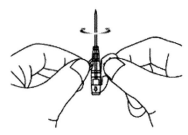

图 13-6　旋转松动外套管

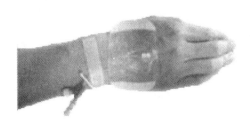

图 13-7　静脉留置针固定法

（9）调节滴数：根据病人的年龄、病情及药物性质调节滴速	
（10）再次核对：核对病人的床号、姓名，药物名称、浓度、剂量，给药时间和给药方法	➡ 避免差错事故的发生
（11）操作后处理	
1）撤去治疗巾、小垫枕及止血带，整理床单位，协助病人取舒适卧位	
2）将呼叫器置于病人易取处	
3）整理用物，洗手，摘口罩	
4）记录	➡ 在输液记录单上记录输液的时间、滴入药液的种类、滴速、病人的全身及局部状况，并签全名
（12）封管	➡ 输液结束，需要封管
1）拔出输液管针头	➡ 封管可确保静脉输液管道的通畅，将残留的刺激性药液冲入血流，避免刺激局部血管 ➡ 若为可来福接头，不需封管
2）常规消毒肝素帽的胶塞	

续表

步骤	相关知识说明
3）用注射器向肝素帽内注入封管液	➡ 边推注边退针，直至针头完全退出为止，保持正压封管 ➡ 常用的封管液：①无菌生理盐水，每次用5～10ml，每隔6～8小时重复冲管一次；②稀释肝素溶液，每毫升生理盐水含肝素10～100U，每次用量2～5ml
（13）再次输液	
1）常规消毒肝素帽的胶塞	➡ 注意无菌操作
2）将静脉输液针头插入肝素帽内，完成输液	
（14）输液结束	
1）关闭调节器	➡ 输液结束后及时拔针，防止空气进入发生空气栓塞
2）揭开胶布及无菌敷贴	
3）轻压穿刺点上方，快速拔出套管针，局部按压至无出血	➡ 拔针时不可用力按压局部，以免引起疼痛
4）协助病人适当活动穿刺肢体，并协助取舒适卧位	
5）整理床单位，清理用物	➡ 将头皮针头与输液插头剪至锐器收集盒中
6）洗手，摘口罩，做好记录	➡ 记录输液结束的时间，液体和输注药物总量，病人有无全身和局部反应

【注意事项】

（1）严格执行无菌操作及查对制度，预防感染及差错事故的发生。

（2）根据病情合理安排输液顺序。如需加入药液，应注意药物配伍禁忌。并根据治疗原则，按急、缓及药物半衰期等合理分配药物。

（3）对需要长期输液的病人，应注意保护和合理使用静脉，一般从远端小静脉开始穿刺（抢救时可例外）。

（4）为防止空气栓塞的发生，输液前要排尽输液管及针头内的空气，药液滴尽前要及时更换输液瓶或拔针。

（5）对于刺激性较强的特殊药物，应在确认针头斜面已完全进入静脉内时再输入。

（6）严格掌握输液的滴速。对严重脱水、心肺功能良好者可适当加快输液速度。对有心、肺、肾疾病的病人、老年病人、婴幼儿及输注高渗、含钾或升压药液的病人，要适当减慢输液速度。

（7）输液过程中要加强巡视，认真听取病人的主诉。严密观察输液管有无扭曲、受压、针头有无脱出、移位、阻塞；严密观察输液部位的局部有无肿胀或疼痛、有无溶液外溢，有些药物如甘露醇、去甲肾上腺素等外溢后会引发局部组织坏死，如发生上述情况，应立即停止输液并通知医生予以处理；密切观察病人有无输液反应，如病人出现心悸、畏寒、持续性咳嗽等情况，应立即减慢或停止输液，并通知医生及时处理。每次观察巡视后，应做好记录。

（8）采用静脉留置针输液时，严格掌握留置时间，一般可以保留3～5天，最长不超过7天。如出现静脉炎、液体渗漏和皮下血肿等情况应及时拔针。

【健康教育】

（1）向病人说明常见输液反应的典型症状及防治方法，告知病人一旦出现输液反应的症状，应立即呼叫护士。

（2）向病人解释输液滴速是根据病人的年龄、病情及药物性质进行调整的，不可自行随意调节以免发生意外。

（3）对于需要长期输液的病人，为消除其焦虑等不良情绪，护士应做好病人的心理护理。

（二）密闭式中心静脉输液法

密闭式中心静脉输液法包括外周静脉置入中心静脉导管（peripherally inserted central venous catheters，PICC）输液法、颈外静脉穿刺置管输液法及锁骨下静脉穿刺置管输液法。

1. 经外周中心静脉置管（PICC）输液法 经外周中心静脉置管（PICC）输液法是由周围静脉穿刺置管，并将导管末端置于上腔静脉中下 1/3 或锁骨下静脉进行输液的方法。穿刺部位为肘部贵要静脉、肘正中静脉和头静脉，首选右侧上肢。目前已广泛应用于临床，常用的 PICC 导管有三向瓣膜式 PICC 导管和末端开放式 PICC 导管两种。

PICC 适应证：需要给予刺激性药液的病人，如化疗药物；需要输注静脉营养液等高渗溶液的病人；需要中长期进行静脉输液治疗的病人；外周静脉条件差且需要持续用药的病人。

操作要点（以三向瓣膜式导管为例）：协助病人去枕平卧，头偏向一侧，充分暴露穿刺区域，穿刺侧上肢外展与躯干呈 90°；确定穿刺点并测量导管预置长度及臂围；打开 PICC 包进行皮肤消毒建立无菌区；预冲导管系止血带；视情况给予病人麻醉，术者绷紧皮肤以 15°～30°角进针，见回血后立即放低穿刺针以减小穿刺角度，再推进少许，以保持插管鞘留在血管内不易脱出；将导管缓慢匀速送入，当导管置入约 15cm 时，嘱病人将头转向穿刺侧贴近肩部；抽回血，撤出插管鞘及支撑导丝，修剪导管长度，安装连接器，冲封管，固定；经 X 线确定导管在预置位置后，可按需进行输液。

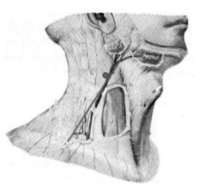

图 13-8 颈外静脉穿刺点

2. 颈外静脉穿刺置管输液法 颈外静脉是颈部最大的浅静脉，颈外静脉行径表浅，位置恒定，易于穿刺。穿刺点为下颌角与锁骨上缘中点连线的上 1/3 处颈外静脉外缘（图 13-8）。

颈外静脉穿刺置管输液法适用于需长期输液而周围静脉不宜穿刺者、周围循环衰竭而需测中心静脉压者、长期静脉内滴注高浓度、刺激性强的药物和行静脉内高营养治疗的病人。

操作要点：协助病人去枕平卧，头偏向一侧，充分暴露穿刺部位；术者立于床头，常规消毒穿刺部位；由助手协助进行局部麻醉；穿刺时，先用刀片尖端在穿刺点上刺破皮肤做引导以减少进针阻力，助手用手指按压颈静脉三角处，术者左手绷紧皮肤，右手持针与皮肤呈 45°角进针，入皮后呈 25°角沿静脉方向穿刺；见回血后抽出穿刺针内芯，将硅胶管送入针孔内；确定硅胶管在血管内，退出穿刺针。

3. 锁骨下静脉穿刺置管输液法 由于锁骨下静脉的口径大，常处于充盈状态，周围还有结缔组织固定，使血管不易塌陷，位置恒定不易发生移位，并且锁骨下静脉距离右心房较近，血量多，当输入大量高浓度或刺激性较强的药物时，输入的药物可以迅速被稀释，对血管壁的刺激性较小，故用作静脉穿刺置管安全可靠（图 13-9）。穿刺点位于胸锁乳突肌的外侧缘与锁骨所形成的夹角的平分线上，距顶点 0.5～1cm 处。

锁骨下静脉穿刺置管输液法适用于长期不能进食或丢失大量液体，需补充大量高热量、高营养液体及电解质的病人；各种原因所致的大出血，需在短时间内输入大量液体纠正血容量不足或提升血压的病人；需较长时间接受化疗的病人；需测定中心静脉压或需紧急放置中心起搏导管的病人。

操作要点：协助病人去枕平卧，头偏向一侧，充分暴露穿刺部位；术者立于床头，常规消毒穿刺部位；备水枪及硅胶管，连接穿刺针头备穿刺射管用，进行局部麻醉；将针头指向胸锁关节，与皮肤呈 30°～40°角进针，边进针边抽回血，通过胸锁筋膜有落空感时，继续进针，

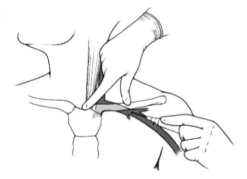

图 13-9 锁骨下静脉穿刺点

直至穿刺成功；术者持射管水枪，按试穿方向刺入锁骨下静脉，抽回血为暗红色表明进入锁骨下静脉，嘱病人屏气，推动活塞使硅胶管进入锁骨下静脉；连接输液器输液。

五、输液速度与时间的计算

在输液过程中，每毫升溶液的滴数称为该输液器的点滴系数（drop coefficient）（gtt/ml）。目前常用的输液器的点滴系数分别为 10、15、20 三种型号。静脉点滴速度和时间可按下列公式计算。

1. 已知总输液量与计划所用输液时间，计算输液滴速。

$$每分钟滴数 = \frac{液体总量(ml) \times 点滴系数}{输液时间(分钟)}$$

例如：病人需输入 1400ml 液体，计划 7 小时滴完，点滴系数为 15，护士应调节输液速度是多少？

$$每分钟滴数 = \frac{1400 \times 15}{7 \times 60} = 50 \text{ 滴/分}$$

2. 已知输入液体总量与每分钟滴数，计算输液所需要时间。

$$输液时间（小时） = \frac{液体总量(ml) \times 点滴系数}{每分钟滴数 \times 60(分钟)}$$

例如：病人需要输液体 1000ml，每分钟滴数为 50 滴。已知所用输液器的点滴系数为 15，求输液所用的时间。

$$输液时间（小时） = \frac{1000 \times 15}{50 \times 60} = 5 （小时）$$

案例 13-1 临床资料 2
护士遵医嘱给予输液治疗，6 小时内需输液 1500ml。

六、常见输液故障及处理

（一）溶液不滴

1. 针头滑出血管外　液体滴入皮下组织，表现为局部肿胀并有疼痛，回抽无回血。处理方法：将针头拔出，另选血管重新穿刺。

2. 针头斜面紧贴血管壁　回抽有回血，局部无反应。处理方法：调整针头位置或适当变换病人肢体位置，直到点滴通畅为止。

3. 针头阻塞　挤压输液管有阻力但无回血。处理方法：更换针头，重新选择静脉穿刺。禁止强行挤压导管或用溶液冲注针头，以免导致凝血块进入静脉造成栓塞。

4. 压力过低　回抽有回血，因输液瓶位置过低、病人肢体抬举过高或病人周围循环不良所致。处理方法：适当抬高输液瓶位置或放低病人肢体位置。

5. 静脉痉挛　回抽有回血，因病人穿刺肢体暴露在冷的环境中时间过长或输入的液体温度过低所致。处理方法：在穿刺部位局部实施热敷，缓解静脉痉挛。

（二）茂菲滴管内液面过高

当茂菲滴管内液面过高时，可将输液瓶从输液架上取下，倾斜瓶身，使插入瓶内的针头露出液面，待滴管内液体缓缓下降，直至滴管露出液面，再将输液瓶挂回输液架上继续点滴。

（三）茂菲滴管内液面过低

当茂菲滴管内液面过底时，可先夹紧滴管下端的输液管，用手挤压滴管，使输液瓶内的液体流入滴管内，当液面上升至所需高度（一般为 1/2～2/3 滴管高度）时，停止挤压，松开滴管下端的输液管。

（四）茂菲滴管内液面自行下降

输液过程中，若茂菲滴管内的液面自行下降，应检查上端输液管与滴管的衔接是否紧密，有无漏气或裂隙，必要时更换输液器。

> **案例 13-1　临床资料 3**
> 　　护士遵医嘱给予静脉输液治疗，起初，护士为其调整输液滴数为 50 滴/分，15 分钟后，出现溶液不滴现象。

七、输液微粒污染与预防措施

　　输液微粒（infusion particles）是指在输液过程中进入人体的非代谢性的颗粒杂质，其直径一般为 1～15μm，少数较大的输液微粒直径可达 50～300μm。输液微粒污染是指在输液过程中，输液微粒随液体进入人体，对人体造成严重危害的过程。静脉输液微粒常见的有橡胶微粒、塑料微粒、玻璃微粒、结晶体微粒、纤维素微粒、毛絮及尘埃微粒、炭黑微粒和脂肪微粒等。

（一）输液微粒的来源

1. 液体和药品的质量问题

（1）由于生产药厂的环境卫生条件差，生产原料及生产工艺操作的污染导致各种液体和药品中存在不溶性杂质。

（2）氨基酸、脂肪乳、葡萄糖、甘露醇、右旋糖酐、血液制品等由于其质量不同，可残存不溶性的蛋白质、淀粉及脂肪微粒；电解质类输液原料可残存不溶性无机盐微粒。

（3）生产过程中各包装容器由于原料不同，可黏附各种微粒，如尘埃、玻璃屑、有机物、无机盐等；生产设备长期磨损、相互摩擦撞击及过滤设备粗糙，检验简陋，均可造成微粒脱落于药剂中。

2. 输液器或输液瓶引起的污染

（1）天然胶塞存在易老化、气密性差等缺点，针刺时易掉屑，长期与药液接触后可能发生化学污染或微粒脱落于药液中。

（2）输液器过滤装置不够精密，对输液微粒滤除率较低。

3. 加药时使用的注射器被污染

（1）安瓿经过砂轮的割锯后，未认真消毒，致使玻璃屑、细菌、尘埃等在安瓿开启时进入药液中。

（2）需要将多种药物同时加入输液瓶中时，由于使用的注射器型号选择过大，针头过粗，反复穿刺时，致使输液瓶胶塞的橡皮屑脱落于瓶内。

（3）抽取药液操作不规范，也是导致微粒进入药品中的重要因素。

4. 配药室与病室环境　　配药室与病室环境不洁净，致病菌或灰尘微粒进入药液中。

（二）输液微粒污染的危害

　　输液微粒污染对机体的危害主要取决于微粒的大小、形状、化学性质及微粒堵塞血管的部位、血流阻断的程度等。肺、脑、肝及肾脏等是最容易被微粒损害的部位。输液微粒污染对机体的危害包括：

（1）直接阻塞血管引起局部供血不足，组织缺血、缺氧，甚至坏死。

（2）红细胞聚集在微粒上易形成血栓，引起血管血栓和静脉炎。

（3）微粒进入肺毛细血管，可引起巨噬细胞增殖，形成肺内肉芽肿，影响肺功能。

（4）引起血小板减少症和过敏反应。

（5）刺激组织产生炎症或形成肿块。

（三）防止和消除微粒污染的措施

1. 制剂生产方面　　改善车间环境卫生条件，安装空气净化装置，防止空气中悬浮的尘粒与细菌污染；严格执行制剂生产的操作规程，工作人员要穿工作服、工作鞋、戴口罩，必要时戴手套；

选用优质材料，采用先进工艺，提高检验技术，确保药液质量。

2. 输液操作方面

（1）采用封闭式一次性医用输液器以减少污染机会。

（2）输液前认真检查液体的质量输液过程中，严格执行无菌技术操作，遵守操作规程。药液应现用现配，避免污染。

（3）净化治疗室和病室内空气。

（4）在通气针头或通气管内放置空气过滤器，防止空气中的微粒进入液体中。

八、常见输液反应与护理

（一）发热反应

发热反应（fever reaction）是输液过程中最常见的一种输液反应。

1. 原因　常因输入致热物质所致。见于输液器灭菌不彻底或被污染；输入的液体或药物制剂不纯、消毒灭菌不彻底或保存不良；输液过程中未严格遵守无菌操作原则等。

2. 临床表现　多发生于输液后数分钟至 1 小时。病人表现为发冷、寒战和发热。轻者体温在38℃左右，停止输液后数小时内可自行恢复至正常；严重者初起寒战，继而高热，体温可达 40℃以上，伴有头痛、恶心、呕吐、脉速等全身症状。

3. 预防　输液前应认真检查药液的质量，输液用具的包装及灭菌日期、有效期；严格执行无菌操作。

4. 护理措施

（1）发热反应轻者，应立即减慢输液滴速或停止输液，并及时通知医生。

（2）发热反应严重者，应立即停止输液，并保留剩余溶液和输液器，必要时送检，做细菌培养，以查找发热反应的原因。

（3）对于高热病人，应给予物理降温。寒战时，注意保暖。严密观察生命体征的变化，必要时遵医嘱给予抗过敏药物或激素治疗。

（二）循环负荷过重反应

循环负荷过重反应（circulatory overload reaction）也称为急性肺水肿（acute pulmonary edema）。

1. 原因

（1）由于输液速度过快，在短时间内输入液体量过多，导致循环血容量急剧增加，心脏负荷过重引起。

（2）病人原有心肺功能不良，多见于急性左心功能不全者。

2. 临床表现　输液过程中病人突然出现呼吸困难、气促、胸闷、咳嗽、咳粉红色泡沫样痰，严重时痰液可从口鼻涌出。两肺可闻及湿啰音，心率快且节律不齐。

3. 预防　输液过程中，注意控制输液的速度和输液量，对老人、婴幼儿及心肺功能不良的病人更需慎重。

4. 护理措施

（1）立即停止输液，并迅速通知医生，进行紧急处理。

（2）如果病情允许，为病人安置端坐位，双腿下垂，以减少静脉回流，减轻心脏负担。同时安慰病人，以减轻病人紧张心理。

（3）给予高流量氧气吸入，一般氧流量为 6～8L/min，以提高肺泡内压力，减少肺泡内毛细血管渗出液的产生。同时，在湿化瓶内加入 20%～30%的乙醇溶液，以减低肺泡内泡沫表面的张力，使泡沫破裂消散，从而改善肺部气体交换，缓解缺氧症状。

（4）遵医嘱给予镇静、平喘、强心、利尿和扩血管药物，以稳定病人情绪，舒张周围血管，促进液体排出，减少回心血量，减轻心脏负荷。

（5）必要时进行四肢轮扎。用橡胶止血带或血压计袖带适当加压四肢以阻断静脉血流，但动脉血仍可通过。每隔5～10分钟轮流放松一侧肢体上的止血带，可有效地减少静脉回心血量。待症状缓解后，逐步解除止血带。此外，静脉放血200～300ml也是一种最直接有效减少回心血量的方法，但贫血者应禁忌采用。

（三）静脉炎

1. 原因

（1）由于长期输注高浓度、刺激性较强的药液，或静脉内放置刺激性较强的留置管或导管时间过长，引起局部静脉壁发生化学炎性反应。

（2）由于在输液过程中无菌操作执行不严，引起局部静脉感染。

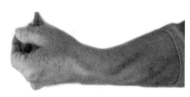

图13-10 静脉炎临床表现

2. 临床表现 病人输液部位沿静脉走向出现条索状红线，局部组织发红、肿胀、灼热、疼痛（图13-10），有时伴畏寒、发热等全身症状。

3. 预防 在输液的过程中严格执行无菌操作；对血管壁有刺激性的药物应充分稀释后再应用，点滴速度宜慢，并防止药物溢出血管外。同时，要有计划地更换注射部位，以保护静脉。

4. 护理措施

（1）立即停止局部输液，患肢抬高并制动，局部用95%乙醇溶液或50%硫酸镁溶液进行湿热敷，每日2次，每次20分钟。

（2）超短波理疗，每日1次，每次15～20分钟。

（3）中药治疗。将如意金黄散加醋调成糊状，局部外敷，每日2次，具有清热、止痛、消肿的作用。

（4）如合并感染，遵医嘱给予抗生素治疗。

（四）空气栓塞

1. 原因

（1）输液导管内空气未排尽；输液导管连接不紧密或有裂隙。

（2）拔出较粗的、近胸腔的深静脉导管时，穿刺点封闭不严密。

（3）加压输液、输血时无专人在旁守护；连续输液过程中，未及时更换药液或更换过程中未排尽空气；液体输完未及时拔针，均可导致空气进入静脉，发生空气栓塞。

空气进入静脉，可随血流（经上腔静脉或下腔静脉）先入右心房，再进入右心室。如空气量少，则随着心脏的收缩被右心室压入肺动脉，并分散到肺小动脉内，最后被毛细血管吸收，损害较小。如空气量大，则空气在右心室内阻塞肺动脉入口（图13-11A），使右心室内的血液（静脉血）不能进入肺动脉进行气体交换，引起机体严重缺氧导致病人死亡。

2. 临床表现 输液过程中病人感到胸部异常不适或有胸骨后疼痛，随即出现呼吸困难和严重的发绀，并伴有濒死感。听诊心前区可闻及响亮的、持续的"水泡声"。心电图呈现心肌缺血和急性肺心病的改变。

3. 预防

（1）输液前认真检查输液器的质量，排尽输液管内的空气。

（2）输液过程中加强巡视、密切观察，及时更换输液瓶；输液完毕及时拔针；加压输液或输血时应安排专人在旁守护，以防止空气栓塞发生。

（3）拔出较粗的、近胸腔的深静脉导管时，必须立即严密封闭穿刺点。

4. 护理措施

（1）立即停止输液并通知医生，积极配合抢救。

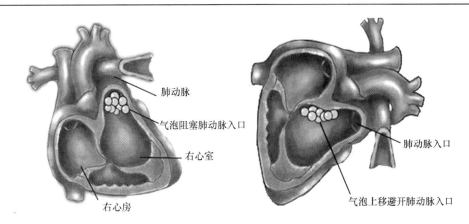

A.空气在右心室内阻塞肺动脉入口　　　　B.置左侧头低足高位,气泡避开肺动脉入口

图 13-11　空气栓塞示意图

（2）立即为病人安置左侧卧位并保持头低足高位,该体位在吸气时可增加胸腔内压力,减少空气进入静脉,该体位可使肺动脉入口的位置低于右心室,气泡向上漂移到右心室尖部,避免阻塞肺动脉入口（图 13-11B）。随着心脏的舒缩,空气被血液混成泡沫,可分次小量进入肺动脉内,最后逐渐被吸收。

（3）给予高流量氧气吸入,以提高病人的血氧浓度,纠正缺氧状态。

（4）严密观察病人病情变化,如有异常及时对症处理。

（5）有条件时,可使用中心静脉导管抽出空气。

案例 13-1　临床资料 4

护士遵医嘱为病人建立静脉通路进行输液。病人静脉输液中,突然主诉胸部异常不适并出现呼吸困难,发绀,心前区闻及响亮持续的"水泡音"。

九、输 液 泵

输液泵（infusion pump）通常是机械或电子的输液控制装置,通过作用于输液导管达到控制输液速度的目的。常用于需要严格控制输液速度和药量的情况,如静脉麻醉、婴幼儿的静脉输液及应用升压药物、抗心律失常药物等。

（一）输液泵的分类及特点

输液泵分为活塞型注射泵与蠕动滚压型输液泵两类,蠕动滚压型输液泵又分为滴数控制型（滴/分）和容积控制型（毫升/小时）两种。

1. 活塞型注射泵　活塞型注射泵具有输注药液流速平稳、均衡、精确等特点,而且其体积小,充电系统好,便于携带,便于在急救中使用。多应用于危重病人和心血管疾病病人的治疗和抢救,也用于注入需避光注射或半衰期极短的药物。

2. 蠕动滚压型输液泵

（1）容积控制型输液泵:该输液泵不受溶液的浓度、黏度及导管内径的影响,输注剂量准确,只测定实际输入的液体量。在临床实际应用中只需选择所需输液的总量及每小时的速率,输液泵便会自动按设定的方式工作,并能自动进行各参数的监控,速率调节幅度为 1ml/h,速率控制范围为 1~90ml/h。

（2）滴数控制型输液泵:利用控制输液的滴数来调整输入的液体量,但因滴数的大小受输注溶液的黏度、导管内径的影响,虽然可以准确计算滴数但输入液量不够精确。

（二）输液泵的使用方法

输液泵的种类很多,其主要结构与功能大致相同。现以 TSY 型输液泵为例简单介绍输液泵的使用方法。

（1）将输液泵固定在输液架上。

（2）接通电源，打开电源开关（图 13-12A）。

（3）常规排尽输液管内的空气。

（4）打开"泵门"，将输液管放置在输液泵管道槽中（图 13-12B），关闭"泵门"。

（5）设定滴数及输液量限制。

（6）确认输液泵设置无误后，按压"输液/停止"键，启动输液。

（7）当输液量接近预先设定的"预制量"时，发出蜂鸣音，提示输液量结束。

（8）输液结束时，按压"开始/停止"键，停止输液，打开"泵门"，取出输液管。

（9）按压"电源"键，关闭输液泵。

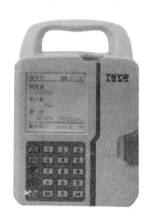

A.未放置输液管

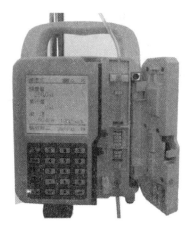

B.放置输液管

图 13-12　输液泵

（三）使用输液泵的注意事项

（1）护士应了解输液泵的工作原理，熟练掌握其使用方法。

（2）在使用输液泵控制输液的过程中，护士应加强巡视。若输液泵出现报警，应查找可能的原因，如有气泡、输液管堵塞或输液结束等，并给予及时的处理。

（3）指导病人正确使用输液泵：

1）向病人及家属说明在输液过程中，如果输液泵出现报警，应及时按呼叫器呼叫护士，以便护士及时处理出现的问题。

2）病人及家属勿随意搬动输液泵，防止输液泵电源线因牵拉脱落。

3）病人在活动输液侧肢体时，应注意幅度不可过大，防止输液管被牵拉脱出。

4）向病人及家属说明，输液泵内有蓄电池，病人如需去卫生间，可以按呼叫器通知护士，护士协助暂时拔掉电源线，返回后再重新连接。

案例 13-1　分析

1. 因病人血压为 80/50mmHg，需要通过静脉输液来增加循环血量，改善微循环，维持血压。

2. 输液开始顺利，而后出现液体不滴，最先考虑针头滑出血管外、针头斜面紧贴血管壁，如果进行适当处理后，仍不见效果，可考虑压力过低、静脉痉挛及针头堵塞等，并按相应问题处理。

3. 考虑是静脉炎。应立即停止局部输液，患肢抬高并制动，局部用 95% 乙醇溶液 50% 硫酸镁溶液进行湿热敷；继续观察，还可应用超短波理疗及中药治疗。

第二节　静　脉　输　血

静脉输血（blood transfusion）是将全血或成分血（如血浆、红细胞、白细胞或血小板等）通过静脉输入体内的方法。输血是急救和治疗疾病的重要措施之一，被广泛应用在临床上。随着现代医疗技术的发展，输血理论与技术也得到了相应的发展，为临床安全、有效、快速、节约用血提供了保障。

> **案例 13-2　导入**
>
> 病人，女性，30 岁，因宫外孕大出血入院。体格检查：面色苍白，脉搏 140 次/分，血压 60/40mmHg，急需大量输血。
>
> **问题：**
>
> 1. 病人输血的目的是什么？
> 2. 如果在输血的过程中，病人出现手足抽搐，应如何应对？

一、静脉输血的目的与原则

（一）输血的目的

1. 补充血容量　增加有效循环血量，提升血压，改善心肌功能和全身血液灌注量。常用于失血、失液引起的血容量减少或休克病人。

2. 补充红细胞　增加血红蛋白含量，提高携氧能力。常用于血液系统疾病引起的严重贫血和某些慢性消耗性疾病的病人。

3. 补充血浆蛋白　增加蛋白质，维持血浆胶体渗透压，减少组织渗出和水肿，保持有效循环血量。常用于低蛋白血症及大出血、大手术的病人。

4. 补充各种凝血因子和血小板　改善凝血功能，有助于止血。常用于凝血功能障碍（如血友病）及大出血的病人。

5. 补充抗体和补体　增强机体免疫力，提高机体抗感染的能力。常用于严重感染的病人等。

6. 排除有害物质　改善机体组织器官的缺氧状况，常用于一氧化碳、苯酚等化学物质中毒。此外，溶血性输血反应及重症新生儿溶血病时，也可采用换血浆法以达到排除血浆中的自身抗体的目的。

（二）静脉输血原则

（1）输血前必须做血型鉴定及交叉配血试验。

（2）无论是输全血或是成分血，均应选用同型血液输注。在紧急无同型血情况下，可选用 O 型血输给病人。AB 型血的病人既可以输注 O 型血也可以接受其他异型血型的血(A 型血和 B 型血)，但要求直接交叉配血试验阴性（不凝集），而间接交叉试验可以阳性（凝集）。应注意，一次输注量一般最多不超过 400ml，且要求输入速度缓慢。

（3）如病人需要再次输血，则必须重新做交叉配血试验，保证排除机体已产生抗体的情况。

二、静脉输血的适应证与禁忌证

（一）静脉输血的适应证

1. 急性大出血　为静脉输血的主要适应证，特别是严重创伤和手术时出血。一次出血量低于总血容量的 10%（500ml）时，机体可自我代偿，无血容量不足的表现，不必输血。失血量低于总血容量 20%（500～800ml）时，应根据有无血容量不足的临床症状及严重程度，同时参考血红蛋白和血细胞比容（HCT）的变化选择治疗方案。一般首选输注晶体溶液、胶体溶液或少量血浆增量剂，不输全血或血浆。当失血量超过总血容量20%（1000ml）时，应及时输注适量全血。

2. 贫血或低蛋白血症 输注浓缩红细胞可纠正贫血，低蛋白血症者可补充血浆或白蛋白液。

3. 重症感染 输入新鲜血液以提供抗体和补体，以增加抗感染的能力。切忌使用库存血。

4. 凝血功能障碍 出血性疾病病人可输新鲜血或成分血，如血友病病人应输注凝血因子或抗血友病因子。

（二）静脉输血的禁忌证

静脉输血的禁忌证包括急性肺水肿、充血性心力衰竭、肺栓塞、恶性高血压、真性红细胞增多症，肾功能极度衰竭及对输血有变态反应者。

三、血液制品的种类

（一）全血

全血（whole blood）指血液采集后未经过任何加工而保存备用的血液。主要有以下两种：

1. 新鲜血（fresh blood） 指在4℃冰箱内用常用抗凝保养液保存1周内的血液。基本保留了血液的各种成分，可用于补充各种血细胞、血小板和凝血因子。新鲜血适用于血液病病人。

2. 库存血（banked blood） 在4℃冰箱内冷藏，保存期为2～3周。库存血虽含有血液的所有成分，但其有效成分随保存时间的延长而发生变化。保存时间越长，白细胞、血小板和凝血酶原等成分的破坏越多，血液酸性度越高，钾离子浓度也会随着增高。因此，大量输注库存血可以导致酸中毒和高钾血症。库存血适用于各种原因引起的大出血。

（二）成分血

成分血（blood components）是在一定条件下，采用特定的方法将全血中的一种或多种血液成分分离而制成的血液制剂与单采成分血的统称。其纯度高、针对性强，可一血多用，是目前临床常用地输血类型。

1. 血浆（plasma） 是全血经分离后所得到的液体部分。主要成分是血浆蛋白，不含血细胞，无凝集原。无须做血型鉴定和交叉配血试验，常用于补充血容量、蛋白质和凝血因子。血浆可分为以下四种：

（1）新鲜血浆：包含全部凝血因子，适用于凝血因子缺乏的病人。

（2）保存血浆：适用于低血容量、低血浆蛋白的病人。

（3）冰冻血浆：普通冰冻血浆保存在-30℃低温下，有效期为1年；使用时先放在37℃温水中融化，并在6小时内输入使用。

（4）干燥血浆：是将冰冻血浆放在真空装置下加以干燥制成的，有效期为5年，使用时可加适量的0.9%氯化钠溶液或0.1%枸橼酸钠溶液溶解。

2. 红细胞（red blood cell） 因为红细胞可以增加血液的携氧能力，常用于贫血病人、失血过多的手术或疾病，也可用于心功能衰竭病人补充红细胞，以避免心脏负荷过重。红细胞包括以下三种：

（1）浓缩红细胞：也称压积红细胞，是新鲜血经离心或沉淀去除血浆后的剩余部分。适用于携氧功能缺陷、血容量正常的贫血及一氧化碳中毒的病人。

（2）洗涤红细胞：红细胞经生理盐水洗涤数次后，抗体物质减少，适用于脏器移植术后病人及免疫性溶血性贫血的病人。

（3）红细胞悬液：指全血经离心提取血浆后的红细胞加入等量红细胞保养液制成。常用于战地急救和中、小手术病人。

3. 白细胞浓缩悬液（granulocytes） 新鲜全血离心后提取，于4℃环境下保存，48小时内有效。常用于粒细胞缺乏合并严重感染的病人。

4. 浓缩血小板（concentrated platelets） 新鲜全血离心所得，20～24℃环境下保存，24小时

有效，常用于血小板减少及血小板功能障碍性出血的病人。

5. 各种凝血制剂　可用于有针对性地补充某些凝血因子的缺乏，如凝血酶原复合物等，常用于各种原因引起的凝血因子缺乏的出血性疾病。

（三）其他血液制品

1. 白蛋白液　从血浆中提纯而得，能提高机体血浆蛋白及胶体渗透压。临床上常用 5% 的白蛋白液治疗各种原因引起的低蛋白血症，如外伤、肝硬化、肾病及烧伤等。

2. 纤维蛋白原　常用于纤维蛋白缺乏症和弥散性血管内凝血（DIC）病人。

3. 抗血友病球蛋白浓缩剂　适用于血友病病人。

四、血型与交叉配血试验

（一）血型与红细胞凝集

血型（blood group）通常是指红细胞膜上特异性抗原的类型。红细胞凝集（agglutination）通常指将血型不同的两个人的血液滴加在载玻片上混合后红细胞可凝集成簇的现象。在补体的作用下，凝集的红细胞破裂继而发生溶血。因此，当输入血液的血型与病人不相符时，其血管内的红细胞便会发生凝集，继而发生溶血反应，严重者可危及病人的生命。

红细胞凝集的实质是抗原-抗体反应。凝集原附着在红细胞表面，是一种抗原。凝集素存在于血浆（或血清）中，是凝集原的抗体。凝集原和凝集素相遇（如凝集原 A 和抗 A 凝集素）会发生红细胞凝集。根据红细胞所含的凝集原不同，可把人的血型分成若干类型。目前世界上已经发现了 25 个不同的红细胞血型系统，但是与临床关系最紧密的是 ABO 血型系和 Rh 血型系统。

1. ABO 血型系统　ABO 血型是根据红细胞膜上存在的抗原 A、抗原 B，将血液分成四种血型（表 13-1）。红细胞上仅有抗原 A 为 A 型，仅有抗原 B 为 B 型，若同时存在 A 和 B 抗原则为 AB 型，这两种抗原均无的为 O 型。不同血型的人血清中含有不同的抗体，但不含有对抗自身红细胞抗原的抗体。如在 A 型血血清中只含有抗 B 抗体。我国各族人民中 A 型、B 型及 O 型血各占约 30%，AB 型仅占 10% 左右。

表 13-1　ABO 血型系统

血型	红细胞膜上的抗原（凝集原）	血清中的抗体（凝集素）
A	A	抗 B
B	B	抗 A
AB	A、B	无
O	无	抗 A+抗 B

2. Rh 血型系统

（1）Rh 血型系统的抗原与分型：人类红细胞除了含有 A、B 抗原外，还有 C、c、D、d、E、e 六种抗原，称为 Rh 抗原（也称为 Rh 因子）。其中 D 抗原的抗原性最强，医学上通常将红细胞膜上含有 D 抗原者称为 Rh 阳性，而红细胞膜上缺乏 D 抗原者称为 Rh 阴性。

（2）Rh 血型系统的分布：在我国汉族中，Rh 阳性者约占 99%，Rh 阴性者仅占 1% 左右。在一些少数民族中，Rh 阴性的人较多，如塔塔尔族占 15.8%，苗族占 12.3%，布依族和乌孜别克族均为 8.7%。因此，在 Rh 阴性者较多的地区工作的医护人员，对 Rh 血型应当特别重视。

（3）Rh 血型的特点及临床意义：与 ABC 血型系统不同，Rh 血型人的血清中不存在抗 Rh 的天然抗体，只有当 Rh 阴性者在接受 Rh 阳性者的血液后，才会通过体液性免疫产生抗 Rh 的免疫性抗体，通常在输血后 2～4 个月，血清中抗 Rh 的抗体水平达到高峰。因此，Rh 阴性的受血者在第一次接受 Rh 阳性血液的输血后，一般不产生明显的输血反应，但在第二次或多次输入 Rh 阳性的血液时，即可发生抗原-抗体反应，输入的红细胞会被破坏而发生溶血。

Rh 系统的抗体主要是 IgG，其分子较小可以通过胎盘。当 Rh 阴性的孕妇怀有 Rh 阳性的胎儿时，Rh 阳性胎儿的少量红细胞进入母体，使母体产生免疫性抗体，这种抗体可以透过胎盘进入胎儿的血液，导致胎儿的红细胞发生溶血，造成新生儿溶血性贫血，严重者可致胎儿死亡。因为母体血液中的抗体的浓度是缓慢增加的，因此 Rh 阴性的母体怀有第一胎 Rh 阳性的胎儿时，很少出现新生儿溶血的情况，但在第二次妊娠时，母体内的抗 Rh 抗体可通过胎盘进入胎儿体内，引起新生儿溶血。因此，当 Rh 阴性的母亲分娩出 Rh 阳性的婴儿时，必须在分娩后 72 小时内注射抗 Rh 的 γ 蛋白，中和进入母体内的 D 抗原，避免 Rh 阴性的母亲致敏，从而预防第二次妊娠时新生儿溶血的发生。

（二）血型鉴定和交叉配血试验

为了避免发生溶血反应，供血者与受血者之间在进行输血之前必须进行血型鉴定和交叉配血试验。

1. 血型鉴定（blood grouping）

（1）ABO 血型鉴定：通常是采用抗 A、抗 B 血清来检测红细胞的抗原并确定血型（表 13-2）。如被鉴定的血液在抗 A 血清中发生凝集，而在抗 B 血清中不发生凝集，则被鉴定血液为 A 型；若被鉴定血液在抗 B 血清中发生凝集，而在抗 A 血清中不发生凝集，则被鉴定血液为 B 型；若被鉴定血液在抗 A 血清和抗 B 血清中均凝集，则被鉴定血液为 AB 型；若被鉴定血液在抗 A 血清和抗 B 血清中均不凝集，则被鉴定血液为 O 型。

表 13-2 ABO 血型鉴定

血型	与抗 A 血清的反应（凝集）	抗 B 血清
A	+	-
B	-	+
AB	+	+
O	-	-

（2）Rh 血型鉴定：通常采用抗 D 血清来鉴定。若受检者血液的红细胞遇到抗 D 血清后发生凝集，则受检者为 Rh 阳性；若受检者血液的红细胞遇抗 D 血清后不发生凝集，则受检者为 Rh 阴性。

2. 交叉配血试验 为了防止受血者发生溶血反应，确保输血安全，输血前除做血型鉴定以外，还必须做交叉配血试验（cross-matching test），交叉配血试验包括直接交叉配血试验和间接交叉配血试验（表 13-3）。

（1）直接交叉配血试验（direct cross-matching test）：用供血者红细胞和受血者的血清进行配合试验，检查受血者血清中有无破坏供血者红细胞的抗体。检验结果要求绝对不可以有凝集或溶血现象。

表 13-3 交叉配血试验

	直接交叉配血试验	间接交叉配血试验
供血者	红细胞	血清
受血者	血清	红细胞

（2）间接交叉配血试验（indirect cross-matching test）：用供血者血清和受血者红细胞进行配合试验，检查供血者血清中有无破坏受血者红细胞的抗体。

如果直接交叉和间接交叉试验结果都没有凝集反应，即交叉配血试验阴性，为配血相合，方可进行输血。

知识拓展

世界献血日

每年的 6 月 14 日为世界献血日，世界献血者日之所以选中这一天，是因为 6 月 14 日是发现 ABO 血型系统的诺贝尔奖获得者卡尔·兰德斯坦纳的生日。

首次"世界献血者日"的主题是"献血，赠送生命的礼物。感谢您。"其宗旨在于，通过这一特殊的日子感谢那些拯救数百万人生命的自愿无偿献血者，特别是多次定期捐献血液的个人，颂扬他们无偿捐助血液的无私奉献之举；同时希望全社会对自愿无偿献血的重要性引起更广泛的认识，鼓励更多的人尤其是青年，成为合格的经常献血者，在需要拯救生命时提供可使用的最安全血液。

2005 年 5 月 24 日，在第五十八届世界卫生大会上，192 个世界卫生组织成员国通过决议，决定认可"世界献血者日"为国际性纪念日。每年各有关组织会选定一个主题和一个城市作为宣传中心。

五、静脉输血法

（一）输血前的准备

1. 备血　根据医嘱填写输血申请单，并抽取病人静脉血标本 2ml，将血标本和填写好的输血申请单一起送血库，做血型鉴定和交叉配血试验。采血时禁止同时采集两个病人的血标本，以免发生差错。

2. 取血　根据输血医嘱，护士凭取血单到血库取血，并与血库工作人员认真做好查对病人姓名、性别、年龄、住院号、病室/门急诊、床号、血型、血液有效期、交叉配血试验结果及保存血的外观（血袋完整无破漏或裂缝，血液分为明显的两层，上层为浅黄色的血浆，下层为暗红色的红细胞，两者边界清楚，无红细胞溶解，血液无变色、混浊，无血凝块、气泡或其他异常物质）。核对完毕，确认无误后，在取血单上签字后方可提血。

3. 取血后　血袋取出后，勿剧烈振荡，避免红细胞破坏而引起溶血。库存血不能加温，以免血浆蛋白凝固变性。取回的库存血，需在室温下放置 15～20 分钟后再输入。

4. 核对　输血前，需两名护士再次核对，确定无误并检查血液无凝块后方可输血。

5. 输血知情　输血前，医生须向病人或家属说明并征求意见，填写同意书并有双方签字后，护士方可实施输血治疗。

（二）输血法

【目的】

详见静脉输血的目的。

【操作步骤】

步骤	相关知识说明
1. 评估及解释	
（1）询问病人的病情、心肺功能、治疗情况、心理状态及对输血相关知识的了解程度；病人的血型、输血史及过敏史	➡ 评估病人是否适于实施操作技术
（2）向病人及家属解释输血的目的、所需血液制品的种类和用量、方法、注意事项，病人能理解	
（3）征询病人合作意向，病人愿意合作，签写知情同意书；排空大小便	➡ 体现对病人的关爱和尊重
2. 准备	
（1）护士：衣帽整洁、修剪指甲、洗手、戴口罩	➡ 减少细菌污染
（2）用物：同密闭式周围静脉输液法用物，仅将一次性输液器换为一次性输血器，另备生理盐水、血液制品（根据医嘱准备）、一次性手套	➡ 直接静脉输血法：同静脉注射用物，另备 50ml 注射器及针头数个、3.8%枸橼酸钠溶液、血压计袖带 ➡ 一次性输血器：滴管内有滤网，可去除大的细胞碎屑和纤维蛋白等微粒，而血细胞、血浆等均通过滤网；静脉穿刺针头为 9 号针头
（3）环境：环境整洁、安静、舒适、安全	
3. 输血法	
间接输血法	
（1）核对解释：将用物携至病人床旁，与另一位护士共同再次核对	➡ 严格执行检查对制度，避免差错事故的发生 ➡ 病人姓名、性别、年龄、住院号、病室/门急诊、床号、血型、血液有效期、交叉配血试验结果及保存血的外观
（2）部位选择：一般采用四肢浅静脉；急症输血时多用肘部静脉；周围循环衰竭时，可采用颈外静脉或锁骨下静脉	➡ 根据病人的病情、输血量、年龄选择静脉，并避开破损、发红、硬结、皮疹等部位的血管
（3）建立输液通路：按密闭式静脉输液法，穿刺成功后，先输入少量生理盐水	➡ 在输入血液前输入少量生理盐水，冲洗输血器管道

续表

步骤	相关知识说明
（4）输入血液	
1）以手腕旋转动作将血袋内血液轻轻摇匀	➡ 避免剧烈震荡，防止红细胞被破坏
2）戴手套，打开储血袋封口，常规消毒开口处塑料管，将输血器针从生理盐水袋上拔下，插入储血袋开口处，缓慢将储血袋倒挂于输液架上	➡ 戴手套是为了保护医务人员 ➡ 储血袋若为双插头，则用锁扣锁住生理盐水通路（或用止血钳夹住生理盐水通路），打开另一输血通路进行输血
（5）调滴速：输血开始速度宜慢，密切观察，如无不良反应，根据病情及年龄调节滴速	➡ 15分钟内不超过20滴/分 ➡ 成人40～60滴/分，儿童酌减
（6）操作后核对	➡ 核对病人床号、姓名、腕带、性别、年龄、住院号、病室/门急诊、血型、血液有效期、交叉配血试验结果及保存血的外观
（7）操作后处理	
1）安置卧位：撤去治疗巾，取出止血带和一次性垫巾，整理床单位，协助病人取舒适卧位	
2）将呼叫器放于病人易取处	➡ 告知病人如有不适及时按呼叫器，通知护士
3）整理用物，洗手	
4）记录	➡ 在输血记录单上记录输血开始时间、滴速、病人的局部及全身状况，签全名 ➡ 加强巡视，观察病情变化，注意有无输血反应
（8）再次输入生理盐水：当输血完毕或需输另一袋血时，再以生理盐水继续输入，将输血器内的血液全部输入体内，拔针或更换另一袋血继续输入直至完成输血，再以生理盐水输入至全部血液输入体内	➡ 两袋血之间用生理盐水冲洗是为了避免两袋血之间发生反应 ➡ 如为双插头血袋，则用锁扣锁住输血通路（或用止血钳夹住输血通路），打开生理盐水通路开始输入生理盐水
（9）拔针按压：因输血针头较粗，拔针后延长按压时间，至无出血，嘱病人不可环揉	
（10）整理记录	
1）协助病人取舒适卧位，整理床单位，清理用物。将输血器针头剪下放入锐器收集盒中，输血管道放入医用垃圾	➡ 输完血的血袋要保留保留24小时，以备出现输血反应时查找原因 ➡ 避免针刺伤及感染
2）洗手，记录	➡ 记录输血时间、种类、血型、血量、血袋号、有无输血反应
直接输血法	
（1）准备卧位：供血者和病人分别卧于相邻的两张床上，暴露各自供血或受血的一侧肢体	➡ 便于操作
（2）查对：认真核对供血者和病人的姓名、血型及交叉配血结果	➡ 严格执行查对制度，避免差错事故的发生
（3）抽取抗凝剂：用备好的50ml注射器抽取3%枸橼酸钠溶液5ml备用	➡ 防止抽出的血液凝固
（4）抽血、输血	
1）将血压计袖带缠于供血者上臂并充气，压力维持在13.3kPa（100mmHg），使静脉充盈	➡ 使静脉充盈，易于操作
2）选择静脉进行穿刺，常规消毒皮肤	➡ 一般选择粗大静脉，常用肘正中静脉
3）用加入抗凝剂的注射器抽取供血者的血液，然后立即将抽出的血液输给病人	➡ 操作时需三人配合：一人抽血，一人传递，另一人输注 ➡ 从供血者血管内抽血时速度不可过快，并注意观察其面色、血压等变化，并询问有无不适 ➡ 推注速度不可过快，随时观察病人的反应。连续抽血时，在更换注射器时不需拔出针头，在抽血间期放松袖带，并用手指压迫穿刺部位前端静脉，以减少出血
（5）输血完毕后的处理	
1）输血完毕，拔出针头，用无菌纱布块按压穿刺点至无出血	➡ 同密闭式输液
2）同间接输血法（10）	➡ 记录的内容包括输血时间、血量、血型、有无输血反应

【注意事项】

（1）在取血和输血过程中，严格执行无菌操作及查对制度。在输血前，由两名护士再次查对，避免差错事故的发生。严禁同时采集两位病人的血标本，以免发生混淆。

（2）输血前后及两袋血之间需要滴注少量生理盐水，以防发生不良反应。

（3）严格掌握输血速度，对年老体弱、严重贫血、心功能衰竭病人应谨慎，滴速宜慢。

（4）输入血液内不可随意加入其他药品，如钙剂、酸性或碱性药物、高渗或低渗溶液。以防止血液溶解或凝集。

（5）输血过程中加强巡视，认真听取病人主诉，密切观察有无输血反应，如发生异常情况，应立即停止输血，及时报告医生，采取适应的护理措施，并保留余血以供检查分析原因。

（6）血液输完，血袋应送回输血科保留24小时，以备病人出现输血反应时查找原因。

【健康教育】

（1）向病人说明常见输血反应的典型症状及防治方法，告知病人一旦出现输血反应的症状，应立即呼叫护士。

（2）向病人解释输血滴速是根据病人的年龄、病情等进行调整的，不可自行随意调节，以免发生意外。

（3）向病人说明输血的适应证和禁忌证。

（三）成分输血

1. 成分输血的概念 成分输血（component transfusion）是指输入血液的某种成分。成分输血是使用血液分离技术，将新鲜血液分离成各种成分，然后根据病人的病情需要，输入一种或多种成分。这种方法又称为"血液成分疗法"。

随着现代科学技术的发展，根据血液各种成分的比重不同，将其分离提纯已变得很便捷。特定的成分血如红细胞、血小板、血浆、白细胞、白蛋白和凝血制剂等常被用于血液中缺乏这些成分的病人，起到"一血多用"、减少输血反应。成分输血技术，无论从医学生理学理论或从免疫学角度均体现出极大的优越性，有利于合理高效利用血液资源。

2. 成分输血的特点

（1）成分血除红细胞制品以每袋100ml为一单位外，其余制品每袋规格均以25ml为一单位，如白细胞、血小板、凝血因子等。

（2）成分输血每次输入量为200~300ml，即需要8~12U（袋）的成分血。

3. 成分输血的注意事项

（1）由于某些成分血，如白细胞、血小板等（红细胞除外）的存活期短，为确保输注成分血的效果，应以新鲜血为宜，并且必须在24小时内输入体内（从采血开始计时）。

（2）血浆需要同型血输注。除白蛋白制剂外，其他各种成分血在输入前均需进行交叉配血试验。

（3）由于一次输入多个供血者的成分血，因此在输血前应根据医嘱给予病人抗过敏药物，以减少过敏反应的发生。

（4）由于成分输血所需时间很短，在进行输注时，护士应全程守护在病人身边，密切观察，不能擅自离开病人，以免发生危险。

（5）全血与成分血同时输注时，则应先输成分血，后输全血，以保证成分血能发挥最好的效果。

六、自体输血

自体输血（autotransfusion）是指术前收集病人体内血液或术中收集自体失血，经过洗涤、加工，在术后或需要时再输回给病人本人的方法，即回输自体血。自体输血是最安全的输血方法。

1. 形式 主要有储存式自体输血、稀释式自体输血、回收式自体输血三种。

（1）储存式自体输血：适用于身体情况良好的择期手术者。一般于手术前3~5周开始，每周或隔周采血一次，直至手术前3天为止，有利于机体应对因采血引起的失血，使血浆蛋白恢复正常水平。

（2）稀释式自体输血：在手术日手术开始前采集病人血液，并根据采血量的多少输入等量的晶体或胶体溶液，使病人血容量保持不变，降低了血中的红细胞压积，使血液处于稀释状态，减少了术中红细胞丢失，采集的血液可在术中或术后再回输给病人。

（3）回收式自体输血：适用于脾破裂、输卵管破裂大失血病人，血液流入腹腔6小时内，无污染和无凝血的病人。在手术中采用自体输血装置收集病人的体腔积血、手术失血及术后引流血液，加入适量抗凝剂，经过滤后回输给病人，总量应限制在3500ml以内。大量回输自体血时，应适当补充新鲜血浆或血小板。

2. 优点

（1）无须做血型鉴定和交叉配血试验，不会产生免疫反应，避免了抗原抗体反应所致的溶血、发热和过敏反应。

（2）扩大血液来源，保障稀有血型病人输血需求。

（3）避免了因输血而引起的疾病传播，如艾滋病、肝炎等其他血源性疾病。

3. 适应证与禁忌证

（1）适应证：腹腔或胸腔内出血，如脾破裂、异位妊娠破裂出血者；出血量在1000ml以上的大手术，如肝叶切除术；手术后引流血液回输术后6小时内的引流血液；体外循环或低温下进行心内直视手术；病人血型特殊，无法找到供血者时。

（2）禁忌证：胸腹腔开放性损伤达4小时以上者；凝血因子缺乏者；合并心脏病、阻塞性肺部疾患或原有贫血的病人；血液在术中受胃肠道内容物、癌细胞污染者；有脓毒血症和菌血症者。

七、常见输血反应与护理

输血是临床常用的治疗措施之一，如若操作不当则会引起输血反应，严重者可以危及病人的生命。因此，在输血过程中，护士必须严密观察病人，一旦发现输血反应的征象，立即通知医生并积极采取有效的护理措施对病人进行救治。

（一）发热反应

发热反应是临床最常见的输血反应。

1. 原因　血液、保养液、储血袋或输血器被致热原污染；没有严格执行无菌技术操作，造成污染；多次输血后，受血者血液中产生白细胞抗体或血小板抗体所致的免疫反应。

2. 临床表现　通常发生在输血过程中或输血后1~2小时内。病人表现为畏寒、寒战，继而出现高热，体温可达38~41℃。可伴有皮肤潮湿、头痛、恶心、呕吐、肌肉酸痛等全身症状，轻者可持续1~2小时即可缓解，缓解后体温逐渐恢复至正常。

3. 预防　严格管理输血用具和血液保养液，有效去除致热原，严格执行无菌操作，防止污染。

4. 护理措施

（1）反应轻者减慢输血速度或暂停输血，症状可自行缓解；严重者，立即停止输血，及时通知医生。密切观察生命体征，给予对症治疗，发冷者注意保暖、高热者给予物理降温。

（2）必要时，遵医嘱给予解热镇痛药和抗过敏药，如异丙嗪或肾上腺皮质激素等。

（3）将输血器、储血袋及剩余血液一同送血库进行检验。

（二）过敏反应

1. 原因　病人本身为过敏体质，输入血液中的异体蛋白质与病人机体的蛋白质结合形成全抗原而使机体致敏；输入的血液中含有致敏物质，如供血者在采血前服用过可致敏的药物或进食了可致敏的食物；多次输血的病人体内产生了过敏性抗体，当再次输血时，抗原抗体相互作用而发生输血反应；供血者血液中含有变态反应性抗体输给受血者。

2. 临床表现　过敏反应的轻重程度，与症状出现的早晚有关。通常症状出现越早，反应越严重。在输血后期或即将结束时出现症状，轻者出现皮肤瘙痒、局部或全身出现荨麻疹；中度者可伴有轻度血管神经性水肿（多见于颜面部，表现为眼睑、口唇高度水肿）。可因喉头水肿、支气管痉挛而呼吸困难，两肺可闻及哮鸣音；重度可发生过敏性休克。

3. 预防　对有过敏史的病人，在输血前给予抗过敏的药物；正确管理血液和血制品；勿选用有过敏史的供血者；供血者在采血前4小时内不宜吃高蛋白和高脂肪的食物，宜用清淡饮食或饮糖水，以免血中含有过敏物质。

4. 护理措施　根据病人过敏反应的程度给予对应的护理措施。

（1）轻者减慢输血速度，给予抗过敏药物，如苯海拉明、异丙嗪或地塞米松，密切观察病情变化。

（2）重者应立即停止输血，通知医生，遵医嘱皮下注射0.1%肾上腺素溶液0.5～1ml，或静脉滴注氢化可的松或地塞米松等抗过敏药物。

（3）呼吸困难者给予氧气吸入，严重喉头水肿者可行气管切开。

（4）循环衰竭者给予抗休克治疗。

（5）密切监测生命体征变化。

（三）溶血反应

溶血反应是指受血者或供血者的红细胞发生异常破坏或溶解而引起的一系列临床症状。溶血反应是临床最严重的输血反应，分为血管内溶血和血管外溶血。

1. 血管内溶血

（1）原因：①输入了异型血：由于供血者和受血者血型不符而引起血管内溶血，反应发生迅速，后果严重。②输入了变质血：即输血前红细胞已破坏溶解，如血液储存过久，保存温度过高、血液被细菌污染、血液被剧烈震荡、血液中加入高渗或低渗溶液或加入能影响pH的药物等，导致红细胞破坏溶解。

（2）临床表现：轻者与发热反应类似，重者在输入10～15ml血液时即可出现症状，死亡率高。通常可将溶血反应的临床表现分为以下三个阶段：

第一阶段：由于受血者血清中的凝集素与输入血中红细胞表面的凝集原发生凝集反应，导致红细胞凝集成团，阻塞小血管，引起组织缺血、缺氧。病人表现为头部胀痛，面部潮红，恶心、呕吐，心前区压迫感，四肢麻木，腰背部剧烈疼痛等反应。

第二阶段：凝集的红细胞溶解，大量血红蛋白释放到血浆中。病人表现为黄疸和血红蛋白尿（尿呈酱油色），同时伴有寒战、高热、呼吸困难、发绀和血压下降等。

第三阶段：由于大量血红蛋白从血浆进入肾小管，遇酸性物质后结晶，阻塞肾小管。同时，由于抗原及抗体的相互作用，引起肾小管内皮缺血、缺氧而坏死脱落，进一步阻塞肾小管，导致急性肾衰竭，病人表现为少尿或无尿、管型尿和蛋白尿，酸中毒、高血钾症，严重者可致死亡。

（3）预防：输血前认真做好血型鉴定与交叉配血试验；输血前认真执行查对制度；严格遵守血液保存制度，不使用变质血液。

（4）护理措施：①立即停止输血，保持静脉输液通道通畅并通知医生紧急处理；②吸氧，遵医嘱给予升压药或其他药物治疗；③将剩余血、病人血标本和尿标本送化验室进行检验，重新进行血型鉴定和交叉配血试验；④双侧腰部封闭，并用热水袋热敷双侧肾区，解除肾血管痉挛，保护肾脏；⑤碱化尿液：静脉注射5%碳酸氢钠碱化尿液，防止血红蛋白结晶，避免阻塞肾小管；⑥密切观察生命体征和尿量，插入导尿管，监测每小时尿量，并做好记录；⑦若出现休克症状，应进行抗休克治疗；⑧安慰病人，消除其紧张、恐惧心理。

2. 血管外溶血 多由 Rh 系统内的抗体（抗 D、抗 C 和抗 E）引起。临床常见 Rh 系统溶血反应中，绝大多数是由 D 抗原与其相应的抗体相互作用产生抗原抗体免疫反应所致。反应的结果使红细胞破坏溶解，释放出游离血红蛋白转化为胆红素，经血液循环至肝脏后迅速分解，然后经消化道排出体外。Rh 阴性者首次输入 Rh 阳性血液后，不发生溶血反应，但在 2～3 周后其血清中产生抗 Rh 阳性抗体。当再次输入 Rh 阳性血液时，即可发生溶血反应。Rh 因子不合引起的溶血反应可在输血后几小时至几天后才发生，症状较轻，有轻度的发热伴乏力、血胆红素升高等。对这类病人应查明原因，确诊后，尽量避免再次输入 Rh 阳性血液。

（四）大量输血后反应

大量输血是指在 24 小时内输血量大于或等于病人总血容量。常见的反应有急性肺水肿（循环负荷过重）、出血倾向、枸橼酸钠中毒等。

1. 急性肺水肿（循环负荷过重） 原因、临床表现、预防及护理措施同静脉输液反应。

2. 出血倾向

（1）原因：长期反复输血或短时间内输入大量库存血，由于库存血中的血小板被破坏较多，导致凝血因子减少而引起出血。

（2）临床表现：表现为皮肤、黏膜瘀点或瘀斑，穿刺部位大块淤血或手术伤口渗血。

（3）护理：如在短时间内大量输入库存血，应密切观察病人的意识及生命体征的变化，观察皮肤、黏膜或手术伤口有无出血倾向；严格掌握输血量，每输库存血 3～5U 应补充 1U 的新鲜血；根据凝血因子缺乏情况补充有关成分。

3. 枸橼酸钠中毒反应

（1）原因：大量输入库存血导致体内枸橼酸钠过量，枸橼酸根离子与血液中的游离的钙离子结合，使血钙下降，导致凝血功能障碍、毛细血管张力降低、血管收缩不良、心肌收缩无力。

（2）临床表现：表现为手足抽搐、心率缓慢、血压下降。心电图出现 Q-T 间期延长，严重者出现心搏骤停等。

（3）护理：遵医嘱每输库存血 1000ml，静脉注射 10%葡萄糖酸钙溶液 10ml，补充钙离子，预防发生低血钙；严密观察病情变化及病人输血后的反应。

（五）其他

其他如空气栓塞、细菌污染反应、体温过低及因输血传播的疾病（艾滋病、病毒性肝炎，疟疾、梅毒）等。严格把握采血、储血和输血操作的各个环节，是预防上述输血反应的发生、保证病人安全的关键。

案例 13-2 分析

1. 补充血容量 增加有效循环血量，提升血压，改善心肌功能和全身血液灌注量。
2. 大量输入库存血导致病人发生枸橼酸钠中度反应。枸橼酸根离子与血液中的游离的钙离子结合，使血钙下降，病人出现手足抽搐。应遵医嘱每输库存血 1000ml，静脉注射 10%葡萄糖酸钙溶液 10ml，补充钙离子，预防发生低血钙。

思 考 题

1. 病人，男性，52 岁，因车祸入院。在静脉输液的过程中出现突发性呼吸困难，听诊心前区有响亮的"水泡音"。请问：

（1）病人出现了哪种输液反应？

（2）护士首先应该采取哪项护理措施？

2. 病人，女性，50 岁，因风湿性心脏病住院治疗。入院后查体：心功能三级。在一次输液过程中，因擅自将滴速调至 80 滴/分，输液进行 20 分钟以后，病人出现呼吸困难，咳嗽、咳粉红色泡沫痰。如果你是护士，根据病人的临床表现，请问：

（1）病人出现该输液反应的原因是什么？

（2）你应该采取哪些护理措施？

3. 病人，男性，35 岁。因车祸致腹部创伤入院，行脾切除术后，根据医嘱输血 400ml，当输血开始约 10 分钟时，病人出现头痛、四肢麻木、腰背部疼痛等症状。请问：

（1）护士输血前应该如何做，才能预防此事件发生？

（2）出现该症状说明了什么？

（魏麟懿）

第十四章　护士的职业防护

【目标要求】

识记：能正确说出职业伤害因素及对人体的影响；能正确陈述护士职业防护的意义。

理解：能够解释职业暴露、护理职业暴露、护理职业风险、职业防护、护理职业防护概念；能举例说明护士的常见职业伤害因素并能正确选择防护措施。

运用：能在护理工作中制订有效措施预防锐器伤的发生；锐器伤发生时，能够根据受伤情况进行正确处理；能根据要求配制化疗药物，并采取有效的防护措施；在应用化疗药物时，能够评估暴露情况并采取正确的处理措施。

> **案例 14-1　导入**
>
> 病人，男性，48 岁。因"乏力、食欲减退 3 年，呕血、便血、意识不清 5 小时"急诊入院。入院时体温 36.4℃，脉搏 100 次/分，呼吸 32 次/分，血压 90/56mmHg。意识不清，面色晦暗，手背、颈部有多个蜘蛛痣，肝掌。触诊肝下 3cm，质硬，脾下 6cm，质软。既往史：患乙型病毒性肝炎 8 年，反复上消化道出血 1 年。当护士为其进行静脉穿刺时，由于病人躁动不安，致已刺入病人血管内的针头脱出又扎伤了护士。
>
> **问题：**
>
> 1. 护士应立即采取哪些紧急措施处理伤口？
> 2. 护士如何根据职业暴露情况采取相应的预防措施？
> 3. 针刺伤后护士还应进行哪方面的随访？

医院是一个救死扶伤的工作场所，护士是医院工作人员的主体之一，因其工作性质和工作环境的特殊性，常常暴露于各种现存的和潜在的职业危险因素中，成为职业暴露中的高危群体。因此，护士在工作中应树立职业危害的防范意识，具备对职业危害因素的认识、处理和防范的基本知识和能力，以保护自身的身心健康和职业安全。

第一节　概　　述

护理工作环境是治疗与护理病人的场所，护士在为病人提供护理服务的过程中，环境中的生物、物理、化学及心理社会等因素可能会对其身心健康造成不同程度的直接或间接的影响。因此，护士应掌握护理职业防护的措施，以更好地维护自身身心健康，提高职业生命质量。

一、相　关　概　念

1. 职业暴露　职业暴露（occupational exposure）是指从业人员由于职业关系而暴露在有害因素中，从而有可能损害健康或危及生命的一种状态。护理职业暴露（nursing occupational exposure）是指护士在从事护理工作中，接触有毒、有害物质或传染病病原体，以及受到心理社会等因素影响而损害健康或危及生命的职业暴露。

2. 护理职业风险　护理职业风险（nursing occupational risk）是指在护理工作中可能发生的一切不安全事件。

3. 职业防护　职业防护（occupational protection）是针对可能造成机体损伤的各种职业性损伤

因素，采取有效措施以避免职业性损伤的发生，或将损伤降低到最低程度。护理职业防护（nursing occupational protection）是指在护理工作中采取各种有效措施，以避免护士受到职业性有害因素造成的损伤，或将损伤降至最低程度。

二、护士职业防护的意义

1. 保障职业安全，维护护士身心健康　通过有效实施护理职业防护措施，不仅可以避免由职业卫生和职业安全对护士造成的机体损害，而且还可以控制由环境和行为引发的不安全因素，减轻工作过程中的心理压力，增强社会适应能力，维护护士的身心健康，保障职业安全。

2. 控制职业危险因素，科学规避护理职业风险　护士通过学习职业防护知识和技能，可以提高职业防护的安全意识，自觉履行职业规范要求，严格遵守护理操作规程，有效控制职业危险因素，科学规避护理职业风险，减少护理差错，增加护理工作的安全感和成就感。

3. 营造和谐安全的工作氛围，焕发工作激情　良好安全的职业环境，不仅使护士产生愉悦的身心效应，而且可以促进人际健康交流，获得对职业选择的积极认同，增加职业满意度；同时轻松愉快的工作氛围，可以缓解护士的工作压力，改善其精神卫生状况，焕发职业工作的激情，提高职业适应能力。

三、护士职业损伤的危害因素

（一）生物性因素

生物性因素是指护士在工作中接触的病原微生物或含有病原微生物的污染物，是最常见的职业性有害因素。常见病原微生物有细菌、病毒、支原体、真菌等微生物，其中以细菌和病毒多见。细菌以葡萄球菌、链球菌、肺炎球菌和大肠埃希菌等常见，主要通过呼吸道、消化道、血液、皮肤等途径感染。病毒以肝炎病毒、艾滋病病毒、冠状病毒等常见，主要通过呼吸道和血液感染，其中最常见、最危险的是乙型肝炎病毒、丙型肝炎病毒和艾滋病病毒。

接触病原微生物是否发病及病情轻重主要与致病微生物的种类、暴露剂量、暴露方式、暴露护士的免疫力有关。致病的微生物存在于病人的排泄物、血液、体液、分泌物中，也可存在于病人直接或间接污染的物品中。病原微生物通过感染源与易感宿主之间直接和间接地接触进行的传播方式是职业生物性危害的主要传播途径。

（二）物理性因素

在日常护理工作中，常见的物理性因素有锐器伤、工作场所暴力、噪声、辐射性损伤及温度性损伤等。

1. 锐器伤　锐器伤是在工作中由针头及其他锐器刺伤皮肤引起的损伤，包含污染锐器和无菌锐器致伤两种情况。带血的锐器可携带多种血源性疾病因子，护士经常暴露于被带血锐器致伤的风险中，存在巨大的健康隐患。目前已经证实大约有20多种病原体可以通过锐器伤的途径感染护士，最常见的有乙型肝炎病毒、丙型肝炎病毒和艾滋病毒等，梅毒、淋病、结核等其他病原体，也可以通过锐器伤的途径进入体内而导致感染。锐器伤是最常见的职业性伤害因素之一，也是护士感染血源性传播疾病的最主要职业性因素。遭受到锐器伤的护士容易产生焦虑和恐惧等负面情绪，严重者甚至导致心理障碍。治疗锐器伤的费用，以及因锐器伤导致护士本人及家属的精神损害、劳动能力丧失等其他方面费用会造成社会资源的大量浪费。

2. 工作场所暴力　医院工作场所暴力是指卫生人员在其工作场所受到辱骂、威胁和攻击，从而造成对其安全、幸福和健康的明确的或含蓄的挑战。其中常见的暴力行为方式既包括导致躯体损害的暴力行为，如打、踢、拍、扎、推、咬等；也包括导致心理健康受损的言语漫骂、恐吓、聚众闹事、性骚扰等。工作场所暴力在全世界普遍存在，已经成为影响各行各业的复杂问题，尤其是卫生服务行业。医院护理人员遭受暴力的发生率高于其他健康从业人员，严重影响了护士的健康和安全。

3. 噪声 世界卫生组织规定的噪声标准，白天较理想的强度是35～40dB。长期置于噪声超过40dB 的环境中，会使人出现头晕、头痛、失眠、记忆力减退、神经衰弱等症状，如果长时间接触噪声还可导致人体的听觉、神经、心血管和消化系统都会出现不良反应。

4. 辐射性损伤 包括电离辐射和非电离辐射。电离辐射主要来自于医学诊断和治疗过程中的X 射线摄片、造影检查、核医学检查、放射治疗、γ 射线治疗等。护士长时间持续接受照射容易产生放射性皮肤损害、辐射性白内障、类神经症、自主神经功能紊乱、血液造血系统功能改变及消化功能障碍、生育功能受损等。非电离辐射主要包括紫外线、激光、高频电磁场、微波和超声波等。非电离辐射主要造成不同程度的皮肤、眼睛受损、类神经症等不良反应，甚至可以造成内脏的损伤。

5. 温度性损伤 医院内高温物品、易燃、助燃物品及电器设备和仪器设备应用较多，容易造成温度性损伤。常见高温物品有热水瓶、热水袋，易燃物品如乙醇、环氧乙烷等，助燃物品如氧气、过热装备等，各种电器如高频电刀的使用或设备超负荷用电等。上述物品容易造成使用者烫伤、皮肤烧伤或电灼伤等。

（三）化学性因素

化学性因素是指护士在日常护理工作中可接触到危害护士职业安全的各种化学物质。临床上可造成身体不同程度损伤的化学物质包括化疗药物、化学消毒剂、麻醉废气等。

1. 化疗药物 常用化疗药物有环磷酰胺、甲氨蝶呤、多柔比星、氟尿嘧啶、铂类及长春新碱等。护士在药物准备和操作注射过程中、药物使用后处理过程中或是直接接触病人的排泄物、分泌物和其他代谢物时，如果防护不当均可造成身体的危害，化疗药物可通过皮肤和黏膜吸收、呼吸道吸入和消化道摄入等途径进入人体内。化疗药物的毒性反应有剂量依赖性，即使日常工作中沾染的剂量很小，但长期接触会因其蓄积作用而产生危害，仍可造成造血系统、生殖系统、消化道上皮组织等组织器官不同程度的损伤，常表现为白细胞及血小板减少、口腔溃疡、脱发、流产率增加等，同时还会有远期影响，如致畸性、致突变性、致癌性等危险。

2. 化学消毒剂 常用消毒剂如含氯消毒剂、过氧化物类、醛类、醇类等具有挥发性和刺激性。护士在使用过程中容易通过皮肤接触和呼吸道吸入等途径受到损伤，主要表现为皮肤过敏、灼伤、出现黏膜瘙痒、红肿、干燥、脱皮症状，还可造成鼻炎、角膜炎、结膜灼伤、上呼吸道炎症、喉头水肿和痉挛、化学性气管炎或肺炎、肺纤维化，甚至还会损伤中枢神经系统，表现为头痛及记忆力减退。这些损伤和病症的程度与消毒频率、消毒剂的浓度呈正相关。过多滥用消毒剂还可导致人体正常菌群失调，破坏正常微生物构成的生物膜保护屏障，造成难以治疗的二重和多重感染。滥用消毒剂和滥用抗生素一样，也会导致微生物菌群产生细菌的耐药性和细菌变异。

3. 其他 如恩氟烷、异氟烷等麻醉废气。短时间吸入麻醉废气可引起护士头痛、注意力不集中、应变能力差及烦躁等问题；长期吸入麻醉废气，在机体组织内逐渐蓄积后，可产生心理行为改变、慢性氟化物中毒、遗传性影响（包括致突变、致畸、致癌），对生育功能也会产生不良影响，可使自发性流产率增高。

（四）运动功能性职业因素

人类在生产环境和劳动过程中，存在某些因素可对职业劳动者健康产生不良影响，如手工操作、经常弯曲和扭转身体、重体力劳动、固定姿势工作、重复性工作均可引起颈、肩、腰、腿等部位肌肉与骨骼劳损。而护士由于临床工作的要求经常需要搬运病人、协助病人更换体位、协助病人上下床等。同时护士还有 25%的工作时间是处于弯腰或其他腰部受限的工作姿势，使腰部负荷过重容易出现腰椎间盘突出、腰肌劳损、职业性腰背痛。由于工作性质的原因，护士站立时间较久，同时由于日常工作的强度较大，下肢负重过大，导致下肢静脉损伤，出现静脉曲张。

（五）心理、社会性因素

随着医学模式和健康模式观念的转变，护理工作的时间和空间范围明显扩大，护理工作不是单纯地执行医嘱，同时承担着护理者、管理者、教育者、科研者及协调者等工作，护士常处于超负荷的工作状态。同时，由于人们观念的差异，某些病人及家属对护理工作存在偏见，出现行为及语言伤害，造成护患关系紧张。护士在处理护患矛盾时，会产生紧张情绪，加上长期超负荷工作及紧张的工作气氛，使护士容易发生机体疲劳性疾病，并产生工作疲惫感，引发一系列心理健康问题。

第二节 护士的职业防护

随着各种医疗设备、新型药物、高新技术的不断更新并广泛应用，护士的工作常暴露于各种职业伤害因素之中，职业伤害的危险正在不断增加，护士的职业安全越来越受关注。通过各种措施加强职业防护，保证护士的安全与健康，已成为护理工作必须面对的重要问题。

一、护士职业防护的管理要求

为了维护护士的职业安全，规范护士的职业安全防护工作，预防护理工作中发生职业暴露，且在发生暴露之后能够得到及时处理，要依据国家有关法规，充分做好防护管理工作。

（一）完善组织管理

职业安全组织管理分为三级管理，即医院职业安全管理委员会、职业安全管理办公室、科室职业安全管理小组三级管理，分别承担相应的职业安全管理工作。

（二）建立健全规章制度，提高整体防护能力

1. 健全职业暴露和职业防护相关规范标准 制订职业暴露防护标准是降低医务人员职业暴露的重要措施。通过政府立法，制订职业暴露防护标准，建立医务人员职业暴露管理体系，明确在职业暴露与防护过程中各个部门的权力与责任。

2. 规范各类操作行为 严格执行安全操作规程，规范操作行为是降低职业暴露发生的重要环节。我国各种技术规范逐步完善，如静脉治疗护理技术操作规范、静脉用药集中调配质量管理规范、医院隔离技术规范等。

（三）强化医务人员教育与培训，提高职业防护意识

加强岗前培训和职业培训，了解职业暴露的危害，提高个人对职业防护的重视度，强化职业防护意识。

（四）推广应用安全器具

落实安全注射措施，消除工作场所的危害，树立取消不必要的注射理念，尽量减少锐器使用，应用安全器具可有效降低医务人员锐器伤。在提供安全注射装置和容器，同时加强损伤性废物管理。

（五）提高标准预防意识

美国疾病预防和控制中心制订了标准预防（standard precaution）操作方案，1996 年开始在全美国实施。2009 年国家卫生部正式颁布《医院隔离技术规范》，系统明确了标准预防是针对医院所有病人和医务人员采取的一组预防感染措施，是基于病人的血液、体液、分泌物（不包括汗液）、非完整皮肤和黏膜均可能含有感染因子的原则。包括手卫生，根据预期可能的暴露选用手套、隔离衣、口罩、护目镜或防护面罩，以及安全注射。也包括穿戴合适的防护用品处理病人环境中污染的物品与医疗器械。

（六）建立健全职业暴露报告、评估和随访机制

鉴于职业暴露后感染的风险，护士发生职业暴露后，医疗卫生机构应根据现有信息评估被感染的风险，包括暴露源的检查结果、职业暴露类型和持续时间，对其暴露的级别和暴露源的传染致病水平进行评估和确定，确定是否需要进行预防性用药及采取何种预防方案，并给予后续的咨询和随访。鉴于医务人员发生职业暴露后会存在不同程度的心理障碍，还应关注医务人员职业暴露后心理状况的变化，及时提供心理支持和干预，以保障医务人员的身心健康。

（七）重视护士的个人保健

对护士上岗前和在岗期间定期进行体检：新护士岗前必须体检，一般岗位两年 1 次体检，高风险岗位 1 年 1 次，对每名护士建立健康档案，可建立医务人员本底血清库（特定时期体检时所留的原始血清），当医务人员在发生职工体检项目以外的暴露时，可作为其是否发生感染的比对参照基准。推广乙型肝炎疫苗接种制度；对于发生暴露的人员免费提供检验和用药。

二、常见护士职业损伤与预防

（一）生物性因素损伤

1. 原因

（1）锐器伤：污染的针刺伤及其他锐器伤是导致护士职业暴露的主要原因。针刺伤最容易发生的环节是在针头使用后到丢弃的过程。

（2）防护意识差：职业暴露发生与护士对职业暴露认识不足，防范意识差有关，如护理操作时未戴口罩、护目镜等，接触病人后未按要求洗手等。

（3）缺乏必要的防护用品和设施：防护用品比较落后或供应不充足，以及使用不方便也会给工作带来危险隐患。

（4）缺乏必要的免疫预防：一些医院虽然制订了医务人员免疫预防措施，但未认真执行，对密切接触者没有全部注射相应的预防疫苗。

2. 切断传播途径的防护措施

（1）洗手：是预防传染病传播的最重要措施之一，也是防止感染扩散最简单有效的手段。护士在护理病人前后、无菌操作前、接触病人周围环境及物品后、脱手套后都应该洗手，并保证洗手后手上菌落数符合卫生部相关文件的标准，必要时可进行手消毒。

（2）戴手套：可预防病原微生物通过护士的手传播疾病和污染环境，同时可减少锐器伤发生后进入人体的体液量。接触病人或被污染物品必须戴手套，操作结束后立即脱掉手套并进行洗手或手消毒。如手部皮肤有破损，进行有可能接触病人血液、体液、排泄物、分泌物时必须戴双层手套。操作中，手套破损后应立即更换，脱手套后仍需立即彻底洗手。

（3）戴口罩和防护目镜：可以防止悬浮在空气中含有病原微生物的飞沫吸入并阻止感染性血液、体液、碎屑等物质溅到医务人员眼睛、口腔及鼻腔黏膜。口罩根据材质不同定期更换，口罩潮湿后或被血液、体液污染后要立即更换；口罩应盖住口鼻部，不能挂在颈上反复使用或备用，口罩两面不能混用。

（4）穿、脱隔离衣：隔离衣可以保护护士避免受到血液、体液和其他感染性物质污染，同时也保护病人免受传染。隔离衣每日更换，如被污染或打湿后应立即更换。隔离衣只能在规定区域内穿脱，并注意区分隔离衣的污染和清洁部位。

3. 控制感染源的防护措施

（1）隔离已感染的病人及病原携带者：对已被传染的病人进行隔离主要是控制感染源，切断传播途径。针对不同传播途径的疾病要采取相应的隔离预防措施。

（2）按规定程序处理污染物及废弃物：所有医疗废物都应放在有标记的塑料袋或专门容器内，

送往规定地点进行无害化处理，防止对医护人员造成误伤或在运送途中流失。病人的被服根据传染性强弱采用不同的清洗、消毒方法。

（3）环境的防护措施：医院环境常被各种传染源排出的病原微生物所污染，可用不同的清洁、消毒和灭菌方法使室内空气和环境及物品表面达到规范标准，在有明确感染源存在的情况下，应采取措施进行随时和终末消毒。

4. 保护易感人群　护士与病人或病原携带者接触密切，容易受到感染。因此，应通过改善营养，提高自身非特异性免疫力，有计划进行预防接种，提高主动和被动的特异性免疫力，加强个人防护和药物防护，减轻护士的工作压力，改善精神面貌，从而减少职业伤害。

（二）物理性因素损伤

1. 锐器伤　造成锐器伤的锐器种类主要有两大类：玻璃类和金属类。玻璃类主要有玻璃药瓶、玻璃安瓿、玻璃输液瓶、玻璃器皿、玻璃试管、玻璃注射器、体温计等。金属类主要有注射器针头、输液（血）器针头、静脉输液针头、各种穿刺针、套管针和手术时使用的手术器械、缝合针、手术刀片、手术剪子等各种金属锐器。

（1）原因

1）护士自我防护意识淡漠：护士对锐器伤的危害性认识不足，缺乏防护知识的系统教育，医院里的锐器伤报告制度执行力度不够。

2）护士的危险工作行为：在护理工作中没有严格按照操作规程很容易造成锐器伤。如一次性注射器针头随便丢弃；将用过的针头双手回套针帽等，都与锐器伤发生有密切关系。

3）意外损伤：手术室工作中常使用的锐利器械较多，如刀、剪、针等，传递频繁极易造成自伤或误伤别人。护士拔针时方法不正确，或没有及时处理拔出的针头，随手放置一边造成意外伤害。

4）病人因素：由于病人极度不配合，使得护士在操作过程中紧张、害怕，导致操作失误而刺伤自己。还有在护士操作过程中，病人突然躁动导致针头误伤护士。

5）身心疲劳：护士每日工作时精神高度紧张，而且护士人力普遍配置不足，工作负荷超大，有时同时处理好几项工作，易出现身心疲惫，导致操作时精力不集中造成误伤。

6）医院管理方面：医院因经济原因防护设备提供不足；未引进具有安全防护功能的医疗用品；安全防护教育不到位；废弃物的处理要求不规范都可以增加护士受伤的概率。

（2）防护措施

1）建立防护制度，进行锐器伤防护教育，增强自我防护意识：①护士在接触病人血液、体液的诊疗和操作时必须戴手套，如果手部皮肤发生破损时必须要戴双层手套，操作完毕脱去手套后立即洗手，必要时进行手消毒。②使用后的针头禁止重新套上针帽，并禁止用手分离用过的针头和注射器，同时用后的锐器应直接放入锐器盒。③严格执行护理操作常规和消毒隔离制度。在进行侵袭性诊疗和护理操作过程中，尽量避免操作环境过度拥挤，保证工作过程中光线充足。传递器械时要娴熟规范，禁止用手直接传递锐器。禁止用手折弯或弄直针头，注意防止被针头、缝合针及刀片等锐器损伤。对于在手术室工作的护士应制订手术中刀、剪、针器械摆放及传递的规定，规范每位护士的操作流程。禁止用手直接接触使用后的针头、刀片等锐器。

2）加强护士的健康管理：医院是环境复杂、性质特殊的服务场所，护士在接触各种病原微生物传播的同时又承受着巨大的心理压力，容易诱发健康问题。医院应为护士定期开展健康体检，及时发现健康问题并督促其采用积极的行为方式改善和维护自己的健康。并建立常规预防接种制度，以提高机体免疫力并定期检查抗体滴度。同时对已发生的锐器伤应建立登记上报制度，建立锐器伤处理流程，建立受伤护士的监控体系，追踪伤者的健康状况。定期对护士进行心理调查，了解其心理需求，并积极处理各种工作隐患和护患纠纷，以减轻心理压力。

3）严格管理医疗废物：使用过后的锐器应统一放在符合 BS7320 国际标准的锐器盒内，不能混放在医疗垃圾内，更严格禁止放入生活垃圾中。病区内应配备足够的锐器盒，放置在人体腰部高度水平。使用的锐器盒必须处于密封状态，原则上达到锐器盒 3/4 容积时就应该进行封存并注有明确标志等待集中回收更换，锐器盒绝对禁止重复使用。

4）护理不合作病人时注意保护：对于神志不清、躁动不安或者不愿意配合的病人，护士在操作前要尽量先与家属和病人进行沟通，取得他们的理解和信任，必要时可对病人进行约束或请他人协助，以免锐器误伤病人或护士。

5）采取科学的排班制度：首先根据护理工作量，同时依据国家护士配置标准，合理配置人力资源。在此基础上，加强现有护士的科学管理，合理制订护士工作时间，还要根据不同时段工作强度和工作任务的不同调配人员。通过这种方法来减轻护士的劳动强度和工作压力，从而减少锐器伤的发生。

6）提高护理器材安全功能：有条件的医院尽可能使用安全的护理器材，可使用无针头产品，如无针螺口输液器，或具有安全保护性装置的产品，如带有可收缩式针头的注射器、自毁型注射器和密闭式防针刺伤型留置针等。广泛使用无针输注系统，不需要针刺就可以反复向输液管路输入或抽取液体，大大减少了护士接触锐器的机会，从而降低锐器伤的发生率。还可以在病房内配备全自动注射器毁形器，此仪器可将针头瞬间熔化，将针管、活塞切割，杜绝重复使用，防止病毒感染。护士在完成注射后马上插入机器就可以完成毁形工作，不需要换手和按开关，操作轻松方便、性能安全可靠。使用不同型号的安瓿折断器，帮助护士折断安瓿时避免伤及手。

7）锐器伤的应急处理流程：①受伤护士要保持镇静，戴手套者按规范迅速脱去手套。②立即用手从伤口的近心端向远心端挤压受伤部位，尽可能把伤口处的血液挤出，禁止在伤口部位来回挤压，以免产生虹吸现象将污染血液吸入血管，增加感染机会，再用肥皂水和大量流动水冲洗伤口。受伤的伤口冲洗后，应当用消毒液，如用 70%乙醇溶液或者 0.5%聚维酮碘溶液（碘伏）进行消毒，并包扎伤口；被接触的黏膜，应当反复用生理盐水冲洗干净。③立即向部门负责人报告，及时填写锐器伤登记表，由负责人签字后上交预防保健科及医院感染管理科。由两者共同评估锐器伤的情况并做相应处理。④立即对受伤护士进行血清学检测，同时根据接触原病毒结果，尽可能在 24 小时内采取预防措施（表 14-1）。

表 14-1 护士血清、接触原病毒结果与处理原则

护士血清	接触原病毒	处理原则
HBsAg（＋）或抗-HBs（＋）或抗-HBc（＋）	HBsAg（＋）	可不进行特殊处理
抗-HBs<10mU/ml 或抗-HBs 水平不详	HBsAg（＋）	注射乙肝免疫球蛋白和接种乙肝疫苗；在最后一剂疫苗接种 1～2 个月之后进行病毒抗体追踪检测；如果 3～4 个月前注射过乙肝免疫球蛋白，则抗原抗体反应不能确定为接种疫苗后产生的免疫反应
抗-HCV（－）	抗-HCV（＋）	接触 4～6 个月之后进行丙型肝炎抗体和丙氨酸氨基转移酶基线检测和追踪检测；如早期诊断丙型肝炎病毒感染，应在接触 4～6 周后检测丙型肝炎病毒 RNA；通过补充检测，反复确认丙型肝炎病毒抗体酶免疫（Elas）水平
抗-HIV（－）	抗-HIV（＋）	立即向分管院长报告，由院内专家评估职业接触级别（表 14-2）和接触源的病毒载量水平（表 14-3）决定是否实施预防性用药方案；预防性用药最好在 4 小时内实施，最迟不超过 24 小时，即使超过 24 小时，也应实施预防性用药；对所有不知是否怀孕的育龄妇女进行妊娠检测，育龄妇女在预防性用药期间，应避免或终止妊娠；接触后 72 小时内应当考虑对接触者进行重新评估，尤其是获得了新的接触情况或源病人资料时；在接触者可耐受的前提下，给予 4 周的接触后预防性用药；如果证实源病人未感染血源性病原体，则应当立即中断接触后预防性用药；于第 4 周、8 周、12 周、6 个月监测抗-HIV，对服用药物的毒性进行监控和处理，观察和记录 HIV 病毒感染的早期症状

表 14-2 职业接触级别

接触级别	接触源	接触类型
一级接触	体液、血液或者含有体液、血液的医疗器械、物品	可能有损伤的皮肤或者黏膜沾染了接触源，接触量小且接触时间较短
二级接触		接触源沾染了可能有损伤的皮肤或者黏膜，接触量大且接触时间长或是接触源刺伤或者割伤皮肤，但损伤程度较轻，为表皮擦伤或者针刺伤
三级接触		接触源刺伤或者割伤皮肤，损伤程度较重，为深部伤口或者割伤有明显可见的血液

表 14-3 接触源的病毒载量水平

水平级别	
接触不明	不能确定接触源是否为艾滋病病毒阳性者
轻度	经检验，接触源为艾滋病病毒阳性，但滴度低，艾滋病病毒感染者无临床症状，CD4 计数高（艾滋病病毒感染者的 CD4 细胞出现进行性或不规则性下降，标志着免疫系统受到严重损害）
重度	经检验，接触源为艾滋病病毒阳性，滴度高，艾滋病病毒感染者有临床症状，CD4 计数低者

案例 14-1 临床资料

该病人血清结果：HBsAg（+），受伤护士血清结果：抗-HBs＜10mU/ml。

2. 工作场所暴力防护措施

（1）原因

1）病人和家属压力大：患病后病人和家属生理、心理和社会等方面压力增大，希望得到最快、最好的治疗护理。稍有不快或是不了解就容易产生摩擦，甚至进一步加剧演变成暴力事件。

2）护士服务意识差：护士护理操作技术和理论知识不足，以及与病人和家属交流沟通技巧欠缺、语言或行为与工作场所不协调，这些都容易造成病人或家属不满意。

3）医院和社会保障不完善：医院工作环境不完善、保安系统不健全，以及社会安全保障系统滞后，最终导致工作场所的暴力事件愈演愈烈。

（2）防护措施

1）提高护士的人际沟通能力：护士不仅需要娴熟的护理技能，更需要良好的人际沟通能力。护士需要加强自己的主动服务意识，努力构建良好的护患关系和和谐的诊疗环境，同时还要充分考虑病人及家属的心理需要与自己所能提供服务的差距。尽量从正性角度关注病人及家属需要，护士还可以通过对病人进行适当的语言和非语言沟通，了解病人存在的压力和应激源，帮助病人舒解不良的情绪，预防暴力的产生。

2）加强对护士的培训，增强自我防范能力：首先，提高业务水平及自身素质，培养护士主动学习的意识，不断提高自身的综合能力。其次，针对护士设置预防和应对职业暴力的培训，认识潜在的暴力，了解化解或降低潜在暴力情况的方法，当暴力发生时保护自身的方法，同时学习相关的法律、法规及发生的有关案例，从中吸取教训或是获得启迪。

3）加强医疗行政管理，构建安全的医疗环境：提高医务人员的防暴意识和应对能力，同时院方要采取得力的防暴措施：如设置宽大舒适的候诊大厅、封闭护士工作站、24 小时闭路监控、提供保安服务，并建立与当地公安机关联系的网络、应急铃等。加强护士人员力量，合理安排白班和夜班护士的数量，提高护士的工作效率。加强医院文化建设，创造愉悦的工作氛围，减轻护士的工作压力，使护士身心健康，更好地关爱病人，从而减少工作场所暴力的发生。

4）政府和社会的支持：工作场所的暴力是个社会问题，需要新闻媒体、政府以及广大人民群众的支持和帮助。建议政府部门尽快制定处理医疗工作场所暴力的法律、法规，追究施暴者扰乱就医环境、损害人身安全所造成的法律责任，对进行不当报道的媒体做出处罚，对有姑息行为的执法人员做出严肃处理。同时积极发挥社区、医院和媒体的作用，普及医疗护理常识，使人们认识到医护工作的特殊性、风险性和局限性，增加理解，减少误解。尽快完善适合我国国情的医疗责任保险制度，保障医患双方合法权益，构建和谐医患关系，维护正常医疗秩序。

5）构建规范的暴力事件处理程序：成立安全防范小组，制订预防、报警、报告和处理暴力事件的书面流程，组织护士学习和使用。鼓励护士在受到伤害时，及时记录和报告暴力事件。帮助提供法律咨询，使受害者能寻求合理的法律途径，而不是通过个人渠道来解决。心理医生或同事间支持委员会成员对遭受暴力的员工进行心理疏导，使其尽快恢复正常工作和生活。

3. 噪声防护措施

（1）原因

1）噪声源控制不当：设备的维修与保养不及时，甚至出现不合格的器械设备都会产生噪声。

2）防噪声装置不完善：降低噪声强度效果差。

3）个体防护不到位：当工作环境噪声得不到有效控制时，个体防护用品得不到合理使用，仍会产生噪声损伤。

（2）防护措施

1）控制噪声源：通过技术手段改革工艺过程和医疗设备，控制和消除噪声源是防治噪声危害的最直接、最根本、最有效的措施。

2）控制噪声传播：通过隔音、消音、吸音的方法降低噪声。

3）加强个人防护：合理使用防音耳塞、耳罩等个人防护用品听觉器官。

4）预防保健措施：加强对接触噪声护士健康监护。

4. 辐射性损伤防护措施

（1）原因

1）接触放射性药物时操作不规范：放射性药物在使用过程中有一系列的操作规范，护士如不遵守操作原则或不能熟练掌握操作技术，将会增加辐射损伤的机会。

2）相关知识缺乏：由于接受放射性核素治疗的病人是一个移动的放射源。如果相关专业知识缺乏，护士就不可能进行正确的防护。

（2）防护措施

1）护士要经过岗前培训，能够掌握辐射造成损伤的相关知识及防护措施，熟练进行设备的操作，能够对设备和防护设备的性能进行检查。

2）可通过缩短受照时间、增加与放射源的距离和增加与放射源之间的屏障物厚度来减少受照剂量。

3）在操作放射性药物时，应在专门场所进行，使用特定注射器，操作护士佩戴个人防护用品，操作后及时进行清洗。

4）在使用非电离辐射设备时，要注意戴防护眼镜，穿防护服。

5）接受放射性核素治疗的病人应被安排在固定区域，尽量减少与他人密切接触。护士工作时佩戴个人辐射剂量计，在护理前穿铅衣或围裙、颈围脖、戴铅防护眼镜等用具进行屏蔽防护。同时还要戴手套和口罩，防止接触或吸入放射性污染物质。

6）护士定期进行体检，合理排班，严格休假管理。

5. 温度性损伤

（1）原因：操作不规范，违反操作规程或未参照安全流程实施操作。

（2）防护措施

1）对高温物品注意质量检查，以及温度范围的控制。

2）护士应严格遵守消防安全条例，树立消防安全意识。

3）定期对易燃、助燃物品及电器设备和仪器设备进行检查，注意安置位置。

4）医院内禁止吸烟。

5）选择高质量高频电刀并能够熟练使用，在使用过程中要注意负极板的粘贴问题。

（三）化学性因素损伤

1. 化疗药物

（1）原因

1）药物准备和使用过程中发生药物接触：从药瓶中拔针头时可导致药物飞溅；打开安瓿时，药物向外飞溅；从针筒或排气管中排气时，药物向外飞溅；药物可从注射器及输液管接头处泄漏。

2）注射过程中发生药物接触：针头脱落可造成药液溢出；装有化疗药物玻璃容器破裂后药物溢出；护士在注射过程中意外损伤自己而接触到药物。

3）废弃物丢弃过程中发生药物接触：污染废弃物的处置方法不当；处理化疗后病人的体液、排泄物、被污染的被服或其他织物时方法不当。

（2）防护措施

1）进行岗前规范化培训：应培养护士具有良好的职业道德及高度的责任心和慎独精神，培养护士在任何时候都能严格遵守操作规程的习惯，化疗护士应经过岗前培训并考核合格后才可以上岗。

2）集中配置化疗药物：为了避免化疗药物配制过程造成环境和人员的污染，需在静脉药物配置中心（pharmacy intravenous admixture service，PIVAS）的垂直层流生物安全柜内进行化疗药物集中配制。2010 年卫生部发布的《静脉用药集中调配质量管理规范》规定生物安全柜的操作规程：提前 30 分钟先启动生物柜循环风机和紫外线灯，关闭前窗至安全线处，30 分钟后关闭紫外线灯；然后用 75%乙醇溶液擦拭生物安全柜顶部、两侧及台面，顺序为从上到下、从里到外进行消毒，然后打开照明灯后方可进行调配；在调配过程中，每完成一份成品输液调配后，应当清理操作台上废弃物，并用蒸馏水擦拭，必要时再用 75%乙醇溶液消毒台面；所有静脉用药调配必须在离工作台外沿 20cm，内沿 8～10cm，并离台面至少 10cm 区域内进行；调配时前窗不可高过安全警戒线，否则，操作区域内不能保证负压，可能会造成药物气雾外散，对工作人员造成伤害或污染洁净间；每天操作结束后，应当彻底清场，先用蒸馏水清洁，再用 75%乙醇溶液擦拭消毒；每天操作结束后应当打开回风槽道外盖，先用蒸馏水清洁回风槽道，再用 75%乙醇溶液擦拭消毒。条件达不到标准要求的医院可配置简易的化疗药物配药柜，尽量改善化疗防护条件，尤其是配药环境。

3）保护材料要求：手套要使用厚度为 0.07mm 或更厚无粉的橡胶手套，出现破损、刺破和被药物污染及时更换，更换前后要按标准洗手。防护服是由聚乙烯材料制成，有防尘、防静电、低渗透性，同时袖口必须足够长并且可卷入手套。呼吸保护装置必须是能够预防飞沫的吸入，故应使用活性炭口罩，普通口罩不能预防飞沫的吸入，所以不能使用。戴上眼罩和面罩保护眼睛和眼部，若配置的药物容易发生飞溅，防护应该覆盖整个脸部，普通眼镜防护是不够的。操作台面覆盖一次性防渗透型防护垫，操作过程中一旦污染应立即更换或每日工作结束后更换。

4）化疗药物的领取和保管：临床指南中将细胞毒性药物定义为危险药品，因此化疗药物应由专人到药房领取，与其他药品分开放置，置于专用的防漏小盒内，以免包装破损或药瓶碰撞等意外泄漏情况的发生，尤其不能忽略非注射型化疗药品的保管。化疗药品应存放在专用的药柜或冰箱内，由专人管理，做好特殊标识。

5）配置化疗药物和执行注射时的防护：①割据安瓿前轻弹其颈部，使附着的药粉降至瓶底，掰开安瓿时应垫无菌纱布，将安瓿口朝向生物安全柜的侧面掰开安瓿；②溶解药物时沿瓶壁缓慢将溶媒注入瓶底，待药粉完全溶解后再行晃动；③使用针腔较大的注射器抽取药液，抽取药液以不超过注射器容量 3/4 为宜；④药物配置时要避免强正压或强负压，对于瓶装药物稀释后应立即抽出瓶内气体，防止药物从穿刺针孔处溢出；⑤抽取药液时在瓶内进行排气和排液后再拔针，不要将药物排于空气中或外溅到周围环境里；⑥拔针时用无菌纱布包裹瓶塞，再撤针头，防止由于压差造成药液外溢；⑦配置好的药液放入封闭的塑料袋中；⑧静脉给药时护士应戴一次性口罩、帽子，穿一次性隔离衣，戴手套；⑨操作时确保注射器及输液管接头处紧密连接，以防药物外漏；⑩若需要从茂菲滴管加药时，应用无菌棉球围在滴管开口处再进行加药，加药速度不宜过快。操作结束后，用清水冲洗或擦拭操作台和台面。脱去手套后用肥皂水及流水彻底洗手，使用过的防护用品应放置于指定防渗漏容器内。

6）污染废弃物的处置要求：凡与化疗药物接触过的注射器、输液器、废弃安瓿及药瓶等，放置在有特殊标记的防刺防漏容器中。剩余的细胞毒性药液要及时弃于空西林瓶后再放在密闭的塑料袋内。最后把所有废弃物放入有特别标示的专用医疗废弃物垃圾袋中密封，集中进行无害处理。所有的污物（一次性防护衣、帽等）焚烧处理；非一次性物品如隔离衣等应与其他物品分开放置，经过高温处理。混有化疗药物的污水，先在医院内的污水处理系统中灭活或破坏细胞毒性药物，再排入城市污水系统。

7）化疗病人的管理：化疗药物可以通过病人的分泌物、呕吐物、排泄物、血液污染环境。最好安排化疗期间和化疗后 10 天内的病人集中病房居住。病人使用水池、马桶后反复用水冲洗两次以上，再用清洁剂和热水彻底清洗。化疗药物或是病人体液污染过的被服，要与其他被服分开、单独高温清洗。病人使用的物品应先用热水冲洗 2 次，然后分装标记，集中处理。处理 48 小时内接受化疗的病人分泌物、呕吐物、排泄物、血液时，医护人员进入化疗病区必须穿隔离衣，戴一次性口罩、帽子和手套等，做好个人防护后方可处理污染区。

8）护士健康管理：静脉用药调配相关人员应定期进行健康检查，建立健康档案，身体不适应者应及时离开工作岗位。合理安排其工作的时间，尽量减少其接触细胞毒性药物的时间。从事化疗药物的静脉用药调配工作时间的长短会对工作人员的健康产生潜在不利影响，目前尚无明确的判断标准。建议定期轮换化疗药物集中调配人员，避免怀孕或哺乳期护士接触化疗药物。

9）化疗药物溢出的应急措施：①首先应划出污染区域，评估周围人员是否被污染。②护士皮肤直接接触到化疗药物时，立即用肥皂和清水清洗被污染皮肤。不慎溅入眼睛用清水或生理盐水持续冲洗。③若溢出的药物为液体，可用吸收性抹布吸干药液或擦去。若溢出的药物为固体，可用湿的吸收性抹布覆盖后再擦拭。擦拭毒物从边界开始，逐渐向中心靠拢。如有玻璃碎片，使用小铲子将碎玻璃片放到防刺容器中。擦净后用清洁剂反复清洗 3 次，再用清水将其冲洗干净。所有被污染物品都应放置于细胞毒性废物专用垃圾袋，封口后再放入一次性防刺容器中。④记录相关信息，包括药物名称、溢出量、溢出发生的原因、处理过程、相关人员、告知相关人员注意药物溢出等。

2. 化学消毒剂

（1）原因

1）使用化学消毒剂观念错误：对预防性消毒应采取适度适量的原则，根据季节、环境、人流、物流等因素，有目的、有选择地实施，不可盲从过滥。正确选择消毒、灭菌方法，必须改变用量越大、浓度越高、使用次数越多消毒效果越好的错误观念。

2）防护措施不当：护士作为化学消毒剂的最常使用者，在临床工作中不注意采取正确防护措施，可造成不同程度的职业损伤。

（2）防护措施

1）化学消毒剂选用原则：消毒原则是能用物理方法消毒，就不用化学方法；能使用低浓度消毒剂即可奏效，就不用高浓度消毒剂。用化学方法消毒，尽量选择性质稳定、对环境和人体损伤较小的环保型消毒剂，如二氧化氯、过氧化氢、强氧化离子水、臭氧等。

2）保证消毒使用的有效性：首先应检查消毒剂的质量，必须使用符合国家质量鉴定标准的消毒剂。其次要采取正确的配制方法，确保使用浓度安全有效，现配现用。盛放消毒剂的容器要配备容器盖，可避免消毒剂的挥发。这样既可以保证消毒剂的有效浓度，又减少了对身体的危害。

3）消毒人员的防护措施：进行化学消毒剂操作的各类人员必须接受相关培训，掌握不同消毒剂的使用方法和注意事项。使用消毒剂进行消毒处理时，应穿戴防护用具（口罩、手套、防护服、眼罩、围裙等），按规定浓度配制和使用消毒液。使用化学消毒剂进行空气消毒时，应在无人的情况下进行，消毒人员应采取适当自我防护措施，避免因吸入造成机体受害或消毒剂亚慢性中毒。达到消毒作用时间后，应及时打开门窗通风换气，通风 1～2 小时后再进入消毒地点。如果不小心将消毒剂溅到了眼睛或皮肤上，则应立即用清水冲洗，避免灼伤黏膜或皮肤。处理消毒剂泄漏时，必须戴好防毒面具与手套，使用大量清水冲洗干净，经稀释的污水排入废水系统。

（四）运动功能性职业因素损伤

1. 原因

（1）工作姿势不良、劳动强度大、损伤：长期工作姿势不良、较大的工作强度、急性损伤治疗不当可使局部腰肌负荷过重，导致腰肌劳损发生严重腰背痛。若发生腰部急性扭伤，可引发椎间盘突出。

（2）潮湿、温差刺激：空气中湿度过大会刺激腰部肌肉。较大的温差会阻碍腰部血液循环，加速椎间盘退变的速度，引发腰肌劳损，增加了腰椎间盘突出的危险性。

（3）长久站立：护士由于工作性质原因，站立时间较久，导致下肢静脉血液回流受阻，使静脉壁和瓣膜均受损。损伤积累到一定程度，就会发生下肢静脉曲张。

（4）下肢负重增加：临床护士日常工作的强度较大，下肢承受的负重较多，下肢肌肉、血管所受损伤亦会增加，进而阻碍下肢静脉血液回流，最终导致静脉曲张的发生。

2. 防护措施

（1）正确运用人体力学原理，维持良好工作姿势：在护理工作中应注意纠正不良姿势，降低腰肌负荷，减轻其被牵拉的程度，可以预防腰肌劳损的发生，延缓腰椎间盘突出症的发生。同时运用人体力学的原理可在工作中起到省力的作用。还要避免长时间维持同一劳动姿势，护士应定期变换工作姿势、适当活动或是按摩腰部肌肉，使疲劳腰肌得到休息，减轻脊柱负荷。如因工作性质需要长期站立时，可让两腿交替承重轮换休息或可适当做踮脚动作促进小腿肌肉收缩，减少静脉血液淤积，预防下肢静脉曲张的发生。

（2）加强锻炼，提高身体素质，提高机体免疫力：护士可在业余时间进行太极拳、健美操、慢走、慢跑、骑自行车、游泳及瑜伽等体育活动，通过锻炼身体增加肌肉力量和关节间韧带的柔韧性，促进周身血液循环。同时通过锻炼还可提高机体免疫力，使全身各个脏器系统功能增强。但在活动前做好准备工作，经过热身活动后再进行运动，同时活动时要注意强度和幅度，避免活动时受伤。

（3）使用劳动保护用品：护士可在工作中佩戴腰围等保护用品来增加腰部的稳定性，保护腰肌和椎间盘。但注意只有在工作时才佩戴，平时需解下来防止腰肌萎缩产生腰背痛。对已患腰椎间盘突出症的护士急性期疼痛加重时应坚持佩戴腰围，卧床休息时才解下，气候变化时也要坚持佩戴起预防作用。穿弹力袜或捆绑弹力绷带，可以促进下肢血液回流，减轻或消除肢体沉重感和疲劳感。护士可在早晨上班前穿戴上，睡觉前脱下。尤其注意在穿戴弹力袜之前，应将双下肢抬高，减少浅表静脉血，使浅静脉处于萎缩状态，提高预防效果。

（4）养成良好的生活和饮食习惯：护士应在生活中养成良好习惯，去除各种诱发因素加强对局部组织的保护，如使用硬板床休息，并注意床垫和枕头的厚度要适宜。从事家务劳动时，注意避免长时间弯腰活动或尽量减少弯腰次数。减少持重物的时间及重量，预防负重伤的发生。在冬季注意保暖，避免冷水刺激下肢，生活中注意膝部的保暖。饮食上多食富含钙、铁、锌的食物，如牛奶、大枣、海产品及坚果，还要注意对蛋白质的补充，如多食用肉、蛋、鱼及豆类等。维生素 B 是神经活动时需要的营养素，可缓解疼痛，解除肌肉疲劳；维生素 C 是组成结缔组织及椎间盘纤维环的主要成分之一，可延缓椎间盘的退变；维生素 E 可扩张血管、促进血液循环、消除肌肉紧张；这三种维生素要注意补充。中医认为感受风寒湿邪和肾虚可加重腰背疼痛，因此已患腰椎间盘突出的护士应忌食生冷食品和油腻食物。降低血液黏稠度还可以预防下肢静脉曲张，平时也可多食用芹菜、卷心菜等高纤维的蔬菜和水果，还可食用具有清热利湿、活血化瘀的清淡食品，如赤小豆、丝瓜、苦瓜、萝卜等。如已发生了下肢静脉曲张，应尽量少食辛辣刺激性食品，如辣椒等。

知识拓展

辅助翻身单

辅助翻身单由一张床单大小的低损耗空气床垫、棉质护理垫、防滑床垫罩、低摩滑单上系有尼龙扣带组成。为病人更换卧位时，2名护理人员在同侧保持直立的姿势拉动扣带，即可将病人翻转过去，再把30°楔形泡沫枕垫于病人身下，以维持体位。辅助翻身单和床单一样，一直放在病人身下，方便随时翻身、转运，空气垫外套有防滑和减摩单，增加病人的安全性和舒适度。同时，避免了护士操作时的过度弯腰，省时省力。使用辅助翻身单时，护士腰背部的自感用力明显低于传统翻身法，不仅减轻了护理人员腰背部的负荷，而且提高了护理人员的工作效率。

（五）心理社会因素损伤

1. 原因

（1）护士自身因素：受学校教育、医院管理及自身因素的影响，护士的自我防护意识淡薄。同时，随医学发展迅速，部分护士的知识和技术不能适应新的工作要求而出现不良心理反应。

（2）病人及家属因素：卫生资源有限，导致病人就医过程艰难，同时还要承担巨额的医疗费用，造成病人和家属承受沉重的物质和精神压力，容易出现过激的言行。受社会经济发展水平、教育程度等许多因素的影响，病人和家属多数缺乏卫生常识，造成护患沟通困难，但维权意识不断增加，容易产生不愉快以致发生纠纷，导致伤害行为。

（3）护理职业因素：护理工作环境复杂、高风险性、工作量大都可以导致护士身心健康水平下降。与护理工作要求逐渐增高相比，护士的工作待遇却一直在最低水平线上，同时继续教育、职称晋升机会少都会成为职业紧张的原因。

（4）社会及卫生体制问题：受长期以来传统思维的影响，护理工作社会地位低下。医疗卫生体制改革，将医院推向市场，个别医院追逐经济利益最大化，导致医患矛盾不断加大。

2. 防护措施

（1）提高自身综合素质：护士从自身做起，提高服务质量，加强职业防护意识，减少发生行为及语言伤害的因素。

（2）充分发挥医院及卫生行政主管部门的作用：各级行政部门和医院管理层应充分认识护理工作的价值，合理提高护士的待遇和社会地位，从而让社会尊重护理工作。同时增加护理编制，合理安排各科室人员，合理制订劳动时间并提供学习和晋升机会，这可减轻护士劳动强度，激发护士的工作热情，避免产生工作疲惫感。

（3）减少个人因素带来的压力：培养积极乐观精神可以缓解压力引起身心反应，变压力为动力，积极迎接各种挑战。正确认识护理职业的性质和专业发展的阶段，有助于护士理智对待工作中发生的种种现象，减少消极情绪的发生。进行轻松的业余活动和良好的生活习惯来减轻压力，同时也可尽快恢复精力和体力。护士在应对应激时，应积极寻求专业人员的帮助，如专业指导、心理支持等。

（4）积极发展社会支持：社会支持系统能够有效地缓冲压力，保护身心免受紧张状态的影响，有助于维持良好的情绪，在个体面对压力时提供保护。

案例 14-1 分析

1. 因病人患乙型病毒性肝炎8年，护士被其污染的针头刺伤后，应立即用手从伤口的近心端向远心端挤压受伤部位，尽可能把伤口处的血液挤出，再用肥皂水和大量流动水冲洗伤口。受伤的伤口冲洗后，用70%乙醇溶液或者0.5%聚维酮碘溶液进行消毒，并包扎伤口。

2. 由于病人血清结果HBsAg（+），受伤护士血清结果抗-HBs＜10mU/ml。护士应采取注射乙肝免疫球蛋白和接种乙肝疫苗的措施。

3. 开展跟踪检测：在最后一剂疫苗接种1~2个月之后对护士进行病毒抗体追踪检测，但如果3~4个月前注射过乙肝免疫球蛋白，则抗原抗体反应不能确定为接种疫苗后产生的免疫反应。

思 考 题

1. 病人，女性，24 岁，肿瘤科护士。在一次给胃癌病人静脉注射丝裂霉素 C 时，不慎使注射器与输液管接头分离，造成药液溢出 1ml，污染了病人皮肤和床单。请问：

（1）护士应立即采取哪些应急措施处理药液溢出？

（2）护士在执行化疗药物注射时，应采取哪些防护措施？

2. 病人，女性，48 岁，手术室护士，手术室工作 20 年。由于工作性质需要长时间站立，10 年前该名护士出现双下肢浅静脉曲张、迂曲，无瘙痒、肿胀，未经治疗。近 2 年静脉曲张逐渐加重并向大腿扩展伴有色素沉着，久站后出现酸胀不适，活动后缓解，无溃疡，无下肢持续性疼痛，被诊断为"双下肢大隐静脉曲张"。请问：护士在工作和生活中可采取哪些措施预防下肢静脉曲张的发生？

（程晓琳）

第十五章 病情观察及危重病人的护理

【目标要求】

识记：能描述病情观察的内容及方法；能列出抢救室的设备管理要点；能陈述呼吸、心搏骤停的原因及临床表现；能描述洗胃术的目的及常用溶液；能列出简易呼吸器、人工呼吸机的操作要点。

理解：能解释意识状态、意识障碍、心肺复苏、基础生命支持技术、洗胃术的概念；能举例说明意识障碍的种类；能解释危重病人的护理措施；能分析心肺复苏及洗胃术的注意事项。

运用：会判断病情；以正确的方法进行心肺复苏；能针对不同病情实施洗胃术操作。

案例 15-1 导入

病人，男性，47 岁，既往有高血压、冠心病史 4 年，因"突发胸痛、胸闷，伴恶心、呕吐 3 小时"收入院。入院时体温 36.9℃，脉搏 68 次/分，呼吸 20 次/分，血压 180/135mmHg，急性病容，双肺未闻及干湿啰音，心音低钝，心律齐，心电图示 $V_1 \sim V_6$ ST 段抬高。完善必要的辅助检查，明确诊断后行急诊冠状动脉造影+冠状动脉内支架植入术（percutaneous coronary intervention，PCI）。在导管室行 PCI 术中，病人出现意识丧失，呼吸微弱，心率逐渐降至 52 次/分，血压下降至 62/40mmHg。

问题：

1. 该病人在 PCI 术中出现了什么情况？
2. 应如何对该病人实施抢救？请说出具体方法。
3. 病人经复苏抢救后，护士应重点从哪些方面进行病情观察？

病情观察（observation of disease）是临床工作的重要内容之一，需要医务人员运用专业知识和技能，对病人的病史和现状进行全面系统了解，对病情做出综合的判断，以便为病人的诊断、治疗、护理和预防等工作提供科学依据。危重病人是指病情严重且变化快，随时可能出现危及生命征象的病人。病情观察是危重病人护理的依据，抢救配合是危重病人护理的关键。在抢救和护理危重病人过程中，要求护士必须准确掌握心肺复苏、吸痰、吸氧、洗胃等基本抢救技术，及时、准确地进行病情观察，并熟悉抢救的基本流程，与医生有效配合保证抢救工作的顺利进行。

第一节 病 情 观 察

一、概 述

病情观察是一项系统工程，从症状到体征，从生理到精神、心理，将病人作为一个整体进行全面细致地观察，并且贯穿于整个疾病过程的始终。因此，护士应熟悉病情观察的内容，并在护理工作中不断努力培养自身有目的、有意识地主动观察病情的能力。

（一）概念

病情观察是医务人员在诊疗护理工作中运用感觉器官或借助科学仪器来获取病人信息的过程。医务人员对病人的病情观察必须是审慎且有意识的，是一个连续性的过程，并非临时或偶发的活动。通过观察，及时、准确、全面、动态地发现病人的病情变化，并提供相应的治疗和护理措施，促进病人尽快康复。

（二）意义

1. 为疾病的诊断、治疗及护理提供科学依据　疾病对机体的损害达到一定程度时，机体便会产生一定的反应。通过对这些反应及其发展过程的观察与综合分析，为疾病的诊断、治疗提供依据，也为护理诊断和护理计划的确定提供可靠的依据。

2. 有助于判断疾病的发展趋向和转归　病情的轻重与病人的临床表现存在一定关系，通过病情观察可预测疾病的发展趋向和转归，做到心中有数。

3. 了解治疗效果和用药反应　在疾病治疗过程中，病情好转常提示治疗护理有效；反之，为无效。药物治疗是临床最常用的治疗方法。通过观察病情的变化，可以及时了解其疗效及不良反应，为治疗计划的调整提供依据。

4. 及时发现危重病人病情变化的征象　危重病人病情变化快而复杂，具有危险性。严密观察并随时捕捉病情变化的先兆，有助于及时采取有效措施，防止病情恶化，挽救病人的生命。

（三）护士应具备的条件

护理人员须随时观察危重病人的病情，且能机警、敏锐地以适当的方式做出反应。在病情观察中，能够做到既有重点，又认真全面；不但细致，而且准确及时；能够去伪存真、详细分析、反复验证，以获取并记录正确的观察结果。这就要求护士必须具备广博的医学知识，严谨的工作作风，一丝不苟、高度的责任心及训练有素的观察能力，要做到"五勤"，即勤巡视、勤视察、勤询问、勤思考、勤记录。通过有目的、有计划认真细致的观察，及时、准确地掌握或预见病情变化，为危重病人的抢救赢得时间。

二、病情观察的方法

由于病人的病情因年龄、性别、种族及发病原因不同，且病程的各个发展阶段表现各异，因此，在观察时，应利用接触病人的一切机会，通过各种感觉器官，并借助仪器设备，进行连续、动态地监测病人病情变化的指标。

1. 视诊（inspection）　利用视觉，配合触觉、听觉、嗅觉及使用辅助仪器观察病人全身和局部的状况，是最基本的检查方法之一。视诊观察的一般状况包括年龄、性别、发育、营养、意识状态、面容表情、体位姿势与步态等。局部视诊应观察病人的皮肤、黏膜、呼吸、循环状况、分泌物、排泄物的性状、数量，以及病人与疾病相关的临床表现等，并根据病人的反应及病情变化，及时调整观察的重点。

2. 听诊（auscultation）　利用耳或听诊器来分辨由病人身体不同部位发出的声音及其所代表的不同意义。听诊内容包括病人的说话音、鼾声、咳嗽等，或借助听诊器听到的病人的心率、心音、呼吸音及肠鸣音等。通过听诊，可根据声音的特性与变化（如声音的频率、强弱、间隔时间、杂音等）来分析病人疾病的状态。

3. 触诊（palpation）　通过手的感觉来了解所触及体表的温度、湿度、弹性、光滑度、柔软度及脏器的外形、大小、软硬度、移动度及波动感等，以判断身体某部位有无异常。

4. 叩诊（percussion）　借助于手或叩诊锤，叩击身体某些部位，使之震动而产生音响，根据所感到的震动和所听到的音响特点来判断该部位脏器的大小、形状、位置及密度是否正常。

5. 嗅诊（smelling）　利用嗅觉来辨别病人的各种气味及其与健康状况的关系。来自病人皮肤、黏膜、呼吸道、胃肠道、呕吐物、排泄物、分泌物等的气味因疾病不同，其特点和性质也不一样。

在病人的病情观察中，除上述五种常用方法外，还可通过与医生及家属、亲友的交流，床边和书面交接班，阅读病历、检验报告、会诊报告及其他相关资料，获取有关病情的信息，提高观察效果。

三、病情观察的内容

（一）一般情况的观察

1. 发育与体型　发育（development）状态通常以身高、体重、第二性征、身体各部分的对称性、智力等与年龄的比较进行综合判断。正常成年人年龄、智力与体格的成长状态保持均衡一致。双上肢展开后约等于身高，坐高约等于下肢的长度，头部的长度为身高的 1/8～1/7，胸围约为身高的 1/2。垂体功能异常可出现巨人症、侏儒症，其他发育异常还可见佝偻病、杵状指等。体型（somatotype）是对人体形状的总体描述和评定，与人体的运动能力和其他功能、对疾病的易染性及其治疗的反应有一定的关系。临床上把成人的体型分为三种：正力型，亦称匀称型，表现为身体各部分结构匀称适中，腹上角为90°左右，见于多数正常成人；无力型，亦称瘦长型，表现为体高肌瘦、颈长肩窄、胸廓扁平、腹上角＜90°；超力型，亦称矮胖型，表现为身短粗壮，颈粗肩宽，胸廓宽厚，腹上角＞90°。

2. 饮食与营养状态　饮食在疾病的诊断、治疗中发挥着一定作用，故应观察病人的食欲、食量、饮水量、饮食习惯、进食后的反应、有无厌食和嗜食异物及治疗专用饮食等情况。营养状态与食物的摄入、消化、吸收和代谢等因素有关，是判断机体健康状况、疾病程度以及转归的重要指标之一。临床上营养状态一般根据皮肤的光泽度及弹性、毛发与指甲的润泽程度、皮下脂肪的丰满程度、肌肉的发育情况等进行综合分析，常用营养良好、中等、不良三个等级进行描述，营养状态的异常包括营养不良和营养过剩。

3. 面容与表情　面容与表情可以反映病人的精神状态和病情的轻重缓急。一般情况下，健康人的表情自然、大方，神态安逸。患病后，通常可表现为痛苦、忧虑、疲惫或烦躁等面容与表情。某些疾病发展到一定程度时，可出现特征性的面容与表情。如高热病人，表现为两颊潮红、呼吸急促、口唇干裂等急性病容；恶性肿瘤、肝硬化及肺结核等病人，由于久病体虚、消耗及营养差，往往表现为消瘦无力、面色苍白、精神萎靡、双目无神等慢性病容；风湿性心脏病病人，表现为双颊紫红、口唇发绀等二尖瓣面容；贫血病人，表现为面色苍白、唇舌及结膜色淡、表情疲惫乏力等贫血面容；休克病人，表现为面色苍白、出冷汗、口唇发绀等重病面容；破伤风病人，呈苦笑面容；某些疾病引起疼痛时，病人常呈双眉紧皱、闭目呻吟、辗转不安等痛苦病容。

4. 体位　体位（position）是身体在休息时所处的状态。病人的体位常与疾病有关，不同的疾病可使病人采取不同的体位，有时对某些疾病的诊断具有参考意义。多数病人能安静平卧、活动自如，称为自主体位。极度衰竭或神志不清、意识丧失的病人，因不能随意移动躯干和四肢，而躺卧于他人安置的体位称为被动体位。由于疾病的影响或治疗、检查的需要，被迫采取某种姿势称为被迫体位，如心力衰竭、支气管哮喘病人常取端坐位以减轻呼吸困难。某些体位是疾病本身的固有症状，如脑膜炎、破伤风病人因背部肌肉痉挛而呈角弓反张。

5. 姿势与步态　姿势（posture）是指一个人举止的状态，依靠骨骼、肌肉的紧张度来保持，可受某些疾病的影响。健康成人躯干端正，肢体活动灵活自如。患病时可以出现特殊的姿势，如腹痛病人常捧腹而行，腰部扭伤病人因身体的活动度受限，而保持特定的姿势。步态（gait）是一个人走动时所表现的姿态，年龄、是否受过训练等因素会影响一个人的步态。观察步态常可提供重要的神经系统疾病线索。常见的异常步态有蹒跚步态、慌张步态、共济失调步态、跨阈步态、剪刀步态、间歇性跛行等。

6. 皮肤与黏膜　某些疾病的病情变化可通过皮肤黏膜反映出来。如休克病人皮肤潮湿、四肢发冷、面色苍白；巩膜和皮肤黄染时表示黄疸，常是肝胆疾病的表现；心肺功能不全的病人因缺氧而使皮肤黏膜、特别是口唇及四肢末梢出现发绀；脱水病人皮肤干燥、弹性降低。因此，观察病情时应注意皮肤的颜色、温度、湿度、弹性及有无皮疹、出血、水肿等情况。对长期卧床病人还应注意观察压疮好发部位、皮肤的色泽及变化情况。

（二）生命体征的观察

当机体发生疾病时，生命体征的变化最为敏感，常是病情是否加重的信号。如体温不升多见于大出血休克病人；脉搏节律改变多为严重心脏病、药物中毒、电解质紊乱等原因所致；出现周期性呼吸困难多由呼吸中枢兴奋性降低引起；收缩压、舒张压持续升高，应警惕高血压危象的发生（详细内容见第八章）。

（三）意识状态的观察

意识状态（consciousness）是大脑功能活动的综合表现，是对环境的知觉状态，反映疾病对大脑的影响程度，是病情严重与否的表现之一。正常人表现为意识清晰，语言清楚、思维合理、表达明确、对时间、地点、人物判断记忆清楚。意识障碍（disturbance of consciousness）是指个体对外界环境缺乏正常反应的一种精神状态。任何原因引起大脑高级神经中枢功能损害时，都可出现意识障碍。表现为对自身及外界环境的认识及记忆、思维、定向力、知觉、情感等精神活动的不同程度的异常改变。临床上将意识障碍依轻重程度分为：

1. 嗜睡（somnolence） 是最轻度的意识障碍。病人处于病理性的持续睡眠状态，能被轻度刺激和语言所唤醒，醒后能正确、简单而缓慢地答话及配合体格检查，但反应迟钝，刺激停止后又复入睡。注意观察嗜睡的性质、发作时间、次数及夜间睡眠情况，唤醒进食以保证营养。

2. 意识模糊（confusion） 其程度较嗜睡深，表现为对自己和周围环境漠不关心，答话简短迟钝，表情淡漠，对时间、地点、人物的定向力完全或部分发生障碍，可有错觉、幻觉、躁动不安、谵语或精神错乱。注意观察病人的意识变化，供给足够的营养及水分，防止坠床及跌伤。

3. 昏睡（stupor） 是中度意识障碍，病人处于深睡状态，需要强烈刺激或反复高声呼唤才能觉醒，醒后缺乏表情，答话含糊不清，答非所问，很快入睡。应注意观察血压、脉搏、呼吸及意识的变化及安全情况。

4. 昏迷（coma） 是最严重的意识障碍，按其程度可分为：

（1）浅昏迷：意识大部分丧失，随意运动丧失，对周围事物及声光刺激均无反应，但对强烈的刺激如压迫眶上切迹可出现痛苦表情及躲避反应。角膜反射、瞳孔对光反射、吞咽反射、咳嗽反射等均存在。呼吸、血压、脉搏等一般无明显改变。大小便潴留或失禁。注意观察意识状态，监测生命体征，保持呼吸道通畅，维持营养，保持大小便通畅。

（2）深昏迷：意识完全丧失，对任何强烈刺激均无反应，腱反射、吞咽反射、咳嗽反射、瞳孔对光反射等深浅反射均丧失，偶有深反射亢进及病理反射出现。四肢肌肉松软，大小便失禁，生命体征亦出现不同程度的变化，呼吸不规则，出现呼吸暂停或叹息样呼吸，血压可下降。注意监测生命体征，保持呼吸道通畅，纠正酸碱和水电解质紊乱，防止各种并发症的发生。

护理人员对意识状态的观察，可根据病人的语言反应，了解其思维、反应、定向力及情感活动等，必要时可通过一些神经反射，如瞳孔对光反射、角膜反射、对强烈刺激的反应、肢体活动等，判断病人有无意识障碍，以及意识障碍的程度。临床上还可以使用格拉斯哥昏迷评分量表（Glasgow coma scale，GCS），观察与测定病人的意识障碍及其严重程度。GCS 包括睁眼反应（eyes open，E）、语言反应（verbal response，V）和运动反应（motor response，M）三个子项目，使用时分别测量三个子项目并计分。昏迷程度以 E、V、M 三者分数之和来评估（表 15-1）。GCS 总分范围为 3～15分，15 分表示意识清醒，13～14 分为轻度意识障碍，9～12 分为中度意识障碍，3～8 分为重度意识障碍，低于 8 分为昏迷，低于 3 分者为深昏迷或脑死亡。在使用 GCS 对病人进行评估时，必须以病人的最佳反应计分。

表 15-1 Glasgow 昏迷评分量表

子项目	状态	分数
睁眼反应	自发性的睁眼反应	4
	声音刺激有睁眼反应	3
	疼痛刺激有睁眼反应	2
	任何刺激均无睁眼反应	1
语言反应	对人物、地点、时间等定向问题清楚	5
	对话混淆不清，不能准确回答有关人物、时间、地点等定向问题	4
	言语不流利，但字意可辨	3
	言语模糊不清，字意难辨	2
	任何刺激均无语言反应	1
运动反应	可按指令动作	6
	能确定疼痛部位	5
	对疼痛刺激有肢体退缩反应	4
	疼痛刺激时肢体过屈（去皮质强直）	3
	疼痛刺激时肢体过伸（去大脑强直）	2
	疼痛刺激时无反应	1

（四）瞳孔的观察

瞳孔的变化是许多疾病病情变化的重要指征，特别是颅脑疾病、药物或食物中毒等。观察瞳孔要注意两侧瞳孔的形状、大小、对称性及对光反应。

1. 瞳孔的大小与形状　在自然光线下，正常瞳孔直径为 2～5mm，两侧等大、等圆，边缘整齐，位置居中。瞳孔的形状改变常由眼科疾病引起，如青光眼病人的瞳孔呈椭圆形并伴散大，虹膜粘连病人的瞳孔呈不规则形。瞳孔直径小于 2mm 为瞳孔缩小，瞳孔直径小于 1mm 为针尖样瞳孔，瞳孔直径大于 5mm 为瞳孔散大。不同的病情可引起瞳孔大小的不同变化，如单侧瞳孔缩小常提示同侧小脑幕裂孔疝早期；双侧瞳孔缩小，常见于有机磷农药、吗啡、氯丙嗪等药物中毒；一侧瞳孔扩大、固定，常提示同侧颅内病变所致的小脑幕裂孔疝的发生；双侧瞳孔散大，常见于颅内压增高、颅脑损伤、颠茄类药物中毒及濒死状态。

2. 瞳孔对光反应　正常情况下，瞳孔对光反应灵敏，在光亮处瞳孔收缩，昏暗处瞳孔扩大。危重病人或昏迷病人，可出现瞳孔对光反应的迟钝或消失。

（五）特殊检查或治疗的观察

1. 特殊检查病人的观察　在临床实践中，有时会对未明确诊断的病人，进行穿刺、内镜检查及造影检查等专科检查，对病人造成不同程度的创伤，护士应重点掌握检查前后的注意事项，密切观察生命体征、倾听病人的主诉，防止并发症的发生。

2. 特殊治疗病人的观察　药物应用是疾病治疗的重要手段之一，护士应注意观察各种药物的治疗效果和毒副作用。如应用止痛药时，应密切观察病人疼痛的性质和规律、用药后的止痛效果及成瘾性等。由于疾病治疗的需要，手术后病人可能留置引流管，在引流期间应注意观察引流液的性状、颜色、量，引流管是否通畅，引流袋（瓶）的位置等。

（六）心理状态的观察

病人的心理状态是注意力、情绪、认知、动机、意志等一般心理状态与患病后特殊心理状态的整合。护士应重点从病人对健康的理解、对疾病的认识与反应、处理问题和解决问题的能力、价值观、信念等方面来观察病人的语言行为、非语言行为、思维能力、认知能力等是否处于正常，是否出现记忆力减退、思维混乱、反应迟钝、语言及行为异常等，有无焦虑、恐惧、绝望、抑郁等情绪反应。

（七）其他方面的观察

除上述观察内容外，护士还应注意观察病人的睡眠情况（详见第六章）和自理能力。了解病人的自理能力有助于护士对病人进行针对性护理，并协助分析疾病的状况。护士需要观察病人的活动能力及耐力，有无医疗和疾病的限制，是否需要借助轮椅或义肢等辅助器具。病人的自理能力还可以应用量表进行测定，如日常生活活动（ADL）能力量表可评定病人的生活自理能力，总的生活能力状态（TLS）可评定病人的病残程度。

第二节　危重病人的抢救工作与护理

危重病人的特点是病情严重且变化快，随时可能出现危及生命的征象，对这类病人需要进行严密、连续的病情观察和全面的监护与治疗。对危重病人的抢救成功与否，抢救工作的组织管理是保证，常备不懈的抢救设备管理是前提。护理危重病人时，不仅要注意高技术性的护理，还要注重病人的基础生理需要，从而满足其基本生理功能、基本生活需要和舒适安全需要，同时还能预防压疮等并发症的发生。

一、抢救工作的组织管理与抢救物品的管理

（一）抢救工作的组织管理

抢救工作是一项系统化的工作，建立严密的抢救组织和管理制度是使抢救工作及时、准确、有效进行的保障。

1. 组织急救，责任明确　在接到抢救任务时，应立即指定抢救负责人，组成抢救小组，一般可分为全院性和科室（病区）性抢救两种。全院性抢救一般用于大型灾难等突发情况，由院长（医疗院长）组织实施，各科室均参与抢救工作。科室性抢救一般由科主任、护士长负责组织实施，各级医务人员必须听从指挥，在抢救过程中态度严肃、认真，动作迅速、准确，既要分工明确，又要密切配合。护士可在医生到达之前，根据病情需要，给予恰当的紧急处理，如止血、吸氧、吸痰、人工呼吸、胸外心脏按压、建立静脉通道等。

2. 制订抢救方案　根据病人的情况，医生、护士共同参与抢救方案的制订，使危重病人能得到及时、有效的抢救。护士应根据病人的情况和抢救方案制订出抢救护理计划，明确护理诊断与预期目标，确定护理措施，解决病人现存的或潜在的健康问题。

3. 严格核对　各种急救药物必须经两人核对无误后方可使用。执行口头医嘱时，护士必须向医生口头复述一遍，双方确认无误后方可执行，抢救完毕需由医生及时补写医嘱。抢救中各种急救药物的空安瓿、输液空瓶、输血空瓶等应集中放置，以便统计与查对。

4. 及时、准确做好各项记录　一切抢救工作均应做好记录，要求字迹清晰、及时准确、扼要全面，执行者签全名并注明执行时间。做好交接班工作，保证抢救和护理措施的落实。

5. 积极配合　安排护士参加医生组织的查房、会诊、病例讨论，熟悉危重病人的病情、重点监测项目及抢救过程，做到心中有数、配合恰当。

6. 抢救室内抢救器械和药品的管理　严格执行"五定"制度，即定数量、定点安置、定专人管理、定期消毒灭菌、定期检查维修，以随时备用。抢救室内的物品一律不得外借，值班护士严格交接并记录。护士还应熟悉抢救器械的性能和使用方法，并能排除一般故障，以保证急救物品的完好率。

7. 抢救用物的日常维护　抢救用物在使用之后，应及时清理、补充，回归原位，保持清洁、整齐。如系传染病病人，严格按传染病要求进行消毒、处理，防止交叉感染。

（二）抢救物品的管理

1. 抢救室　急诊室和病区均应设单独抢救室，急诊室的抢救室安置在急诊科入口处，病区抢救室应设置在靠近护士办公室的单独房间内。要求宽敞、整洁、安静、光线充足。室内备有"五机"（心电图机、洗胃机、呼吸机、除颤仪、吸引器）、"八包"（胸穿包、腰穿包、腹穿包、心穿包、静脉切开包、气管切开包、缝合包、导尿包）及抢救床、抢救车、各种急救设备和药品等。

2. 抢救床　最好选用能升降的多功能活动床，必要时另备木板一块，以备胸外心脏按压时使用。

3. 抢救车　按照要求配备常用急救药品（表15-2）、各种无菌急救包及其他急救用物，如无菌用物：各种注射器及针头、输液器及输液针头、开口器、压舌板、舌钳、牙垫、各种型号的医用橡胶手套、各种型号及用途的导管及引流瓶、刀、剪、无菌敷料、无菌治疗巾、皮肤消毒用物等；非无菌用物：治疗盘、血压计、听诊器、手电筒、止血带、绷带、夹板、宽胶布、玻璃接管、应急灯、多头电源插板等。

表15-2　常用急救药品

类别	常用药物
心三联	盐酸阿托品、盐酸肾上腺素、盐酸利多卡因
呼二联	尼可刹米（可拉明）、山梗莱碱（洛贝林）
升压药	多巴胺
强心药	西地兰（去乙酰毛花苷丙）、毒毛花苷 K 等
抗心绞痛药	硝酸甘油
平喘药	氨茶碱
促凝血药	垂体后叶素、维生素 K_1、氨甲苯酸、卡巴克洛（安络血）、酚磺乙胺（止血敏）等
镇痛、镇静药	哌替啶（度冷丁）、地西泮（安定）、苯巴比妥钠（鲁米那钠）、氯丙嗪（冬眠灵）等
抗惊厥药	地西泮（安定）、苯妥英钠、硫酸镁等
抗过敏药	异丙嗪（非那根）、苯海拉明
脱水利尿药	20%甘露醇、25%山梨醇、呋塞米（速尿）、依他尼酸钠等
解毒药	阿托品、碘解磷定、氯解磷定、硫代硫酸钠、利尿酸钠等
激素类药	氢化可的松、地塞米松、可的松等
其他	生理盐水、各种浓度的葡萄糖溶液、低分子右旋糖酐、代血浆、氯化钾、氯化钠等

4. 急救器械　包括性能完好的给氧系统（氧气筒及给氧装置或中心供氧系统）、电动吸引器或中心负压吸引装置、心电监护仪、除颤仪、心脏起搏器、简易呼吸器、呼吸机、电动洗胃机等。

二、危重病人的护理

为满足危重病人的基本生理功能、基本生活和舒适安全需要，预防压疮、坠积性肺炎、失用性萎缩、静脉血栓形成等并发症的发生，需要护士全面、仔细、缜密地观察，准确判断病情变化。既要注重高技术性的护理，也要满足病人的基础生理需要，必要时设专人护理，并在护理记录单上详细记录观察结果、诊疗经过及护理措施，为后续的诊疗护理工作提供参考依据。

（一）严密监测病情变化，做好抢救准备

危重病人的病情危重且变化快，需要护士持续监测各系统功能及治疗反应，以及时发现病情的

变化。危重病人病情监测的内容较多，最基本的是中枢神经系统、循环系统、呼吸系统和肾功能的监测等。

1. 中枢神经系统监测　包括意识状态的监测、电生理监测（如脑电图、影像学监测等）、颅内压测定等。其中意识状态是最重要的监测内容，可采用 GCS 昏迷评分量表计分。通过测定颅内压了解脑积液压力的动态变化，进而判断其对神经功能的影响。

2. 循环系统监测　监测内容包括心率、心律、血压、心电功能与血流动力功能（如中心静脉压、肺动脉压、肺动脉楔压、心排血量及心脏指数）等。

3. 呼吸系统监测　包括呼吸运动的频率及节律、呼吸音、潮气量、无效腔量、呼气压力、肺胸顺应性等，痰液的性状、量及培养结果，血气分析，胸片等的监测。其中血气分析是危重病人较重要的监测手段之一，护士应了解其各项指标的正常值及其意义。

4. 肾功能监测　肾脏是体液调节的重要器官，能保留体内所需物质、排泄代谢废物、维持水电解质及细胞内外渗透压的平衡，同时它也是最易受损的器官之一。因此，对危重病人的尿量，血、尿钠浓度，血、尿的尿素氮，血、尿肌酐，血肌酐清除率等的测定对肾脏功能的监测具有重要意义。

5. 体温监测　体温是反映代谢率的可靠指标，正常人的体温相对恒定，而感染、创伤、手术后、代谢旺盛的病人体温多有升高，极重度或临终病人体温反而下降。体温监测简便易行，能准确反映病情的缓解或恶化。

（二）保持呼吸道通畅

鼓励清醒病人定时做深呼吸、有效咳嗽或轻拍背部；昏迷病人应使头偏向一侧，辅助肺部物理治疗、吸痰等，及时清除呼吸道分泌物，保持呼吸道通畅，预防分泌物淤积、坠积性肺炎、肺不张、呼吸困难甚至窒息等并发症。

（三）加强临床基础护理

1. 保持良好的个人卫生　按要求为病人进行晨晚间护理，必要时行床上擦浴，及时更换污浊的床单被服。保持口腔卫生，根据需要进行口腔护理，增进食欲，防止并发症的发生。对眼睑不能闭合的病人应注意眼睛的护理，涂敷眼药膏或用油性纱布覆盖病人双眼，以防角膜干燥而致溃疡、结膜炎。排便后清洁会阴部，定时会阴冲洗以保持会阴部清洁。由于长期卧床、大小便失禁、大量出汗、营养不良及应激等因素，有发生压疮的危险，故应加强皮肤护理，做到"六勤一注意"，即勤观察、勤翻身、勤擦洗、勤按摩、勤更换、勤整理，注意交接班。

2. 维持排泄功能　协助病人大小便，必要时给予人工通便及无菌导尿术；留置尿管者应执行留置导尿护理常规。

3. 保持肢体功能　病情平稳时，应尽早协助病人定时翻身，每天进行肢体的主动或被动运动2～3 次，轮流做伸屈、内收、外展、内旋、外旋等活动，同时辅以按摩，以促进血液循环，增加肌肉张力，帮助恢复功能，预防肌腱及韧带退化、肌肉萎缩、关节僵直、静脉血栓形成和足下垂的发生。必要时可给予矫形装置。

4. 补充营养和水分　多数危重病人的摄入、消化、吸收功能减退，而机体分解代谢增强，消耗大，对营养物质的需要量明显增加，故应设法增进病人的饮食，并协助自理缺陷的病人进食，对不能自行进食者，可采用鼻饲或完全胃肠外营养，以保证病人有充足的营养和水分，维持体液平衡。对大量引流或额外体液丧失等水分丢失较多的病人，应注意足够水分的补充。

5. 保持导管通畅　危重病人有时可能会留置多根引流管道，应注意妥善固定、安全放置，防止扭曲、受压、堵塞、脱落，保持引流通畅，发挥其应有的作用。同时注意严格执行无菌操作技术，防止逆行感染。

6. 确保病人安全　对谵妄、躁动和意识障碍的病人，合理使用保护具，防止意外发生。牙关紧闭、抽搐的病人，可用牙垫、开口器，防止舌咬伤，同时室内光线宜暗，工作人员动作要轻，避免因外界刺激而引起抽搐。准确执行医嘱，确保病人的医疗安全。

（四）危重病人的心理护理

在对危重病人进行抢救的过程中，可能会存在加重病人心理压力的影响因素，主要包括：①疾病因素，如循环系统疾病与神经系统疾病往往有脑供血不足，使病人出现不同程度的精神与神志改变；电解质紊乱及有毒的中间代谢产物的蓄积，也能引起情绪不稳定、忧郁、疲倦、萎靡、乏力等症状。②治疗因素，如应用镇静药和肌肉松弛药等影响病人的肌力或脑功能，而产生不良心理反应；人工气道的建立，使病人失去语言交流能力，产生恐惧感；各种有创导管的置入、约束带的应用及被迫体位等都给病人带来不同程度的痛苦和感觉阻断，从而诱发不良心理反应。③个体因素，如病人对疾病信息的敏感性、对疾病所致痛苦的耐受性及社会因素也会影响病人对疾病的心理反应。④环境因素，如病室环境的陌生及其严肃气氛、各种医疗器械发出的警报声、医务人员的频繁走动、其他病人的呻吟声、与家人的隔离和缺乏心理交流等，均增加了病人的不安全感和孤独感。⑤身体的暴露，危重病人大都全身裸露，而且由于工作原因，护士可能更多地注意对病人的监护和治疗，而忽视病人本身的存在，损伤其自尊。此外，病人家属也会因此而经历一系列心理应激反应，故心理护理是护理人员的重要职责之一。

（1）态度要和蔼、宽容、诚恳、富有同情心；语言应精炼、贴切、易于理解；举止应沉着、稳重；操作应娴熟认真、一丝不苟，表现出对病人的照顾、关心、同情、尊重和接受，给病人充分的信赖感和安全感。

（2）在任何操作前应向病人做简单、清晰的解释，取得理解与配合。

（3）对进行呼吸机治疗的病人，应向其解释呼吸机的使用意义，并向病人保证机械通气支持是暂时的。

（4）对因人工气道或呼吸机治疗而出现语言沟通障碍者，应注意病人的非语言行为，鼓励情感表达，让病人了解自己的病情和治疗情况，并与病人建立其他有效的沟通方式，保证护患之间的有效沟通。

（5）鼓励病人参与自我护理活动和治疗护理方案的选择。

（6）尽可能多地采取"治疗性触摸"，以引起病人的注意，传递给病人关心、支持或接受的信息，并能帮助病人指明疼痛部位，确认其身体的完整性和感觉存在。

（7）鼓励家属及亲友对病人的探视和沟通，向病人传递爱、关心与支持。

（8）减少环境因素的刺激，如病室光线宜柔和，夜间降低灯光亮度，使病人有昼夜差别感，防止睡眠剥夺；保持病室安静，工作人员应做到"四轻"，即说话轻、走路轻、操作轻、关门轻；在进行任何操作时，都应注意保护病人的隐私。

> **案例 15-1　临床资料 1**
> 病人在 PCI 术中出现意识丧失，心率过快、血压下降，经抢救后生命体征仍不稳定，病情危重，与家属沟通后，转入 ICU 继续治疗。

第三节　常用急救技术

急救的根本目的是挽救病人的生命，护士对临床常用急救技术掌握的程度直接影响到对急危重症病人抢救方案的实施，以及抢救的成败。因此，护士必须掌握必要的急救知识与技能。

一、基础生命支持技术

（一）概述

心肺复苏（cardiopulmonary resuscitation，CPR）是对由于外伤、疾病、中毒、低温、淹溺、

电击等各种原因，导致呼吸、心搏骤停，必须紧急采取重建和促进心脏、呼吸有效功能恢复的一系列措施。

基础生命支持技术（basic life support，BLS）又称现场急救，是指专业或非专业人员，在事发的现场，对病人实施的及时、有效的初步徒手救护。一旦呼吸、心脏骤停，可立即实施 BLS，帮助病人建立并恢复循环与呼吸功能，保证重要脏器的血液供应，为急救赢得时间，为进一步治疗奠定基础。

此外，《2015 年美国心脏协会心肺复苏及心血管急救指南（更新版）》还继续强调成人高级心血管生命支持（advanced cardiovascular life support）和复苏后仍要积极救治的重要意义。

（二）呼吸、心搏骤停的原因及临床表现

1. 原因

（1）器质性心脏病：如急性冠状动脉供血不足或急性心肌梗死常引发心室颤动或心室停顿，是造成成人心搏骤停的主要原因；急性病毒性心肌炎及原发性心肌病常并发室性心动过速或严重的房室传导阻滞，可导致心搏骤停；心脏瓣膜疾病可引发心律失常，严重者导致心搏骤停。

（2）呼吸停止：如通气不足、上呼吸道梗阻及呼吸衰竭等均可致呼吸抑制或呼吸停止，此时气体交换中断，心肌和全身器官组织严重缺氧，可导致心搏骤停。

（3）严重的电解质与酸碱平衡失调：如高钾血症、低钾血症、高钙血症、低钙血症、高镁血症、低钠血症及酸碱中毒等。

（4）药物中毒或过敏：如洋地黄类、氯喹、奎尼丁等药物中毒可致严重的心律失常而发生心搏骤停；青霉素、链霉素、某些血清制剂发生严重过敏反应时，也可出现心搏骤停。

（5）突发意外事故：如电击、雷击、溺水、一氧化碳中毒、有机磷农药中毒、蛇咬伤及严重创伤等。

（6）诊疗意外：如心脏手术、麻醉意外、某些诊断性操作（如血管造影术或心导管检查）、迷走神经反射、温度过低等，均可能引起心搏骤停。

2. 临床表现　心搏骤停后，血流运行立即停止，由于脑组织对缺氧最敏感，临床上以神经系统和循环系统的表现最为显著。

（1）意识突然丧失，可伴有短暂全身性抽搐。

（2）大动脉搏动消失：颈动脉、股动脉处无法扪及搏动，血压无法测得。

（3）心音消失，心电图主要表现为心室颤动、心脏停顿、心脏电-机械分离或无脉室性心动过速。

（4）呼吸停止：呼吸突然变慢，可呈喘息样，随后停止。呼吸停止多发生于心搏骤停后 30秒内。

（5）瞳孔散大，对光反射消失，多于心脏骤停 30～60 秒后出现，而部分病人可始终不出现瞳孔散大现象。

（6）面色苍白兼有青紫。

有时病人在发病前有头晕、乏力、胸痛、心悸、胸闷等非特异性症状。但是，绝大多数病人无先兆症状，常为突然发病。

心搏骤停的识别一般并不困难，一旦出现意识突然丧失和大动脉搏动消失，即可诊断心搏骤停，并应立即实施初步急救。切忌等待心脏听诊、血压测定和心电图检查结果，以免错失抢救良机。

（三）基础生命支持技术

【目的】

（1）通过实施基础生命支持技术，建立病人的循环、呼吸功能。

（2）保证重要脏器的血液供应，尽快恢复心跳、呼吸功能。

【操作步骤】

步骤	相关知识说明
1. 评估	
（1）在判定事发地点环境安全易于就地抢救后，急救人员快速判断病人有无反应。可轻拍或摇动病人，并大声呼叫	➡ 摇动肩部不可用力过重，以防加重骨折等损伤。如果病人有头部创伤或怀疑有颈部损伤，切勿随意搬动病人，以免造成进一步损伤。若无反应，可判断病人无意识
（2）快速检查颈动脉搏动：病人仰头后，急救人员一手按住前额，用另一手的示、中指找到气管与胸锁乳突肌之间的沟内即可触及颈动脉，触摸时间不少于 5 秒，不多于 10 秒	➡ 1 岁以内的婴儿可触摸肱动脉和股动脉；若 10 秒内未扪及脉搏（仅限医务人员），立即启动心肺复苏程序
2. 立即就近呼救 呼叫旁人帮助	➡ 可通过移动通讯设备启动应急反应系统；取得自动体外除颤器（AED）及急救设备（或请旁人帮忙获得）
3. 准备	
（1）护士：衣帽整洁，洗手	
（2）用物：治疗盘内放血压计、听诊器、纱布、治疗碗、弯盘、手电筒，必要时备一木板、脚踏凳	
（3）环境：安静、宽敞，光线充足，必要时用屏风遮挡，避免影响其他病人	
4. 摆放体位 仰卧于硬板床或地上，去枕、头后仰，解松衣领口、领带、围巾及腰带，抢救者站在或跪在病人一侧	➡ 卧于软床上的病人，其肩背下可垫一心脏按压板。该体位有助于胸外心脏按压的有效性，避免误吸，有助于呼吸。避免随意移动病人
5. 实施心肺复苏	
（1）**胸外心脏按压**（circulation，C）	
1）按压部位：将双手放在胸骨的下半部，即胸骨中线与两乳头的相交处，一手的掌根部放在按压部位，另一手以拇指根部为轴心叠起于下掌的背上，手指翘起不接触胸壁	➡ 间接压迫左右心室，以代替心脏的自主收缩；部位应准确，避免偏离胸骨而引起肋骨骨折
2）按压手法：双肘关节伸直，依靠抢救者的体重、肘及臂力，有节律地垂直施加压力，使胸骨下陷至少 5cm，但不超过 6cm（成人）；儿童、婴儿至少下压胸部前后径的 1/3，儿童大约 5cm，婴儿大约 4cm，而后迅速放松，解除压力，使胸骨自然复位（图 15-1）	➡ 按压力量适度，姿势正确，两肘关节固定不动，双肩位于双臂的正上方。为小儿行胸外按压，用双手或一只手按压胸骨下半部即可，婴儿则用 2 根手指（1 名施救者）或双手拇指环绕（2 名以上施救者）按压婴儿胸部中央、乳线正下方
3）按压频率：每分钟 100～120 次，按压与放松时间之比为 1：2。为使按压后胸廓充分回弹，施救者应避免在按压间隙倚靠在病人胸上	➡ 按压有效性判断：能扪及大动脉搏动，血压维持在 8kPa（60mmHg）以上；口唇、面色、甲床等颜色由发绀转为红润；室颤波由细小变为粗大，甚至恢复窦性心律；瞳孔缩小，有时可有对光反应；呼吸逐渐恢复；昏迷变浅，出现反射或挣扎
（2）**开放气道**（airway，A）	➡ 在胸外心脏按压前，快速清除口腔、气道内分泌物与异物，有义齿者应取下，并上提舌根，解除舌后坠，保持呼吸道畅通
1）仰头提颏法：抢救者一手的小鱼际置于病人前额，用力向后压，使其头部后仰，另一手示指、中指置于病人下颌骨下方，将颏部向前上抬起（图 15-2）	➡ 注意手指不要压向颏下软组织深处，以免阻塞气道
2）推举下颌法：抢救者双肘置于病人头部两侧，双手示、中、无名指放在病人下颌角后方，向上或向后抬起下颌（图 15-3）	➡ 病人头保持正中位，不能使头后仰，不可左右扭动；适用于怀疑有颈部损伤的病人

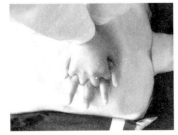

图 15-1　胸外心脏按压的手法及姿势

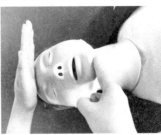

图 15-2　仰头提颏法

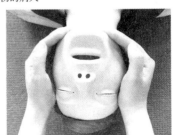

图 15-3　推举下颌法

续表

步骤	相关知识说明
（3）人工呼吸（breathing，B）	
1）口对口人工呼吸法	➡ 院外急救的首选方法，院内急救可使用简易呼吸器
A. 在病人口鼻部，盖单层纱布或隔离膜	➡ 防止交叉感染
B. 开放气道，同时抢救者用保持病人头后仰的拇指和示指捏住病人鼻孔	➡ 可防止吹气时气体从鼻孔逸出
C. 施救者双唇包住病人口部（不留空隙），向其气道内吹气；吹气毕，松开捏鼻孔的手，抢救者头稍抬起，侧转换气，同时注意观察胸部复原情况	➡ 病人借助肺和胸廓的自行回缩将气体排出
D. 频率：有高级气道者，每6秒进行1次人工呼吸（10次/分钟），在置入高级气道之前，按压与通气比例为30∶2	➡ 每次呼吸必须超过1秒，需使胸部隆起
2）口对鼻人工呼吸法：开放气道的同时，抢救者用举颏的手将病人口唇紧闭，深吸一口气，双唇包住病人鼻部吹气，吹气方法同上	➡ 适用于口腔严重损伤或牙关紧闭病人 ➡ 防止吹气时气体由口唇逸出
3）口对口鼻人工呼吸法：抢救者双唇包住病人口鼻部吹气，吹气方法同上	➡ 适用于婴幼儿

【注意事项】

（1）病人仰卧，争分夺秒就地抢救。一旦发现病人没有反应，医护人员立即就近呼救，但在现实情况中，应继续同时检查呼吸和脉搏，然后再启动应急反应系统（或请求支援）。

（2）按压的部位和方法要正确，用力合适，以防胸骨与肋骨骨折、肝脾破裂、血胸、心包积液等并发症。保证以足够的速率和幅度进行按压，每次按压后胸廓完全回弹。尽可能减少胸外按压中断的次数和时间，中断时间限制在10秒以内，以增加每分钟胸外按压的次数。

（3）呼吸道阻塞和口对口接触不严密是呼吸复苏失败最常见的原因，故抢救过程中应及时清除口咽分泌物、异物，保持气道通畅。由于呼吸道阻塞，舌起了活瓣的作用，空气只进不出，造成严重的胃扩张，进而膈肌显著上升，阻碍充分的通气。严重者还可导致胃内容物反流，引起误吸。

（4）胸外心脏按压和人工呼吸应同时进行。在置入高级气道前，所有年龄段的病人，单人施救按压与通气比为30∶2，双人施救时成人按压与呼吸比为30∶2，儿童和婴儿为15∶2，新生儿为3∶1；置入高级气道后，以100～120次/分的速率持续按压，每6秒给予1次人工呼吸（10次/分）。

案例 15-1　临床资料 2

在行急诊 PCI 术中，病人出现多型室速，心室率 150 次/分，给予 150J 非同步电复律 1 次，转为窦性心律，心率 100 次/分。之后，病人又出现潮式呼吸，心率降至 40 次/分，立即给予胸外按压、球囊辅助呼吸及肾上腺素、阿托品等药物进行抢救，病人心率逐渐升至 90 次/分，血压升至 80/55mmHg。

二、洗　胃　术

洗胃术（gastric lavage）是将胃管经鼻腔或口腔插入胃部，反复注入和吸出一定量的溶液，以冲洗并排除胃内容物，减轻或避免吸收中毒的胃灌洗方法。

【目的】

（1）解毒：用于抢救食物中毒或服用药物中毒的病人，通过清除胃内刺激物或毒物，减轻吸收中毒症状，促进毒物的中和解毒。

（2）减轻胃黏膜水肿：用于幽门梗阻的病人，洗胃可缓解因食物滞留而造成的恶心、呕吐、腹胀等症状，减轻病人的痛苦。

【适应证与禁忌证】

（1）适应证：非腐蚀性毒物中毒，如有机磷农药、安眠药、生物碱、重金属类及食物中毒等。

（2）禁忌证：强腐蚀性毒物（如强酸、强碱）中毒、胸主动脉瘤、肝硬化伴食管胃底静脉曲张、近期内有上消化道出血及胃穿孔、胃癌等。

【操作步骤】

步骤	相关知识说明
1. 评估及解释	
（1）确认病人的年龄、病情、意识状态、生命体征、口鼻黏膜及中毒情况，如摄入毒物的种类、剂型、浓度、量、中毒时间及途径，呕吐情况，处理措施等	➡ 评估病人是否适于实施操作技术
（2）向病人说明目的、过程及方法，病人能理解	➡ 意识不清者，应向家属解释
（3）征询病人合作意向，病人愿意合作	➡ 体现对病人的关爱和尊重
2. 准备	
（1）护士：衣帽整洁，洗手，戴口罩	
（2）用物	
1）口服催吐法：①治疗盘内备量杯（或水杯）、水温计、塑料围裙或橡胶单（防水布）、压舌板，毛巾；②水桶两只：分别盛洗胃液、污水；③为病人准备洗漱用物（可取自病人处）；④洗胃溶液：根据毒物性质准备洗胃溶液（表 15-3）	➡ 一般溶液温度调节至 25～38℃为宜，用量 10000～20000ml
2）胃管洗胃法：①治疗盘内备无菌洗胃包、防水布、治疗巾、检验标本容器或试管、水温计、量杯、弯盘、棉签、水溶性润滑剂、胶布、50ml 注射器、听诊器、手电筒，必要时备无菌压舌板、开口器、牙垫、舌钳放于治疗碗内。②水桶 2 只：分别盛洗胃液和污水。③洗胃溶液：同口服催吐法。④洗胃设备：电吸引器洗胃法备电动吸引器（包括安全瓶及 5000ml 容量的储液瓶）、"Y" 形三通管、调节夹或止血钳、输液器、输液导管、输液架；全自动洗胃机洗胃法另备电动洗胃机（图 15-4）	➡ 无菌洗胃包内含胃管、镊子、纱布或使用一次性胃管 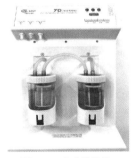 图 15-4 电动洗胃机
（3）环境：宽敞、整洁、安静，光线明亮，温度适宜	➡ 必要时用屏风遮挡，以保护病人隐私
3. 洗胃法	➡ 适用于服毒量少的清醒合作者
口服催吐法	
（1）安置体位：协助病人取坐位，围好围裙或橡胶单，取下义齿，置污物桶于病人座位前或床旁	
（2）自饮灌洗液：指导病人每次饮液量为 300～500ml	
（3）催吐：自呕和（或）用压舌板刺激舌根催吐	
（4）灌洗：反复自饮、催吐，直至吐出的液体澄清无味	
（5）整理并记录：洗胃完毕，协助病人漱口、洗脸、取舒适体位，整理床单位，清理用物。洗手，记录洗胃液的名称、量，洗出液的颜色、气味、性质、量，病人的反应	➡ 促进病人舒适
电动吸引器洗胃法	➡ 利用负压吸引作用，吸出胃内容物；能迅速有效清除毒物，节省人力，并能准确计算洗胃的液体量
（1）接通电源，检查吸引器功能	
（2）安装灌洗装置，将倒入洗胃液的输液瓶挂于输液架上	➡ 输液管与 "Y" 形管的主管相连，洗胃管末端和吸引器储液瓶的引流管分别与 "Y" 形管两分支相连，夹紧输液管，检查各连接处有无漏气

续表

步骤	相关知识说明
（3）插胃管：用水溶性润滑剂润滑胃管前端（约为插入胃管长度的1/3），由口腔插入55～60cm（即前额发际至剑突的距离），通过三种方法检测胃管确实在胃内，用胶布固定胃管	➡ 为昏迷病人插管时，用开口器撑开口腔，置牙垫于上下磨牙之间，如有舌后坠，可用舌钳将舌拉出，将洗胃管经口腔插至病人咽部，再按照昏迷病人鼻饲法继续插入胃内
（4）吸出胃内容物：开动吸引器，调节吸引器负压保持在13.3kPa左右，吸出胃内容物，留取第一次标本送检以确定毒物	➡ 确保负压吸引效果，同时避免压力过高引起胃黏膜损伤
（5）反复灌洗：关闭吸引器，夹紧储液瓶上引流管，开放输液管，灌注洗胃液300～500ml；夹紧输液管，开放储液瓶上的引流管，开动吸引器，吸出灌入的液体；反复灌洗，直至洗出液澄清无味	➡ 一次灌洗量不得超过500ml，以免引起窒息、急性胃扩张等
（6）洗胃完毕，反折胃管并拔出	➡ 防止管内液体误入气管
（7）整理并记录，同口服催吐法	➡ 幽门梗阻病人可在饭后4～6小时或空腹状态进行洗胃。记录胃内潴留量（胃内潴留量=洗出量−灌入量），以便于了解梗阻程度
全自动洗胃机洗胃法	➡ 能自动、迅速、彻底清除胃内毒物；自动控制进出胃的切换，操作简单方便
（1）操作前检查：通电，检查仪器功能完好	
（2）插胃管：同电动吸引器洗胃法	
（3）连接胃管：将已配好的洗胃液倒入水桶内，将3根橡胶管分别与洗胃机的进水接口、排水接口、进出胃接口相连。进水接口的另一端放入洗胃液桶内，排水接口的另一端放入空水桶内，进出胃接口的另一端与病人的洗胃管相接，调节药量流速	➡ 进水接口必须始终浸没在洗胃液的液面下
（4）反复灌洗：按"手吸"键，吸出胃内容物；再按"自动"键洗胃机开始自动冲洗胃腔，直至洗出液澄清无味为止	➡ 冲洗时"冲"灯亮，吸引时"吸"灯亮。如果发现管道被堵塞、流速减慢，可交替按"手冲"键和"手吸"键，直至通畅，按"手吸"键吸出胃内液体后，再按"自动"键继续洗胃继续进行
（5）拔管、整理、记录，同电动吸引器洗胃	
（6）清洁：全自动洗胃机三管同时放在清水中，按"清洗"键，清洗各管腔后，将各管取出排尽仪器内水分后，按"停机"键关机	➡ 以免各管道被污物堵塞或腐蚀

【注意事项】

（1）遇有急性中毒的病人，立即采用"口服催吐法"洗胃，减少毒物的吸收，必要时进行胃管洗胃。服毒后4～6小时内洗胃最为有效。不论采用何种方法洗胃，都必须先吸后洗。

（2）对中毒物质不明的病人，应留取第一次胃内容物送检，以确定毒物性质，洗胃液可选用温开水或生理盐水。待毒物性质明确后，再选用对抗剂洗胃。

（3）洗胃过程中，应密切观察病人的病情变化，如面色、生命体征、意识状态、瞳孔的变化、口腔和鼻腔黏膜情况、口中气味及有无并发症等。洗胃并发症主要包括水、电解质及酸碱平衡紊乱，急性胃扩张、胃穿孔，窒息，反射性心搏骤停等。洗胃后注意观察病人胃内毒素的清除状况及中毒症状有无得到缓解或控制。

（4）注意观察病人的心理状态、合作程度及对康复的信心。

知识拓展

胃管插入长度的比较

　　洗胃、胃肠减压不同于鼻饲，鼻饲是通过胃管注入流质食物和水分，插入长度45～55cm，从解剖学角度讲此长度胃管侧孔不能完全进入胃内，胃管顶端仅达贲门下，最多到达胃体部。胃肠减压是引流出胃内积液、积气，而洗胃是既要注入液体又要引流出液体，因此洗胃应与胃肠减压的插入长度一致。临床研究证实延长插入长度至55～70cm后，胃管顶端可达胃窦部，胃管侧孔全部在胃内，能达到洗胃液流出快而通畅、洗胃时间短、洗胃彻底的目的，且洗胃后发生腹痛、胃出血的概率低。

表 15-3　常用洗胃溶液

毒物种类	洗胃溶液	禁忌药物
酸性物	镁乳、蛋清水[1]、牛奶	强碱药物
碱性物	5%乙酸、白醋、蛋清水、牛奶	强酸药物
敌敌畏	2%～4%碳酸氢钠、1%盐水、（1：15000）～（1：20000）高锰酸钾	
1605、1059、4049（乐果）	2%～4%碳酸氢钠	高锰酸钾[2]
美曲膦酯（敌百虫）	1%盐水或清水、（1：15000）～（1：20000）高锰酸钾	碱性药物[3]
DDT（灭害灵）、666	温开水或生理盐水洗胃，50%硫酸镁导泻	油性药物
氰化物	3%过氧化氢[4]引吐，（1：15000）～（1：20000）高锰酸钾[4]洗胃	
酚类、煤酚皂（来苏儿）	50%硫酸镁导泻，用温开水、植物油洗胃至无酚味，并在洗胃后多次服用牛奶、蛋清，保护胃黏膜	
巴比妥类（安眠药）	（1：15000）～（1：20000）高锰酸钾洗胃，硫酸钠[5]导泻	硫酸镁
异烟肼（雷米封）	（1：15000）～（1：20000）高锰酸钾洗胃，硫酸钠导泻	
河豚、生物碱、毒蕈	1%～3%鞣酸	
灭鼠药		
（1）抗凝血类（敌鼠钠等）	催吐，温水洗胃，硫酸钠导泻	碳酸氢钠溶液
（2）有机氟类（氟乙酰胺等）	淡石灰水或 0.2%～0.5%氯化钙洗胃，硫酸钠导泻，饮用豆浆、蛋白水、牛奶等	
（3）磷化锌	（1：15000）～（1：20000）高锰酸钾洗胃或0.5%硫酸铜洗胃或0.5%～1%硫酸铜[6]每次 10ml，每 5～10 分钟口服一次，配合压舌板等刺激舌根催吐	牛奶、鸡蛋、脂肪及其他油类食物[6]
发芽马铃薯	1%活性炭悬浮液	

[1]蛋清水可黏附于胃黏膜或创面上，起到保护胃黏膜的作用，并可减轻病人疼痛；[2]高锰酸钾可将 1605、1059、4049（乐果）等氧化成毒性更强的物质；[3]敌百虫遇碱性物质可分解出毒性更强的敌敌畏，其分解过程随温度的升高和碱性的增强而加速；[4]过氧化氢、高锰酸钾可将化学性毒物氧化，改变其性能，从而减轻或去除其毒性；[5]硫酸钠进入肠道后形成高渗透压，能阻止肠道水分和残留的巴比妥类药物的吸收，从而促使巴比妥类药物尽早排出体外。同时，硫酸钠对心血管和神经系统没有抑制作用，不会加重巴比妥类药物的中毒；[6]口服硫酸铜可使磷化锌转化为无毒的磷化铜沉淀，阻止吸收，并促使其排出体外。磷化锌易溶于油类物质，故忌食脂肪性食物，以免加速磷的溶解吸收。

三、人工呼吸器

人工呼吸器（the artificial respirator）是抢救危重病人不可缺少的设备，它是用人工或机械的方法维持或辅助病人呼吸的一种装置。临床使用人工呼吸器比较普遍，常用于各种病因所致的呼吸停止或呼吸衰竭的抢救及麻醉期间的呼吸管理。

【目的】

（1）维持和增加机体通气量，改善换气功能，减轻呼吸肌做功。

（2）纠正威胁生命的低氧血症。

【操作步骤】

步骤	相关知识说明
1. 评估及解释	
（1）评估病人的病情、意识状态、生命体征、血气分析等	➡ 评估病人是否适于实施操作技术
（2）向病人说明目的、过程及方法，病人能理解	➡ 意识不清者，应向家属解释
（3）征询病人合作意向，病人愿意合作	➡ 体现对病人的关爱和尊重
2. 准备	
（1）护士：衣帽整洁，洗手，戴口罩	➡ 减少细菌污染

步骤	相关知识说明
（2）用物：简易呼吸器、人工呼吸机，必要时准备氧气装置	➡ 是最简单的借助器械加压的人工呼吸装置，由呼吸囊、呼吸活瓣、面罩及衔接管组成 ➡ 分为压定型、定容型、混合型等
（3）环境：整洁、安静、安全，温度、湿度适宜 3. 人工呼吸器应用	
简易呼吸器	➡ 在未行气管插管建立紧急人工气道及辅助呼吸机突然出现故障时使用
（1）开放气道：解开病人衣领、腰带，使其平卧头向后仰，抢救者站于病人头顶处，一手托起病人下颌，并将面罩紧扣于病人口、鼻部	➡ 避免漏气
（2）挤压呼吸囊	
1）抢救者另一手挤压呼吸囊，使空气或氧气通过吸气活瓣进入病人肺内；放松时，肺内气体随呼气活瓣排出，如此反复有规律地挤压与放松（图15-5）	➡ 一次挤压可有500ml左右的空气进入肺内
2）频率保持在16～20次/分为宜	➡ 若病人有自主呼吸，挤压气囊应与自主呼吸保持同步
人工呼吸机	➡ 用于危重病人，需要长期循环、呼吸支持者
（1）检查：通电开机，开氧气阀门，检查机器启动运转情况及有无漏气	
（2）根据病人的病情调节呼吸机各预置参数（表15-4）	
（3）呼吸机与病人气道紧密相连	
1）气管插管法：气管内插管后与呼吸机连接（图15-6）	➡ 适用于神志不清的病人
2）气管切开法：气管切开放置套管后与呼吸机连接（图15-7）	➡ 适用于长期使用呼吸机的病人

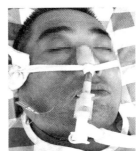
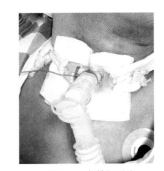

图15-5　简易呼吸器的使用　　　　图15-6　气管插管法　　　　图15-7　气管切开法

3）面罩法：面罩盖住病人口、鼻后与呼吸机连接	➡ 适用于神志清楚，间断使用呼吸机的病人
（4）观察病情及呼吸机运转情况，根据需要不断调节各参数	➡ 观察病人生命体征及神志等的变化，定期进行血气分析和电解质的测定；观察通气量是否合适，及呼吸机各参数是否符合病情需要；注意呼吸机工作是否正常，有无漏气，管路连接处有无脱落等
（5）湿化、排痰：病情允许时，每日保证入水量在1500ml以上；采用加温湿化器将吸入的气体加温加湿；鼓励病人咳嗽、深呼吸，协助其翻身、拍背，必要时进行人工吸痰	➡ 充分湿化呼吸道，防止病人气道干燥，分泌物堵塞，诱发肺部感染；湿化器内放蒸馏水，减少杂质
（6）呼吸机撤离：遵医嘱，分离面罩或拔出气管内插管	➡ 撤机指征：病人神志清楚，生命体征稳定，血气分析基本正常，缺氧完全纠正，心功能良好，无严重心律失常，无威胁生命的并发症 ➡ 严密观察，防止病情突变
4. 记录	➡ 记录呼吸机参数、时间、效果及病人反应等
5. 用物处理　做好呼吸机保养及用物消毒	

表 15-4　呼吸机主要参数的设置

项目	数值
呼吸频率（R）	10～16 次 /分
吸呼比值（I/E）	1：（1.5～2.0）
潮气量（Vr）	10～15ml/kg（通常在 600～800ml）
每分通气量（VE）	8～10L/min
吸入氧浓度（FiO$_2$）	30%～40%（一般应低于 60%）
呼气压力（EPAP）	0.147～1.96kPa（一般应＜2.94kPa）
呼气末正压（PEEP）	0.49～0.98kPa（渐增）

【注意事项】

（1）向清醒的病人和家属介绍呼吸机使用的目的、方法和必要性，解除恐惧及焦虑心理。

（2）预防感染的措施：严格执行无菌吸痰术，做好口腔及会阴部护理，做好呼吸机接口、螺纹管、面罩等的消毒工作，定期进行空气消毒，保持病室清洁。

（3）向病人和家属告知呼吸机报警出现的原因，避免增加其紧张与不安。

案例 15-1　分析

1. 病人在导管室行 PCI 术中，出现了意识丧失，呼吸微弱，心率降至 52 次/分，血压降至 62/40mmHg，心率和血压均不能有效维持，故可判断出现了心搏骤停，应立即实施抢救。

2. 病人出现心搏骤停，必须争分夺秒实施 BLS 技术，根据需要，联合应用抗休克、抗心律失常等药物及电除颤等。

3. 病人在 PCI 术中出现意识丧失，心率、血压不能维持，经复苏抢救后生命体征仍不稳定，病情危重，病情观察的重点应包括生命体征、意识状态、瞳孔的变化、有无并发症、治疗效果及病人家属的心理需求等。

思　考　题

1. 病人，男性，28 岁。近一周持续发热，最高达 39℃，因胸闷、心慌来院就诊。急查血心肌酶谱正常，心电图示：Ⅲ度房室传导阻滞，以"病毒性心肌炎"收治入院。病人住院第二天突然双眼上翻，呼之不应，四肢抽搐，大小便失禁，颈动脉搏动未触及。请问：

（1）该病人发生了什么情况？

（2）现场应该采取哪些急救措施？

2. 病人，男性，75 岁，独居，急性食物中毒，昏迷，被家属迅速送到医院急诊室。请问：

（1）护士首先应采取什么急救措施？

（2）如果为该病人洗胃，应该选择何种溶液？实施洗胃时应注意什么？

（3）护士应重点观察病人哪些内容？

（乔昌秀）

第十六章　标本采集

【目标要求】

识记：能正确复述标本采集的原则；能正确说出采集痰标本、咽拭子标本、血液标本、尿液标本、粪便标本、呕吐物标本的种类、目的和注意事项；能正确列举12小时或24小时尿标本所用到的防腐剂种类、作用、用法及应用。

理解：能正确解释标本采集的意义；能归纳不同类型的静脉血标本所用到的容器。

运用：能结合不同病情正确进行痰标本、咽拭子标本、血液标本、尿液标本、粪便标本、呕吐物标本的采集。

> **案例16-1　导入**
>
> 　　病人，女性，54岁，3年前中上腹间歇性隐痛，于饭前或饭后4～5小时发生，进食后疼痛好转，时有嗳气、泛酸，未予治疗。此后每年冬天出现上述症状，尤其是饮食不当、劳累或心情不佳时易发生。经当地医院确诊为"胃炎"。4天前上腹疼痛加剧，服阿托品无效，进食后不缓解，昨日排柏油样便2次，每次约200g，遂来我院就诊。体格检查：体温36.8℃，脉搏94次/分，呼吸20次/分，血压105/70mmHg，神志清楚，面色稍黄，口唇无苍白及发绀，两肺听诊无异常；腹软，中上腹有轻度压痛，肝脾未扪及，移动性浊音（－）。医嘱：查血常规、尿常规、粪便隐血试验。
>
> **问题：**
>
> 　　1. 采集血标本时应注意什么问题？
>
> 　　2. 如何指导病人留取粪便隐血标本？

　　标本采集（specimens collection）是将病人的血液（动脉血、静脉血）、分泌物（痰液、鼻咽分泌物）、排泄物（大便、小便）、呕吐物、体液（胸腔积液、腹水）和脱落细胞（食管、阴道脱落细胞）等样品采集起来，运用物理、化学或生物学的实验技术及方法进行检验，以此来判断病人是否存在异常。因此，护士应掌握正确采集标本的方法，并将标本妥善保存并及时送检，这是检验标本质量和结果的重要保证。

第一节　标本采集的意义与原则

一、标本采集的意义

　　如今，现代医学的发展突飞猛进，疾病的诊断方法也日益增多，但采集标本进行临床检验仍然是最基本的诊断方法之一。标本检验可在一定程度上反映出机体的正常生理现象和异常病理变化，在明确疾病诊断、推测病程进展、制订治疗措施、观察病情等方面均有重要意义。

二、标本采集的原则

（一）遵照医嘱

　　采集各种标本均应严格按照医嘱执行。医生开出采集医嘱并填写检验单，检验单要求字迹清楚，目的明确，申请人签全名。护士对检验申请单进行认真查对，查对无误方可执行，若有疑问，应及时向医生核实。

（二）准备充分

（1）采集标本前认真核对采集项目、采集目的、采集标本量、采集方法及注意事项。

（2）根据采集目的准备合适的采集容器，并在容器外面贴好标签，标签上应注明科室、床号、姓名、住院号、项目、日期和时间。

（3）采集前向病人做好充分解释，说明采集目的、采集方法及注意事项，取得病人配合。

（4）采集前护士应做好自身准备，着装整洁，修剪指甲，洗手，戴口罩、手套。

（三）查对严格

采集前应再次认真核对医嘱、检验单、床号、姓名、住院号、项目等，确认无误方可执行。

（四）正确采集

为保证标本的质量，必须掌握正确的采集方法，采集标本要及时，采集量要准确。培养标本容器应无菌并严格执行无菌操作，不可混入防腐剂、消毒剂或药物，以免影响检验结果。需要病人自行留取标本者，要详细告知留取方法及注意事项，保证标本的质量。

（五）及时送检

标本采集后要及时送检，不可放置时间过长，以免影响检验结果。各类标本应区分运送容器，注意容器的密闭性、安全性，运送途中应妥善放置，防止标本污染、破坏和变质。除门诊病人自行采集的某些标本允许病人自行送检，其他标本均有医护人员或护工输送。

知识拓展

PDA 的临床应用

个人数字助理（personal digital assistant，PDA）实时记录采集标本的准确时间，并将 PDA 采集的数据与 LIS 系统标本接收检验的数据结合，准确地表达标本转运的时间，给标本送检及时性的评价提供准确的数据，避免由于无法查实责任人而引起的工作懈怠。在静脉采血操作时，扫描病人的腕带可以明确提示该病人当前需做的所有检验项目，降低了由于各种原因少采集标本导致病人重复穿刺及标本漏采现象。另外，送检时标本的扫描和检验科室接收时对标本的扫描都为标本丢失提供了可溯源性保障。临床检验项目繁多，采血人员难以记住各种检验项目所需的标本量，借助 PDA 和条码的提示功能，使采血人员对不同检验项目的标本采集量做到了心中有数，为准确采集标本提供了依据。

第二节　标本采集的方法

一、痰标本采集

痰液是气管、支气管、肺泡产生的分泌物，正常情况下分泌物很少，不会引起咳嗽咳痰。当呼吸道黏膜受刺激时，分泌物增多，可有痰液咳出。痰液主要是黏液和炎性渗出物，可以辅助诊断某些呼吸系统疾病。

临床上的痰标本（sputum specimen）分为常规痰标本、24 小时痰标本和痰培养标本。

【目的】

（1）常规痰标本：涂片染色后检查痰液中的细菌、虫卵、癌细胞等。

（2）24 小时痰标本：观察 24 小时痰液的量和性状，协助诊断，或检查痰液中的结核杆菌。

（3）痰培养标本：检查痰液中的致病菌，为选择正确的抗菌剂治疗提供依据。

【操作步骤】

步骤	相关知识说明
1. 评估及解释	
（1）询问病人病情、意识状态、治疗情况	➡ 评估病人是否适于实施操作技术
（2）向病人说明目的、过程及方法，病人能理解	➡ 体现对病人的关爱和尊重
（3）征询病人合作意向，病人愿意合作	
2. 准备	
（1）护士：衣帽整洁，洗手，戴口罩，戴手套	
（2）用物：①常规痰标本备清洁痰盒，必要时备集痰器和吸痰用物；②24小时痰标本备清洁广口集痰器；③痰培养标本备无菌痰盒、漱口溶液，必要时备无菌集痰器（图16-1）、一次性手套、吸痰用物、漱口或口腔护理用物、手消毒液、检验单、标签或条形码	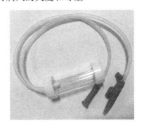 图16-1 无菌集痰器
（3）环境：清洁无异味	
3. 粘贴标签 核对并在标本容器上相应位置粘贴标签或条形码	➡ 严格查对制度，确认病人，避免差错
4. 核对 用物携至床旁，核对床号、姓名、住院号	
5. 收集痰标本	➡ 清水漱口，去除口腔杂质
【常规痰标本】	
（1）病人能自行咳痰：嘱病人晨起后清水漱口，深呼吸数次，用力咳出气管深处的痰液，集于痰盒内	
（2）病人无力咳痰或不合作：协助病人取适当卧位，叩击背部使痰液松动，将集痰器连于吸引器和吸痰管，按吸痰法将痰液吸入集痰器内	➡ 扣背方向由下向上 ➡ 集痰器开口高的一端连接吸引器，低的一端连接吸痰管
【24小时痰标本】	
（1）注明留痰起止时间，从晨起漱口后第一口痰开始，至次晨起床后第一口痰结束	
（2）将24小时的痰液全部集于集痰器内	
【痰培养标本】	
（1）病人能自行咳痰：嘱病人晨起后先用漱口水漱口，再用清水漱口，然后深呼吸数次，用力咳出气管深处的痰液，集于无菌痰盒内	➡ 严格无菌操作，防止污染 ➡ 痰量不得少于1ml
（2）病人无力咳痰或不合作：协助病人取适当卧位，叩击背部使痰液松动，将无菌集痰器连于吸引器和吸痰管，按吸痰法将痰液吸入无菌集痰器内	
6. 再次核对 核对病人、检验单和标本	
7. 洗手、记录	➡ 记录痰液量、性状等
8. 及时送检	➡ 标本连同检验单一起送检

【注意事项】

（1）不可将鼻涕、唾液和漱口水混入痰液中。

（2）若痰液不易咳出，可行雾化湿化痰液。

（3）留取常规痰标本查找癌细胞时，应用95%乙醇溶液或10%甲醛溶液固定后送检。

（4）留取痰培养标本应严格执行无菌操作原则。

【健康教育】

（1）向病人及家属宣教留取痰标本的目的和意义。

（2）指导病人收集痰标本的方法和注意事项。

二、咽拭子标本采集

咽拭子（throat swab）是一种医学检测方法。通常情况下，人体口腔咽峡部的正常菌群不致病，当机体抵抗力下降或其他外部因素可造成感染，导致疾病。因此，咽拭子细菌培养能分离出致病菌，有助于白喉、化脓性扁桃体炎、急性咽喉炎等的诊断。

【目的】

从咽部和扁桃体采集分泌物做细菌培养或病毒分离，以协助诊断和治疗。

【操作步骤】

步骤	相关知识说明
1. 评估及解释	
（1）询问病人病情、意识状态、治疗情况及进食时间	➡ 评估病人是否适于实施操作技术
（2）向病人说明目的、过程及方法，病人能理解	
（3）征询病人合作意向，病人愿意合作	➡ 体现对病人的关爱和尊重
2. 准备	
（1）护士：衣帽整洁，洗手，戴口罩，戴手套	➡ 减少细菌污染
（2）用物：无菌咽拭子培养试管（图 16-2）、无菌生理盐水、酒精灯、火柴、压舌板、检验单、标签或条形码	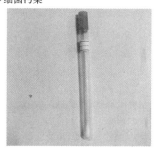
（3）环境：清洁无异味	
	图 16-2 无菌咽拭子培养试管
3. 粘贴标签　核对并在标本容器上相应位置粘贴标签或条形码	
4. 核对　用物携至床旁，核对床号、姓名、住院号	➡ 严格查对制度，确认病人，避免差错
5. 采集咽拭子标本	
（1）点燃酒精灯，嘱病人张口发"啊"音，暴露咽喉部	
（2）用培养试管内的无菌长棉签蘸无菌生理盐水，擦拭两侧腭弓、咽及扁桃体上的分泌物	➡ 严格无菌操作，防止污染
（3）将试管口移近酒精灯火焰上方消毒，迅速将长棉签插入试管，塞紧	
6. 再次核对　核对病人、检验单和标本	
7. 洗手、记录	➡ 记录咽部情况
8. 及时送检	➡ 标本连同检验单一起送检

【注意事项】

（1）避免在进食后 2 小时内采集，以免发生呕吐。

（2）无菌长棉签不宜触及其他部位，以免影响检验结果。

（3）做真菌培养时，应在口腔溃疡面上采集分泌物。

【健康教育】

（1）向病人及家属宣教留取咽拭子标本的目的和意义。

（2）指导病人配合采集咽拭子标本的方法和注意事项。

三、血液标本采集

血液由血浆和血细胞两部分组成，通过循环系统与机体各个组织器官紧密相连并进行物质交换，参与机体各项生理活动，维持机体正常新陈代谢和内、外环境的平衡。而在病理情况下，血液系统疾病可以影响全身组织器官，各组织器官病变又可以直接或间接引起血液成分改变。因此，进行血液检验不仅可以反映血液系统病变，还可以反映机体功能的异常变化，为诊断疾病、判断病情进展、制订治疗措施提供依据。

血液标本采集方法有毛细血管血标本采集、静脉血标本采集、动脉血标本采集。其中毛细血管血标本采集常用于血常规检查，目前临床上此标本均由医学检验人员采集。

（一）静脉血标本采集

静脉血标本（intravenous blood specimen）采集是经静脉抽取血液标本的方法。常用的静脉有：①四肢浅静脉，上肢常用头静脉、贵要静脉、肘正中静脉、手背静脉；下肢常用大隐静脉、小隐静脉、足背静脉；②颈外静脉，下颌角与锁骨上缘中点连线上 1/3 处；③股静脉，位于股三角区，在股动脉内侧 0.5cm 处。

临床上常用的采血方法有注射器采血和真空采血管采血。真空采血技术是通过双向针头利用压力差将病人的血液由静脉直接导入密闭的真空试管内，这种方法不仅能大幅度提高标本质量，保证检验结果的准确性，安全性能好，而且能够提高工作效率，减轻病人痛苦，是目前最佳的静脉血采集方法，现已在临床广泛应用。

【目的】

（1）全血标本：测定血常规、红细胞沉降率及血液中某些物质（如血糖、血氨、尿素氮、尿酸、肌酐）的含量等。

（2）血清标本：测定肝功能、血清酶、脂类、电解质等。

（3）血培养标本：检查血液中的病原菌。

【操作步骤】

步骤	相关知识说明
1. 评估及解释	
（1）询问病人病情、意识状态、治疗情况，局部皮肤及血管情况、肢体活动能力；饮食、运动等	➡ 评估病人是否适于实施操作技术
（2）向病人说明目的、过程及方法，病人能理解	
（3）征询病人合作意向，病人愿意合作	➡ 体现对病人的关爱和尊重
2. 准备	
（1）护士：衣帽整洁，洗手，戴口罩，戴手套	➡ 减少细菌污染
（2）用物：治疗车上层放置注射盘、一次性注射器或一次性双头采血针（图 16-3）、标本容器或真空采血管（图 16-4）、检验单、标签或条形码、棉签、止血带、治疗巾、小垫枕、试管架；治疗车下层放置医疗垃圾桶、生活垃圾桶、锐器盒	➡ 标准真空采血管采用国际通用的盖帽和标签颜色来显示管内添加剂的种类
（3）环境：清洁，安静，整洁	

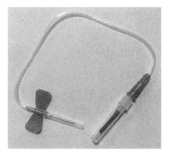

图 16-3　一次性双头采血针

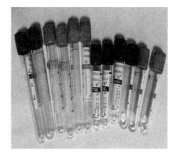

图 16-4　真空采血管

3. 粘贴标签　核对并在标本容器上相应位置粘贴标签或条形码	
4. 核对　用物携至床旁，核对床号、姓名、住院号	➡ 严格查对制度，确认病人，避免差错

续表

步骤	相关知识说明
5. 选择静脉　选择合适的静脉，铺治疗巾，扎止血带，常规消毒皮肤，直径大于 5cm，嘱病人握拳，再次核对	
6. 采集血标本	
注射器采血	
（1）持一次性注射器按静脉注射法穿刺，见回血后抽取所需血量	
（2）抽血完毕，松止血带，嘱病人松拳，迅速拔针，棉签按压 1～2 分钟	➡ 凝血功能障碍的病人按压时间延长至 10 分钟
（3）将血液注入标本容器	
1）血培养标本：去除密封瓶中心铝盖，常规消毒瓶塞，更换针头后将血液注入培养瓶内，轻轻摇匀	➡ 采血前不宜使用抗生素，若已使用应在检验单上注明
2）全血标本：取下针头，将血液沿试管壁缓缓注入盛有抗凝剂的试管中，轻轻摇匀	➡ 勿注入泡沫 ➡ 防止血液凝固
3）血清标本：取下针头，将血液沿试管壁缓缓注入干燥试管中	➡ 勿注入泡沫，避免震荡，以免发生溶血
真空采血管采血	
（1）持一次性双头采血针按静脉注射法穿刺，见回血后将采血针另一端针头刺入真空采血管（图16-5）	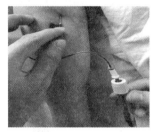 图 16-5　真空采血管采血
（2）当血液流入最后一支真空采血管时即可松止血带，采血至所需血量	➡ 如需继续采集，相继更换其他采血管。全血标本或需抗凝的标本采血后应立即上下颠倒混匀5～10次
（3）采集结束，先取下真空采血管，然后再拔去针头，棉签按压 1～2 分钟	➡ 止血带不可过紧，压迫静脉时间最好不超过40秒，压迫时间过长可使毛细血管内压上升，检查结果出现波动
7. 再次核对　核对病人、检验单和标本	
8. 整理用物，洗手，记录	➡ 针头弃于锐器盒内
9. 及时送检	➡ 标本与检验单一同送检

【注意事项】

（1）严格执行查对制度和无菌技术操作原则。

（2）生化检验应在清晨空腹时采集血标本，血培养标本尽可能在使用抗生素前或伤口局部治疗前、高热寒战期采集。

（3）一般血培养标本采集 5ml 血液，对于亚急性细菌性心内膜炎病人，为了提高培养阳性率，采集 10～15ml 血液。

（4）注射器采集血标本时，若同时采集多种血标本时，应先将血液注入血培养瓶，再注入抗凝试管，最后注入干燥试管；真空采血管采血时，顺序为血培养瓶、干燥试管、抗凝试管。

（5）用真空采血管采集血液时，不可先将一次性采血针和真空采血管相连，以免采血管内负压消失影响采血。

（6）严禁在输液和输血侧肢体或针头处采集血液标本。

【健康教育】

（1）向病人讲解采集静脉血标本的目的和意义。

（2）指导病人配合采集静脉血标本的方法和注意事项。

（二）动脉血标本采集

动脉血标本（arterial blood specimen）采集是经动脉抽取血标本的方法。常用的动脉有桡动脉和股动脉。

【目的】

采集动脉血液，进行血液气体分析，判断病人氧合情况。

【操作步骤】

步骤	相关知识说明
1. 评估及解释	
（1）询问病人病情、意识状态、治疗情况、肢体活动能力及穿刺皮肤、动脉搏动情况；运动、饮食等	➡ 评估病人是否适于实施操作技术
（2）向病人说明目的、过程及方法，病人能理解	
（3）征询病人合作意向，病人愿意合作	➡ 体现对病人的关爱和尊重
2. 准备	
（1）护士：衣帽整洁，洗手，戴口罩	➡ 减少细菌污染
（2）用物：治疗车上层放置注射盘、一次性注射器或动脉血气针（图16-6）、检验单、标签或条形码、肝素、无菌纱布、治疗巾、小垫枕、橡胶塞，消毒棉签及消毒液、无菌手套、手消毒液；治疗车下层放置医疗垃圾桶、生活垃圾桶、锐器盒	
（3）环境：整洁、安静	
3. 粘贴标签　核对并在标本容器上相应位置粘贴标签或条形码	
4. 核对　用物携至床旁，核对床号、姓名、住院号	➡ 严格查对制度，确认病人，避免差错
5. 选择动脉　一般选择桡动脉或股动脉，将铺有治疗巾的小垫枕置于穿刺部位下，常规消毒皮肤，直径大于 8cm，术者戴无菌手套或消毒左手示指和中指	➡ 桡动脉穿刺点为前臂掌侧腕关节上 2cm 动脉搏动最明显处，股动脉穿刺点为腹股沟动脉搏动最明显处
6. 二次核对	
7. 采集血标本	
注射器采血	
（1）左手示指和中指固定动脉搏动最明显处，右手持注射器在两指间垂直或与皮肤呈 40°刺入动脉	➡ 穿刺前先抽吸肝素 0.5ml，湿润注射器管腔后弃去，防止血液凝固
（2）见有鲜红色血液流入注射器立即以右手固定注射器，左手抽取血液至需要量	➡ 采血量为 0.1～1ml
动脉血气针采血	
（1）取出动脉血气针并检查，将血气针活塞拉至所需血量的刻度处	➡ 3ml 动脉血气针预设量推荐为 1.6ml；1ml 动脉血气针预设量 0.6ml
（2）穿刺方法同上，见有鲜红色血液即固定血气针，血气针会自动抽取所需血量（图16-7）	➡ 动脉血气针针筒后端孔石设计形成独特的自动排气装置，可在动脉压作用下将针头和针筒内残余气体自动排出
8. 拔针　采血完毕，拔出针头，用无菌纱布加压止血 5～10 分钟	➡ 凝血功能障碍者按压时间延长
9. 刺入橡胶塞　拔针后迅速将针头刺入橡胶塞或动脉血气针插入配套针塞，隔绝空气，并在手心轻轻搓动注射器，使血液与肝素充分混合	➡ 注射器内不可有空气，以免影响检验结果 ➡ 防止血液凝固
10. 再次核对　核对病人、检验单和标本	

续表

步骤	相关知识说明

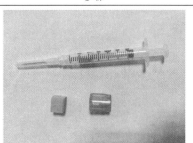

图 16-6　动脉血气针

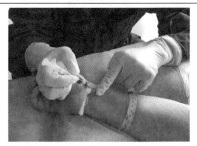

图 16-7　动脉血气针采血

步骤	相关知识说明
11. 清理用物，洗手，记录	➡ 针头弃于锐器盒内
12. 及时送检	➡ 标本和检验单一同送检

【注意事项】

（1）严格执行查对制度和无菌技术操作原则。

（2）新生儿宜选择桡动脉穿刺，因为股动脉穿刺垂直进针易损伤髋关节。

（3）拔针后局部应加压止血，按压时间稍长，以免出血或形成血肿。

（4）动脉血气标本必须与空气隔绝，采集后立即送检，以免降低动脉血气标本的质量影响检验结果。

（5）有出血倾向者慎用动脉穿刺法采集动脉血标本。

【健康教育】

（1）向病人讲解采集动脉血的目的和意义。

（2）指导病人配合采集动脉血标本的方法和注意事项。

四、尿液标本采集

尿液是机体血液经过肾小球滤过，肾小管和集合管重吸收、排泄、分泌而产生的代谢产物。尿液的组成和性状直接反映机体的代谢状况，故临床上常采集尿液标本泌尿系统、代谢性疾病及其他系统疾病的诊断和鉴别，为治疗和康复提供依据。尿液标本（urine specimen）有三种，尿常规标本、12 小时或 24 小时尿标本及尿培养标本。

【目的】

（1）尿常规标本：检查尿液颜色、透明度、有无细胞或管型、测定尿比重、作尿蛋白及尿糖定性检测等。

（2）12 小时或 24 小时尿标本：做各种尿生化检查（如钠、钾、氯、17-羟类固醇、肌酐、肌酸及尿糖定量检查）或尿浓缩查结核杆菌等。

（3）尿培养标本：做细菌培养或细菌敏感试验。

【操作步骤】

步骤	相关知识说明
1. 评估及解释	
（1）询问病人病情、意识状态、治疗情况	➡ 评估病人是否适于实施操作技术
（2）向病人说明目的、过程及方法，病人能理解	
（3）征询病人合作意向，病人愿意合作	➡ 体现对病人的关爱和尊重

续表

步骤	相关知识说明
2. 准备	
（1）护士：衣帽整洁，洗手，戴口罩，戴手套	➡ 减少细菌污染
（2）用物：①尿常规标本备一次性尿常规标本容器；②12 小时或 24 小时尿标本备集尿容器（容量在 3000～5000ml）、防腐剂；③尿培养标本备无菌尿培养试管、无菌手套、无菌棉球、便盆、外阴消毒用物、无菌生理盐水、无菌注射器、屏风、必要时备无菌导尿包，检验单、标签或条形码	
（3）环境：安静、安全、隐蔽	
3. 粘贴标签　核对并在标本容器上相应位置粘贴标签或条形码	
4. 核对　用物携至床旁，核对床号、姓名、住院号	➡ 严格查对制度，确认病人，避免差错
5. 收集尿液标本	
尿常规标本	
（1）有自理能力的病人，嘱其将晨起第一次尿留于标本容器内，测定尿比重留尿 100ml，其余检验留尿 30～50ml	➡ 晨尿浓度较高，检验结果较准确
（2）不能自理的病人，应协助其在床上使用便盆，收集尿液于标本容器中	➡ 屏风遮挡病人，保护病人隐私
（3）留置导尿的病人，打开集尿袋开关收集尿液即可	
12 小时或 24 小时尿标本	
（1）检验单上需注明留尿起止时间，嘱病人于晨 7 时或晚 7 时排空膀胱后开始留取尿液，至次晨 7 时留最后一次尿液	➡ 不可多于或少于 12 小时或 24 小时，以免结果不准确
（2）将 12 小时或 24 小时的全部尿液留取在集尿容器内	➡ 第一次尿后即加入防腐剂（表 16-1），混匀后取适量（一般为 20～50ml）用于检验，其余弃去

表 16-1　常用防腐剂

种类	作用	用法	应用
甲醛	固定尿中的有机成分，防腐	每 100ml 尿液加入 40%甲醛 0.5ml	爱迪计数（12 小时尿细胞计数）
浓盐酸	防止尿液中的激素被氧化	24 小时尿液中加入浓盐酸 10ml/L	检测 17-酮类固醇、17-羟类固醇等
甲苯	保持尿液中的化学成分不变	第一次尿倒入后，每 100ml 尿液加入 0.5%～2%甲苯 0.5ml	尿生化检验，如尿糖、尿蛋白定量检测，尿中钠、钾、氯、肌酐、肌酸定量检测

步骤	相关知识说明
尿培养标本	
（1）中段尿留取法	
1）按导尿术清洁、消毒外阴，无菌生理盐水冲去消毒液	➡ 防止外阴细菌污染尿标本，尿标本中不可混有消毒液
2）嘱病人排尿，弃去前段尿，接取中段尿 5～10ml 于无菌试管中	➡ 在病人膀胱充盈时留取
（2）导尿术留取法：按无菌导尿术引出尿液，见尿液流出弃去前段尿，留取中段尿 5～10ml 于无菌试管中	
（3）留置导尿管留取法：消毒留置尿管外部和尿管口，用无菌注射器通过尿管抽吸尿液于无菌试管中	➡ 不可直接采集尿袋中的尿液送检
6. 核对　核对病人、检验单和标本	
7. 洗手，记录	➡ 记录尿液总量、颜色、气味等
8. 及时送检	➡ 标本和检验单一同送检

【注意事项】

（1）严格执行查对制度。留取尿培养标本时，应严格执行无菌技术操作原则。

（2）在女病人月经期时不宜留取尿标本，以免影响检验结果。

（3）留取尿标本时不可混入粪便、经血、白带等，以免改变尿液性质，影响检验结果。

（4）留取尿培养标本时，应严格执行无菌技术操作原则，防止尿液标本污染，影响检验结果。

（5）尿标本留取后应在 2 小时内送检，以防尿液久放变质。尿培养标本放置时间不宜超过 1 小时，以免被污染出现假阳性。

【健康教育】

（1）向病人介绍留取尿标本的目的和意义。

（2）指导病人配合留取尿标本的方法和注意事项。

（3）向病人讲解正确留取尿标本对检验结果的重要性。

案例 16-1　临床资料 2

　　粪便隐血试验结果：阳性。

五、粪便标本采集

正常的粪便是由已消化和未消化的食物残渣、消化道分泌物、大量细菌和水分组成。粪便标本的检验有助于评估消化系统功能，了解病情、协助诊断、提供治疗依据。粪便标本（feces specimen）有四种，粪便常规标本、粪便隐血标本、粪便培养标本、粪便寄生虫及虫卵标本。

【目的】

（1）粪便常规标本：检查粪便的一般性状、颜色及细胞等。

（2）粪便隐血标本：检查粪便中肉眼不能见的微量血液。

（3）粪便培养标本：检查粪便中的致病菌。

（4）粪便寄生虫及虫卵标本：检查粪便中的寄生虫成虫、幼虫及虫卵计数。

【操作步骤】

步骤	相关知识说明
1. 评估及解释	
（1）询问病人病情、意识状态、治疗情况及膀胱排空情况	➡ 评估病人是否适于实施操作技术
（2）向病人说明目的、过程及方法，病人能理解	
（3）征询病人合作意向，病人愿意合作	➡ 体现对病人的关爱和尊重
2. 准备	
（1）护士：衣帽整洁，洗手，戴口罩、戴手套	➡ 减少细菌污染
（2）用物：①粪便常规标本、粪便隐血标本备标本盒（内附便匙）、清洁便盆；②粪便培养标本备无菌培养瓶、无菌棉签、消毒便盆；③粪便寄生虫及虫卵标本备标本盒（内附便匙）、透明胶带、载玻片、清洁便盆，检验单、标签或条形码	
（3）环境：清洁无异味	
3. 粘贴标签　核对并在标本容器上相应位置粘贴标签或条形码	
4. 核对　用物携至床旁，核对床号、姓名、住院号	➡ 严格查对制度，确认病人，避免差错
5. 收集粪便标本	
粪便常规标本	
（1）嘱病人自行排便于清洁便盆	
（2）用便匙取中央部分或黏液脓血部分少量（约 5g）异常粪便于标本盒	
粪便隐血标本	
按粪便常规标本留取	
粪便培养标本	

续表

步骤	相关知识说明
（1）嘱病人自行排便于消毒便盆	
（2）用无菌棉签取中央部分或黏液脓血部分少量（2～5g）异常粪便放于无菌培养瓶，立即盖紧瓶塞	➡ 取多处标本，提高检验阳性率
粪便寄生虫及虫卵标本	
（1）检查寄生虫及虫卵：嘱病人自行排便于清洁便盆，用便匙取不同部位带血或黏液粪便 5～10g	
（2）检查蛲虫：嘱病人睡前或清晨未起床前将透明胶带贴于肛门周围，取下粘有蛲虫虫卵的胶带贴于载玻片上或将胶带对贴，立即送显微镜检查	➡ 蛲虫常在午夜或清晨爬到肛门处产卵
（3）检查阿米巴原虫：将清洁便盆加热至接近人体温度后排便，连同便盆一起送检	➡ 保持阿米巴原虫的活动状态，因为阿米巴原虫在低温环境下易失去活力而难以检查到
6. 核对　核对病人、检验单和标本	
7. 洗手、记录	➡ 记录粪便的性状、颜色、气味等
8. 及时送检	➡ 标本和检验单一同送检

【注意事项】

（1）严格执行查对制度。

（2）留取粪便标本时避免混入尿液，影响检验结果。

（3）采集粪便隐血标本，应嘱病人检查前 3 天禁食肉类、动物肝脏、动物血、绿色蔬菜及含铁丰富的药物，以免造成假阳性。

（4）采集粪便培养标本时，严格执行无菌操作原则，以免影响检验结果。若病人无便意，可用长棉签蘸取生理盐水后插入肛门，轻轻旋转后退出，置长棉签于培养瓶送检。

（5）采集寄生虫标本时，若病人服用驱虫药或做血吸虫孵化检查时，应留取全部粪便送检。

（6）检查阿米巴原虫时，在采集粪便标本前几日避免服用钡剂、油剂或含金属的泻剂，以免影响阿米巴虫卵或胞囊的显露。

【健康教育】

（1）向病人介绍留取粪便标本的目的和意义。

（2）指导病人配合留取粪便标本的方法和注意事项。

（3）向病人讲解正确留取粪便标本对检验结果的重要性。

六、呕吐物标本采集

采集呕吐物标本（vomit specimen），可用于协助诊断消化系统疾病，也可用于明确中毒病人毒物的性质和种类。当病人呕吐时，用弯盘接取后立即送检；对于不明原因中毒的病人，送检洗胃前抽出的胃内容物标本。

案例 16-1　分析

1. 采集血标本必须遵循标本采集原则。应首先确认采集标本的种类，医嘱为血常规，故采集全血标本，全血标本应选择抗凝试管。如果选择注射器采血，采血完毕后应取下针头，将血液沿试管壁缓缓注入抗凝试管，轻轻摇匀，防止血液凝固；如果选择一次性采血针采血，不可先将一次性采血针和真空采血管相连，以免管内负压消失影响采血。

2. 隐血试验结果容易受饮食因素等因素的影响而出现假阳性，在留取标本前，要指导病人在留取标本前三天禁食肉类、动物肝脏、动物血、绿色蔬菜及含铁丰富的药物，以防出现假阳性。

思 考 题

1. 病人，女性，60 岁。8 年前确诊为 2 型糖尿病，近半月出现不明原因发热，体温 38～39℃，食欲缺乏，进食后上腹饱胀、恶心，自行处理后未见好转，来院就诊。体格检查：体温 38.4℃，脉搏 94 次/分，呼吸 24 次/分，血压 130/76mmHg。医嘱：查血常规、血糖、肝功能、血培养。

（1）为该病人采集标本的正确顺序是什么？

（2）若怀疑为"亚急性感染性心内膜炎"，血培养的采血量是多少？为什么？

2. 病人，女性，65 岁。发热、咳嗽、咳大量脓痰，胸痛。体格检查：体温 38.6℃，脉搏 116 次/分，呼吸 24 次/分，血压 95/65mmHg。医嘱：查血糖、血脂、痰常规、痰培养。

（1）护士应如何准备标本容器？

（2）怎样采集血标本？

（3）采集痰标本时护士应如何正确指导？

（黄　妍）

第十七章　临　终　护　理

【目标要求】

识记：能够陈述临终关怀的意义；能识别脑死亡的诊断标准及死亡过程的分期；能叙述临终病人的临床表现及死亡诊断依据。

理解：能解释临终关怀、死亡、脑死亡的概念；能解释临终关怀的理念；能描述并比较临终病人的身心变化；能说明临终病人家属的护理内容。

运用：能运用正确的操作步骤对死者进行尸体护理；能正确应用临终关怀的知识与技术对临终病人及家属提供护理身心服务。

死亡是生命运动发展过程的必然归宿，是构成完整生命的最后阶段，随着社会的进步和医学的迅速发展，越来越多的人愿意接受临终关怀这种对生命完整照顾的服务。通过对临终病人及家属的关怀与护理，让病人舒适、平静、坦然地面对死亡，并尽可能减轻病人临终前生理和心理上的痛苦，使病人在尊严、安详、舒适中离世。同时，给予其家属以抚慰，减轻其悲痛，尽快走出失去亲人的阴霾，回归社会，继续新生活。临终关怀是护士重要的工作内容，作为护士，首先必须建立正确的死亡观，学习、掌握临终护理的知识与技术，以便给病人和家属提供最佳的身体、心理护理及社会支持。

> **案例 17-1　导入**
>
> 病人，男性，65 岁，因"咳嗽、咳痰 2 年，痰中带血、呼吸困难 1 周"入院，诊断为"肺癌晚期，Ⅱ型呼吸衰竭"。病人现神志清醒，四肢皮肤、黏膜发绀，骶尾部压疮 2 期，面积约 1.5cm×1.5cm。入院后立即给予呼吸机辅助通气、留置导尿、胃管鼻饲等治疗。病人身体消瘦、夜晚疼痛感加重。现各项检查结果提示多器官功能衰竭，处于临终阶段。患病多年，病人对自己的病情有所准备，只是默默流泪，害怕独处，家属不在身边时情绪紧张。家属悲伤不已，其妻子尤为悲伤，寝食难安，整日以泪洗面。
>
> **问题：**
> 1. 根据病人现状如何对临终病人进行生理护理？
> 2. 分析病人现在处于何种心理反应阶段，并如何进行心理护理？
> 3. 如何对病人家属进行护理？

第一节　临终与死亡

一、临终与死亡的定义

临终（dying）一般指由于各种疾病或损伤而造成人体主要器官功能趋于衰竭，经积极治疗后仍无生存希望，各种迹象显示生命活动即将终结的状态。

死亡（death）是生命活动不可逆的终止，是人的本质特征的永久消失，是机体完整性的破坏和新陈代谢的停止。

对临终时间的界定，各国尚不统一，在英国预期生存期为 1 年以内为临终期；美国预期生存期为 6 个月以内为临终期；日本则以只有 2~6 个月生存期为临终期，我国对"临终"未有具体的时限规定，临终者一般包括慢性疾病终末病人、晚期恶性肿瘤病人、主要功能脏器衰竭的病人。

二、死亡的分期

死亡分为死亡濒死期、临床死亡期和生物学死亡期三个阶段。

濒死期（agonal stage）：是死亡过程的开始阶段，脑干以上神经中枢功能抑制或丧失，脑干以下功能尚存，表现为意识模糊或丧失，呼吸微弱，心跳减弱，血压下降，出现潮式呼吸或间断呼吸，各种反射迟钝，肌张力减退或消失，肠蠕动逐渐停止，感觉消失，视力下降。濒死期的持续时间可随病人机体状况和死亡原因而异，年轻病人、慢性病病人较年老体弱者和急性病病人濒死期长。某些猝死、严重颅脑损伤病人可不经过此期而直接进入临床死亡期。

临床死亡期（clinical death stage）：延髓处于深度抑制状态，其特征表现为心跳和呼吸完全停止，瞳孔散大，各种反射消失，但各种组织细胞仍有微弱而短暂的代谢活动。此期一般持续 4～6分钟，在此期内若得到及时有效的抢救治疗，特别是对于心脏刚刚停跳不久时，坚持心脏按压、人工呼吸、动脉内加压输血、吸氧等措施，仍然有复苏的可能。若不能得到及时的抢救，大脑将发生不可逆的变化。但在低温条件下，此期可延长达 1 小时或更久。对于濒死期较长者，临床死亡期则可能很短。

生物学死亡期（biological death stage）：是死亡过程的最后阶段，临床死亡过久，脑遭受缺氧损害严重，致脑功能发展为不可逆性破坏，发生"脑死亡"后，即进入生物学死亡期。此期整个中枢神经系统及各器官的新陈代谢相继停止，全身器官、组织、细胞生命活动停止，也称细胞死亡。机体出现不可逆的变化，相继出现尸冷、尸斑、尸僵、尸体腐败等现象。

尸冷（algor mortis）：是最先发生的尸体现象，死亡后体内产热停止，而体表散热继续进行，尸体温度逐渐降低，直至与周围环境温度相同，这种现象称为尸冷。尸体温度下降有一定的规律性。通常成人尸体在室温（16～18℃）的环境中，死亡后 10 小时内平均每小时下降 1℃左右，10 小时以后每小时下降 0.5℃左右，一般死亡后 24 小时接近环境温度。

尸斑（livor mortis）：指死亡后血液循环停止，心血管内的血液基于本身的重力下沉，使尸体最低部位的皮肤出现暗红色斑块和条纹，这种现象称为尸斑。一般死亡后 2～4 小时开始出现，自尸斑开始形成至死亡后 12 小时一般称为尸斑坠积期，由于下坠的血液尚局限于血管腔内，如用手指按压尸斑，则此处毛细血管内的血液流向周围，尸斑暂时消失。死亡后 12 小时左右，血管内坠积的血液向血管外渗透，尸斑连成大片，范围扩大，颜色加深。一般死亡后 24 小时，坠积的血液已溶血，此期尸斑已固定，压迫不褪色，变换尸体体位尸斑不转移。

尸僵（rigor mortis）：死亡后肌肉先松弛，但很短时间后变得僵硬强直，并使关节固定的现象称为尸僵。一般于死亡后 2～4 小时出现，4～6 小时扩延到全身，10～12 小时达到高峰，48 小时尸僵开始缓解，3～7 天后完全缓解。尸僵形成多从下颌关节开始，依次为颈部、项部、上肢、下肢。

尸体腐败（postmortem decomposition）：指死亡后构成机体组织的蛋白质、脂肪和碳水化合物因腐败细菌作用而分解的过程。尸体腐败常见的表现有尸臭、尸绿等。尸臭是肠道内有机物分解，从口、鼻、肛门逸出的腐败气体。一般死亡后 24 小时左右可闻到尸臭。尸绿是尸体腐败时产生的硫化氢作用于血液，形成绿色的硫化血红蛋白或硫化铁，因此体表可见到污绿色斑，一般在死亡后 24 小时先从右下腹出现，呈淡污绿色，边界不明显的斑块。随着腐败的发展，绿斑逐渐扩展到全腹以至全身，并且颜色逐渐加深，呈污绿色，天气炎热时可提前出现。

三、死亡的标准

长期以来，人们一直以心跳呼吸停止、反射消失作为判定死亡的标准，这是通常所说的"心死亡"。20 世纪中叶以后，随着现代医学科学技术的发展，使得没有了自主呼吸，停止了心脏跳动的病人，可以通过仪器的帮助或是采用器官移植的方法，仍然以植物人的状态生存下来，维持"生命"的延续，这就对传统的死亡概念提出了挑战，迫使人们必须重新界定死亡的定义和标准问题。1959

年，法国学者 Mollart 和 Goulon 首次提出了脑死亡概念，脑死亡是人脑受到不可逆的损伤，先于心跳呼吸停止而出现的死亡。

1. 脑死亡（brain death）　是指全脑包括大脑、中脑、小脑和脑干功能活动的不可逆停止。

2. 脑死亡的判断标准　1968 年，美国哈佛大学医学院死亡审查特别委员会召开会议，研讨了死亡判定标准问题，在其后发表的报告中正式提出了脑死亡的 4 条确定标准，目前得到医学界的普遍认可。

（1）不可逆的深度昏迷：拇指分别强力按压病人两侧眶上切迹或针刺面部，不应有任何面部肌肉活动。格拉斯哥昏迷评分（Glasgow scale，GCS）为 3 分。

（2）自主呼吸停止：靠呼吸机维持通气，自主呼吸激发试验证实无自主呼吸。

（3）脑干反射消失：瞳孔散大、固定、对光反射消失；无吞咽反射；无角膜反射；无咽反射和跟腱反射。

（4）脑电波消失（平坦）：脑电图显示电静息。

凡符合以上标准，并在 24 小时或 72 小时内反复测试检查，结果无变化，排除体温过低（<32.2℃）及中枢神经系统抑制剂（如巴比妥类等药物）的影响，即可宣告死亡。世界上已有 80 多个国家和地区陆续建立了死亡标准，一些国家还制订了相应的脑死亡法，也有一些国家采用脑死亡和呼吸死亡标准并存的方式。

第二节　临终关怀

一、概　述

临终关怀（hospice care）也称"善终护理""安宁服务"是由医生、护士、心理学家、社会工作者、宗教人员和志愿者等多学科、多方面人员组成的团队，为临终病人及家属所提供的一种全面性的支持和照护，包括生理、心理和社会等方面。其目的是使临终病人的生命质量得到提高，能够无痛苦、舒适、安详和有尊严地走完人生的最后旅程，并使其家属的身心健康得到维护和增强。

"临终关怀"这个术语在英文文献上的使用上有不同的说法，如"hospice care""end of life care""terminal care"或"palliative care"，多数学者使用"hospice care"，中国学者对"hospice care"的术语使用有安息护理、姑息护理、终末护理或临终关怀等，大陆学界使用"临终关怀"较为普遍。临终关怀旨在为病人提供积极的支持，通过减轻疼痛或其他不适症状提高病人的生活质量，让病人有尊严地度过人生的最后旅程。服务的目的不在于延长病人的生命，而在于提高生命的质量。同时，临终关怀将身心健康统一起来，把减轻身体病痛和心理、精神健康结合在一起。因此，世界卫生组织对临终关怀（palliative care）的定义更加宽泛："临终关怀指的是一种照护方法，它通过运用早期确认、准确评估和完善治疗身体病痛及心理和精神疾患来干预和缓解病人痛苦，并以此提高罹患威胁生命疾病的病人及其家属的生活质量"。同时在对待临终关怀服务对象时，服务的提供者需要"将死亡视为自然的过程"，"同时兼顾病人的身体和心理需求"，以便让病人"尽量以积极的方式离开这个世界"等。

二、临终关怀的发展

"临终关怀"（hospice care）中"hospice"一词源自法语，起源于拉丁语的"hospitium"，原意是"收容所""济贫院""招待所"。中世纪的欧洲使用此词，是指设立在修道院附近为朝圣者和旅游者提供中途休息的场所。20 世纪初，一些"收容所""济贫院"等机构在英国、法国等国家建立，专门为晚期病人、生活贫困的病人提供精心关怀与照料。现代意义的临终关怀始于 20 世纪 60 年代，英国的西塞莉·桑德斯博士（Dr.Dame Cicely Saunders）将护理学和医学、社会学等结合起来，用临终关怀的知识积极地为临终病人服务。1967 年 7 月，她在英国伦敦创建了世界上第一所临终关怀护理院"圣·克里斯多弗临终关怀院（St.Christopher's Hospice）"，被誉为"点燃了世界临终关怀运动的灯塔"。随后美国、法国、加拿大、日本、中国香港和中国台湾等 60 多个国家和地区相继开展临终关怀服务。较著名的临终关怀机构有英国的"圣·克里斯多弗临终关怀院"，美国的"新港临终关怀院"，加拿大的"皇家维多利亚安息护理病区"，日本的"淀川基督教医院附设临终关怀机构"等。

我国在 1988 年 7 月在美籍华人黄天中博士与天津医学院院长吴咸中教授及崔以泰副院长等合作共同创建了中国第一个临终关怀研究机构——天津医学院临终关怀研究中心"。同年 10 月，在上海成立了我国第一所临终关怀医院——南汇护理院。1992 年，北京成立松堂医院从事临终关怀服务。1993 年成立"中国心理卫生临终关怀委员会"，1996 年创办了"临终关怀杂志"，以推动临终关怀事业的进一步发展。2006 年中国生命关怀协会成立。2010 年，中国首个社区临终关怀科室在上海闸北临汾路街道社区服务中心成立。迄今，我国大陆已有 100 多家临终关怀服务或研究机构，如肿瘤医院、综合医院的临终关怀病房、临终关怀中心等。医科院校也开设了临终关怀课程，更多的护理人员从事这项工作，为临终病人及家属提供服务。由此可见，临终关怀的发展是适应社会发展的需要，对临终病人的护理将日益受到社会的重视。

经历近半个世纪的发展，临终关怀逐渐成为一门新兴交叉学科——临终关怀学。有的国家还出现了专业性期刊，较著名的有美国的 *End of Life Journal*、*American Journal of Hospice and Palliative Medicine*、*Advances in Palliative Medicine*、*BMC Palliative Care*、*The Hospice Journal*、*Hospice and Palliative Nursing* 杂志、日本的《临终与临床》等杂志。

三、临终关怀的理念与意义

1. 临终关怀的理念

（1）以治疗为主转变为以关怀照顾为主：不以延长生命为目的，而以减轻身心痛苦为宗旨。对临终病人采取控制疼痛和不适，缓解心理压力，姑息性治疗等措施。护理目标从治疗疾病为主转为对症处理和护理照顾、提高病人舒适度。

（2）以延长病人的生存时间转变为提高病人的生命质量：让临终病人在有限的生存时间内，感受关怀，满足病人的需求，尊重生命，为临终病人提供优质的临终服务，提高其生活质量。对临终病人和家属进行死亡教育，消除病人及其家属对死亡的焦虑和恐惧。

（3）尊重临终病人的尊严和权利：临终关怀中强调尊重的原则，护士维护并尊重病人的权利与尊严，尊重他们的信仰和习俗。在病人生命的最后阶段，个人尊严不应该因疾病的影响而被忽视，个人权利也不可因身体衰弱而被剥夺。

（4）注重临终病人和家属的心理支持：临终是人生旅途的最后阶段，此时病人的心理十分复杂，护士与临终病人和家属进行有效沟通，对临终病人和家属进行心理疏导，及时发现他的需要，让临终病人的亲人、子女、配偶陪伴在身边，提供亲情慰藉，情感支持，重视病人的微小愿望，建立温暖的人际关系，保持心态平衡。

2. 临终关怀的意义 临终关怀是一项符合人类利益的崇高事业，对人类社会的进步具有重要的意义。

（1）对临终病人的照护：通过对临终病人实施全面照顾，减轻其痛苦，增加舒适程度，提高生命质量，维护临终病人的尊严，使其在临终时能够无痛苦、安宁、舒适地走完人生的最后旅程，这是人们对生存质量和死亡质量提出的更高要求。

（2）对病人家属的支持：通过为临终病人家庭提供包括沮丧期在内的生理、心理关怀的立体化社会卫生服务，能够减轻病人家属在亲人临终阶段及亲人死亡带来的精神痛苦，帮助他们接受亲人死亡的现实，进而坦然地接受一切即将面对的问题，缩短悲伤的过程，顺利度过沮丧期。

（3）完整医学模式的体现：临终关怀深刻体现了现代医学生理—心理—社会医学模式的内涵，

随着人类社会文明和科技进步，医学已由过去单纯的"治病救人"的医学要求发展到从生命的开始到死亡的整个生命过程中，都需要得到公正的、有效、合理的全程优质医疗卫生保健服务。临终关怀作为一种新的医疗服务项目，通过对病人实施整体护理，用科学的心理关怀方法、高超精湛的临床护理手段，以及姑息、支持疗法最大限度地帮助病人减轻躯体和精神上的痛苦，提高生命质量，是对现行医疗服务体系的补充。

（4）社会文明的标志：临终病人关心家庭子女等未竟之事，家庭亲友给临终病人以照顾，以及临终关怀团队的成员给予临终病人及家属的全面的关怀，包括生命价值和人格尊严，充分地体现了人类社会及精神文明的发展。现代社会家庭规模与职能不断缩小，人们在临终之际，只有家属亲友的照护，其精力往往不够，故开展临终关怀这项社会公共事业尤显迫切需要。

因此，临终关怀将广泛地为临终病人、家属及社会所需要，有其深刻的社会意义。

四、临终关怀机构

目前中国的临终关怀组织机构大致分为四类。

1. 独立注册的临终关怀医院 是指临终病人在专业的临终关怀医院内接受临终关怀服务。临终关怀医院是不隶属于任何医疗、护理或其他医疗保健服务机构，可承担多种形式的临终关怀服务项目，包括"住院临终关怀服务""日间临终关怀服务"等。1987年在北京成立的松堂关怀医院和1988年在上海成立的南汇护理院都是独立以医院的形式提供临终关怀服务的机构。1995年在天津成立的鹤童老人院也是以临终关怀服务为主的民办机构。经过多年的探索，这些机构已经发展壮大，趋向成熟。

2. 在综合医院附设的临终关怀病区和病房 附设的临终关怀病区和病房是指在医院、护理院、养老院、社区卫生中心等机构内设置的"临终关怀病区""临终关怀病房""临终关怀科"或"临终关怀单元"等。这类机构可以充分利用医院的卫生资源，但因为投资少且受到医院管理模式的限制，这类附设机构不能按照临终关怀的特点来经营管理，也难以根据病人的需要给予个性化服务。

3. 养老机构附带的临终关怀服务 部分养老机构负责养老送终、提供临终关怀，但由于资金、资源、护理人员短缺等原因，大部分养老机构只能提供基本的生活照料而无法提供包括心理护理、家庭抚慰等专业的临终关怀服务。

4. 居家型临终关怀服务 是以社区为基础，以家庭为单位，开展临终关怀服务，一般由临终病人的家属为其在家中提供基本的日常照护，此类服务形式缺乏专业人员的指导，病人不能得到最佳的照护。

尽管我国已将临终关怀列入诊疗科目，但设有临终关怀科室的医院数量不多，并且没有设立明确的要求和标准，更缺少临终关怀方面的法律法规。尽管临终关怀在卫生医学界得到临床实践和教学培训，但卫生部门管辖的临终关怀医院在全国屈指可数，床位紧缺而无法满足大众需求。随着我国进入老龄化和癌症病人的增加，由民政部门主管的民办养老机构成了长期护理和临终关怀护理的主导力量，但必须得到国家的财政支持、专业临终关怀医务工作者提供的技术支持和法律政策规范的支持。

第三节 临终病人与家属的护理

一、临终病人的生理反应与护理

（一）临终病人的生理反应

临终病人的生理变化是一个渐进的过程，濒死期各器官功能均已衰竭，具体生理变化如下。

1. 循环功能减退 由于病人心肌收缩无力，出现循环衰竭，表现为皮肤苍白或发绀、湿冷，大量出汗，四肢发绀，脉搏快而弱、不规则，血压逐渐下降，少尿等症状。

2. 呼吸功能减退 由于病人呼吸中枢麻痹，呼吸频率由快变慢，呼吸深度由深变浅，出现鼻翼呼吸、潮式呼吸、张口呼吸等，最终呼吸停止。由于分泌物在支气管内潴留，出现痰鸣音及鼾声呼吸。

3. 胃肠道功能紊乱 由于病人胃肠蠕动逐渐减弱，出现恶心、呕吐、腹胀、食欲不振、口渴、便秘或腹泻、尿潴留、脱水等症状。

4. 肌张力丧失 病人肌肉失去张力，出现吞咽困难，肢体软弱无力，不能进行自主躯体活动，无法维持良好、舒适的功能体位，由于肛门及膀胱括约肌松弛，病人出现大小便失禁。

5. 面容改变 脸部外观改变呈希氏面容（面肌消瘦，面部呈铅灰色，眼眶凹陷，双眼半睁半滞，下颌下垂，嘴微张）。

6. 感知觉、意识改变 由于神经系统功能退化，造成视觉逐渐减退，由视觉模糊发展到只有光感，最后视力消失，并且眼睑干燥，分泌物增多。听觉常是人体最后消失的一个感觉。睡眠时间越来越长且不易叫醒，这是因为体内代谢的功能慢慢衰退所造成。意识改变可表现为淡漠、意识模糊、嗜睡、昏睡、昏迷等。

7. 疼痛 表现为烦躁不安，血压及心率改变，呼吸变快或减慢，瞳孔放大，不寻常的姿势，疼痛面容（五官扭曲，眉头紧锁，眼睛睁大或紧闭，双眼无神，咬牙）。

8. 临近死亡的体征 各种反射逐渐消失，肌张力减退、丧失，脉搏快而弱，血压降低，呼吸急促、困难，出现潮式呼吸，皮肤湿冷。通常呼吸先停止，随后心跳停止。

> **案例 17-1 临床资料**
> 该病人查体：体温 36.7℃，脉搏 82 次/分，呼吸 24 次/分，血压 130/90mmHg。神志清楚，消瘦，慢性病容。查肺部 CT 示右肺片絮状及囊状病灶。骶尾部 2 期压疮，面积约 1.5cm×1.5cm，伤口处表皮缺失，皮肤浅表溃疡。

（二）临终病人生理反应的护理

1. 为病人提供舒适的环境 保持室内空气的舒适与流通，室内温度应保持在 21～23℃，湿度应保持在 40%～60%。室内应保持安静，并有适当的照明，避免过强或刺眼的光线。提供单独的环境或以屏风遮挡，以免其他病人过世的场景影响到病人。

2. 促进身体舒适

（1）加强皮肤护理：晚期肿瘤病人，多有恶病质，易发生压疮，故要注意预防压疮产生。特别对于大小便失禁的病人，注意会阴、肛门附近皮肤的清洁、干燥，必要时留置导尿；大量出汗时，应及时擦洗干净，勤换衣裤。保持床单位清洁、干燥、平整、无碎屑。除了常规翻身、增强营养外，可使用海绵垫、水垫、气垫及多功能翻身床、电动按摩床等均对预防压疮有很好的效果。

（2）重视口腔护理：晨起、餐后、睡前协助病人漱口，保持口腔清洁卫生；口唇干裂者可适量喂水，涂唇膏，也可用湿棉签湿润口唇或用湿纱布覆盖；有溃疡或真菌感染者酌情涂药。

3. 营养支持 消化系统功能减退时病人常出现恶心、呕吐、食欲缺乏等情况，医护工作者应主动向病人和家属解释其原因，以减少焦虑，取得心理支持，控制胃肠道症状，改善病人的营养状况，具体措施有：

（1）加强监测，观察病人电解质指标及营养状况。

（2）营造良好的进食环境：优美整洁的病房，适宜的温度、湿度，空气清新，清洁美观的餐具。

（3）注意食物的色、香、味，少量多餐，以减轻恶心，增进食欲。

（4）给予流质或半流质饮食，便于病人吞咽。必要时采用鼻饲法或完全胃肠外营养（TPN），保证病人营养供给。

4. 促进血液循环

（1）维持良好、舒适的体位，定时翻身，更换体位，避免某一部位长期受压，促进血液循环。

（2）观察评估体温、脉搏、呼吸、血压、皮肤色泽和温度。

（3）病人四肢冰冷不适时，应加强保暖，但勿用电热毯或热水袋等工具，以免对病人造成伤害。

5. 改善呼吸功能

（1）神志清醒者，采用半卧位，扩大胸腔容量，减少回心血量，改善呼吸困难。昏迷者，采用仰卧位头偏向一侧或侧卧位，防止呼吸道分泌物误入气管引起窒息或肺部并发症。

（2）使用雾化吸入法稀释痰液，必要时使用吸引器吸出痰液，保持呼吸道通畅。

（3）视呼吸困难程度给予吸氧，纠正缺氧状态，改善呼吸功能。

6. 减轻感、知觉改变的影响

（1）及时用湿纱布拭去眼部分泌物，如病人眼睑不能闭合，可涂金霉素、红霉素眼膏或覆盖凡士林纱布，以保护角膜，防止角膜干燥发生溃疡或结膜炎。

（2）护理中应避免在病人周围窃窃私语，以免增加病人的焦虑。可采用触摸病人的非语言交流方式，配合柔软温和的语调、清晰的语言交谈，使临终者感到即使在生命的最后时刻，也并不孤独，有人关爱。

7. 减轻疼痛

临终病人尤其是晚期癌症病人在生命的最后阶段大都遭受着疼痛的折磨，疼痛使病人情绪低落、悲观，致夜不能寐、食欲缺乏、形体消瘦、免疫功能降低，甚至会削弱人的求生欲望，驱使人自杀。可见，癌症疼痛比其他任何症状更易引起生理、心理和精神障碍，对癌症临终病人控制疼痛至关重要，医护工作者应该最大限度地减轻病人疼痛，让病人无痛苦的告别人生。在护理上采取的措施可采用 WHO 推荐的三阶梯止痛法控制疼痛：非药物止痛法、物理止痛法、转移止痛法，如听音乐、与他人聊天、催眠等（详见第七章）。

二、临终病人的心理反应与护理

（一）临终病人的心理反应

临终病人的心理变化比较复杂。美国医学博士伊丽莎白·库伯·罗斯（Elisabeth Kubler Ross）在 1969 年出版的著作《论死亡和濒死》（On Death and Dying）一书中提出临终病人的心理过程通常经历否认期、愤怒期、协议期、忧郁期、接受期五个心理阶段。且因人的年龄、性别、职业、经济、政治地位、文化程度、宗教信仰和人生经历等的不同而有差异。

（1）否认期（denial）：当病人得知自己病重即将面临死亡时，常常没有思想准备，其心理反应为"不，不可能，不会是我！一定是搞错了！这不是真的！"以此来极力否认，拒绝接受事实。继而会四处求医，怀着侥幸的心理，希望是误诊。此期持续时间因人而异，大部分病人能很快度过，也有些人会持续否认直至死亡。罗斯博士认为，否认是病人应对突然降临的不幸的一种正常心理防御机制。随着病情的加重，病人不再否认，为避免家属过度悲伤，表面上保持乐观的精神，假装不知道，但在真正了解他的人面前会诉说真情，哭泣，以减轻痛苦，多数希望奇迹出现。

（2）愤怒期（anger）：随着病情加重，病人通常会产生愤怒、怨恨、嫉妒的情绪，其心理反应为"这不公平，为什么是我！"，"我平时没做过伤天害理之事，为什么我会遭到如此的不公"。内心的不平衡，使病人常常迁怒于周围的人，向医护人员、家属、朋友等发泄愤怒，并常出现拒食、发脾气、摔东西或拒绝治疗等行为。

（3）协议期（bargaining）：病人希望尽可能延长生命，以完成未尽心愿，并非常积极主动地配合医务工作者进行治疗，期望奇迹出现，常常表示"如果能让我好起来，我一定……"。此期病人变得非常和善、宽容，对病情抱有一线希望，能积极配合治疗。有些病人认为许愿或做善事能改变生命终结的命运，有些病人则对过去所做的错事表示后悔。

（4）忧郁期（depression）：病情进一步恶化，病人意识到一切治疗已经无望时，病人往往会产生很强烈的失落感，表现为情绪低落、消沉、退缩、悲伤、沉默、哭泣等，甚至有轻生的念头。此期病人常要求会见亲朋好友，希望有喜爱的人陪伴，并开始交代后事，对自己和家人做出世后的安排。

（5）接受期（acceptance）：此时病人对死亡已有所准备，一切未完事宜均已处理好，因而变得相当平静，病人会向他人表达曾经经历过的生活感受，传授生活或工作经验，安排好自己和家人的后事，准备接受死亡。因病情的折磨导致病人精神和肉体的极度疲劳和衰弱，故常常处于嗜睡状态，情感减退，安静等待死亡的来临。

此五个阶段的反应因个体差异并非绝对前后相继，它们可能重合，可能提前或推后，亦可能停留在某一阶段。国内的学者研究发现，中国人愤怒期不明显，在否认期前有一个明显的回避期，或以回避期代替愤怒期。回避期是指病人、家属及医务人员均知真实病情，但互相隐瞒、故意回避的阶段。在此期间，家属与病人为了不伤害对方，彼此很少谈论病情和预后，更不谈论死亡，尽力掩饰各自内心的痛苦。这与我国的文化背景、传统死亡观及保护性医疗制度有关。

（二）临终病人的心理护理

护士应学习把握病人的心理分期，根据病人不同的文化背景、职业特点及心理状态，实施个体化的护理。

（1）否认期：否认是抵御严重精神创伤的一种自我保护，不要揭穿病人的防卫，但也不要对其撒谎，与其谈话时要尽量配合病人，保持诚实、坦率、关心的态度。经常陪伴病人，仔细倾听配合病人讲述，要热心、支持和理解，使之维持适当的希望感。对于癌症等预后不良的疾病，是否告诉实情，要看其心理适应能力，并注意保持与其他医护人员及家属对病人病情的一致性说法。对于意志坚强，能够正确对待死亡的人，告诉真情反而会激发他的斗志，有利于更好地配合治疗，有利于延长寿命，同时与他们公开谈论病情，有利于交流感情，给予心理支持。

（2）愤怒期：此期尽可能创造条件达到病人最大满足，不要把病人的攻击看成是针对某个人，也不要用愤怒的表现去反击他，不要告诉病人"不应该怎么做""不应该那样说"，让病人发泄他的愤怒和倾泻他的感情。应将此期的愤怒表现看成是一种有益健康的正常行为。当看到病人发脾气时，同情地劝解，可以说："如果是我，我也会发脾气的，那就一股脑地宣泄出来吧"。同时，也应预防意外事件发生。在适当的时候，尽量陪着病人，加以必要的心理疏导，用爱心感动病人。另外，做好病人家属和朋友的工作，给予理解和宽容。

（3）协议期：这时病人发怒暂停，为了延长生命，认为许愿或做善事也许会扭转死亡的命运，这个时期对病人是有益的，因为病人正在尽量地用合作和友好的态度来推迟死亡的命运，此时更应主动关心体贴病人，认真观察病情，鼓励病人说出内心的感受，减轻病人心理压力。加强护理措施的实施，如及时补充营养，做好基础护理，严防感染和压疮，尽量满足病人的要求，不让病人失望。如请"高明"的医生会诊，用"特效"药等。

（4）忧郁期：忧郁和悲伤对于临终病人是正常心理状态。此时护士应允许他们根据自己的需要表达这些情感，并以真诚的态度耐心安抚，鼓励病人保持自我形象和尊严。引导其把恐惧、忧虑情绪表达出来，以达到心理上的解脱和精神上的平衡。注意不要在病人面前谈论病情，要鼓励和训练病人的配偶和亲人，给病人以抚爱、拥抱，轻言细语，多与病人聊天，使病人感到家庭、亲友的关爱，激发其珍惜生命，热爱生活的热情，增强对治疗的信心。帮助病人和家属面对现实，积极应对死亡的挑战，让病人了解到死亡并不可怕，克服恐惧、绝望心理，保持积极、乐观情绪，以免病人产生被隔绝的感觉而发生自杀意外。

（5）接受期：病人面临死亡，医护人员应以极大的责任心进行抢救，同时应允许病人安静地接受死亡的现实，不要勉强与之交谈，过多地打扰病人。临终病人的听觉是最后消失的感觉功能，和临终病人讲话时，必须语言亲切、清晰，不要耳语，避免在病人面前谈论不利于病人心情的话。对于癌症病人，不要过分控制使用麻醉剂和镇静剂，使病人较舒适地度过最后的日子，在安详、肃穆中死亡。

护士应对病人进行适当的死亡教育，使病人理解生与死是人类自然生命历程的必然组成部分，从而树立科学、合理、健康的死亡观，消除病人对死亡的恐惧、焦虑等心理现象，坦然面对死亡，为处理死亡做好心理上的准备。

> **知识拓展**
>
> 死 亡 教 育
>
> 死亡教育的内容：死亡教育是由不同学科整合的领域，其内容涉及广泛，包括死亡的本质、原因和阶段；社会上死亡的意义；有关死亡的文化观点；有关死亡的社会资源；生命周期；葬礼仪式和选择；死别、悲痛和哀悼；尸体处理的方式；器官捐赠和移植；自杀和自毁行为；对亲人或朋友的吊唁；宗教对死亡的观点；法律和经济问题；濒死亲友的需要；死亡的准备；安乐死等。
>
> 死亡教育兴起于美国，后传播至西方其他国家。现代死亡教育不仅在大、中、小学开设死亡教育课程，也向医疗机构和临终护理领域渗透。而中国受到传统死亡观等因素的束缚，目前我国死亡教育研究局限在理论探讨，缺乏实证研究，缺乏科学而系统的死亡教育体系和专门的死亡教育教材。

三、临终病人家属的护理

（一）临终病人家属心理反应

临终病人病情的发展及精神心理变化无时不牵动着家属的情绪与心理变化，临终护理不仅对临终病人，而且对其家属也有着非常重要的作用，其心理反应大致分为：

1. 震惊、冲击 当得知自己的亲人患不治之症即将离世后十分惊讶，难以接受既成的事实，想起以往的生活即将破灭，心潮起伏，无限悲痛。病人家属会出现一些异常行为及言谈，表现为思维混乱、说话语无伦次，行为上自控能力低，无主见，依赖性增强，无法做出理性选择。

2. 否认 病人经过一段时间的治疗，病情暂时有些缓解，家属这时往往会幻想病可以治愈，或是怀疑医生诊断错了，抱有一线希望而四处求医问药。

3. 愤怒 当病人经过治疗不见好转，且病情日益加重，家属确认医治无望时，亲人将不久于人世，就很自然的产生了愤怒、怨恨、嫉妒的情绪。

4. 悲伤、内疚负罪感 接受亲人将不久于人世的事实后，家属除了对病人或命运感到气愤、怨恨等，同时也会产生痛苦、悲叹、挫折等无助的感觉，往往有负罪感，悔恨对死者生前没有照顾好，甚至觉得自己对死者的死亡要负责任。有些家属会采取一些过激的行为，如撞墙，捶打自己的身体，自伤，甚者会选择与病人同去等。

5. 失落与孤独 病人临终或已逝，物在人亡，家属可能会见物忆人，触景生情，出现伤感、痛苦的情绪，并有深深的孤独感。

6. 接受、解脱、重组 家属认清逝者已逝，痛苦和折磨都已成为过去，逐步解脱，重新寻找新的生活方向，准备过新的生活，重组生活时间的长短与家属和逝者的关系、死亡过程的情境及家属本身的性格、社会适应能力有关。对于长期照顾临终病人的家属，家属在病人逝后最初的哀伤后，可能会有解脱的感觉，这种解脱不仅感到死亡是对病人的解脱，也是对家属的一种解脱。

一般情况下，临终病人家属要经历震惊、否认、愤怒、悲伤和接受等几个阶段，而这几个阶段并非都是必然经历的，出现的次序也有可能改变。

（二）临终病人家属的护理

作为临终病人的家属，首先是照顾病人，消耗了大量的体力和精力，精神上也受到了巨大的刺激，有的家属不想让病人知道其确切的诊断，在病人面前还要强作欢颜，不能流露出丝毫的哀伤，同时还有经济上的消耗等，使他们要面临着多方面的身体、心理和生活上的压力。医护人员在做好临终病人护理的同时，也要做好临终病人家属的关怀照顾工作。护士首先必须具备高尚的道德情操，接受生命伦理学的教育，以及树立正确的死亡观，然后制订不同计划及措施，帮助其家属渡过哀伤时期。

1. 向家属提供信息支持 护理人员应及时地向家属提供信息，协助家属接受事实，使其感到被关心、重视及照顾。对于无法接受死亡现实的家属，应倾听家属的诉说，让其发泄出心中的感受，并在适时情况下激发家属的家庭责任感及社会责任感，让其勇敢面对现实，担负起应尽的责任，以降低家属的悲痛感。

2. 积极与病人家属沟通 护士积极与家属沟通，建立良好的关系，取得家属的信任。与家属会谈时，提供安静、私密的环境，耐心倾听，鼓励家属说出内心的感受和遇到的困难，积极解释临终病人生理、心理变化的原因，减少家属的疑虑。

3. 指导家属照顾病人 安排家属与病人的主管医生会谈，使家属正确了解病人的病情进展及预后；与家属讨论病人的身心状况的变化，让他们参与制订护理计划；为家属提供与病人单独相处的时间和环境，如设立临终病房等。指导家属对病人进行生活照料和力所能及的护理，如翻身、帮助进食等。在护理病人的过程中即使病人得到生理及心理上的满足，也使家属在心理得到慰藉，完成他们对病人临终关怀的心愿，同时让家属有一个心理准备，降低家属在失去亲人之后的悲痛。

4. 协助维持家庭完整性 协助家属安排日常的家庭活动，增进病人及家属的心理调适，保持家庭的完整性。如与病人共同进餐、读报、看电视、下棋等。

5. 满足家属本身的生理需求 病人临终事件会抑制家属的身心需求，护理人员运用专业知识，让家属重新认识到自身的需求，并尽可能提供帮助，维持病人家属的身心健康。

第四节　病人死亡后的护理

一、尸体护理

当垂危病人经过医生护士的积极抢救，但各种反射逐渐消失，提示生命已经不可挽回，最后呼吸、心跳停止，瞳孔散大固定，病人即进入临床死亡期。经医生做出明确的死亡诊断以后，护士应该对病人的遗体进行一系列的料理程序，即尸体护理。

尸体护理（postmortem care）是对临终病人实施完整临终护理的最后步骤，是临终关怀和整体护理的重要内容。做好尸体护理不仅是对死者的尊重，更是对死者家属心灵上的安慰，体现了人道主义精神和护理职业道德的高尚。

在医院里，护士应重视尸体的护理工作，在实施时，护士应以唯物主义死亡观和严肃认真的态度做好每一步，尊重死者的遗愿，满足家属的合理要求，如宗教仪式和特殊的风俗习惯等。

【目的】
（1）保持尸体清洁，维持良好的尸体外观，使尸体易于辨认。
（2）安慰家属，减少哀痛。
【操作步骤】

步骤	相关知识说明
1. 评估及解释	
（1）评估死者的死亡时间、原因、死亡诊断书，是否有传染病。尸体清洁程度，有无伤口或引流管等。死者的民族、宗教信仰，以及死者家属对死亡的态度	
（2）通知家属，解释尸体护理的目的、方法及注意事项，家属理解	
（3）征询死者家属合作意向，家属合作	➡ 体现对家属的关爱和死者的尊重
2. 准备	
（1）护士：衣帽整洁，洗手，戴口罩，手套	➡ 如果死者为传染病病人，护士必须穿隔离衣、戴手套，按隔离消毒原则进行尸体护理

续表

步骤	相关知识说明
（2）用物：治疗盘内备衣裤、鞋袜，尸单或尸袍，尸体识别卡2张，剪刀，血管钳，梳子，不脱脂棉花适量，绷带，松节油，擦洗用具，手消毒液。有伤口及引流管者备换药敷料，必要时备隔离衣及手套等。治疗车下层备生活垃圾桶、医用垃圾桶	
（3）环境：安静、肃穆，屏风遮挡	
3. 备齐用物，携至床旁 请无关人员及其家属暂离房间或共同进行尸体护理，屏风遮挡	➡ 保护病人隐私权
4. 填写死亡通知单2张，分送给医务处和病人家属，填写2张尸体识别卡	➡ 若家属不在，医院应尽快通知家属来院探视遗体
5. 撤去治疗用物 停止所有治疗，关闭抢救、监护仪器设备，拔除各种导管，如输液管、氧气管、导尿管等	➡ 便于尸体护理
6. 安置尸体 将床放平，使尸体仰卧，头下垫枕头，双上肢置于身体两侧，双下肢放平直，用大单遮盖尸体	➡ 头下垫一枕头，以防面部淤血变色
7. 清洁面部，整理仪容 洗脸，闭合口、眼。如眼睑不能闭合，可用毛巾湿敷或按摩后将眼睑闭合；如口腔不能闭合，可轻揉下颌或用绷带托起，如有义齿将其装上，以维持尸体良好的外观	➡ 尊重传统习俗，维持死者仪容整洁是对死者的尊重，也是对家属的一种心理安慰
8. 填塞孔道 用血管钳夹取适量棉花分别填塞口、鼻、耳、阴道、肛门等孔道	➡ 填塞棉花为了防止体液外溢 ➡ 如死者为传染病病人，应用浸有含氯消毒剂或过氧乙酸溶液的棉花填塞孔道 ➡ 注意棉花勿外露
9. 清洁遗体 脱去衣裤，依次擦洗上肢、胸腹部、背部、臀部及下肢	➡ 如死者为传染病病人，用中效以上消毒剂清洁遗体
10. 处理伤口 有伤口者更换敷料；引流管拔除后封闭伤口，再缝合或用蝶形胶布封住并包扎；如有胶布痕迹用松节油擦净	
11. 穿好衣裤、整理仪容 将家属准备好的寿衣给死者穿上，梳理头发，撤去大单，将第一张尸体识别卡系于右手腕部	➡ 用家属事先准备好的寿衣给死者穿好，对仪容进行简单的打扮是对死者的尊重 ➡ 将尸体识别卡系于右手腕处以识别尸体
12. 运送尸体 将尸体移放于平车的尸单上，用尸单包裹尸体，但要用绷带在胸部、腰部、脚踝部固定牢固；也可将尸体放入尸袋中，拉上拉链	➡ 第二张尸体识别卡系于尸体腰间的尸单或尸袍上，做好与殡仪馆或殡仪服务中心交接
13. 处理床单位 清洁、消毒、处理床单位和用物	➡ 严格执行消毒隔离制度，如死者为传染病病人，应按传染病终末消毒处理。原则上传染病病人的衣物一律焚烧
14. 整理各项手续 整理病例，完成各项记录，停止一切医嘱，注销各种执行单（包括药物、治疗及饮食卡等）；并按出院手续办理结账	➡ 体温单40～42℃之间用红笔纵行填写死亡时间
15. 清点遗物交给家属	➡ 如家属不在，应由两人共同清点，并列出清单，交由护士长保存

尸 体 识 别 卡

姓名：	住院号：	年龄：		性别：
病室：	床号：	籍贯：		
诊断：				
住址：				
死亡时间： 年 月 日 时 分				
			护士签名：_____	
			医院：	

【注意事项】

（1）必须先由医生开出死亡通知，并得到家属许可后，护士方可进行尸体护理。

（2）在向家属解释时，护士应具有耐心和同情心，沟通时要注意语言得体，可配合使用肢体语言，如握手、轻拍肩膀等，会让家属感到关爱和温暖。

（3）病人死亡后应及时进行尸体护理，以防尸体僵硬。

（4）护士应以高尚的职业道德和情感，尊重死者，严肃、认真地做好尸体护理工作，如在拆除各种管子时不能认为病人已死，无痛觉就可动作粗鲁。相反，应该轻柔、细致。

（5）传染病病人的尸体应使用消毒液擦洗，并用消毒液浸泡的棉球填塞孔道，尸体用尸单包裹后装入不透水的袋中，并标记出传染标识。

二、丧亲者的护理

丧亲者（the bereaved）通常称为死者家属，主要指失去父母、配偶、子女者（直系亲属）。悲伤是丧亲者的一种自然情感反应，而死亡对丧亲者则是悲哀的高峰，没有预料或突然发生的死亡，则会带给丧亲者更长期的、更深远的悲痛。居丧期护理是医院临终关怀的重要内容，为丧亲者提供生活照顾和心理支持，帮助他们接受亲人死亡事实，顺利度过悲伤期，最大限度地降低由于恶性悲伤反应所带来的负性生理和心理反应，鼓励他们乐观积极地面对生活，促进其身心健康地发展。

（一）丧亲者的心理反应

1. 震惊与排斥期 在得知亲人过世的消息后，家属都会表现为麻木、震惊，甚至呆若木鸡，对噩耗极为排斥与怀疑，这种感觉会持续在亲人过世的前几周里。此后这种不真实的感觉逐步转变成了痛苦和离别的感觉，丧亲者甚至会出现全身乏力、发抖、出冷汗、喉咙部有紧迫感、厌食等症状。有的丧亲者会异常亢进，坐立不安，有的丧亲者表现一些极端的安静的行为，久坐不动，目光呆滞，无法入睡等。亲人的身影反复出现在家属的脑海中，往往在此阶段丧亲者会拒绝他人的安慰，他们的注意力只放在了去世的亲人身上。

2. 不满与愤怒期 在最初的几周内，丧亲者会将病人的过世怪罪于命运的不公和医生的医术不高明，不能使其亲人起死回生，特别是死者为意外死亡，丧亲者无思想准备，不能冷静面对现实，有的家属在医院大吵大闹，甚至殴打医务工作者；有的家属突然昏厥，难以接受事实，这时与他们进行思想沟通是非常困难的。

3. 悲伤怀念与绝望期 麻木、愤怒后紧接而来的是悲伤，渴望去世的亲人能够回来，对死者产生深深的怀念之情。但与此同时，家属开始接受亲人去世的事实，他们会感到迷茫，没有目标和动力，觉得人生毫无意义，对生活失去信心，整个人变得颓丧。这时他们会感到苦闷、压抑、孤独、注意力难以集中、失眠、记忆力下降等。继而有内疚、悔恨、恐惧的感觉，认为自己没有好好照顾好亲人，甚至觉得自己要对亲人的死负主要责任。有的丧亲者会采取一些危害健康的行为去减少痛苦，如吸烟、酗酒、使用镇静药物、自残，甚至自杀等。

4. 重组与恢复期 随着时间的流逝，悲伤渐渐减弱，当家属意识到人的生老病死是一个自然规律，任何人都要经历，亲人已过世，生活还得继续，要担起家庭、工作和社会的责任，理性逐渐战胜感性，他们重新对生活产生兴趣，探索并重新建立一种新的生活。然而，时间无法将失去亲人的痛楚永远地从他们心里抹去，在强烈唤起回忆的情境下，如亲人的生日、忌日或节日等依旧会唤起丧亲者的悲伤。

（二）影响丧亲者心理反应的因素

丧亲者心理反应的程度受多方面因素的影响，主要的影响因素如下。

1. 与故者的依赖程度和亲密度 若故者在家庭中扮演的角色比较重要，如配偶、父母、子女；或者经济上、生活上、情感上家属对故者的依赖度越高，关系越亲密，亲人的离世对家属的冲击也就越大，家属在情感上的失落和悲痛会越强烈，心理调适也就越困难。

2. 故者的年龄　故者的年龄越轻，家属越易产生悲痛不舍的情绪，认为故者在世的时间不应如此短暂，惋惜之情难以忘却。

3. 故者的病程　急性死亡的病人，由于家属毫无思想准备，随之而来的悲伤反应会更明显；若是慢性、癌症死亡时，家属有预期的心理准备，家属会认为死亡对病人也是一种解脱方式，故悲伤程度就会相应减轻。

4. 家属的个体特征　家属的不同特征，如年龄、个性特征、生理和精神方面的健康状态，以及所经历悲哀和危机的次数和性质都会影响到丧亲后的心理反应。

5. 支持系统　若家属存在其他的支持系统，且能有效地提供心理、精神、物质、社会资源等支持，则家属的心理反应会相应减轻，如亲属、朋友、单位、社会、宗教信仰等支持。

（三）对丧亲者的护理

死亡是病人痛苦的结束，但同时也是家属悲伤的高峰，作为护士应结合家属的心理特征及其影响因素，应对家属以同情、理解和帮助，对其进行心理上的疏导、精神上支持和信息资源上的帮助，以减轻他们的身心痛苦。

1. 评估家属心理应激及负性情绪的程度　通过分析家属的悲伤程度及其影响因素，如与病人的亲密度、病人病程的长短、家属的个体特征等，对其应激水平和适应能力做出系统、正确的评估，并根据心理反应的不同阶段采取相应的护理措施。

2. 心理疏导　安慰丧亲者，陪伴他们并鼓励他们宣泄情绪。当得知病人死亡后，家属常见的悲伤情绪表现是哭泣。心理学家认为，长期压抑悲痛的感情，会导致人们的心身疾病，大声哭泣、让悲痛宣泄出来，能减轻对健康的影响。护士应鼓励家属宣泄他们的悲痛感，给予家属一定的时间，并创造适当的环境，让她们痛快地将悲伤情绪宣泄出来，医护人员还可以采用语言和非语言性支持，如陪伴、倾听、递纸巾、保持严肃等，表达对丧亲者情感的理解与支持。

3. 注意防范丧亲者发生危险　对于有些病人猝死或病情突然变化而死亡，丧亲者无思想准备，护理人员应以亲切的语言、温和的态度关心帮助丧亲者，使丧亲者暂时避开激动场面。必要时为其测量脉搏、血压，口服镇静药，使其安全度过丧亲困难阶段。更要督促其他家属时刻注意丧亲者的语言、行为，并给予更多的关怀，以防止自杀等意外发生。

4. 进行适当的死亡教育　使其认识到死亡是生命规律中不可缺少的一部分，任何人都不能幸免，帮助丧亲者以积极的心态面对现实，尽快适应失去亲人的生活。

5. 尽量满足家属合理的需求　护士应尽量满足丧亲者的合理需求，如亲自为死者料理、与死者做最后的谈话等，并根据丧亲者的实际情况，给予生活上、信息上的指导与建议。

6. 充分利用社会支持系统，给予有效的帮助　病人过世后，丧亲者会面临许多困难，护士应了解家属的实际困难，并积极地提供支持和帮助。鼓励家属间交流情感、互相鼓励，同时也应鼓励家属建立新的人际关系，多参加一些联谊与公益活动，使其在有利于社会、他人的活动中获得慰藉，淡化悲伤感。

7. 建立丧亲者随访制度　临终关怀机构应通过信件、电话、家庭访视等与家属进行追踪随访，使家属能够获得临终关怀机构的持续性支持，使其安全度过丧亲困难阶段，减少精神分裂症的发病率及预防意外事故发生，从而体现临终关怀的最终价值。

案例 17-1　分析

1. 根据病例分析对该临终病人进行生理护理

（1）为病人提供舒适的环境，如温度、湿度适宜、安静的环境等。

（2）促进身体舒适，加强皮肤护理。病人现在发生2度压疮，注意每日伤口换药，防止压疮疮面感染和扩大，减轻病人痛苦。

（3）加强营养支持，根据病情给予管饲胃肠内营养，做好鼻饲护理。

（4）促进血液循环，定时翻身，更换体位，预防其他部位压疮的发生。

（5）改善呼吸功能，做好机械通气期间呼吸道管理。需随时进行吸痰，操作时严格无菌原则，防止感染和损伤。

（6）减轻疼痛护理。

2. 临终病人的心理护理　根据病人的心理状态分析，病人处于抑郁期，此期护理人员应以真诚的态度耐心安抚和陪伴病人，引导其把恐惧、忧虑、悲伤的情绪表达出来，以达到心理上的解脱和精神上的平衡。预防自杀倾向。

3. 家属的护理

（1）向家属提供信息支持，帮助家属接受事实。如肺癌的病情介绍，病人的现状，护理要点等。

（2）积极与病人家属沟通，尤其是其妻子，应加强心理沟通，减轻其悲伤感。

（3）指导家属照顾病人，如翻身、按摩等生活护理。

（4）协助维持家庭完整性，如协助家属与病人共同进餐，读报、看电视、下棋等家庭活动。

（5）满足家属本身的生理需求，维持病人家属的身心健康。

思 考 题

1. 病人，男性，60岁，初中文化，已婚，经济条件差。因"晚餐后1小时突然呕出大量暗红色血液1次，伴头晕、乏力"急诊入院。诊断为：肝癌晚期。病人情绪激动，拒绝治疗，极力否认病情，并且要求转院。问题：

（1）病人的心理反应处于哪一期？

（2）应如何进行心理护理？

2. 病人，男性，58岁。于2小时前无明显诱因出现昏迷症状，呼之不应，家人呼叫120急诊送我院急诊科，行头颅CT检查：脑白质缺血性改变。体温36.7℃，脉搏115次/分，呼吸24次/分，血压78/48mmHg。急性病容，呼吸短促，神志呈昏迷状态，呕吐大量胃内容物，双瞳孔等大等圆，对光反应迟钝，四肢末梢冰冷。诊断为：①急性心肌梗死；②心源性休克；③吸入性肺炎；④循环衰竭；⑤呼吸衰竭；⑥脑梗死；病人经抢救无效死亡。问题：

（1）护士如何对病人实施尸体护理？

（2）丧亲者会出现怎样的心理反应？

（3）应对丧亲者进行哪些护理？

（刘　洋）

第十八章 医疗与护理文件

【目标要求】

识记：能正确陈述医疗与护理文件书写的基本原则与管理要求；能正确叙述医嘱的处理原则及注意事项；能正确说出出入液量记录内容和要求；能正确描述病区护理交班报告书写顺序及要求。能正确陈述医疗与护理文件计算机化管理的优点。

理解：能正确分析医疗与护理文件记录的意义；能正确区分医嘱的种类。

运用：能正确排列病人住院期间及出院后的医疗与护理文件；能正确绘制体温单和处理各种医嘱；能运用本章所学的知识，准确书写出入液记录单、病重（病危）病人护理记录、手术清点记录、病室交班报告；能够运用计算机处理医嘱。

案例18-1 导入

病人，女性，62岁，今晨04：00突然呕暗红色液体2次，量约600ml，伴柏油样黑便1次，由急诊收入病房。既往有房颤病史5年，肝硬化病史十余年，曾因消化道出血、肝硬化腹水多次住院治疗。入院时神志清楚，精神萎靡。血压100/60mmHg，心率150～200次/分，呼吸21次/分，脉搏110次/分。医嘱：心电监护，急查血常规、血型、交叉配血、凝血功能，奥克80mg iv st，生长抑素0.3mg ivgtt st，头孢西丁钠皮试，头孢西丁钠4g ivgtt bid，记录24小时液体出入量。

问题：

1. 房颤脉率和心率在体温单上如何记录？
2. 上述医嘱分别属于哪一类？哪些医嘱需要立即执行？
3. 液体出入量记录内容包括哪些？如何正确记录液体出入量？

医疗与护理文件是医院和病人重要的档案资料，也是教学、科研、管理及法律上的重要资料。包括病历、体温单、医嘱单、出入液量记录单、病重（病危）病人护理记录、手术清点记录及病室交班报告等。医疗文件记录了病人疾病发生、诊断、治疗、发展及转归的全过程，其中一部分由护士书写。护理记录是护士对病人进行病情观察和实施护理措施的原始文字记载，是临床护理工作的重要组成部分。医疗与护理文件不仅为医疗、护理、教学和科研提供宝贵资料，同时也为评价医疗、护理质量提供可靠依据，并且为医疗纠纷的处理提供重要的法律证据。尽管全国各医院医疗与护理文件书写与记录的方式有所不同，但其遵循的原则是基本一致的。

第一节 概 述

一、医疗与护理文件的意义

1. 提供信息 医疗与护理文件是关于病人病情变化、诊疗护理的及时、动态、客观、全面的记录，是医护人员进行正确诊疗及护理的重要参考依据，同时也是加强各级医护人员交流与合作的纽带。医疗护理记录的内容常是医生、护士了解病人的病情进展、进行明确诊断并制订和调整治疗方案的重要参考依据，保证了医疗与护理工作的连续性、完整性，从而确保医疗护理质量。

2. 提供教学与科研资料 标准、完整的医疗、护理文件记录能反映病人疾病、治疗的全过程和疾病转归的因素，可为护理教学提供病例讨论和个案分析素材。完整的医疗、护理文件记录是科研的重要资料，对回顾性研究更有参考价值。同时也为流行病学研究、传染病管理、防病调查等提供统计学方面的资料，也是医疗卫生机构制定方针政策的重要依据。

3. 提供考核与评价依据 整体护理病历表格的填写、危重病人护理观察记录等可在一定程度上反映医院的医疗护理服务质量、学术水平，它既是医院护理管理的重要信息资料，又是医院等级评定、护理人员考核的重要参考资料。

4. 提供法律依据 医疗与护理文件是法律认可的证据。在法律上可作为医疗纠纷、人身伤害事故、保险索赔、刑事犯罪案件、遗嘱和伤情查验的证据。凡涉及以上诉讼案件，调查处理时都要将医疗护理文件作为证据，以明确医院及医护人员有无法律责任。因此，护理人员应将病人住院期间的病情、治疗、护理措施等按照有关医疗护理文件记录的原则进行书写记录，以确保护士自身和病人的合法权益。

二、医疗与护理文件书写的基本要求

医疗与护理文件的书写必须遵循客观、真实、准确、及时、完整、规范的原则。要求内容简明扼要，重点突出，表述确切，不主观臆断。

1. 客观、真实 医疗与护理记录应是对病人的主诉和行为应进行详细、真实、客观的描述，不应是医护人员的主观臆测。

2. 准确 是指记录的内容必须准确无误。如记录的时间应为实际给药、治疗和护理的时间，而不是计划的时间。

3. 及时 医护人员应及时记录医疗与护理文件，不能提前或拖延。因抢救病人而未能及时记录的，相关医护人员应在 6 小时内据实补记，并注明抢救完成时间和补记时间。

4. 完整 眉栏各项目及页码要填写完整，避免漏项。各项医疗与护理记录应逐项填写，记录应连续，每项记录后由医护人员签全名。实习医护人员、试用期医护人员书写的医疗与护理文件，应当经过在本医疗机构合法执业的医护人员审阅、修改并签名。

5. 规范 按要求用红、蓝（黑）钢笔书写。一般白班用蓝（黑）钢笔书写，夜班用红钢笔书写。文字工整，字迹清晰，表述准确，语句通顺，标点正确。书写过程中出现错字时，应当用原色笔双线划在错字上，保留原记录清楚、可辨，并注明修改时间，修改人签名，不得采用刮、粘、涂等方法掩盖或去除原来字迹。应当正确使用中文和医学术语，通用的外文缩写和无正式中文译名的症状、体征、疾病名称等可以使用外文。护理文书书写一律使用阿拉伯数字书写日期和时间，采用 24 小时制记录。

6. 简要 记录内容应简洁流畅、重点突出。应使用医学术语和公认的缩写，避免笼统、含糊不清的语言，以方便医护人员快速获取所需信息。

第二节 医疗与护理文件的书写

医疗与护理文件包括体温单、医嘱单、特别护理记录单、护理交班报告等，是医护人员对病人进一步治疗和护理的重要依据，是病人重要的病案资料。准确、及时、客观、完整的书写各类医疗与护理文件已成为医护人员必备的专业素质和技能。

一、体温单

体温单主要用于记录病人生命体征及有关情况，分为眉栏、一般项目栏、生命体征绘制栏、其他栏，具体内容包括体温、脉搏、呼吸、血压、出入液量、大便次数、身高、体重等，此外，病人的入院、手术、分娩、转科、出院或死亡时间也需在体温单上进行标记。体温单可客观反映病人住院期间的生命体征及一般状况，为医生了解病情、正确诊断、合理治疗及用药提供了可靠的依据。住院期间体温单排在病历最前面，以便查阅（附录18-1）。

（一）眉目栏

（1）用蓝（黑）钢笔填写病人姓名、年龄、性别、科别、病区、床号、住院病历号（或病案号）等项目。

（2）填写"日期"栏时，首页第1日及跨年度第1日需填写年-月-日（如2017-03-03）。每页体温单的第1页及跨月的第1日需填写月-日（如03-03），其余只填写日期。

（3）填写"住院天数"栏时，从病人入院当天为第1天开始填写，直至出院。

（4）病人若在住院期间手术（分娩），应填写"手术（分娩）后天数"，用红钢笔填写，以手术（分娩）次日为第1天，依次填写至第14天为止。若14天内行第2次或第3次手术，则以分数表示，将第1次手术日数作为分母，第2次手术日数作为分子进行填写，记录至最后一次手术后14天为止。

（二）40～42℃横线之间

（1）用红钢笔在40～42℃横线之间相应的时间栏内顶格纵行填写入院、转入、手术、分娩、出院、死亡等，除外手术不写具体时间，其余时间均采用24小时制。

（2）填写要求

1）入院、转入、分娩、出院、死亡时间等项目后写"于"或划一竖线，其下用中文书写时间，如"入院于八时三十分"。

2）手术病人只写"手术"，不写具体手术名称及手术时间。

3）转入时间由转入科室填写，如"转入于十时二十分"。

（三）体温、脉搏、呼吸曲线

1. 体温曲线绘制要求

（1）体温符号：不同的体温测量方法，其标记符号也不同，口温以蓝点"●"表示，腋温以蓝叉"×"表示，肛温以蓝圈"○"表示。

（2）将实际测得的体温，用蓝笔绘制于体温单35～42℃之间的相应时间格内，相邻温度用蓝线相连，若相邻两次体温相同可不连线。

（3）物理或药物降温30分钟后，应复测体温，测量的体温以红圈"○"表示，标记在降温前温度的同一纵格内，并用红虚线与降温前的温度相连，如降温后所测体温不变者，在原体温点外以红圈表示，下次测得的温度用蓝线仍与降温前体温相连。

（4）体温低于35℃为体温不升，可将"不升"二字用红笔写在35℃以下相应纵格内，也可根据实际测量的体温在35℃线以下相应纵格内标记相应的体温标识，并在标识处划一向下红色箭头"↓"，长度不超过2小格。不再与相邻体温相连。

（5）若病人体温与上次温度差异较大或与病情不符时，应重新测量，重测相符者在原体温符号上方用蓝笔写上一小写英文字母"v"（verified，核实），重测不符者重新在相应时间纵格内绘制体温。

（6）若病人因拒测、外出进行诊疗活动或请假等原因未能测量体温时，应在体温单40～42℃横线之间用红钢笔在相应时间纵格内填写"拒测""外出"或"请假"等，并且前后两次体温不相连。

（7）需每2小时测一次体温时，应记录在q2h体温专用单上。

2. 脉率、心率曲线绘制要求

（1）脉搏符号：脉搏以红点"●"表示，以每分钟次数（脉率）进行记录。

（2）将实际测量的脉率，用红笔绘制于体温单相应时间格内，相邻脉率以红线相连，相同两次脉率间可不连线。

（3）体温与脉率重叠时，先划体温符号，再用红笔在外划红圈"○"，如是肛温，则先以蓝"○"

表示体温，其内以红"●"表示脉率。

（4）脉搏短绌时，心率以红圈"○"表示，相邻脉率或相邻心率用红线相连，在脉率与心率曲线之间用红笔划线填满。

3. 呼吸曲线的绘制要求

（1）若采用数字记录，则以阿拉伯数字表示，免写计量单位，用红钢笔在呼吸相应的时间栏内，记录每分钟呼吸次数，相邻的两次呼吸上下错开记录，每页首次记录的呼吸从上开始填写。

（2）此外，使用呼吸机的病人呼吸以"®"表示，在体温单相应时间内顶格用黑笔画"®"。

（3）呼吸一般不作为常规测量项目，根据病情需要或遵医嘱测量并记录。

（四）底栏

底栏的内容包括血压、体重、尿量、入量、出量、大便次数、引流量、药物过敏试验、腹围等。用蓝（黑）钢笔在相应栏内填写，采用阿拉伯数字记录，免写计量单位。

1. 血压

（1）入院当天应测量并记录病人的血压，入院后根据医嘱或病人病情需要进行记录，如为下肢血压应当标注。

（2）记录方式为收缩压/舒张压，一般以"mmHg"为计量单位，如 120/80mmHg。

（3）若病人每日需测量两次血压，则上午血压填写于前半格内，下午血压填写于后半格内；术前血压写在前面，术后血压写在后面。若病人每日需测量两次以上血压，则填写于血压专用记录单上。

2. 体重　入院后根据医嘱或病人病情需要进行记录，一般新入院病人当天应测量并记录体重，以"kg"为计量单位；若病人不能测量体重，则在体重栏内注明原因，如"卧床"。

3. 尿量

（1）根据医嘱记录尿量，以"ml"为计量单位。

（2）一般记录 24 小时尿液总量，各个班次统计记录相应班次时间内的尿量，记录于尿量记录单上，于次日 07：00 统计 24 小时尿液总量并填写于体温单上相应栏内。

（3）排尿符号：导尿用"C"表示；尿失禁用"※"表示。如"1000/C"表示导尿病人排尿 1000ml。

4. 大便

（1）一般记录前一日 14：00 至当日 14：00 时间段内的大便次数，每 24 小时记录一次，单位为次/日。

（2）大便符号：灌肠用"E"表示，灌肠排便次数用"E"作分母表示，排便次数作分子，如"0/E"表示灌肠 1 次后无排便；"1/E"表示灌肠后排便 1 次；"$2\frac{3}{E}$"表示自行排便 2 次，灌肠后排便 3 次；"5/2E"表示灌肠 2 次后排便 5 次。"※"表示大便失禁，"☆"表示人工肛门。

5. 入量和出量

（1）以毫升（ml）为单位，记录前一日 24 小时液体总入量和总出量。

（2）各个班次统计记录相应班次时间内的液体入量和出量，记录于液体出入量记录单上，于次日 07：00 统计 24 小时液体总入量和总出量并填写于体温单上相应栏内。

6. 身高　一般入院当日测量并记录身高，用"cm"为计量单位。

7. 其他栏　根据需要填写，如药物过敏试验，腹围，胸腔、腹腔、盆腔等各种引流液量，疼痛评分等。使用 HIS 系统的医院，可在系统中建立可供选择项，在相应空格栏中予以体现。

8. 页码　用蓝（黑）钢笔逐页填写。

案例 18-1　临床资料

入院第 3 日，病人精神尚可，上午 9：00 测量生命体征，血压 110/70mmHg，心率 130 次/分，呼吸 20 次/分，脉搏 100 次/分。

二、医 嘱 单

医嘱（physician order）是医生根据病人病情的需要，为达到诊治的目的而拟定的书面嘱咐，由医护人员共同执行。一般由医生开写医嘱，护士负责执行。医嘱的内容包括住院病历号（或病案号）、床号、姓名、科别、病区，医嘱的日期、时间、护理级别、体位、饮食、药物（包括计量、用法、时间等）、检查和治疗，以及医护人员的签名。医嘱内容应当准确、清楚，每项医嘱应当只包含一个内容，并注明下达时间，应当具体到分钟。

（一）医嘱的种类

1. 长期医嘱 指有效时间在 24 小时以上的医嘱，自医生开立医嘱起执行，医生注明停止时间后医嘱方可失效。如一级护理、神经内科护理常规、低盐低脂饮食、20%甘露醇溶液 125ml ivgtt q8h 等。

2. 临时医嘱 指有效时间在 24 小时以内，必须在短时间内执行或必要时立即执行（st）的医嘱，一般只执行一次，如地西泮 10mg iv st；有的需在限定时间内执行，如会诊、手术、实验室检查等。另外，出院、转科、死亡等也属于临时医嘱的范畴。

3. 备用医嘱

（1）长期备用医嘱（prn）：指有效时间在 24 小时以上，必要时执行，两次执行之间有时间间隔，由医生注明停止日期后方可失效。如哌替啶 50mg im q6h prn。

（2）临时备用医嘱（sos）：指有效时间在 12 小时内，必要时执行，只用一次，过期未执行则失效。如索米痛 0.5g po sos。病人一日内需多次用药时，可按临时医嘱处理，如奎尼丁 0.2g q2h×5。

（二）医嘱的处理

1. 长期医嘱的处理 由医生开写长期医嘱于长期医嘱单上（附录 18-2），注明日期和时间，并签全名。护士先将长期医嘱单上的医嘱转抄至各执行单上，如服药单、注射单、治疗单、输液单、饮食单等，处理医嘱者和核对者（非医嘱处理者）共同核对并在签名栏内签全名。定期执行的长期医嘱应在执行单上注明具体执行时间，如维生素 B_6 10mg tid，在服药单上应注明维生素 B_6 10mg 8am、12n、4pm。护士执行后应在长期医嘱执行单上注明执行时间，并签全名。另外，护士每天执行长期医嘱的服药单、输液单、治疗单等，不纳入病历。

2. 临时医嘱的处理 由医生开写临时医嘱于临时医嘱单上（附录 18-3），注明日期和时间，并签全名。有限定执行时间的临时医嘱，护士应转抄至临时治疗本或交班记录本上。需立即执行的临时医嘱转抄至临时医嘱执行单上，双人核对无误后执行，执行该医嘱的护理人员在临时医嘱单相应栏内注明执行日期和时间，并签全名。检查、会诊、手术等各种申请单需及时送到相应科室。

3. 备用医嘱的处理

（1）长期备用医嘱：由医生开写在长期医嘱单上，必须注明医嘱类型，如甲氧氯普胺 10mg im q8h prn。护理人员在必要时执行长期备用医嘱，并在临时医嘱单上注明执行日期和时间，签全名，以供一下班护士参考。

（2）临时备用医嘱：由医生开写在临时医嘱单上，12 小时内有效。如索米痛 0.5g po sos。护士执行后签全名；如过期未执行，护士用红笔在该项医嘱栏内标明"未用"二字。

4. 停止医嘱的处理 医生停止医嘱时需在长期医嘱单相应医嘱的停止栏内注明日期、时间、签全名。停止医嘱时，需两名护士核对后签全名，并在各有关执行单上注销该医嘱，写明停止日期、时间并签全名。

5. 重整医嘱的处理 凡长期医嘱调整项目较多或有效医嘱分散或医嘱单超过 3 张时，为了一目了然，防止差错，由医生重整医嘱。

重整医嘱时，在原医嘱最后一行下面划一红横线，在红线下用蓝（黑）钢笔写"重整医嘱"，再将红线以上有效的长期医嘱按原时间先后顺序抄于红线下，由当班护士核对无误后在护理人员签名栏内签全名。当病人手术、分娩或转科后，也需重整医嘱，在原医嘱最后一行下面划一红横线，在红线下用蓝（黑）钢笔注明"术后医嘱""分娩医嘱"或"转入医嘱"，红线以上的医嘱自行作废，红线以下开立新的医嘱。

（三）注意事项

（1）医生开立医嘱签全名后方视为有效。口头医嘱在一般情况下不予执行，在抢救或手术过程中医生下达口头医嘱时，护理人员需向医生复诵一遍，双方确认无误后方可执行，抢救或手术结束后，相关医生需及时据实补写医嘱。

（2）处理医嘱时，应按照先急后缓的顺序处理。先处理需立即执行的临时医嘱，再处理限定时间的临时医嘱，最后处理长期医嘱。处理多项医嘱时，应首先判断需执行医嘱的轻、重、缓、急，合理、及时地安排执行顺序。

（3）认真执行医嘱查对制度。医嘱需每班、每日查对，每周总查对一次，总查对医嘱有登记，参与者均需签全名。各班处理医嘱时均需严格认真地查对医嘱的执行情况，每天定时核对长期医嘱与各类执行单、执行卡是否相符，需下一班执行的临时医嘱必须进行口头、书面和床边交班。

（4）护理人员在处理医嘱的过程中，应认真、细致、及时、准确，字迹整齐、清楚，不得进行涂改。对有疑问的医嘱，需询问清楚后再执行。

（5）凡已写在医嘱单上而又不需执行的医嘱，护理人员不得擅自更改，应由医生在该项医嘱的第二字上重叠用红笔写"取消"字样，并在医嘱后用蓝（黑）钢笔签全名。

知识拓展

医疗护理文件相关条例

2002年4月4日中华人民共和国颁发了第351号国务院令《医疗事故处理条例》，并在2002年9月1日实施。第二章"医疗事故的预防与处置"中的第八条规定：医疗机构应当按照国务院行政部门规定的要求，书写并妥善保管病历资料。因抢救急危病人，未能及时书写病历的，有关医务人员应当在抢救结束6小时内据实补记，并加以注明。第九条规定：严禁涂改、伪造、隐匿、销毁或者抢夺病历资料。第十条规定：病人有权复印或者复制其门诊病历、住院志、体温单、医嘱单、化验单（检验报告）、医学影像检查资料、特殊检查同意书、手术同意书、手术及麻醉记录单、病理资料、护理记录及国务院卫生行政部门规定的其他病历资料。

病人依照前款规定要求复印或者复制病历资料的，医疗机构应当提供复印或者复制服务并在复印或者复制的病历资料上加盖证明印记。复印或者复制病历资料时，应当有病人在场。

医疗机构应病人的要求，为其复印或者复制病历资料，可以按照规定收取工本费。具体收费标准由省、自治区、直辖市人民政府价格主管部门会同同级卫生行政部门规定。

（四）计算机在医疗与护理文件记录中的应用

随着信息化时代的到来，计算机技术在医疗领域得到了广泛的应用。近年来，我国众多大型医院已形成了完整的医院信息系统（hospital information system，HIS），使复杂的医疗护理工作变得快捷、有序，逐步实现了医疗和护理工作的标准化、整体化和信息化。尤其是在住院管理系统中的应用，改变了护理人员转抄、查对医嘱、书写各种护理文书的方式，极大地提高了护理人员的工作效率，使护理人员将更多的时间用于直接护理病人，促进了护理工作质量和病人的满意度的提高。

1. 医疗与护理文件计算机化管理的优点

（1）提高护理效率，促进了护理工作质量的提高：医院信息系统的应用，使护士从过去反复转抄医嘱的烦琐事务中解脱出来，可以有更多的时间为病人提供身心护理，提高了工作效率，促进护理工作质量的提高。

（2）责任到人，减少医疗护理差错的发生：在医嘱处理和护理文件记录的各个环节中均实行操作码管理，使每个操作能责任到人，加强了医护人员的责任心。

（3）提高工作透明度，改善护患关系：采用计算机管理系统后，可以向病人及家属提供清晰的用药、检查、治疗及费用的使用情况，避免了因解释欠准确或病人理解偏差而导致护患矛盾的发生。同时也减少了欠费、乱收费现象的发生，使治疗过程和收费更加透明，促进了护患关系的改善。

（4）有利于职能部门的管理：采用医院信息管理系统后，医院职能部门能够对医疗护理工作进行随时检查和监督；同时能全方位、实时、动态的了解医院病人的基本信息，科室的医疗护理工作量，全院危重病人的分布情况，实现信息资源的共享，增加了职能部门统筹全局的能力。

实践证明建设完整的计算机医嘱处理系统具有比较明显的经济和社会效益。但是医院需要投入较大的人力物力，需用较长的周期实施该系统。另外，医院需要培养相应的计算机力量，以防止因为计算机系统故障使整个医院的工作处于瘫痪状态。

2. 医嘱处理方法的计算机化

（1）医嘱信息库的建立：在建立医嘱信息库的过程中，结合临床实践，从用药、检验、放射、特殊检查、护理等各个方面广泛收集信息，经过反复调查、运行、修改、补充，组成了强大的医嘱信息库，保证了医嘱信息的完整性、系统性，同时对医嘱信息的范围、内容进行了标准化、规范化，以便更好地应用信息。此外，采用数字码和拼音码输入方式建立医嘱信息库，以达到信息共享的目的。

（2）医嘱的处理

1）医嘱录入：医生凭操作码登陆医生工作站直接录入医嘱，医生工作站能完成对医嘱的开立、修改和停止等功能。提交的医嘱会自动下达到护士工作站，护士工作站无开立、修改、停止和删除医嘱的功能。

2）医嘱查对：护理人员凭个人操作码登录护士工作站，在医嘱下达提醒单上可明确新开立或停止的医嘱，打印医嘱后，需两名护理人员对电子医嘱与打印医嘱进行核对。医嘱查对遵循"每班查对、每日核对、每周总查对"的原则。查对内容包括医嘱单、执行卡、饮食、护理级别等。计算机将自动重整医嘱，无须医生进行重整。

3）医嘱执行：护理人员对相应医嘱汇总进行提交后，需相关科室完成相应的工作。如用药医嘱汇总后提交中心药房，中心药房根据用药医嘱汇总单发放药物给病区护士；检查单汇总后提交，不同的检查单会自动提交到相应的检查科室，检查科室审核、预约后病区护士即可打印。护理人员可在各自的终端机上直接打印当天的药物治疗单，包括医嘱执行单、口服给药执行单、注射执行单、输液单等。

（3）医嘱处理的监控

1）在医嘱录入、校对、汇总、生成、总查、删除等每一个处理环节中，实行操作码管理。操作码与操作人员一一对应，由操作人员自行管理，操作人员只有凭借操作码才能进入计算机医嘱处理系统，操作人员的姓名可在总台显示。

2）职能部门可通过监控系统浏览、查对住院病人或出院病人的全部医嘱，从而监控各个科室医嘱处理的质量。

3. 护理文件记录的计算机化

（1）护理文件电子模板的应用：是从临床工作实际出发，根据《病历书写基本规范（试行）》和临床护理文件记录内容及格式要求进行设计的。在计算机上设计、储存大量的常用护理记录词组，操作者可根据需要选择修改、打印，便可完成护理病历的书写。

（2）护理文件的书写：护理人员采用操作码登陆护理病历书写系统，即可选择不同的护理文件，包括体温单、特殊护理记录单、护理交班报告、入院护理评估单、住院护理评估单、健康教育计划单等，在设计好的表单上可以完成书写、修改、保存、提交、查询、打印等一系列工作。

（3）护理文件记录的监控

1）护理文件记录的书写、保存、修改、删除等环节均实行操作码管理。操作人员只有通过操作码才可进入护理文件书写系统，操作人员的姓名可在操作电脑上及总台显示，需要签名的护理文件提交后签名栏会自动显示记录者的姓名。

2）职能部门可通过监控系统浏览全部的护理文件记录，可随机抽查护理文件的书写质量，使护理文件的管理更加规范化、系统化和科学化。

三、出入液量记录单

正常人体每日液体的摄入量和排出量之间保持着动态平衡。当摄入水分减少或是排出过多可引起脱水,应及时补液;若水分过多积聚在体内,则会出现水肿,应限制水分摄入。出入液量的统计就是将病人 24 小时内的液体摄入量与排出量详细地计算,通过观察 24 小时液体出入量,了解病人脏器功能及血液循环情况,作为协助诊断和确定治疗方案的重要依据。出入液量记录单(附录 18-4)常用于休克、大面积烧伤、大手术后或心脏病、肾脏疾病、肝硬化腹水等病人。

（一）记录内容和要求

1. 每日摄入量 包括每日饮水量,食物中的含水量、输液量、输血量等。病人饮水时应使用固定的饮水容器,并测定其容量;固体食物应记录单位数量或重量,根据食物及水果含水量进行计算。

2. 每日排出量 包括尿量、大便量、呕吐物量、出血量、各种引流液量、伤口渗液量、痰液等。除大便记录次数外,液体用毫升(ml)为单位进行记录。为确保准确记录尿量,对昏迷、尿失禁或需密切监测尿量的病人,采取留置导尿;婴幼儿尿量的测量,可采用湿尿布与干尿布的重量之差进行计算;对于不易收集的排出量,可依据定量液体浸湿棉织物的情况进行估算。

（二）记录方法

（1）用蓝（黑）钢笔填写眉栏各项,包括病人姓名、科别、病区、床号、住院病历号（或病案号）、医疗诊断及页码等项目。

（2）日间 7am 至 7pm 用蓝（黑）钢笔填写,夜间 7pm 至次日 7am 用红钢笔填写。

（3）记录同一时间的摄入量和排出量,在同一横格对应的摄入量和排出量栏填写;对不同时间的摄入量和排出量,各自另起一行记录。

（4）12 小时或 24 小时就病人的出入量做一次小结或总结。12 小时做小结,用蓝（黑）钢笔在 7pm 记录的下面一格上下各画一横线,将 12 小时小结的液体出入量记录在画好的格子内;24 小时做总结,用红钢笔在次日 7am 记录的下面一格上下各画一横线,将 24 小时总结的液体出入量记录在画好的格子内,需要时应分类总结,并将结果分别填写在体温单相应栏目内。

（5）不需继续记录出入液量后,记录单无须保存。

四、病重（病危）病人护理记录

病重(病危)病人护理记录是指护士根据医嘱和病情对危重病人住院期间护理过程的客观记录,能够连续反映病人的生命体征、意识、瞳孔等的动态变化,对于危重症、抢救、大手术术后、特殊治疗或需严密观察病情变化的病人尤为重要。病重（病危）病人护理记录（附录 18-5）有利于医护人员及时发现病情变化和全面掌握病人的病情,为进一步的诊断和治疗提供重要依据。

（一）记录内容

记录的内容应反映病人的主客观资料、实施的护理措施和护理效果。包括病人的一般资料和专科疾病需观察和监测的项目,如神志、意识、瞳孔、体温、脉搏、呼吸、血压、出入液量等,记录时间应当具体到分钟。

（二）记录要求

（1）记录应使用描述性语言,做到精炼、简要、概括、动态、连续,避免重复。

（2）在记录过程中,护士应在巡视病情的基础上及时与主管医师沟通病人的病情。

（三）记录方法

（1）用蓝（黑）钢笔填写眉栏各项,包括病人姓名、科别、病区、床号、住院病历号（或病案号)、医疗诊断及页码等。

(2)日间 7am 至夜间 7pm 用蓝(黑)钢笔填写,夜间 7pm 至次日 7am 用红钢笔填写。

(3)及时准确记录病人的生命体征、出入量等观察指标。计量单位写在标题栏内,记录栏内只填写数字。记录出量时,除填写数值外,还应记录出量的颜色、性状,并将 24 小时出入量小结填写于体温单相应栏内。

(4)病情观察及措施栏应详细记录病人的病情变化,治疗与护理措施及效果,并签全名。

(5)各个班次护理人员需对病人的生命体征、病情变化、治疗和护理重点做一次小结并记录于病情及措施栏内,以便下一班医护人员能够快速、准确和全面的掌握病人的病情变化和目前状况。

(6)病人出院或死亡后,病重(病危)病人护理记录单应随病历存档。

五、手术清点记录

手术清点记录是指手术器械护士和巡回护士在手术开始前和手术结束前共同对术中使用器械、敷料等进行清点、核对、记录。手术清点记录(附录 18-6)内容包括科别、病人姓名、性别、年龄、住院病历号(或病案号)、手术日期、手术名称、输血情况、术中所用各种器械和敷料数量,手术器械护士和巡回护士均应在手术清点单上签名。

此外,护理记录还包括一般护理记录单,一般护理记录单是护理人员根据医嘱和病人的病情需要,对一般病人住院期间的护理经过的记录。

六、病区交班报告

病区交班报告是由值班护士针对值班期间病区的情况及病人病情的动态变化书写的书面交班报告。通过阅读病区交班报告,接班护士可全面掌握病区全天工作动态、病人的整体情况,明确需继续观察的问题,有针对性的实施护理。

(一)书写的内容

1. 出院、转出、死亡病人 出院病人需写明出院时间、出院诊断,转出病人需注明转往的医院、科室、转出时间和转出诊断;死亡病人需简要记录抢救经过、死亡时间和死亡诊断。

2. 新入院或转入病人 需写明病人由何院或何科转入,转入原因、时间、主诉、主要症状、体征、既往史、过敏史,存在的主要护理问题及所采取的治疗护理措施和效果,下一班需重点观察及注意的内容。

3. 危重病人、有异常情况及做特殊检查、治疗的病人 应写明病人主诉、生命体征、意识状态、瞳孔、体位、皮肤完整性、引流情况、异常检验结果及特殊治疗、抢救和护理过程,下一班需关注的重点护理问题及注意事项。

4. 手术病人 准备手术的病人应写明术前准备、夜间睡眠情况、病人的心理状态及术前用药等情况。当日手术病人需写明手术名称、麻醉方式、手术过程、麻醉清醒时间,病人回病房后的生命体征、伤口、排尿、引流及输液、输血或镇痛药物使用等情况。

5. 产妇 产前应写明胎次、胎心、宫缩及破水情况;产后应写明产式、产程、分娩时间、产时出血情况、胎盘胎膜娩出情况、会阴切口或腹部伤口情况、子宫收缩及阴道流血情况、产后自行排尿时间、恶露排出情况、新生儿性别及 Apgar 评分情况等。

6. 老年、小儿及生活不能自理的病人 应写明饮食、生活护理情况(如口腔护理、压疮护理等)及心理状态等。

(二)书写的顺序

(1)用蓝(黑)钢笔填写眉栏各项,如科室、病区、日期、时间、病人总数和入院、出院、转出、转入、手术、分娩、危重及死亡病人数等。

（2）先写离开病区的病人（出院、转出、死亡），再写进入病区的病人（入院、转入），最后写本班重点病人（手术、分娩、危重及有异常情况的病人）。同一栏内的内容，按床号先后顺序书写。

（三）书写的要求及注意事项

（1）经常巡视病人，了解病情，认真书写报告。

（2）书写内容客观、全面、真实、简明扼要、重点突出。

（3）字迹清楚、端正、不得随意涂改、粘贴，日间用蓝（黑）钢笔书写，夜间用红钢笔书写。

（4）按护理记录原则书写报告。

（5）对新入院、转入、手术、分娩、危重病人，在疾病诊断的右下角分别用红钢笔注明"新""转入""手术""分娩""危"（或做标记"※"）。

此外，在临床应用护理程序的过程中，要对病人的健康资料、护理诊断、护理目标、护理措施、护理记录和护理评价等进行书面记录，这些书面记录构成了护理病历。护理病历是临床护理工作对病人护理过程的真实记录，是研究、分析、总结护理工作的依据，无论是在临床护理、科学研究、护理教学还是在护理行政管理中均有其重要价值。目前，各医院的护理病历的设计不尽相同，但一般都包括入院病人护理评估单、住院病人护理评估单、护理计划单、护理记录单、健康教育单等（详见《健康评估》）。

第三节　医疗与护理文件的保管

医疗与护理文件是医院重要的档案资料，由门诊病历和住院病历两部分组成。门诊病历包括首页、副页和各种检查报告单；住院病历包括医疗记录、护理记录、检查记录和各种证明文件等。由于医疗与护理文件是医护人员临床实践的原始记录，对医疗护理、教学科研及执法等方面都极其重要，因此必须对其进行妥善保管。

一、管　理　要　求

（1）住院期间各种医疗与护理文件按规定定点放置，记录或使用后必须放回原处。

（2）保持医疗与护理文件的清洁、整齐、完整，避免污染、拆散、涂改、破损。

（3）病人及家属不得翻阅或擅自将医疗与护理文件带出病区。因医疗活动或复印等需要带出病区时，应由指定人员负责携带及保管。

（4）各种医疗护理记录的保存期限为：

1）病人出院、转出或死亡后，病历需按规定排列整齐，统一交病案室长期保管，办公室护士做好登记，护士长审核后在病历封面签全名。

2）门（急）诊病历档案的保存时间自病人最后一次就诊之日起不少于15年。

3）病区交班报告由科室保存1年。

（5）病人本人或其代理人、死亡病人近亲属或其代理人、保险机构有权复印病历资料，包括病人的门（急）诊病历、住院证、体温单、医嘱单、化验单、医学影像学检查资料、特殊检查（治疗）同意书、手术同意书、手术及麻醉记录单、病理报告、护理记录、出院记录等。

（6）发生医疗纠纷时，应于医患双方同时在场的情况下封存或启封死亡病例讨论记录、疑难病例讨论记录、上级医师查房记录、会诊记录、病程记录、各种检查报告单、医嘱单等，封存的病历可为复印件，由医疗机构负责医疗服务质量监控的部门保管。

二、病历排列顺序

（一）住院期间医疗与护理文件的排列顺序

（1）体温单（按时间先后倒序排列）

（2）医嘱单（按时间先后倒序排列）

（3）入院记录

（4）病史及体格检查

（5）病程记录（手术、分娩记录单等）

（6）会诊记录

（7）各种检验和检查报告

（8）护理记录单

（9）长期医嘱执行单

（10）住院病历首页

（11）门诊和（或）急诊病历

（二）出院（转院、死亡）后病历排列顺序

（1）住院病历首页

（2）出院或死亡记录

（3）入院记录

（4）病史及体格检查

（5）病程记录

（6）各种检验和检查报告单

（7）护理记录单

（8）医嘱单（按时间先后正序排列）

（9）长期医嘱执行单

（10）体温单（按时间先后正序排列）

出院后，门（急）诊病历一般由病人自行保管。

案例 18-1 分析

1. 该病人有房颤病史，入院心率 150～200 次/分，脉搏 110 次/分，在体温单上应分别绘制脉率和心率曲线，相邻的脉率和心率用红线相连，在脉率和心率之间区域用红笔划线填满。

2. 上述医嘱中，急查血常规、血型、交叉配血、凝血功能，为采集血液标本进行血生化检查的项目，奥克 80mg iv st，生长抑素 0.3mg ivgtt st，头孢西丁钠皮试等均属于临时医嘱；其中出现 "st" 标记的医嘱表示需要立即执行的临时医嘱。而心电监护，头孢西丁钠 4g ivgtt bid 和记录 24 小时液体出入量需要每日执行，持续超过 24 小时以上的项目属于长期医嘱。

3. 该病人液体出入量记录内容包括每日摄入量和每日排出量。每日摄入量包括该病人每日饮水量，进食食物中的含水量、输液量、输血量等。注意病人饮水时或进食其他液体应测定其饮水容器的容量，准确记录摄入量。而固体食物应记录单位数量或重量，根据食物及水果含水量进行换算。每日排出量包括该病人当日尿量、大便量、呕吐量、出血量等。

思 考 题

1. 某产妇，28 岁，孕 40 周，初产妇。于昨日 15：30 行会阴侧切后顺产分娩出一男婴，体重 3900g，Apgar 评分 10 分。产房观察 2 小时后转母婴同室，分娩后医生下医嘱进行了重整。请问：

（1）今晨护士对于该产妇交班内容主要包括哪些？

（2）重整医嘱后，当班护士应该如何处理？

（3）病区护理交班报告如何保存？

2. 病人，男性，54 岁，因消瘦、乏力 1 个月于医院就诊。胃镜病理示"胃窦部低分化腺癌"，收治入院后，行常规术前检查。3 天后行腹腔镜下胃癌根治术。术后医生下达的医嘱包括心电监护、

吸氧、禁食，头孢西丁钠 4.0g bid ivgtt，急查血电解质，记录 24 小时出入量。请问：

（1）护士如何处理术后医嘱？

（2）该病人术后护理记录的重点内容包括哪些？

（3）病人出院后病历该如何保存？

（石红丽）

附录 18-1　体温单（范例）

姓名 ××　年龄 42　性别 女　科别 普外科　床号 12　入院日期 2017-2-23　住院病历号 123456

日　期	2017-02-23	24	25	26	27	28	03-01
住院天数	1	2	3	4	5	6	7
手术后天数			1	2	3	4	5

呼吸(次/分)	18　18　20	18　20　18	18　20　18	18　20　18	18	20	18
血压(mmHg)	130/80	135/85	130/75	125/75	140/90	130/85	125/80
入量(ml)	2000	1900	0	2600	2200	2200	2000
出量(ml)	1000	1000	1200	1100	1300	1400	1400
大便(次/日)	1	0	0	1/E	0	※	1
体重(kg)	64	卧床					
身高(cm)	168						

附录 18-2　长期医嘱单（范例）

姓名_____　科别_____　床号_____　住院病历号_____

开始					停止			
日期	时间	长期医嘱	医师签名	护士签名	日期	时间	医师签名	护士签名

附录 18-3　临时医嘱单（范例）

姓名_____　科别_____　床号_____　住院病历号_____

日期	时间	临时医嘱	医师签名	护士签名	执行日期

附录 18-4 出入液量记录单（范例）

姓名_____ 科别_____ 床号_____ 住院病历号_____

日期	时间	入量		出量		签名
		项目	量（ml）	项目	量（ml）	

第　　页

附录18-5 病重（病危）病人护理记录单（范例）

科别＿＿＿＿ 姓名＿＿＿＿ 年龄＿＿＿＿ 性别＿＿＿＿ 床号＿＿＿＿ 住院病历号＿＿＿＿ 入院日期＿＿＿＿ 诊断＿＿＿＿

日期／时间	意识	体温 ℃	脉搏 次/分	呼吸 次/分	血压 mmHg	血氧饱和度 %	吸氧 L/min	入量 名称	入量 ml	出量 名称	出量 ml	出量 颜色性状	皮肤情况	管路护理	病情观察及措施	护士签名

第　　页

注：本表为参考表，医院应当根据本院各专科特点设定记录项目。

附录 18-6 手术清点记录单（范例）

科别_____ 姓名_____ 性别_____ 年龄_____ 住院病历号_____

手术日期_____年_____月_____日 手术名称_____

输血：血型_____ 血液成分名称_____ 血量_____ml

器械名称	术前清点	术中加数	关体腔前	关体腔后	器械名称	术前清点	术中加数	关体腔前	关体腔后
卵圆钳					咬骨钳				
巾钳					骨刀凿				
持针钳					拉钩				
组织钳					刮匙				
大弯血管钳					脊柱牵开器				
弯血管钳					腹腔牵开器				
直血管钳					胸腔牵开器				
蚊式钳					有齿镊				
直角钳					无齿镊				
扁桃腺钳					刀柄				
柯克钳					手术剪				
胃钳					吸引头				
肠钳					电烧（头）				
取石钳									
胆石刮									
胆道探子					大纱垫				
肾蒂钳					小纱垫				
输尿管钳					纱布				
沙式钳					纱条				
持瓣钳					棉片				
阻断钳					棉签				
肺叶钳					阻断带				
心房钳					花生米				
心耳钳					缝针				
哈巴狗					注射器				
气管钳					针头				
剥离子					棉球				
髓核钳									

手术器械护士签名_____ 　　　　巡回护士签名_____

体内植入物条形码粘贴处：

填表说明：

1. 表格内的清点数必须用数字说明，不得用"√"表示。

2. 空格处可以填写其他手术物品。

3. 表格内的清点数目必须清晰，不得采用刮、粘、涂等方法涂改。

参 考 文 献

陈黎明，卞丽芳，冯志仙. 2014. 基于护理电子病历的临床决策支持系统的设计与应用. 中华护理杂志，49（9）：1075-1078.

邓凌，于敏，李亚洁，等. 2009. 医务人员组织环境满意度现状分析. 护理学报，16（11）：8-12.

邓欣，吕娟，陈佳丽，等. 2016. 2016 年最新压疮解读. 华西医学，31（9）：1686-1498.

丁仕华，刘荣，张林. 2016. 正交试验优选配置方法对输液微粒影响的研究. 护理研究，30（5）：1896-1897.

杜素芝，黄韶兰，崔德花. 2016. 基础护理学. 北京：中国科学技术出版社.

方仕婷. 2014. 护理学基础. 北京：科学技术文献出版社.

方咏梅，王霞，张桂兰，等. 2001. 洗胃胃管插入长度的护理研究. 中华护理杂志，36（7）：536-537.

冯庆和，靳占兵. 1996. 医院感染致眼球摘除案例分析. 中华医院感染学杂志，6（2）：102.

弗洛伦斯·南丁格尔. 2004. 护理札记. 北京：中国人民大学出版社.

耿淑霞，安瑞，王惠娟. 2013. 精神科医院护士遭受暴力行为发生率及危险因素分析. 中华护理杂志，48（9）：815-818.

国家药典委员会. 2015. 中华人民共和国药典. 北京：中国医药科技出版社.

胡延秋，程云. 2014. 成人鼻饲护理相关临床实践指南现况及内容分析. 中华护理杂志，49（1）：1177-1183.

胡延秋，程云，王银云，等. 2016. 成人经鼻胃管喂养临床实践指南的构建. 中华护理杂志，51（2）：133-141.

黄佩纯. 2014. 纸尿裤冰帽对高热患儿物理降温效果的护理研究. 齐鲁护理杂志，20（11）：90-91.

黄勋，邓子德. 2015. 多重耐药菌医院感染预防与控制中国专家共识. 中国感染控制杂志，1：1-9.

黄一凡，谢田. 2008. 护理学基础. 南昌：江西科学技术出版社.

霍晓鹏，孙红，朱宏伟，等. 2016. 高龄老年住院病人跌倒预防的循证实践研究. 中华现代护理杂志，22（5）：613-616.

江育萍. 2016. 临床营养学. 北京：中国医药科技出版社.

姜安丽. 2005. Fundamentals of Nursing. 北京：人民卫生出版社.

姜安丽. 2013. 新编护理学基础. 2 版. 北京：人民卫生出版社.

姜丽萍. 2012. 护理综合模拟实验教程. 北京：高等教育出版社.

景钦华，邢凤梅. 2015. 护理学基础. 北京：北京大学医学出版社.

兰华，陈炼红，刘玲贞. 2016. 护理学基础. 北京：科学出版社.

李辉，袁素娥，王月娇，等. 2016. 翻身操作引起护士职业性腰背痛的研究进展. 中华护理杂志，51（9）：1113-1118.

李小寒，尚少梅. 2006. 基础护理学. 4 版. 北京：人民卫生出版社.

李小寒，尚少梅. 2014. 基础护理学. 5 版. 北京：人民卫生出版社.

李小寒，尚少梅. 2017. 基础护理学. 6 版. 北京：人民卫生出版社.

李小妹. 2013. 护理学导论. 北京：人民卫生出版社.

李晓松. 2010. 护理学基础. 2 版. 北京：人民卫生出版社.

李秀云，汪晖. 2012. 临床护理常规. 北京：人民军医出版社.

厉伟民，陈翔，李斐铭，等. 2012. 基于电子病历系统的临床医疗质量实时控制. 中华医院管理杂志，28（5）：347-351.

梁辰. 2013. 安乐死伦理研究. 硕士学位论文. 沈阳：辽宁师范大学，1-38.

刘美萍. 2011. 护理学基础. 北京：科学出版社.

刘明煜，睢素利. 2016. 关于脑死亡标准的伦理和法律问题探讨. 中国医院，20（2），62-64.

吕淑琴. 2012. 护理学基础. 北京：人民卫生出版社.

马玉萍. 2009. 基础护理学. 北京：人民卫生出版社.

马小琴，冯志仙. 2012. 护理学基础. 北京：高等教育出版社.

裴完花，何艳红，赵晓娟. 2013. 述病案是法律文书或法律文件的谬误. 中国病案，14（3）：22-23.

钱晓路. 2011. 护理学基础. 上海：复旦大学出版社.

秦保英，魏金爱，丁珍珠. 2013. 护理诊断分类语言国际新进展及在国内推广应用启示. 护理研究，27（18）：1800-1802.

尚少梅. 2014. 护理学基础. 4 版. 北京：北京大学医学出版社.

尚少梅，邢凤梅. 2015. 护理学基础. 北京：北京大学医学出版社.

苏素红，王雅萍，张秀霞，等. 2010. 静脉药物配置中心对输液微粒危害的控制. 海峡医学，22（1）：25-26.

孙园园. 2013. 头孢菌素类药物皮试假阳性的影响因素临床分析. 现代实用医学，25（1）：108-109.

唐鲁，李玉香，赵继军. 2012. 死亡教育研究内容概述. 中华现代护理杂志. 18（5），597-598.

田敏，刘峰，陶俊荣，等. 2014. 影响病人安全的护理组织因素及其权重分析. 中华护理杂志，49（6）：696-698.

汪筠，孙文武. 2006. 静脉输液不溶性微粒污染的实验研究. 药物监护，21（19）：72-74.

王洪侠，张小曼. 2014. 基础护理学. 南京：南京大学出版社.

王静. 2011. 基础护理技术. 上海：复旦大学出版社.

王丽鹃，苏宁，赵以明. 2016. 留置导尿管相关尿路感染的易发因素分析与防控. 中华实验和临床感染病杂志，4（10）：489-491.

卫生部办公厅关于在医疗机构推行表格式护理文书的通知.2010.卫医政发〔2010〕125号.

魏丽丽.2006.护理职业防护管理.北京：军事医学科学出版社.

席淑华，卢根娣.2015.急危重症护理.上海：复旦大学出版社.

肖清平，张燕，魏莎，等.2016.我国医务人员病人安全文化测评结果系统评价.中华医院管理杂志，32（5）：375-379.

徐小兰，鲁亚平.2015.护理学基础.北京：高等教育出版社.

徐筱樱.2010.临床护士职业防护.上海：上海科学技术出版社.

徐旭娟，沈红五，桑燕，等.2013.个人数字助理在标本采集及运送中的应用.中华现代护理杂志，19（12）：1457-1459.

薛菊兰，王向荣，李立华.2012.嚼含冰苦瓜片预防放射性口腔黏膜反应.中华护理杂志，47（10）：945-946.

颜文良，肖洪玲.2016.基础护理学.北京：中国医药科学出版社.

杨立群.2013.护理学基础.北京：人民卫生出版社.

杨秀婷.2007.烧伤病人"小气候"恒温环境的筛选.护理学杂志，（7）：486-488.

殷磊.2003.护理学基础.3版.北京：人民卫生出版社.

优质护理服务示范工程.2010.中华人民共和国卫生部办公厅.

于洪宇，崔慧霞.2015.护理基本技术.北京：科学出版社.

岳淑琴，杨慧珍，游文平，等.2015.改良痰标本采集法对儿科肺炎患者痰培养结果的影响.护士进修杂志，30（16）：1508-1509.

张爱珍.2012.临床营养学.3版.北京：人民卫生出版社.

张美琴.2011.护理学基础.北京：北京交通大学出版社.

张乾，田怀军.2012.综合医院护士发生锐器伤的现状及防护对策研究.中国美容医学，21（12）：46-47.

张新平，吴世芬.2008.护理技术.北京：科学出版社.

章新琼.2012.基础护理学.北京：北京师范大学出版社.

郑素梅，张丽萍.2009.消毒灭菌技术的进展.河南省现代消毒供应中心（室）建设与管理学术会议论文集.

中国医院协会.2017.病人安全目标.

中华护理协会静脉治疗护理专业委员会.2016.输液治疗实践标准.

中华人民共和国卫生部相关法律法规、行业标准：

（1）医院感染管理办法，2006

（2）医院感染管理办法释义，2006

（3）医院消毒技术规范，2009

（4）消毒管理办法，2002

（5）医疗卫生机构医疗废物管理办法，2003

（6）医疗废物管理行政处罚办法，2004

（7）医疗机构传染病预检分诊管理办法，2005

（8）医院感染诊断标准（试行），2001

（9）医疗废物分类目录，2003

（10）医疗废物专用包装物、容器标准和警示标识规定，2003

（11）医务人员艾滋病病毒职业暴露防护工作指导原则（试行），2004

（12）多重耐药菌医院感染预防与控制技术指南，2011

（13）卫生标准和行业标准

WS/T 311 医院隔离技术规范

WS/T 312 医院感染监测规范

WS/T 313 医务人员手卫生规范

WS/T 367 医疗机构消毒技术规范

GB27948-2011 空气消毒剂卫生要求

GB27949-2011 医疗器械消毒剂卫生要求

GB27950-2011 手消毒剂卫生要求

GB27951-2011 皮肤消毒剂卫生要求

GB27952-2011 普通物体表面消毒剂卫生要求

GB27953-2011 疫源地消毒剂卫生要求

GB27954-2011 黏膜消毒剂卫生要求

GB28235-2011 紫外线空气消毒器安全与卫生标准

GB19258-2012 紫外线杀菌灯

GB 19083-2010 医用防护口罩技术要求

YY0469-2011 医用外科口罩

GB 19082-2009 医用一次性防护服技术要求

GB50333-2013 医院洁净手术部建筑技术规范

GB 50849-2014 传染病医院建筑设计规范

GB 51039-2014 综合医院建筑设计规范

GB 26366-2010 二氧化氯消毒剂卫生标准

GB 26367-2010 胍类消毒剂卫生标准

GB 26368-2010 含碘消毒剂卫生标准

GB 26369-2010 季铵盐类消毒剂卫生标准

GB 26370-2010 含溴消毒剂卫生标准

GB 26371-2010 过氧化物类消毒剂卫生标准

GB 26372-2010 戊二醛消毒剂卫生标准

GB 26373-2010 乙醇消毒剂卫生标准

GB 27947-2011 酚类消毒剂卫生要求

WS/T 524-2016 医院感染暴发控制指南

WS/T 525-2016 医院感染管理专业人员培训指南

WS 310.1-2016 医院消毒供应中心 第一部分：管理规范

WS 310.2-2016 医院消毒供应中心 第二部分：清洗消毒及灭菌技术操作规范

WS 310.3-2016 医院消毒供应中心 第三部分：清洗消毒及灭菌监测标准

WST 510-2016 病区医院感染管理规范

WS/T 511-2016 经空气传播疾病医院感染预防准

WS 506-2016 口腔器械消毒灭菌技术操作规范

WS 507-2016 软式内镜清洗消毒技术规范

WS/T 512-2016 医疗机构环境表面清洁与消毒管理规范

WS/T 508-2016 医院医用织物洗涤消毒技术规范

WS/T 509-2016 重症监护病房医院感染预防与控制规范

周春美, 刑爱红. 2013. 基础护理技术. 北京：科学出版社.

周春美, 张连辉. 2014. 基础护理学. 北京：人民卫生出版社.

周菁楠. 2016. 新型医疗用红外线消毒烤灯的研发. 中国医学装备, 13（4）：11-13.

周谊霞. 2014. 疼痛护理学. 北京：人民卫生出版社.

皱正伟, 张菊玲. 2013. 可折叠医用冰帽的制作与应用. 护理学杂志, 28（3）：13.

朱元元, 冯卫忠, 李健, 等. 2014. 标准预防措施与传染病隔离常规的特点比较. 中华医院感染学杂志, 24（20）：5160-5162.

邹金梅. 2014. 护理学基础. 南京：南京大学出版社.

Audrey Berman, Shirlee J. 2012. Snyder. Kozier & Erb's fundamentals of nursing, concepts, process, and practice. 9th edition. USA. Pearson Education.

Health care worker fatigue and patient safety. 2011. Sentinel Event Alert,（48）：1-4.

Kohn LT, Corrigan JM, Donaldson MS. 2000. To err is human：building a safer health system. Institute of Medicine report. Washington：National Academy Press.

Mardon RE, Khanna K, Sorra J, et al. 2010. Exploring relationships between hospital patient safety culture and adverse events. J Patient Saf, 6（4）：226-232

Minthorn C, Lunney M. 2012. Participant action research with bedside nurses to identify NANDA-International, Nursing Interventions Classification, and Nursing Outcomes Classification categories for hospitalized persions with diabetes. Appl Nurs Res, 25（12）：75-80.

Neumar RW, Shuster M, Callaway CW, et al. 2015. Part 1：executive summary：2015 American Heart Association guidelines update for cardiopulmonary resuscitation and emergency cardiovascular care. Circulation, 132（18）：315-367.

Potter P A. 2013. Fundamentals of nursing. Elsevier.

Shekelle PG, Wachter RM, Pronovost PJ, et al. 2013. Making health care safer Ⅱ：an updated critical analysis of the evidence for patient safety practices. Evid Rep Technol Assess,（211）：1-4.

Sherman H, Castro G, Fletcher M, et al. 2009. Towards an international classification for patient safety：The conceptual framework. Int J Qual Health Care, 21（1）：2-8.

Singer SJ, Gaba DM, Geppert JJ, et al. 2003. The culture of safety：results of an organization-wide survey in 15 California hospitals. Qual Saf Health Care, 12（2）：112-118.

World Health Organization. 2009. WHO Definition of Palliative Care. http：//www. sho. int/cancer/palliative/definition/en/.

中英文名词对照索引